Knowledge House & Walnut Tree Publishing

Knowledge House & Walnut Tree Publishing

從中醫看中國文化

李建民 著

序

「中國文化」給予我個人最初的意象竟然與「沙漠」有關聯。我是在臺灣南部鄉下長大的。一九七〇年代末，求知似渴的年紀，我在那個城市街角旮旯的書報攤，找到一本臺北運來的雜誌《仙人掌》。標題醒目：「中國未來動向」、「中國的出發」……沙漠中開花的「仙人掌」，文化沙漠裡的中國臺灣。其實我從沒見過真實的沙漠。

一九七〇年代末，站在城市的電影院前面看大大的劇照，是一種幸福。胡金銓的武俠電影就是我「中國文化」的世界。那是個無窮黨爭、社盟的想像天地。胡金銓作品的「俠」大多有長長的官銜。《天下第一》（一九八三年）的男主角張伯謹是個醫生，全片百看不厭的是針灸治病的游刃場景。這個電影故事是由後周世宗尋找民間醫生治病而展開的。「武俠」其實講的是政治權鬥，也是政治智慧。

一九八〇年代初，我北上當兵，在一條叫「重慶」的街道買了一本小冊子《通鑑選注》。那時臺灣出版商人翻印的國學書籍，都改了書名、作者名。這個讀本的作者瞿（蜕）園先生是誰呢？小書有作者長長的序，剪裁襯帖的古文，清楚明白的白話注解，貫穿戰國到五代的歷史關鍵事件的解說，是中國史的極佳入門。後來知道此作品的作者「瞿蛻園」有著「通人」洞見，便盡所能找了他所有的著作瀏覽一過。《通鑑選注》給我的一個啟示，中國文化的主軸是「政治」。

不僅中國文化的主軸是政治，連中國最好的詩也很「政治」。我在臺灣大學求學時，讀過一些「史學方法」的書，其中最為難忘的是洪業的《我怎樣寫杜甫》。這是一本五十七頁的小冊子。直到現在，這本小書仍是我推薦給學生的「治史」啟蒙書。洪先生告訴讀者如何以三百七十四首杜詩來寫杜甫的歷史。這位曾「賣藥都市」的詩人，作品一往情深而不愆於義。洪業先生說杜詩至情的一面在「忠君愛國」。

中醫（廣義）的《黃帝內經》也是政治智慧之書。它是一個俠的世界。治身、治國二而一。醫者意也；政治也是一個「意」。《素問》無疑應與《論語》、《莊子》、《紅樓夢》成為中國人的生命經典，終身以為師資。中國文化所結的「同晶體」（isomorph）是中醫的自衍、滋生的體系。將中醫比附成「科學」是將駱駝看做馬腫背。中醫是歷來中國人如何過好的生活的智慧。

中國文化主要的兩大流派，都與「政治」的關懷有關。一是帶有目的或倫理性的，如儒家等。一是「技術流派」。今天我們重新理解中國文化，不能只提倡儒家思想，那即是一座倒立的龐大金字塔而無法立起來。通過中醫的歷史「移感」重看自己的文化是一種方式。

章太炎即將中醫列為「哲學」。在其命名為《菿漢》的幾本小書，可作為一部中國文化史散論。章氏以為百家技藝有與儒術相通者，如按摩、劍術等都講求調氣習定的道理。又論張仲景，主要是飲食養生日用，每令節儉，無至暴疾，及季節的生活習慣。他推崇中國醫學《傷寒論》一支獨尊，如「腸癰」服用大黃牡丹湯，效果不下於手術。

中國醫學史有兩個重要轉型時期，一是南宋，一是明末清初。前者的特色是內在化，中醫並不在技術上突破，而更追求身心修為及內證。這在現代醫學科技發達的後現代，別具意義。南宋代表的是王碩《易簡方》一系的醫學流派，其精神流風一直存在。其次，中醫所謂「復古」，真正是從明末開始的。中醫的「古」只是一個「如」（as）字。我們試圖在歷史找「那詮釋的如」（the hemeneutical as），心摹手追。我們重看了中國文化，相信曾經不相信的，就像「開始」看見那樣來觀看許多事物（believing is starting to look a lot like seeing）。

我較早閱讀的一本醫學史，有王吉民的《中國歷代醫學之發明》。王先生是西醫，卻欣賞中醫。他的醫學史有一節「遊戲」，遊戲也是醫學。後來我的碩士論文的靈感即本於此。文化的原創力往往出自悠閒、遊戲而有餘裕。

猶太思想家Romano Guardini曾經以「群眾人」（mass man）來形容我們現代人。群眾人是一群被現代科技與「理性抽象化」所掌控的人們。群眾人只順服機器、技術的身體感，與抽象計劃的生產模式。群眾人逐漸失去了「位格」（personality），失去「人」的存有價值。中國大陸新一波文化工程是對物化（fetishized）的人及其關係的救贖。

我們以「中醫的」眼光，重看中國文化，彷彿是「熟悉化」的持續過程。熟悉化是波斯納（Richard A. Posner）所說的「原創」。「熟悉」（heimlich）不僅是中國文化中隱藏的一面重新理解。熟悉也有「本土的」意思，中國的本土。理解中國文化必須「中國化」。這聽起來似乎很奇怪。但中國文化的複雜與內在張力，往往就是在改寫的「陌生化」（defamiliarization）的情景，作為正負情愫的嘲弄對象。我們都認為「太熟悉」中國文化的某些本質了。而「熟悉化」是用熟悉的事物如中醫日常生活形態（不是醫學專業），去理解業已「陌生的」中國文化而訴合無間。這是作者硜硜自守不敢強作解人的。

中國醫學有明暗。中醫不只是看病把脈、技術的。文化的戥秤上，我更喜歡闇暗、隱去不談的部份。於是我們到達那最昏黑的一角，面對面，看見中國文化的優美與韌性；也踏入那曾經使我們失去本土身份，使我們分裂的爭論的歷史長流裡。我們找回對中國文化的「敬畏意識」，共同對著文化存有意識而新奇驚訝，就好像再一次注視了不落凡近、無窮無盡的天空星體。

李建民

目錄 Contents

Contents

另類醫學？反思中醫文化

「國學」與中醫文化通識

自一九九〇年代初至今，中國持續著「國學」的熱潮。這股熱潮不僅活躍於文化、學術界，而且擴及地方、社會團體。李零將過去二十年的國學熱形容為「一種近似瘋狂的離奇現象」。他似乎視這股不小的潮流，是一個政治化的「舉國」狂熱。但也不能否認，在其中有個人或團體為傳統價值系統的起信及安身立命之道，自發地尋求精神資源。李零在《去聖乃得真孔子》中提到中醫，意思是「新儒家」之類的思想流派的「精神勝利法」與中醫相同：「它要保留的只是內聖，就像中醫，丟了地盤，最終還要領導西醫——在理論上領導西醫。」[1]這是說中醫的技術「地盤」不行、最終只能講一些理論高調嗎？

中國文化傳統包括「中醫」，不但極為豐富、複雜，而且存有不同的層次；我們在客觀地尋求理解的同時，也不斷地做理性的反省。我即想利用余英時先生〈「國學」與中國人文研究〉一文，對民國時期「國學」研究的分期，及不同階段研究的特色及成果，以作為當下「國學熱」的借鑑。[2]

余英時先生將民國時期的國學運動分為兩期：第一期是清末至一九一七年；第二期是一九一七年至一九四九年以前。這兩大段落的分水嶺，大致是以「新文化運動」為劃界的。先說國學研究第一期。

清末以來的學人以「國學」來作為與「西學」的對照，但也以為西學應該與國學融會貫通。梁啟超即說：「今日欲使外學之真精神普及於祖國，則當轉輸之任者必邃於國學，然後能收其效。」（《飲冰室文集》）這種情況也出現在近代中、西醫學。王國維也說：「余謂中西二學，盛則俱盛，衰則俱衰。風氣既開，互相推助。」（《觀堂別集》）而中、西醫學同時地進入「盛則俱盛」的階段。西醫對中醫的影響在這個時期，已不像歷史上幾個時期只在一枝一節之上，而是更為系統、全面的。

國學研究的第二期，可以胡適一九二三年在北大《國學季刊》所寫的宣言為代表。這篇宣言認為國學最重要的使命，是要對過去的中國文化進行「專史式」的系統研究。余英時先生說：「國學研究必以建立中國文化史的整體架構為最終歸宿」。[3]這一規劃對今天的國學熱或許仍具有導向的意義。中國醫學史作為不可忽略的「專史」之一，與整體的中國文化史應有更為有機的連接。

第二期的國學研究還有兩項特色。其一是胡適所提倡的「科學方法整理國故」。其二是西方人文社會科學的分科全面進入到中國的高等教育體系之內。這兩種情況，在中醫學術、教育也有類似的情況。特別是以科學、實驗室的方式來解釋、證明中醫的理論。不過，中、西醫儘管不斷尋求會通、結合，但在許多關鍵處多是二水分流的局面，而「互相推助」的趨勢卻無疑更加緊密。

在具體的研究成果上，國學研究的第一期，章太炎、廖平都有相當豐富的醫經、醫史的著

1 李零，《去聖乃得真孔子：〈論語〉縱橫談》（北京：三聯書店，二〇〇八）。
2 余英時，〈「國學」與中國人文研究〉，《人文與民主》（臺北：時報文化，二〇一〇）。
3 余英時，《「國學」與中國人文研究》，頁四八。

作。章太炎〈論宋人煮散之得失〉討論古今用藥權量之變化，涉及宋人改湯劑為煮散的歷史背景：「宋人所以創為煮散者，蓋由五代分裂之際，遠方藥物，致之不易，於是減省其量，而以散煮服之。沿及宋時，遂為常法。」[4]南宋煮散風氣漸漸式微，取而代之的是以飲片為原料的湯劑。[5]

廖平曾輯錄、評述中醫的文獻二十餘種，題為《六譯館醫學叢書》。他的著述將醫學與經學交互會通。例如，《分方異宜考》論醫書的五行之學，「若醫家專門切要之事，則詳經絡，考部位，識病名，知針藥，於《內經》中取其切要者，不過二三十篇。其屬通論治國、醫人皆所合通者，不過三四十篇。其高深玄遠之《陰陽大論》，與政治陰陽五行家之專篇，則盡可束之高閣，書少功多，庶乎可以自得？收五行以歸經學，日辟國萬里，治法可以重光。」[6]簡言之，醫書多言治國之道，經學史研究也應留意古醫家之論述。廖平又說：「古者經學政法專書，多說人身臟腑。《五經異義》、《白虎通》、《五行大義》、《淮南》、《申鑑》，皆是也。醫道通於政治，如《十二官相使篇》，其尤著者也。」[7]可見經學之書言人身臟腑，不專為治療；政法與醫學兩者貌似神離，用殊理同。

廖平又將《黃帝內經》的內容，析分為「政治、醫診二大派」；這本經典之所以兼言天道人事者，「《內經》本為皇帝外史所掌，旁涉於醫」[8]這些說法，正如匡衡說詩可以解人頤。他認為《內經》治病的專篇，〈小針解〉、〈針解〉、〈八正神明論〉、〈陽明脈解〉、〈脈解〉等五篇，「歷來解家未能合之以成兩美，大抵分篇作注，不免肢解全牛。」[9]因此，他主張將上述五篇合讀，以相得益彰。

國學研究的第二期，陳垣、柳詒徵、呂思勉等幾位國學大師都有中醫文化研究的相關著作。

陳垣的醫學史論文很多，主要發表在《醫學衛生報》、《光華醫事衛生雜誌》等刊物。他的醫學史研究，多具現實之意義。如〈釋醫院〉一文，追溯「吾國醫院之制，蓋起於六朝矣」。自此以降，唐有「養病坊」，宋有「安濟坊」，金元有「惠民藥局」等，這些都是官方設立為治療貧民之疾的。陳垣先生說中國人歷來有「以醫院為不祥者」的禁忌，與西人心態不同。[10]他說住醫院有時為必要：「有病須施行手術者必須入醫院」，「有病能傳染家人者必須入醫院」。[11]醫院的歷史，與「現代」醫療技術、衛生制度的革命有密切關係。

柳詒徵在其代表作《中國文化史》中，即闡述中醫藥文化的發展。舉例來說，柳詒徵認為中醫早期重視解剖、手術，外科發達；有人認為中醫治療傾向「內治」並不正確。他說：「蓋古人精於全體之學，剷殺剖割，初非異事，與今世西人之治病相同。」又說：「後世獨祖張機，於一切病，唯恃診脈處方之術，是漢代實古今醫法變遷之樞。」[12]所以，以「診脈」、「處方」（湯

4 章太炎，《章太炎先生論傷寒》（北京：學苑出版社，二〇〇九），頁一三三。章氏醫史作品，見《章太炎全集（八）》（上海：上海人民出版社，一九九四）。
5 鄭金生，《藥林外史》（桂林：廣西師範大學出版社，二〇〇七），頁一八〇—一八三。
6 廖平，《廖平醫書全集》（天津：天津科學技術出版社，二〇一〇），頁一三三二。
7 廖平，《廖平醫書全集》，頁一三五一。
8 廖平，《廖平醫書全集》，頁一三五八。
9 廖平，《廖平醫書全集》，頁一三五七—一三五八，黃鎔序。
10 陳垣，《陳垣早年文集》（臺北：中央研究院中國文哲研究所，一九九二），頁二三八—二四二。
11 陳垣，《陳垣早年文集》，頁二四〇—二四一。
12 柳詒徵，《中國文化史》（臺北：正中書局，一九九三），頁四一六—四一七。

劑）為主流的「方脈」（內科）一支，並不足完全說明中國醫學之全貌。中醫在骨傷科、瘍醫也有獨特的傳統。

呂思勉的《中國文化史》的「文化」不是狹義的學術技藝，而是「一切人為的事都包括於文化之中」。[13]這本書是以各類專史如政體、刑法、實業等攀上「通史」寫作的宏構。他在為近代醫學史大家謝觀撰寫的傳記《謝立恆先生傳》（一九三五年），即敘述兼通醫術的儒者傳統：「君於醫，雖不以是為業，顧自幼熟誦醫經、經方，長而瀏覽弗輟，親故有疾，或為治療，遇儒醫、世醫、若草澤鈴醫，有一技之長者，必愨勤詢訪討論，未嘗一日廢也。」[14]謝觀肄業於東吳大學，習地理之學，年少曾從馬培之門下學醫。呂思勉說，「予嘗與君上下其論議」，[15]國學與醫學應可對話、相通。

可見，大師們（他們都不是執業醫生）的眼光與今日「內史」取向的研究者或有不同，不少仍具參考價值。他們所關懷的如外科、醫院、儒醫等課題，及提出的洞見，顯示了極為獨特的視野。

余英時先生回顧第一、第二期的國學研究，指出當今國學研究的處境、脈絡：「我要鄭重地指出，一方面由於西方中心論、科學主義走向式微，而另一方面文化多元論已逐漸成為人文、社會科學界的共識，國學作為一門學術已不再有消解於西學之中的危險。中國自有一個源遠流長的人文研究傳統，這一傳統雖在近百年中受過西學的不斷刷新，卻仍然未失其原有的文化身份（cultural identity）。」[16]在此我並無意倡說「醫學多元論」，以免誤導視聽；但中醫經過百年來的紛擾、打擊終究保持住其「文化身份」，這一點是我個人所深信的。德國學者蔣熙德（Volker

Scheid）最新的論著可以支持這個看法。

蔣熙德的新作*Currents of Tradition in Chinese Medicine*, 1626~2006（《孟河醫派三百年》），探討江蘇武進鎮孟河起源的一個中醫流派史及其相關分支的興起、擴展的漫漫過程，時間長達四個世紀。[17]孟河學派的歷史可以分三個階段：

從十七世紀初葉，費氏家族遷至孟河始，通過血緣、婚姻、師弟及其他社會、政治網絡，逐漸由孟河往上海擴散，形成錯綜複雜的醫學家族（medicinal lineages）。第二階段，在上海名醫丁甘仁的提議下正式出現了「孟河學派」這一名詞；而以上海為民國時期的醫學中心，這個學派產生了「分歧的現代性」的微妙變化。如利用傳統鄉籍的關係建立新的醫學校、團體及學術期刊。而傳統「國粹」（national essence）的潛移默化，及追求儒醫道德的理念已在這一階段現代化的過程中持續扮演重要的角色。第三階段是一九四九年以後，中醫的發展受到國家的支持，以及政治、現代化的持續要求。相對來說，前兩階段的家族、社會關係網絡受到很大的弱化。

中醫的傳統雖然經歷多次強烈的變遷，但卻保持一定的穩定結構。所謂傳統是一套文化體系的保存、繼承與改造。而文化是意義創造的具體實現，中醫本身蘊含的意義結構不只是其技術的

13 呂思勉，《中國文化史》（北京：北京大學出版社，二〇一〇），頁九。

14 謝觀，《中國醫學源流論》（福州：福建科學技術出版社，二〇〇三），頁二。

15 謝觀，《中國醫學源流論》，頁四。

16 余英時，《「國學」與中國人文研究》，頁六三。

17 蔣熙德，*Currents of Tradition in Chinese Medicine*, 1626-2006（Seattle: Eastland Press, 2007）。李夏亭主編，《孟河醫派三百年》（北京：學苑出版社，二〇一〇）。

基礎，同時也貫穿傳統文化的主要內容。

一個傳統社會的知識分子應該讀哪些書？一八七〇年代的張之洞《書目答問》所建議的書單包含中醫經典。《書目答問》挑選的中醫典籍以唐以前為斷限，一共十三部。[18]有些中醫典籍，非專家也應該讀，這不是張氏個人之見解。

近代四川國學大師劉咸炘在《學略》中提示一般讀者：「《素問》為理祖，非專門亦可讀。李時珍《本草綱目》可考草木名類形狀，亦有益於學者。」[19]粗備國學常識的現代公民應該可以讀《素問》原文。所謂的「理祖」，是指《內經》提供了養生、治病甚至修養、治國的規律。這裡的「非專門」、「學者」，指的不是執業的中醫師，而是中醫在技術層面以外，其知識系統可能成為更多人的「文化通識」。這在傳統社會稱之為「士大夫之學」，指的是「略觀大意」、「存其大體」的讀者及做人境界。[20]它與「專業」、「專家之學」不同，強調的是對國學中的各類學問的貫通、綜合。「文化通識」希望培養現代公民對公共事務、日常生活的判斷能力與人文修養。段逸山先生說，「由儒而醫的現象」非常普遍存在於整個中國醫學史中。[21]

本章的論旨，不是通過國學來理解中醫，而是中醫本身即是國學的核心文化資源之一。中醫與儒道是國學的一體兩面、不可偏廢。而我們為現代人所做的不同層次中醫文獻及歷史研究，其最終目的都是為了達成「中醫文化通識」的深化及普及。

18 張之洞、范希曾，《書目答問補正》（臺北：新興書局，一九六二），頁一三九。
19 劉咸炘，《學略》（上海：華東師範大學出版社，二〇〇四），頁六六。
20 余英時，《士與中國文化》（上海：上海人民出版社，二〇〇四），頁五九六。
21 段逸山，《段逸山舉要醫古文》（天津：天津科學技術出版社，二〇一〇），頁三。

古典醫學的知識根源

文信侯曰：嘗得學黃帝之所以誨顓頊矣，爰有大圜在上，大矩在下，汝能法之，為民父母。蓋聞古之清世，是法天地。——《呂氏春秋・序意》1

岐伯曰：法往古者，先知《針經》也。驗於來今者，先知日之寒溫、月之虛盛，以候氣之浮沉，而調之於身，觀其立有驗也。——《素問・八正神明論》2

古史傳說與知識傳承

有些現代的中醫師說，中醫云云是一門「經驗」醫學。然而有哪一種傳統醫學沒有經驗的層面？巫術、儀式性的醫療也可以宣稱自己是具有經驗事實，並且歷經長期積澱而有驗效的。那麼，中醫知識真正的特色在哪裡？

1 王利器，《呂氏春秋注疏》（成都：巴蜀書社，二〇〇二），頁一二〇九—一二一一。

2 龍伯堅、龍式昭，《黃帝內經集解・素問》（天津：天津科學技術出版社，二〇〇四），頁三七二。參見龍伯堅遺作《黃帝內經考》，頁一一五七—一二九三。

什麼又是「經驗」？當我們說一個醫生很有經驗時，這個經驗意指直接、個人與證據性的，同時也蘊含其對個別病人有一連串切身的經歷。因為醫生治療的對象不僅是「人」，而且是個別的人。臨床的判斷力無法靠共相的知識專擅，因為醫生必須不斷面對新的狀況做出判斷。而醫生的經驗受歷史約制，特別是經典提供了詮釋經驗的範式。換言之，經驗即詮釋，是以歷史傳統為中介的「經驗」。

現代中醫的「經驗」，不是完全脫離經典傳統（特別是早期傳統）的獨立源泉。關於中國早期醫學的探討，由於一九七〇年代大量出土文獻而方興未艾。[3]傳世醫學文獻的斷代與核心醫學觀念的重寫與重建，成為中國醫學史研究的顯學。[4]其中，特別值得深入的是，不同歷史氛圍的主導性思想及制度與醫學技術之間，所產生的呼應與唱和。例如，徐復觀即認為《呂氏春秋》是認識漢代學術與政治的骨幹，「離開了《呂氏春秋》，即不能瞭解漢代學術的特性」，其思想以滲透融合之威力，在這段時期發生了幾乎無孔不入的指導性作用[5]，當然包括醫學思想在內。

《呂氏春秋》發揮人君養生之旨，在全書佔相當重的份量。養生可以「全其天」，並與天地及天下相通感。[6]《呂氏春秋》的作者呂不韋（文信侯），將其書依託於黃帝教誨顓頊的聖言；上述的養生長壽與推曆建制、效法天地的原則是一致的。王利器在其具有界碑性《呂氏春秋》疏證的工作，以「春秋、素王、大一統」指出這本書的題旨為「治曆明時」、「上觀尚古」[7]，這種政治的宇宙論裡，養生、物理、政事摶為一氣。呂不韋將這種思想著作追溯於「古之清世」的帝王。

古典醫學的知識傳承也氤氳在古史傳說中。[8]《黃帝內經》[9]關乎生命奧祕的言說，以黃帝為中心，有五師（岐伯、伯高、少師、少俞、鬼臾區）一徒（雷公）的應對問答；[10]一如《呂氏春秋》把「古之清世」作為創作的黃金盛世，「法往古者」也歸於古代聖人所遺傳的《針經》。[11]《內經》的醫學論述不僅以黃帝君臣的格式展開，人體與國家的感應理論更饒富政治意涵。[12]正如席文（Nathan Sivin）教授所指出的：「他們創建的體系，不僅是一個政治體系，也是

3 馬繼興，〈中醫古典文獻遺產實物發掘與繼承研究的重要價值〉，收入江潤祥編，《現代中醫藥之教育、研究與發展》（香港：中文大學出版社，二〇〇二），頁七三—八七。
4 韓健平，〈經脈學說的早期歷史：氣、陰陽與數字〉，《自然科學史研究》二十三卷四期（二〇〇四），頁三二六—三三三。
5 徐復觀，〈《呂氏春秋》及其對漢代學術與政治的影響〉，收入氏著，《兩漢思想史》卷二（臺北：臺灣學生書局，一九九三），頁一—八三。又，丁原明，《黃老學論綱》（濟南：山東大學出版社，一九九七），頁二〇一—二一一；劉殿爵，〈《呂氏春秋》的貴生論〉，收入氏著，《採掇英華》（香港：中文大學出版社，二〇〇四），頁二四三—二五八。
6 徐復觀，《兩漢思想史》卷二，頁三四—四〇、四一—四八。
7 王利器，《呂氏春秋注疏》頁八。
8 古史傳說的新研究，裘錫圭，〈新出土先秦文獻與古史傳說〉，收入氏著，《中國出土古文獻十講》（上海：復旦大學出版社，二〇〇四），頁一八—四五。
9 席文（Nathan Sivin），《黃帝內經》，收入魯惟一主編，《中國古代典籍導讀》（瀋陽：遼寧教育出版社，一九九七），頁二〇六—二二八。
10 山田慶兒，《中國古代醫學的形成》（臺北：東大圖書公司，二〇〇三），頁一九—三六。
11 廖育群，《岐黃醫道》（瀋陽：遼寧教育出版社，一九九二），頁七三—七五；龍伯堅，《黃帝內經概論》（上海：上海科學技術出版社，一九八〇），頁八二。
12 金仕起，《論病以及國——周秦漢方技與國政關係的一個分析》（臺北：臺灣大學歷史學研究所博士論文，二〇〇三）。

一個宇宙體系和一個人體系統。我們必須理解這個體系的多重性質，特別要理解為什麼在各種科學獨立發展之後，這種有政治意味的系統還如此有吸引力。」[13]這種醫學的文化多樣體，無疑是我們探索古典醫學的核心所在。

「禁方」時代——祕密的醫療技術

中國醫學的起源包圍在傳說之中。這段醫學形成的關鍵時期有一個明顯的特色，就是有關醫學的記載極少，醫家彼此知識授受的系譜不明；除了扁鵲、淳于意、華佗、張仲景幾位名醫以外，大多數是傳說的人物。而這個時期最值得注意的是出現了「禁方」或「禁方書」這樣的概念。當時的醫學文獻透過祕密的儀式流傳；正如索安（Anna Seidel）形容早期圖書的機密性：「書寫文書被一種類似於傳統寶物的神聖氣氛籠罩。」[14]寶物如玉、貝，在古代是權力的象徵。[15]醫學文獻在這種氛圍之下，與其相關的「經驗」、「師資」的實質內涵是迴異於後世的。先秦的醫學知識主要保留在官府，其隱祕性自不待言。《漢書・藝文志》說得很清楚，「方技者，皆生生之具，王官之一守也。」方技在古代是廣義的「醫學」，包括房中、神仙之術。顧實解釋這段話：「《晉語》趙文子曰『醫及國家乎？』秦和對曰『上醫醫國，其次醫疾，固醫官也。』蓋古醫字亦作毉。上世從巫史社會而來，故醫通於治國之道耳。」[16]當時官府的醫學活動，在《左傳》、《周禮》等書略有反映。[17]但系統性的醫學論述大致是戰國以下民間私學的產物。巫者的職事之一為治病，[18]但歷來並沒有留下系統的、持續的醫療論述；巫、醫分流，後者必須依賴典籍以宣其專門之學。不過，由醫學教授的程序來看，猶有巫史時代之遺緒。讓我們重新理解《史記・扁鵲倉公列傳》的故事。

「禁方」或「禁方書」的「禁」有祕密的意思，並帶有咒術的色彩。就醫學知識的傳授而言，師徒之間並沒有親自傳授經驗而是傳授祕書。這是醫者對其知識來源的自我呈現，未必是虛構的。長桑君觀察扁鵲長達十數年，判斷其有無習醫的天賦而後傾囊相授：

> **（扁鵲）少時為人舍長。舍客長桑君過，扁鵲獨奇之，常謹遇之。長桑君亦知扁鵲非常人也。出入十餘年，乃呼扁鵲私坐，間與語曰：「我有禁方，年老，欲傳與**

---

13 席文，〈中國、希臘之科學和醫學的比較研究〉，《中國學術》總第九輯（二〇〇二），頁一二五；中山茂，《歷史としての學問》（東京：中央公論社，一九七四），頁三一—八一；G. E. R. Lloyd, *The Ambitions of Curiosity: Understanding the World in Ancient Greece and China.* (Cambridge: Cambridge University Press, 2002），特別是頁一二六—一四七。

14 索安，〈國之重寶與道教祕寶——讖緯所見道教的淵源〉，《法國漢學》四輯（一九九九），頁五〇。

15 江紹原，《中國古代旅行之研究》（上海：商務印書館，一九三七），頁一—二。

16 顧實，《漢書藝文志講疏》（臺北：臺灣商務印書館，一九八〇），頁二五四。

17 李建民，《死生之域——周秦漢脈學之源流》（臺北：中央研究院歷史語言研究所，二〇〇〇），頁一二〇—一三八。

18 趙璞珊，〈《山海經》記載的藥物、疾病和巫醫——兼論《山海經》的著作時代〉，收入中國《山海經》學術討論會編，《山海經新探》（成都：四川省社會科學院出版社，一九八六），頁二六四—二七六。又，戰國醫人特色，見陳直，〈戰國醫人小璽匯考〉，收入氏著，《讀金日札》（西安：西北大學出版社，二〇〇〇），頁二三九—二四五。

公，公毋泄。」扁鵲曰：「敬諾。」乃出其懷中藥予扁鵲：「飲是以上池之水，三十日當知物矣。」乃悉取其禁方書盡與扁鵲。忽然不見，殆非人也。扁鵲以其言飲藥三十日，視見垣一方人。以此視病，盡見五藏癥結，特以診脈為名耳。[19]

上文特別值得注意的是書籍在知識傳授過程的核心角色，以及授書儀式中「毋泄」的禁令。扁鵲在接受長桑君的祕儀之後，擁有透視人體臟腑的特殊技能，強調診斷在整個醫療過程的重要性。《史記》所收錄三則扁鵲病案都涉及診斷，這種重視「決死生」的本事與巫者占病的傳統有一定的聯繫。[20]

授書儀式的程序中，凸顯師資的主動性；長桑君言「我有禁方」，表達自己掌握不為人知的技術。《史記．封禪書》也提及漢武帝時期的方士欒大「貴震天下，而海上燕齊之間，莫不搤捥而自言有禁方，能神仙矣。」[21]此處也說明方士「自言有禁方」，似強調傳授者的師資身份。孰知長桑君何許人也？李伯聰說：「長桑君傳禁方書與扁鵲後，『忽然不見，殆非人也。』簡直竟是一個巫師的形象了。同時所謂『禁方書』，其具體內容已無從得知，但既曰『禁方』，可推知其內容必有一部份為『禁咒之方』。」[22]從授書儀式服藥、飲用上池之水等，除了典籍之外，應該還有醫事器械（如針砭）與口訣相傳。

扁鵲所授醫書的內容並不清楚，稍晚淳于意已經可以讀到「扁鵲之脈書」，[23]《漢書．藝文志》簿錄《扁鵲內經》九卷、《扁鵲外經》十二卷。[24]這些禁方書後世散佚，在當時則是習醫的規範。司馬遷〈太史公自序〉：「扁鵲言醫，為方者宗，守數精明，後世循序，弗能易也。」[25]

這裡的「守數」，包括作為原則性的醫典在內，《素問・疏五過論》：「聖人之術，為萬民式，論裁志意，必有法則，循經守數，按循醫事，為萬民副。」[26]又云：「守數、據治，無失俞理。能行此術，終身不殆，不知俞理，五藏菀熟，癰發六府。診病不審，是謂失常。謹守此治，與經相明。」[27]醫者把握醫學的原理（「守數」）往往與明白經旨並行。師徒關係通過授書而確立，而典籍的擁有者同時也扮演文本詮釋、經驗傳授者的角色。換言之，典籍、師資、經驗是三而一的。

什麼是「書」？[28]這一時期的書籍觀念又是什麼？在戰國秦漢的葬俗中，書籍作為陪葬品，無疑是新興的文化現象。而在作為陪葬品的書籍中，技術書包括醫學文獻數量之豐富也是令人印象深刻的。文獻通過禮儀程序所帶來權威的內在，有待我們進一步挖掘。

以授與「禁方書」的知識傳授形態也見於淳于意師徒之間。淳于意習醫主要受業於公孫光與陽慶二人。公孫光保有古代醫學的抄本，淳于意經由授書儀式取得一批祕書及口授心法：

---

19 司馬遷，《史記》（臺北：鼎文書局，一九八四），頁二七八五。

20 Donald Harper, "Physicians and Diviners: The Relation of Divination to the Medicine of the Huangdi neijing (Inner Canon of the Yellow Thearchy)", *Extrême-Orient, Extrême-Occident* 21 (1999), pp. 91-110.

21 司馬遷，《史記》，頁一三九一。

22 李伯聰，《扁鵲和扁鵲學派研究》（西安：山西科學技術出版社，一九九〇），頁一〇七。

23 司馬遷，《史記》，頁二七九四。

24 陳國慶，《漢書藝文志注釋彙編》（臺北：木鐸出版社，一九八三），頁二二六。

25 司馬遷，《史記》，頁三三一六。

26 龍伯堅、龍式昭，《黃帝內經集解・素問》，頁一一〇八。

27 龍伯堅、龍式昭，《黃帝內經集解・素問》，頁一一一四。

28 參見李零，〈三種不同含義的「書」〉，《中國典籍與文化》二〇〇三年一期，頁四—一四。

> 臣意聞菑川唐里公孫光善為古傳方，臣意即往謁之。得見事之，受方化陰陽及傳語法，臣意悉受書之。臣意欲盡受他精方，公孫光曰：「吾方盡矣，不為愛公所。吾身已衰，無所復事之。是吾年少所受妙方也，悉與公，毋以教人。」臣意曰：「得見事侍公前，悉得禁方，幸甚。意死不敢妄傳人。」居有閒，公孫光閒處，臣意深論方，見言百世為之精也。[29]

這裡同樣有師徒之間不得妄傳、洩漏的禁令。從淳于意自述來看，公孫光多次授書，並非一次盡傳其技。而且，師徒切磋，「深論方，見言百世為之精也」，也就是討論歷代醫書的精義所在。淳于意轉益多師，經公孫光推薦之後，拜其同門弟兄陽慶為師，前後三年之久：

> 臣意即避席再拜謁，受其《脈書上下經》、《五色診》、《奇咳術》、《揆度陰陽外變》、《藥論》、《石神》、《接陰陽禁書》，受讀解驗之，可一年所。明歲即驗之，有驗，然尚未精也。要事之三年所，即嘗已為人治，診病決死生，有驗，精良。[30]

淳于意接受另一批醫學祕籍；但陽慶要求他遵守一個條件：「盡去而方書，非是也。」[31]可以推測：公孫光與陽慶各自有若干醫學抄本；公孫光中年時也想得到陽慶祕藏之書，但陽慶不肯給。淳于意之後也教授數名弟子，各得其技（書）之一偏。淳于意的六位弟子中，其中三位是由官方派來習醫（高期、王禹、唐安）。這些與淳于意習醫的學生及其後繼者，大概活動於西漢中晚期及稍晚，其手中保留的祕籍經過二、三代的轉抄複製，必有摻偽或傳訛。而且，這些祕傳方式只要中間若干人不守相關禁令，即可能將文本外流而產生各種傳本。由馬王堆醫書、張家山醫書與綿陽經脈木人模型等與淳于意師徒同時代的出土醫學文獻來看，當時的貴族、官僚也佔有部份醫療資源。在淳于意的「診籍」（病案）也記載一位宦者平，「平好為脈，學臣意所，臣意即示之舍人奴病」；[32]這些口授的醫理若進一步寫成文字，則醫學典籍的分化與流傳益現紛雜。

而淳于意的病案也以引用既有典籍、師說作為診斷疾病的主要根據，而「眾醫」也就是同時代其他醫生的說法多為負面教材。例如：

> 陽虛侯相趙章病，召臣意。眾醫皆以為寒中，臣意診其脈曰：「迵風。」迵風者，飲食下嗌而輒出不留。法曰「五日死」，而後十日乃死。病得之酒。所以知趙章之病者，臣意切其脈，脈來滑，是內風氣也。飲食下嗌而輒出不留者，法五日死，皆為前分界法。後十日乃死，所以過期者，其人嗜粥，故中藏實，中藏實故過期。師言曰：「安穀者過期，不安穀者不及期」。[33]

明顯可見，醫生個人經驗是建立在文本及老師相關的解釋。上文中的「法曰」、「分界法」，在淳于意其他的病案皆稱為「脈法」、「診脈法」、「診法」、「論曰」、「經解」、

29 司馬遷，《史記》，頁二八一五。
30 司馬遷，《史記》，頁二七九六。
31 司馬遷，《史記》，頁二七九六。
32 司馬遷，《史記》，頁二八〇六。
33 司馬遷，《史記》，頁二八〇三。

「脈法奇咳言」等，[34]即診斷的綱領性文本。換言之，淳于意的經驗是以正典為中介的經驗。他在診斷齊陽虛侯的病時，認為「診之時不能識其經解，大識其病所在。」[35]這裡的「經」，正如張舜徽所說：「書籍之以經為名者，初不止於幾部儒家經傳而已。蓋經者綱領之謂，凡言一事一物之綱領者，古人皆名之為經，經字本非專用之尊稱也。故諸子百家書中有綱領性之記載，皆以經稱之。」[36]在今本《黃帝內經》所引書之中也有《針經》、《上經》、《下經》等引經之例。[37]

書籍、師資、經驗是三而一的。淳于意解釋如何使用《脈法》，及其個人經驗與「診籍」的關係：

> 古聖人為之《脈法》，以起度量，立規矩，縣權衡，案繩墨，調陰陽，別人之脈各名之，與天地相應，參合於人，故乃別百病以異之，有數者能異之，無數者同之。然《脈法》不可勝驗，診疾人以度異之，乃可別同名，命病主在所居。今臣意所診者，皆有診籍，所以別之者，臣意所受師方適成，師死，以故表籍所診，期決死生，觀所失所得者合《脈法》，以故至今知之。[38]

診籍在此只是為了驗證《脈法》而留下的紀錄。而典籍的作用，如上述是「度量」、「規矩」、「權衡」、「繩墨」，這些都是正典概念下規範或標準的意義。而且，醫者別人之脈是在「聖人—天地—人」的論述框架下進行的。或者說，古代醫學知識的權威建立在古代聖人之上，同時個人的經驗得失也必須以依託聖人的文本為規約。

這些思想，在《黃帝內經》裡有極為神似的比喻，《靈樞・九針十二原》談到醫學「令可傳於後世，必明為之法。令終而不滅，久而不絕，易用難忘，為之經紀」，故立《針經》；[39]《靈樞・逆順肥瘦》：「聖人之為道者，上合於天，下合於地，中合於人事，必有明法，以起度數，法式檢押，乃後可傳焉，故匠人不能釋尺寸而意短長，廢繩墨而起平水也」。[40]所謂法式、檢押都有規矩、標準之意思。事實上，從淳于意的自述可知，醫者人人各有其經驗，技藝高下尚有「有數者」、「無數者」的分別，權威性的醫籍才是判別得失的標準來源，故說「觀所失所得者合《脈法》」。

淳于意論及醫學傳授的程序是「受讀解驗」，也就是：受書、誦讀、理解及驗證幾個步驟；基本上，學習醫術是圍繞著典籍而依序展開。《靈樞・禁服》一篇可與前面扁鵲、淳于意的故事相呼應。《禁服》的「禁」即同於「禁方」之「禁」，事涉祕密傳授；服者，拳拳服膺師說，即醫術之事不僅來自師之密授，也有賴師之解說：

34 司馬遷，《史記》，頁二七九七—二八一三。
35 司馬遷，《史記》，頁二八一二。
36 張舜徽，《愛晚廬隨筆》（長沙：湖南教育出版社，一九九一），頁四八。
37 龍伯堅，《黃帝內經概論》，頁七九—八九。張燦玾主編，《黃帝內經文獻研究》（濟南：山東中醫藥大學出版社，二〇〇四），頁九六—一二六。
38 司馬遷，《史記》，頁二八一三。
39 龍伯堅、龍式昭，《黃帝內經集解・靈樞》（天津：天津科學技術出版社，二〇〇四），頁一二九九。
40 龍伯堅、龍式昭，《黃帝內經集解・靈樞》，頁一七四九。

雷公問於黃帝曰：細子得受業，通於《九針》六十篇，旦暮勤服之，近者編絕，久者簡垢，然尚諷誦弗置，未盡解於意矣。《外揣》言「渾束為一」，未知所謂也。夫大則無外，小則無內，大小無極，高下無度，束之奈何？士之才力，或有厚薄，智慮褊淺，不能博大深奧，自強於學若細子，細子恐其散於後世，絕於子孫，敢問約之奈何？

黃帝曰：善乎哉問也！此先師之所禁，坐私傳之也，割臂歃血之盟也，子若欲得之，何不齋乎？

雷公再拜而起曰：請聞命於是也。乃齋宿三日而請曰：敢問今日正陽，細子願以受盟。黃帝乃與俱入齋室，割臂歃血。黃帝親祝曰：今日正陽，歃血傳方，有敢背此言者，反受其殃。雷公再拜曰：細子受之。黃帝乃左握其手，右授之書，曰：慎之慎之，吾為子言之。[41]

由上可見，在傳授過程中有多次授書的可能。老師或先給予入門之書，或有些文本需要進一步的文本解說，因此隨著不同學習階段而有進階授書的程序。上文即因雷公不明白《九針》的核心題旨而有再一次授書儀式，而掌握典籍者同時也是詮釋者及經驗的傳授者。黃帝提及「此先師之所禁，坐私傳之也」，此處的「坐」即獲罪之意，「私傳」旨在強調得其人乃傳，不可藏私。而黃帝的解說也是儀式的核心部份，「左握其手，右授之書」也許還包括了實作的演練。

因此，更高層次的密傳是淳于意所說的「解」、「驗」的階段。例如，《靈樞‧刺節真邪》

論及一種「發蒙」的針刺方法：

黃帝曰：刺節言發蒙，余不得其意。夫發蒙者，耳無所聞，目無所見。夫子乃言刺府腧，去府病，何腧使然？願聞其故。岐伯曰：妙乎哉問也。此刺之大約，針之極也，神明之類也，口說書卷，猶不能及也，請言發蒙耳，尚疾於發蒙也。黃帝曰：善。願卒聞之。[42]

這種「發蒙」針法，其技巧是在正午之時將針刺入患者的聽宮穴，能使針感傳至瞳孔，同時耳中也聽見進針之聲。《靈樞・刺節真邪》解釋說：「已刺，以手堅按其兩鼻竅而疾偃，其聲必應於針也。」張介賓說：「此驗聲之法也。」[43]這些技術上的細節，老師所講、書本所載皆無以取代操作者的心領神會。

上述的針法，敘述針刺所形成的經驗與期望，即其聲必應於針的可操作性。在〈靈樞〉同一篇也在介紹各種針刺技術後，使用文化分類認識、詮釋人的身體與疾病，並歸結在「用針者，必先察其經絡之實虛，切而循之，按而彈之，視其應動者，乃後取之而下之」[44]的總綱之下，醫者及其後續者不斷地在實踐中堅固其信念。

41 龍伯堅、龍式昭，《黃帝內經集解・靈樞》，頁一八二〇。
42 龍伯堅、龍式昭，《黃帝內經集解・靈樞》，頁二〇〇六。
43 龍伯堅、龍式昭，《黃帝內經集解・靈樞》，頁二〇〇六。
44 龍伯堅、龍式昭，《黃帝內經集解・靈樞》，頁二〇一四。

書籍的權威在禮儀程序中得以顯現。《黃帝內經》曾用「寶」來形塑醫學典籍的特性。《靈樞・玉版》：「黃帝曰：善乎方，明哉道，請著之玉版，以為重寶，傳之後世。」[45]《素問・氣交變大論篇》：「帝曰：余聞得其人不教，是謂失道。傳非其人，慢洩天寶。」[46]《素問・著至教論篇》：「醫道論篇，可傳後世，可以為寶。」[47]在此，書籍並非買賣獲得，而是近似政治權力象徵的寶物，即《孫子兵法・用間》「人君之寶」，《史記・樂書》「天子之葆龜」，葆與寶同。[48]

醫者通過授書儀式而取得習醫甚至身份的確定。其中，或有口試或測驗。《靈樞・官能》：「黃帝問於岐伯曰：余聞《九針》於夫子眾多矣，不可勝數。余推而論之，以為一紀。余司誦之，子聽其理，非則語余，請正其道，令可久傳，後世無患，得其人乃傳，非其人勿言。」[49]學生領受醫學祕籍，在學習眾多的醫事論述後形成系統的知識，並使其條理分明。張介賓說：「一紀者，匯言也。」也就是擇別醫書中的精華所在。「司（試）誦」是背誦經文，而「推而論之」是在對《九針》的理解之下進而推演闡發。學生背誦醫書，考核其對核心醫理的瞭解，故有「子聽其理，請正其道」之說。關於此，一九八三年湖北江陵張家山二四七號漢簡《史律》中，律文有史、卜、祝學童的教育、課試內容，史學童要求「能諷書五千字以上」，卜學童要求「能諷書史書三千字」，而祝學童要求背誦《祝十四章》七千言以上。[50]在《內經》先就入門習醫者的背誦、推論醫文，考核其為「粗工」、「良工」或「上工」、「下工」。[51]《靈樞・官能》進一步談到「任其所能」的測驗：

雷公問於黃帝曰：《針論》曰：得其人乃傳，非其人勿言。何以知其可傳？黃帝

> 曰：各得其人，任之其能，故能明其事。雷公曰：願聞官能奈何？黃帝曰：明目者，可使視色；聰耳者，可使聽音；捷疾辭語者，可使傳論；語徐而安靜，手巧而心審諦者，可使行針艾，理血氣而調諸逆順，察陰陽而兼諸方；緩節柔筋而心和調者，可使導引行氣；疾毒言語輕人者，可使唾癰咒病；爪苦手毒，為事善傷者，可使按積抑痺，各得其能，方乃可行，其名乃彰。不得其人，其功不成，其師無名。故曰：得其人乃言，非其人勿傳，此之謂也。手毒者可使試按龜，置龜於器下，而按其上，五十日而死矣，手甘者復生如故也。[52]

老師按照學生的稟賦而為之器使，什麼樣的人可以學針灸，什麼樣的人可以學導引行氣，等等。其中，手毒之人適合按積、抑制頑痺的醫事；而誰為手毒者，則有按龜的測試，即把龜置於一種器具之下，被測試者按器上，五十日龜死即是。其他不同人的口、眼、耳等器官的特殊情

---

45 龍伯堅、龍式昭，《黃帝內經集解‧靈樞》，頁一八九三。
46 龍伯堅、龍式昭，《黃帝內經集解‧靈樞》，頁八九八。
47 龍伯堅、龍式昭，《黃帝內經集解‧靈樞》，頁一〇九六。
48 王輝，《古文字通假釋例》（臺北：藝文印書館，一九九三），頁二四五—二四六。
49 龍伯堅、龍式昭，《黃帝內經集解‧靈樞》，頁一九八三。
50 李學勤，〈試說張家山簡〈史律〉〉，《文物》二〇〇二年四期，頁六九—七二。關於中國古代的諷誦文化，參見"Martin Kern, Methodological Reflections on the Analysis of Textual Variants and the Modes of Manuscript Production in Early China", *Journal of East Asian Archaeology* 4: 1 - 4 (2002), pp. 143 - 181.
51 龍伯堅、龍式昭，《黃帝內經集解‧靈樞》，頁一九八八—一九八九。
52 龍伯堅、龍式昭，《黃帝內經集解‧靈樞》，頁一九九〇—一九九一。

況，如何檢定而任用應該也有測驗的方法，以傳授其程度不一的典籍及相關的技能。

習醫過程有進階次第，除了背誦典籍、推演經文、擇所專攻，也能行有規矩而靈活權變。《素問・示從容論篇》即說明學藝有一定階段的教學。

「示」即示範；「從容」為技能境界之形容。本篇，黃帝為師資，對雷公嚴厲的指責與質疑，認為他根本不體會經典的精微之處、不會提問、技藝不精等，如「公何年之長而問之少」、「此童子之所知，問之何也？」《內經》中的對話設計，有些篇章相當生動，並不是一例按公式套用，甚至有若干段落不妨說是摹擬當時的教學「實況」。文章中也說，臨床上相似病症令人陷入困惑，脾虛浮似肺、腎小浮似脾、肝急沉散似腎等。行醫必須把握其中幽微難測之處：

> 帝曰：子所能治，知亦眾多，與此病，失矣。譬以鴻飛，亦沖於天。夫聖人之治病，循法守度，援物比類，化之冥冥，循上及下，何必守經？[53]

在此，黃帝的口吻並不是針對初學者；他比喻，庸醫治病，就像鴻鳥能飛天一樣，千慮一得。法度典籍雖不可廢，亦不足泥；何必守經，聖人之至治。

上述禁方的傳授，大致是在醫學集團師徒之間的祕密傳授，至於民間一般人也以傳抄的方式流通某些藥方。《論衡・須頌篇》：「今方板『技』之書，在竹帛無主名，所從生出，見者忽然，不卸（御）服也；如題曰『甲甲某子之方』若言『已驗嘗試』，人爭刻寫，以為珍祕。」[54]藥方有不題名，亦有題名者，民間傳抄的經驗之方疑以前者為多。而有題名之例，如「甲甲某子之方」劉盼遂以為「當是某甲某子之方」，[55]這裡的某甲、某子未必是依託古代聖人，而是醫者或傳方者的姓名。例如，出土的武威醫簡等簡牘，有「建威耿將軍方」、「公孫君方」、「呂功君方」、「治東海白水侯所奏方」、「惠君方」、「君安國方」、「漕孝寧方」等。[56]方有題名，有時為迎合一般人民的心理，因為藥方「無主名」或「所從生出」，沒有人願意服用。相對於《內經》中師出聖君而嚴密的授書儀式，這種私自刻寫珍藏的作風類似今日所謂的「祕方」；而且，藥方的「已驗嘗試」只停留在應用程度，並沒有提升到《內經》的理論層次，更談不上老師的口授心傳與技能演練。

先秦醫學知識主要保存於官府，具有世襲、隱祕的色彩。戰國以下，醫學有民間私學，其中扁鵲師徒是以走方醫的形態出現在中國醫學史的舞臺。淳于意也是民間的走方醫，不願接受貴族的聘請。據他自述「不敢往」，原因大概是「誠恐吏以除拘臣意也，故移名數，左右不修家生，出行遊國中，問善為方數者事之久矣」，[57]可見當時的名醫未必嚮往官僚的生活。無論扁鵲或淳于意授受醫術都與「禁方」祕傳有關。其中，淳于意的數位弟子裡，有三位是由官方派來學習的，一位還在學習半途被請去當侍醫。從此，可以推測，淳于意所祕傳的若干醫書透過上述管道保存在官府。[58]他個人的診籍醫論因故也成為官方檔案。

53 龍伯堅、龍式昭，《黃帝內經集解．素問》，頁一一〇四。
54 黃暉，《論衡校釋》（臺北：臺灣商務印書館影印，一九八三），下冊，頁八五五—八五六。
55 劉盼遂，《論衡集解》（臺北：世界書局，一九七六），下冊，頁四〇六。
56 張壽仁，〈西陲漢代醫簡方名考〉，《簡牘學報》十二期（一九八六），頁二八三—二八四。
57 司馬遷，《史記》，頁二八一四。
58 關於漢代醫官，見金仕起，〈古代醫者的角色——兼論其身份與地位〉，收入李建民主編，《臺灣學者中國史研究論叢：生命與醫療》（北京：中國大百科全書出版社，二〇〇五），頁一—三五。

透過禁方傳遞醫學知識，如果用《內經》的話來總結，即是「循經受業」，[59]張介賓形容這個時代的醫學教育即「依經受學」。[60]這裡的「經」，具有正典概念下的規範或標準的意義。作為背誦考課、臨床應用甚至師徒論辯的醫文，有的闡述發明，並由口述而文本化。《素問・解精微論篇》也說：「臣授業，傳之行，教以《經論》、《從容》、《形法》、《陰陽》」，「請問有毚愚樸漏之問不在經者，欲聞其狀」，通篇對答即在「經」上打轉，如「在經有也」、「且子獨不誦不念夫《經》言乎」等。[61]相對於神仙、房中術偏重選擇明師，[62]祝由等儀式性醫療傳統偏重語言、動作的展演，中國醫學逐漸形成了「以文本為核心」的醫學。

「依託」新論——知識的權威與系譜的重建

古代醫學知識傳授以「依託」為主要風格，而對其知識表達風格起作用的核心因素是晚周秦漢的政治氣氛。所謂「依託」，余嘉錫論及六藝諸子之學，父子師弟相傳，系譜清楚者為「家」，而「學有家法」；其間，別有發明則自名為「一家之學」，「唯其授受不明，學無家法，而妄相附會，稱述古人，則謂之依託。」[63]依託之書以數術、方技最為大宗。淳于意即將脈法歸功於「古聖人」，[64]馬王堆帛書《脈法》也說：「脈亦聖人之所貴也」。[65]換言之，醫學知識不僅是老師的經驗，同時也是古代聖人的創作。

聖人製器。《墨子・節用中》即將各種器物歸為古代聖王之創作，「古者聖王制為節用之法」、「古者聖王制為飲食之法」、「古者聖王制為衣服之法」、「古者聖王制為節葬之法」。[66]這裡的聖王都是統治者。《周易‧繫辭傳下》以為，網罟、耒耜、日中為市、舟楫、臼杵、弧矢、宮室、棺槨、書契等，都是包犧、神農、黃帝、堯、舜等聖王所發明。[67]至於醫藥，《世本‧作篇》述古代的創作醫學託於巫彭、藥學託於神農。[68]《素問‧著至教論篇》：「上通神農，著至教，疑於二皇。」[69]意思是說，著述醫理，可與古伏羲、神農比美。不過，如前所述，《內經》全部是依託黃帝，並有五師（岐伯、伯高、少師、少俞、鬼臾區）一徒（雷公）彼此問對所形成的。[70]

59 龍伯堅、龍式昭，《黃帝內經集解‧素問》，頁一一二三。
60 龍伯堅、龍式昭，《黃帝內經集解‧素問》，頁一一二二。
61 龍伯堅、龍式昭，《黃帝內經集解‧素問》，頁一一五一—一一五四。
62 村上嘉實，《中國の仙人——抱朴子の思想》（京都：平樂寺書店，一九九一），頁九—一一。
63 余嘉錫，《古書通例》（臺北：丹青圖書公司，一九八七），頁三—四。
64 司馬遷，《史記》，頁二八一三。
65 馬繼興，《馬王堆古醫書考釋》（長沙：湖南科學技術出版社，一九九二），頁二七四。
66 孫詒讓，《墨子間詁》（臺北：華正書局，一九八七），頁一四九—一五二。
67 金景芳、呂紹綱，《周易全解》（長春：吉林大學出版社，一九九一），頁五一四—五一五。
68 李零，《中國方術考》（北京：人民中國出版社，一九九三），頁二七。
69 龍伯堅、龍式昭，《黃帝內經集解‧素問》，頁一〇九六。
70 馬伯英，《中國醫學文化史》（上海：上海人民出版社，一九九四），頁二五六—二六〇。

秦漢時代的聖人概念有二，一是指天子、君主本身，另外指的是君師、王者之師。[71]所謂「聖」的特質，如《莊子・胠篋》所說「夫妄意室中之藏，聖也」，[72]是一種先知的天賦；《呂氏春秋・當務》：「夫妄意關內，中藏，聖也」，[73]高誘注：「以外知內，此幾於聖也。」而《素問・天元紀大論篇》則說：「物生謂之化，物極謂之變，陰陽不測謂之神，神用無方謂之聖。」[74]在此，「聖」是一種可以把握天地陰陽變化的超凡能力。擁有這種能力的人，在醫書稱為「聖人」、「聖帝」或「聖王」。《靈樞・九針論》：「夫聖人之起，天地之數也」，[75]《素問・離合真邪論》：「夫聖人之起度數，必應於天地。」[76]這裡「數」指的都是宇宙變化的規律、法則。而且，聖人就是帝王的形象，《素問・上古天真論》：「夫上古聖人之教下也，皆謂之。」[77]《素問・陰陽離合論》：「聖人南面而立」。[78]聖人不僅是政治同時也是醫學的裁判者，《素問・疏五過論》：「聖人之術，為萬民式，論裁志意，必有法則，循經守數，按循醫事，為萬民副。」[79]而君主的品性即內明外昧，一副黃老無為的形象，《素問・陰陽應像大論》：「聖人為無為之事，樂恬憺之能，從欲快志於虛無之守，故壽命無窮，與天地終，此聖人之治身也。」[80]

聖人一切任其自然，安靜淡泊；醫經往往將這種特質與「神明」聯繫起來，如《素問・生氣通天論》：「聖人傳精神，服天氣而通神明」，[81]《素問・移精變氣論》：「夫色之變化以應四時之脈，此上帝之所貴以合於神明也。所以遠死而近生，生道以長，命曰聖王。」[82]所謂神明，張舜徽說：「古書中凡言神明，多指君言。」又說：「主道重在內藏聰慧，外示昏昧，使人望之若神而不可測。」[83]這也就是人君南面之術。[84]這與戰國西漢講究精神內守、無所貪慾而形性安的養生觀念是完全一致的。《呂氏春秋．盡數》：「聖人察陰陽之宜，辨萬物之利以便生，故精神安乎形，而年壽得長焉。」[85]《漢書．公孫弘傳》：「武帝《賜平津侯詔》：『君其存精神，止念慮，輔助醫藥以自持。』」[86]《春秋繁露．循天之道》：「古之道士有言曰：『將欲無陵，固

71 關於聖人的研究，見柳存仁，《道家與道術》（上海：上海古籍出版社，一九九九），頁五—七，〈聖人和王者師〉一節。又，顧頡剛，〈「聖」、「賢」觀念和字義的演變〉，《中國哲學》一輯（一九七九），頁八〇—九六；邢義田，〈秦漢皇帝與「聖人」〉，收入楊聯升等主編，《國史釋論》下冊（臺北：食貨出版社，一九八八），頁三八九—四〇六；葛瑞漢（A. C. Graham），《論道者：中國古代哲學論辯》（北京：中國社會科學出版社，二〇〇三），頁八〇—九〇。

72 王叔岷，《莊子校詮》（臺北：中央研究院歷史語言研究所，一九八八），頁三五〇。

73 王利器，《呂氏春秋注疏》，頁一〇九九。

74 龍伯堅、龍式昭，《黃帝內經集解．素問》，頁八二五。

75 龍伯堅、龍式昭，《黃帝內經集解．素問》，頁二〇四七。

76 龍伯堅、龍式昭，《黃帝內經集解．素問》，頁三七八。

77 龍伯堅、龍式昭，《黃帝內經集解．素問》，頁一八。

78 龍伯堅、龍式昭，《黃帝內經集解．素問》，頁一〇七。

79 龍伯堅、龍式昭，《黃帝內經集解．素問》，頁一一〇八。

80 龍伯堅、龍式昭，《黃帝內經集解．素問》，頁九二。

81 龍伯堅、龍式昭，《黃帝內經集解．素問》，頁四五。

82 龍伯堅、龍式昭，《黃帝內經集解．素問》，頁一九〇。

83 張舜徽，《愛晚盧隨筆》，頁九七。

84 關於「神明」，參見熊鐵基，〈對「神明」的歷史考察〉，收入武漢大學中國文化研究院編，《郭店楚簡國際學術研討會論文集》（武漢：武漢人民出版社，二〇〇〇），頁五三三—五三七。

85 王利器，《呂氏春秋注疏》，頁二九二。

86 班固，《漢書》（臺北：洪氏出版社，一九七五），頁二六二二。

守一德。』此言神無離形，則氣多內充，而忍飢寒也。和樂者，生之外泰也；精神者，生之內充也。」[87]董仲舒闡釋古道士「固守一德」說，同時是人君治國之術。

不過，更令人好奇的是為什麼醫書採用聖人之間問答形式？山田慶兒認為，《內經》問答形式有雷公—黃帝、黃帝—少師、黃帝—伯高、黃帝—少俞、黃帝—岐伯等五種，這五種君臣答問反映了《內經》內部的「學派」。[88]廖育群也說《內經》中有「不同派別的不同著作」。[89]事實上，問答形式近似君臣之間的奏疏，也就是《春秋繁露》中〈對江都王〉、〈郊事對〉的「對」。[90]漢文帝四年（公元前一七六年），倉公因「不為人治病，病家多怨之者」而受人彈劾，後因少女緹縈上書奏效，得免肉刑。之後皇帝詔問淳于意，令其「具悉而對」。[91]換言之，《內經》的問答是模仿秦漢皇帝親臨之論議制度。[92]《靈樞．師傅》：「今夫王公大人、臨朝即位之君而問焉，誰可捫循之而後答乎？」[93]這裡的問答，無疑與當時的政治氛圍密切相關。

《內經》的問答，大多是黃帝提問題，由諸臣回答。但黃帝似具有一定的醫學知識然後對臣下提問，最後以「善」做最後的裁斷或認同。黃帝常以「余聞」、「經言」、「論曰」作為提問的開始，暗示其知道或閱讀過一些醫書，而後諮詢臣下的意見。例如，《靈樞．周痺》便說：

> 黃帝問於岐伯曰：周痺之在身也，上下移徙隨脈，其上下左右相應，間不容空，願聞此痛，在血脈之中邪？將在分肉之間乎？何以致是？其痛之移也，間不及下針，其慉痛之時，不及定治，而痛已止矣。何道使然？願聞其故。[94]

本篇涉及如何分辨周痺與眾痺，黃帝的提問相當專業；在經過幾回問對之後，黃帝說：

「善。余已得其意矣，亦得其事也。」[95]《內經》許多篇章以「願聞其故」、「請言其故」、「願聞其說」、「願聞其道」等提問方式進行教學。[96]

《內經》另有若干篇章，則由黃帝師資，臣下受教。《素問・陰陽類論》：

「孟春始至，黃帝燕坐，臨觀八極，正八風之氣，而問雷公曰：陰陽之類，經脈之道，五中所主，何藏最貴？雷公對曰：春、甲乙、青、中主肝，治七十二日，是脈之主時，臣以其藏最貴。帝曰：卻念〈上下經〉、〈陰陽〉、〈從容〉，子所言貴，最其下也。雷公致齋七日，旦復侍坐。」[97]通篇雷公受教，君王即醫師。

87 蘇輿，《春秋繁露義證》（北京：中華書局，一九九二），頁四五二—四五三。
88 山田慶兒，〈《黃帝內經》的成立〉，收入氏著，《古代東亞哲學與科技文化》（瀋陽：遼寧教育出版社，一九九六），頁二三四—二五四。
89 廖育群，《岐黃醫道》，頁六四。
90 蘇輿，《春秋繁露義證》，頁六二—六三。
91 司馬遷，《史記》，頁二七九六。
92 廖伯源，〈秦漢朝廷之論議制度〉，收入氏著，《秦漢史論叢》（臺北：五南圖書公司，二〇〇三），頁一五七—二〇〇。
93 龍伯堅、龍式昭，《黃帝內經集解・靈樞》，頁一七〇九。
94 龍伯堅、龍式昭，《黃帝內經集解・靈樞》，頁一六八八。
95 龍伯堅、龍式昭，《黃帝內經集解・靈樞》，頁一六九〇。
96 任秀玲，《中醫理論範疇——〈黃帝內經〉建構中醫理論的基本範疇》（北京：中醫古籍出版社，二〇〇一），頁一六七—一八三。
97 龍伯堅、龍式昭，《黃帝內經集解・素問》，頁一一二七—一一二八。

在漢文帝與淳于意的問答中，文帝的提問也是專業知識，並不是表面的虛應故事。其中，文帝八個問答為：(1)「所診治病，病名多同而診異，或死或不死，何也？」(2)「所期病決死生，或不應期，何故？」(3)「意方能知病死生，論藥用所宜，諸侯王大臣有嘗問意者不？及文王病時，不求意診治，何故？」(4)「知文王所以得病不起之狀？」(5)「師慶安受之？聞於齊諸侯不？」(6)「師慶何見於意而愛意，欲悉教意方？」(7)「吏民嘗有事學意方，及畢盡得意方不？何縣里人？」(8)「診病決死生，能全無失乎？」等。[98]這暗示：醫學知識必須經由政治權威予以認可的程序。而《內經》中君臣問答不是為了爭辯，更多是為了統一意見；黃帝往往具有較多的醫學知識，他詢問臣子專門知識，並擁有最後的裁判權。《呂氏春秋・尊師》，王利器引劉咸炘說：「周秦間師徒有君臣主屬之義。」[99]君、師身份是二而一。

甚至，君臣之義轉化推及醫事。《素問・六微旨大論》便以為：「帝曰：位之易也何如？岐伯曰：君位臣則順，臣位君則逆。逆則其病近，其害速；順則其病遠，其害微。」[100]這裡論及運氣學說主氣、客氣易位，君上臣下則為順，反之則為逆。在《靈樞・外揣》：「岐伯曰：明乎哉問也！非獨針道焉，夫治國亦然。黃帝曰：余願聞針道，非國事也。岐伯曰：夫治國者，夫惟道焉；非道，何可小大深淺，離合而為一乎？」[101]針道及其相關的自然與人體的秩序，與政治秩序是緊密相關的。《素問・移精變氣論》便說色、脈是診斷之要事，「逆從到行，標本不得，亡神失國。」[102]「神」是人生命的整體表現，將其與國家相類比，兩者不僅相互詮釋，而且治國、治身在操作上是可能的；《素問・天元紀大論》透過聖人之口，即說：「余願聞而藏之，上以治民，下以治身，使百姓昭著，上下和親，德澤下流，子孫無憂」。[103]

上一節，我們討論到學醫有進階，登堂入室，循秩就序：受書、誦讀、理解、驗證等程序；其中聖人之間的問答，反映了知識傳授得人乃傳、非其人勿教的特質。《素問・氣穴論》即提到了「聖人易語」的觀念：

黃帝問曰：余聞氣穴三百六十五以應一歲，未知其所，願卒聞之。岐伯稽首再拜對曰：窘乎哉問也！其非聖帝，孰能窮其道焉？因請溢意，盡言其處。帝捧手逡巡而卻曰：夫子之開余道也，目未見其處，耳未聞其數，而目以明、耳以聰矣。岐伯曰：此所謂聖人易語，良馬易御也。[104]

上文強調醫道之難解，「其非聖帝，孰能窮其道焉」，但聖人容易理解和接受其中深奧的道理。因為聖人擁有能聽別人所聽不到的訊息的天賦。《呂氏春秋・重言》：「聖人聽於無聲」[105]《淮南子・說林》：「聽於無聲，則得其所聞矣。」[106]因此，勿以教人的禁令並不是不傳、不教，

98 司馬遷，《史記》，頁二八一三—二八一七。
99 王利器，《呂氏春秋注疏》，頁四三三。
100 龍伯堅、龍式昭，《黃帝內經集解・素問》，頁八八一。
101 龍伯堅、龍式昭，《黃帝內經集解・靈樞》，頁一七九五。
102 龍伯堅、龍式昭，《黃帝內經集解・素問》，頁一九四。
103 龍伯堅、龍式昭，《黃帝內經集解・素問》，頁八四一。
104 龍伯堅、龍式昭，《黃帝內經集解・素問》，頁六八八。
105 王利器，《呂氏春秋注疏》，頁二一五五。
106 劉文典，《淮南鴻烈集解》（臺北：文史哲出版社，一九八五），卷十七，頁九六。

而是得其人（聖人）乃教。

《內經》的問答體例，到了《難經》也就是公元二世紀左右[107]進一步格式化；內容是一問一答，類似考題，其中沒有《內經》注意君臣的教學模仿。《難經》最早出現在張仲景的《傷寒論》序，稱為《八十一難》，與《素問》、《九卷》等黃帝醫書並列。郭靄春指出，張仲景「已撰用《素問》及《九卷》，何需此《八十一難》，若以其有為《內經》所無者，則漢時古籍尚存者多，《黃帝外經》猶具在也。再按《隋書・經籍志》則稱《黃帝八十一難經》，似黃帝另有一書，必不如今之傳本。」[108]他似乎把《難經》視為黃帝醫書的古傳本之一。的確，這本書早期皆依託黃帝而與扁鵲無關。

皇甫謐即將《難經》與黃帝、岐伯等君臣問對的背景聯繫起來。《帝王世紀》：「黃帝有熊氏命雷公、岐伯論經脈，旁通問難八十一，為《難經》；教制九針，著內外術經十八卷。」又說：「岐伯，黃帝臣也。帝使岐伯嘗味草木，典主醫病，經方、本草、《素問》之書咸出焉。」[109]可見在皇甫謐心中，《難經》是旁通《內經》的黃帝書系之一。書中有不少以「經言」、「經曰」開始的提問；據考其中有九處與《素問》相同，有三十八處與《靈樞》之文相同，此外，還有今本《內經》未見的引文十七處，大約是同時代流行的古醫經。[110]值得注意的是，這種從正典中找尋證據對於後代醫家的示範，即引用既有經文而達到詮釋經驗的功用。從這個角度，可以把《難經》視為戰國至西漢末的諸種醫經最早的注釋者或「應用者」。

《難經》的八十一個問難，不僅傳遞了醫學知識的實作演練，也規範了這個學科核心的範疇概念，並限制該問那些核心的課題。例如，氣、脈、陰陽五行以及相關的臟象、表裡、虛實、補瀉等。要言之，中國醫學學術的發展，即由前述的範例性文本所界定的文化分類，以及其所蘊含的身體觀與生命觀，並形塑社群內互相溝通與可以不斷複製的文化形式。

《內經》、《難經》兩書雖然都依託黃帝，但前者的黃帝必須放在漢代早期黃老思潮理解，後者的「黃」傾向於東漢以下道教化的「黃神」；黃神是天帝、天神，有時也寫成「黃帝」。[111]《難經》的最主要醫學思想受道教影響已有學者討論。[112]因此，《內經》依託黃帝，不僅歸功作者給聖人（potential king），其隱含的讀者也是君主；換言之，作者權與讀者權是二而一的。依託之書，聖人是作者，同時也是最主要的受眾，即《淮南子・修務》所說現實中的那些「亂世暗主」。[113]醫學權威源自政治權威。而《難經》依託黃帝，除了說明醫學技術授受有本之外，更強調建立學脈譜系的功能，成為聯合學術社群的「法規」，使得不同時代的醫者在其中找到自己的身份。例如，唐初楊玄操的《難經集注》序將《難經》作者依託於扁鵲，但卻放在更宏闊的黃帝典故重述：

107 李今庸，〈《難經》成書年代考〉，收入氏著，《讀古醫書隨筆》（臺北：啟業書局，一九八六），頁九四—九七。
108 郭靄春、張海玲，《傷寒論校注語釋》（天津：天津科學技術出版社，一九九六），頁二，注九。
109 皇甫謐，《帝王世紀》（上海：上海古籍出版社據上海圖書館藏清光緒貴築楊氏刻訓纂堂叢書本影印），頁四。
110 嚴世芸主編，《中醫學術發展史》（上海：上海中醫藥大學出版社，二〇〇四），頁四〇。
111 吳榮曾，〈鎮墓文中所見到的東漢道巫關係〉，收入氏著，《先秦兩漢史研究》（北京：中華書局，一九九五），頁三七一—三七三。後漢黃老思想，參見池田秀三，〈後漢黃老學の特性〉，收入《中國思想における身體・自然・信仰》（東京：東方書店，二〇〇四），頁六一九—六三四。另，黃神的考證，參見小南一郎，〈漢代の祖靈觀念〉，《東方學報（京都）》六十六冊（一九九四），頁三九—五五。
112 廖育群，《黃帝八十一難經・導言》（瀋陽：遼寧教育出版社，一九九六），頁三—四。
113 劉文典，《淮南鴻烈集解》卷十九，頁三二。

按黃帝有《內經》二帙，帙各九卷。而其義幽賾，殆難究覽。越人（扁鵲）乃採摘英華，抄撮精要，二部經內，凡八十一章，勒成卷軸，伸演其道，探微索隱，傳示後昆，名為《八十一難》，以其理趣深遠，非卒易了故也。既弘暢聖言，故首稱黃帝。[114]

《難經》依託扁鵲，早在吳人呂廣《黃帝眾難經》注文已見，南北朝謝士泰《刪繁方》引《難經》文時亦稱「扁鵲曰」。[115]楊玄操習醫特有師授，但他說「余今所演，蓋亦遠慕高仁，邇遵盛德。但恨庸識有量，聖旨無涯。」[116]岐伯、黃帝與諸臣的對話成為醫學最高權威（「聖旨」），其他的範例性文本則託其遺言而進行再創造。又如唐王勃（六四八—六七五年）所寫的《難經》一書的源流：

《黃帝八十一難經》是醫經之祕錄也。昔者岐伯以授黃帝，黃帝歷九師以授伊尹，伊尹以授湯，湯歷六師以授太公，太公授文王，文王歷九師以授醫和，醫和歷六師以授秦越人，秦越人始定章句，歷九師以授華佗，華佗歷六師以授黃公，黃公以授曹夫子。夫子諱元，字真道，自云京兆人也。蓋受黃公之術，洞明醫道，至能遙望氣色，徹視臟腑，洗腸刳胸之術，往往行焉。浮沉人間，莫有知者。[117]

這個譜系無疑是編造的。但其中值得重視的是，將醫經歸於官學，先由黃帝、湯、文王等君臣所傳授；而私學到了唐代有傳授道教黃公、曹夫子的一支。依託重建學術傳承並宣稱曹夫子象徵權力，即自詡其透視人體、開腸剖腹的醫術與扁鵲、華佗一脈相承。其實，扁鵲非一人，華佗也依附各種傳說故事，[118]早期中國醫者依託這些人物具有「匿隱性」；在很長的時間裡，所謂醫以「方士」、「道士」等不同修辭出現。而「禁方」與「依託」是古典醫學知識表達方式的一體兩面，這是我們探究中國醫學「正典前」時期不得不留心的兩條重要線索。

總結而言，依託的知識形式蘊含古代君、師合一，以及醫書特殊的作者觀，即聖人不只是知識的創作者，也是知識最重要的仲裁者。謝觀談到依託在中國醫學史的延續及其變化：

> 唐以前之醫家，所重者術而已，雖亦言理，理實非其所重也。宋以後之醫家，乃以術為不可恃，而必推求其理，此宋以後醫家之長。然其所謂理者，則五運六氣之空理而已，非能於事物之理有所真知灼見也。唯重術，故其所依託者，為專門授受之大師，而不必謬託於神靈首出之人以為重。唯重理，乃以儒家所謂道統者，移而用之醫家，於是神農、黃帝，猶儒家之二帝三王，仲景、元化，猶儒家之有周公、孔子矣。於是言醫者，必高語黃、農，侈談《靈》、《素》，捨是幾不足與於知醫之列矣。[119]

114 凌耀星主編，《難經語譯》，（北京：人民衛生出版社，一九九〇），頁五—六。
115 嚴世芸主編，《中醫學術發展史》，頁九〇—九一。
116 凌耀星主編，《難經語譯》，頁七。
117 何林天，《重訂新校王子安集》（太原：山西人民出版社，一九九〇），頁七五—七六。
118 尚啟東，《華佗考》（合肥：安徽科學技術出版社，二〇〇五），頁一三〇—一五四。
119 謝觀，《中國醫學源流論》（福州：福建科學技術出版社，二〇〇三），頁四六。

我並不同意以重術、重理二系來區分唐以前與宋以後之醫家。然宋代依託形式的「道統化」，可說是中國這種醫學知識表達方式的不斷複製的新階段。

依託於帝王的知識傳統持久不衰。後來御撰或御纂醫書可說是此傳統的伏流之一。梁武帝即云：「朕常以前代名人，多好此術，是以每恆留情，頗識治體。」[120]武帝本身懂得治病之道的。梁元帝撰《藥方》一秩十卷、《寶帳仙方》一帙三卷。北魏宣武帝亦命王顯撰醫書，「世宗詔（王）顯撰《藥方》三十五卷，班布天下，以療諸疾。」[121]此外，有唐玄宗《廣濟方》（七二三年）、唐德宗《貞元廣利方》（七九六年）、宋太宗《神醫普救方》（九八六年）及《太平聖惠方》（九九二年）、宋仁宗《慶曆善救方》（一〇四八年）、宋徽宗《聖濟經》（一一一八年）與清高宗《醫宗金鑑》（一七四二年）等。[122]到這個階段，所謂禁方不是民間祕傳之方，而是真正出自宮廷「禁中」之方。

正典的誕生——授書儀式的式微及其意義

如前所說，古典醫學知識傳授過程中，典籍所扮演的是核心角色。透過授書的儀式，典籍的擁有者也是詮釋者。但這種授書儀式在漢魏交替期，也就是以公元三世紀為分水嶺，有式微的傾向；文本的公開化、重編及重新應用啟發了「正典」的契機。王家葵認為，這個階段有從「方士醫學」往「正統醫學」演進的軌跡。[123]不過，「異端」往往先於所謂正統；授書儀式之所以式微的原因，即是醫學集團的擴大化。

醫學實踐者如扁鵲、淳于意等從周遊各地到定居謀生，漸漸產生世代相襲的醫者。漢平帝時生於醫者之家，年輕時代隨父在長安行醫的樓護，出入王莽家族之中。《漢書・遊俠傳》：「樓護字君卿，齊人。父世醫也，護少隨父為醫長安，出入貴戚家。」[124]類似的史料並不多見，到了三世紀張仲景撰集《傷寒論》時這類的醫者已頗為壯大，甚至成為被批評的對象：

> **觀今之醫，不念思求經旨，以演其所知，各承家技，始終循舊，省病問疾，務在口給，相對斯須，便處湯藥。**[125]

所謂「家技」，森立之說是「謂自家傳來方技祕法也。」[126]同一時期的葛洪《抱朴子・雜應》幾乎用極為相似的口吻質疑世醫的技術：「醫多承襲世業，有名無實，但養虛聲，以圖財

120 令狐德棻等，《周書》（臺北：鼎文書局，一九八〇），頁八四〇。梁武帝好學，六藝方術之學並悉稱善。見劉汝霖，《東晉南北朝學術編年》（上海：商務印書館，一九三六，頁四二七—四二九）。

121 魏收，《魏書》（臺北：鼎文書局，一九八〇），頁一九六九。

122 嚴世芸主編，《中醫學術發展史》，頁七三一—七七五。

123 姜生、湯偉俠主編，《中國道教科學技術史：漢魏兩晉卷》（北京：科學出版社，二〇〇二），頁五五〇—五五二。

124 班固，《漢書》，頁三七〇六。

125 郭靄春、張海玲，《傷寒論校注語譯》，頁三。又，仲景生平，見劉盼遂，〈補後漢書・張仲景傳〉，收入氏著，《劉盼遂文集》（北京：北京師範大學出版社，二〇〇二），頁一五六—一五七。

126 森立之，《傷寒論考注》（北京：學苑出版社，二〇〇一），頁三五。

利。寒白退士，所不得使，使之者乃多誤人，未若自閒其要，勝於所迎無知之醫。」[127]延請無知的世醫倒不如自己學習醫術治病，而世家大族進而壟斷醫學資源，成就了范行準所說「門閥」一系的醫學。[128]例如，范汪官至東陽太守，領安北將軍，著《范汪方》共一百九卷（或一百七十六卷）；這部大型方書到唐代《千金要方》仍被視為必讀之書。[129]又如殷淵源，孝武帝為太子中庶子，官荊州太守，有《荊州要方》。[130]北魏醫家李修「集諸學士及工書者百餘人，在東宮撰諸藥方百餘卷，皆行於世。」[131]五世紀的陶弘景在《本草集注》即說，當時醫家「其貴勝阮德如、張茂先、裴逸民、皇甫士安，及江左葛稚川、蔡謨、殷淵源諸名人等，並亦研精藥術。宋有羊欣、王微、胡洽、秦承祖，齊有尚書褚澄、徐文伯、嗣伯群從兄弟，治病亦十愈其九。」[132]相較這之前醫家授受不明，學無家法，此時出現像南北朝貴勝世醫如徐氏醫學：徐熙、徐秋夫、徐道度、徐叔嚮、徐文伯、徐嗣伯、徐成伯、徐雄、徐踐、徐之才、徐之范、徐敏齊等一族七代之醫。[133]家傳醫學的特色，從「思求經旨」的醫家來看，有著較多的封閉與保守的傳授性格。換言之，「禁方」時代傳賢不傳子的祕密傳授，在這個階段以另外一種面貌複製。

其次，原始的道教集團與醫療活動的關係密切。《太平經》中有〈灸刺訣〉、〈草木方訣〉、〈生物方訣〉、〈神祝文訣〉等；該書處處皆見「天醫」一詞，如「守之積久，天醫自下，百病悉除，固得老壽」等。五斗米道、太平道、天師道等都涉入醫藥領域。[134]不過，正如葛洪所指出的修道之人其實也會生病。

> 古之初為道者，莫不兼修醫術，以救近禍焉。凡庸道士，不識此理，恃其所聞者，

> 大至不關治病之方。又不能絕俗幽居，專行內事，以卻病痛；病痛及己，無以攻療，乃更不如凡人之專湯藥者。所謂進不得邯鄲之步，退又失壽陵之義者。[135]

古修道之人沒有不兼修醫術的。對那些不懂治病之方的平庸道士，葛洪斥為古人學步，向前走學不到邯鄲的步態，向後又喪失原來的姿式。但與「世俗醫學」相較，道教養生的終極目的不只是治病。道教的病因說與一般醫學成說互有出入，如對鬼神致病有相當地肯定；在治療方法上

---

127 王明，《抱朴子內篇校釋》（北京：中華書局，一九九六），頁二七二。張舜徽說：「自命其書曰子，則魏以後始有之。」又說：「迨晉葛洪自名其書為《抱朴子》，梁蕭繹自題所作曰《金樓子》，學者沿波，述造日廣，名雖類乎古書，義實乖於前例矣。」見張舜徽，《廣校讎略》（北京：中華書局，一九六二），頁二九—三〇。

128 范行準，《中國醫學史略》（北京：中醫古籍出版社，一九八六），頁五九—六三。另參見余英時，〈漢晉之際士之新自覺與新思潮〉，氏著，《中國知識階層史論（古代篇）》（臺北：聯經出版公司，一九八〇），頁二〇五—三二七；孟慶雲，〈魏晉玄學與中醫學〉，收入廖果等主編，《東西方醫學的反思與前瞻》（北京：中醫古籍出版社，二〇〇二），頁二一九—二二六；周瀚光、戴洪才主編，《六朝科技》（南京：南京出版社，二〇〇三），頁九六—一二九；李學勤主編，《中國學術史・三國、兩晉、南北朝卷》（南昌：江西教育出版社，二〇〇一），頁七五五—七六〇。

129 嚴世芸主編，《中醫學術發展史》，頁一一三—一一四。

130 范行準，《中國醫學史略》，頁五九—六〇。

131 魏收，《魏書》，頁一九六六。

132 尚志鈞、尚元勝，《本草經集注（輯校本）》（北京：人民衛生出版社，一九九四），頁二四。

133 范家偉，《六朝隋唐醫學之傳承與整合》（香港：香港中文大學出版社，二〇〇四），頁九一—一二五。李書田，《古代醫家列傳釋譯》（瀋陽：遼寧大學出版社，二〇〇三），頁一一三—一三九。

134 古元昭治，《道教と不老長壽の醫學》（東京：平河出版社，一九八九），頁二六—四二。

135 王明，《抱朴子內篇校釋》，頁二七一—二七二。

則傾向強調懺悔、齋醮、功德等為救贖之道。[136]例如，《太平經・神祝文訣》：「夫變事者，不假人須臾。天重人命，恐奇方難卒成，大醫失經脈，不通死生重事，故使要道在人口中，此救急之術也。欲得此要言，直置一病人於前，以為祝本文。」[137]

早期醫學的「禁方」傳授在道教內部得到了繼承。從葛洪的論述中可看到不少勸誡那些只讀道書不勤求明師而冀望成仙的人。《抱朴子・明本》：「五經之事，注說炳露，初學之徒猶可不解。豈況金簡玉札，神仙之經，至要之言，又多不書。登壇歃血，乃傳口訣，苟非其人，雖裂地連城，金璧滿堂，不妄以示之。夫指深歸遠，雖得其書而不師受，猶仰不見首，俯不知跟，豈吾子所詳悉哉？」[138]所謂「非其人」，屢見於前述禁方傳授的用語；而講究「明師」並不依託古代傳說的黃帝、岐伯，似偏重今師的口訣與祕傳。

世醫重視家傳經驗，道醫依恃明師指導，而這個階段的醫學在古代「醫經」的整理有突出的貢獻。中國醫學史上，醫經曾有幾次關鍵性的整理時期，第一次是西漢宮廷醫生李柱國的工作，他將醫學相關典籍分為醫經、經方、房中、神仙四類。大部份的書籍日後都散佚，除了今人所稱述的《黃帝內經》是唯一例外。但這些書除了官方目錄紀錄之外，從不見任何人引述，也未見於其他書籍徵引。如果從祕密的授書作風來考慮，上述的書籍流傳過程無法詳考，應該是可以理解的。

第二次醫經的整理主要以皇甫謐為代表。他的《黃帝三部針灸甲乙經》主要是根據三種醫經的傳本改編而成，並且將其放在一個更廣大的醫學譜系之中：

> 夫醫道所興，其來久矣。上古神農，始嘗草木而知百藥。黃帝咨訪岐伯、伯高、少

俞之徒，內考五藏六府，外綜經絡血氣色候，參之天地，驗之人物，本性命，窮神極變，而針道生焉。其論至妙，雷公受業，傳之於後。伊尹以亞聖之才，撰用《神農本草》，以為《湯液》。中古名醫有俞跗、醫緩、扁鵲，秦有醫和，漢有倉公，其論皆經理識本，非徒診病而已。漢有華佗、張仲景。其他奇方異治，施世者多，亦不能盡記其本末。[139]

皇甫謐還提到與他同時代的王叔和。[140]他說：

按《七略》、〈藝文志〉：《黃帝內經》十八卷，今有《針經》九卷，《素問》九卷，二九十八卷，即《內經》也。亦有所亡佚。其論遐遠，然稱述多而切事少，有不編次。比按倉公傳，其學皆出於是。《素問》論病精微，《九卷》原本經脈，其

136 林富士，〈試論中國早期道教對於醫藥的態度〉，收入李建民主編，《臺灣學者中國史研究論叢：生命與醫療》，頁一六二—一九二。

137 楊寄林，《太平經今注今釋》（石家莊：河北人民出版社，二〇〇二），頁四二三。

138 王明，《抱朴子內篇校釋》，頁一八九。

139 張燦玾、徐國仟主編，《針灸甲乙經校注》（北京：人民衛生出版社，一九九六），頁一六。

140 王叔和的《脈經》序，指出：「遺文遠旨，代寡能用，舊經祕述，奧而不售。」又說：「今撰集岐伯以來，逮於華佗，經論要訣，合為十卷。百家根源，各以類例相從，聲色微候，靡不賅備。其王、阮、傅、戴、吳、葛、呂、張，所傳異同，咸悉載錄。」其中，王指王遂；阮為阮炳；傅、戴待考；吳指吳普；葛是葛玄；呂指呂廣；張為張苗。參葉怡庭，《歷代醫學名著序集評釋》（上海：上海科學技術出版社，一九八七），頁一二一—一二五。

> 義深奧，不易覺也。又有《明堂孔穴針灸治要》，皆黃帝岐伯遺事也。三部同歸，文多重複，錯互非一。[141]

以公元三世紀為分水嶺，皇甫謐將淳于意及《內經》的關係一線相牽起來；而《內經》由一種變為《針經》、《素問》二種傳本，到了東漢又有《明堂》針灸書，也是黃帝岐伯遺書，一共三種。皇甫謐的學術譜系裡，不列崔文子、負局、玄俗、韓康、壺公、費長房、王遙等方士醫者，[142]同時排除正史所記的涪翁、程高、郭玉等醫家，[143]主要是追溯三種黃帝醫書，並再度予以重編回到第一世紀單一傳本的流傳史：

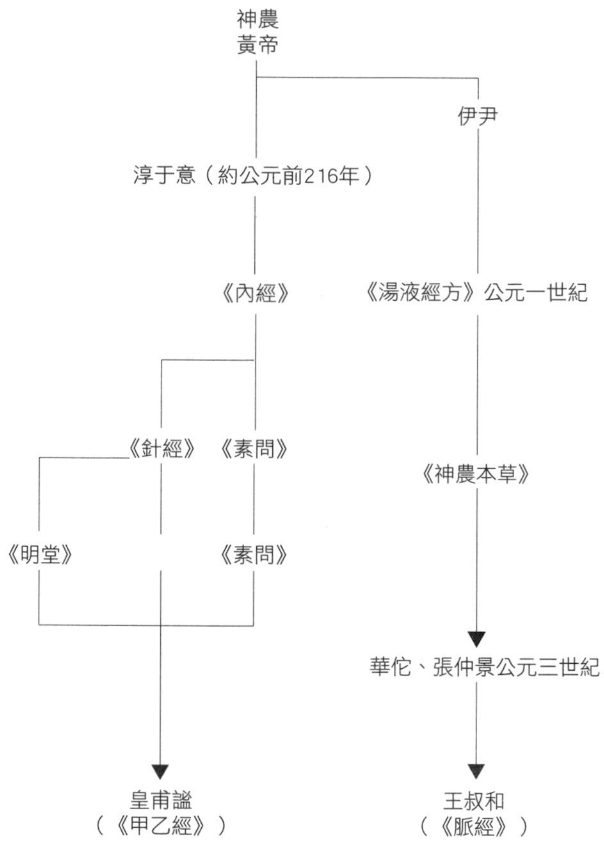

皇甫謐並不是述而不作，而是作為編纂者的身份出現。他蒐集三種不同的黃帝醫書重新分類，刪繁去複，給予篇目；《內經》的經文在經過長時期的刪改已經擁有幾「重」的作者。而每一「重」也標示著典籍改編的關鍵年代。皇甫謐原始的意圖是作為「教經」而蒐集這些舊文獻，[144]但《內經》的「經」與《甲乙經》的「經」意義已經不同，後者的目的是意圖作為制度化的知識而設計的。在南北朝《甲乙經》，與其他《內經》系醫書已受到醫者的青睞。例如：《魏書・崔彧傳》：「或少嘗詣青州，逢隱逸沙門，教以《素問》、《九卷》及《甲乙》，遂善醫術。」[145]仍又如《北齊書・馬嗣明傳》：「馬嗣明，河內人，少明醫術，博綜經方，《甲乙》、《素問》、《明堂》、《本草》，莫不咸誦，為人診候，一年前知其生死」。[146]隋唐以下，《甲乙經》已成為習醫必讀的教材。

傳授方式的改變與書籍格式的變化有密切關係。余嘉錫說：「專門之學衰而後著述之界嚴，於此可以知體例變遷之故矣。」[147]《甲乙經》是第一部具有醫經完整目錄、篇名的醫典。在這個階段，醫書「序」的體例開始普遍；序文其實也是文本公開化的象徵，因為在祕密授書的時代是不會流行這種著作體例的。[148]余嘉錫又說：「古書既多不出一手，又學有傳人，故無自序之

141 張燦玾、徐國仟主編，《針灸甲乙經校注》，頁二〇。
142 姜生、湯偉俠主編，《中國道教科學技術史：漢魏兩晉卷》，頁五四一—五四二。
143 范曄，《後漢書》（臺北：洪氏出版社，一九七八），頁二七三五。
144 張燦玾、徐國仟主編，《鐵灸甲乙經校注》，頁二一。
145 魏收，《魏書》，頁一九七〇。
146 李百藥，《北齊書》（臺北：鼎文書局，一九八〇），頁六八〇。
147 余嘉錫，《古書通例》（臺北：丹青圖書公司，一九八七），頁三五。

例。」[149]典籍從早期師徒個別傳授的私密特性，如今它所預設的讀者群便有所不同。皇甫謐自序說，如果不精通醫理，即使有忠孝之心、仁慈的性格，國家和父母有難、人民遭受病痛，也只能束手無策。[150]

醫經重新分類整理的同時，在醫學體裁也有由問答體到論述體演變的現象。例如，王叔和的《脈經》中偶有問答之例：「問曰：病有血分，何謂也？師曰：經水前斷，後病水，名曰血分。此病為難治。」[151]這裡的「師」並不依託聖人；全書問答體的篇幅也不多。特別值得注意的是，方書出現「論」的新體例。從出土的方書來看，經方的書寫格式多在疾病之下列一或數個治療的藥方，並沒有太多病理或藥理的解釋。[152]但魏晉以下的方書有「論」，醫家個人可以在古代醫經之外表達新見。陶弘景在為三世紀的葛洪《肘後方》作序時，指出：「凡此諸方，皆是撮其樞要，或名醫垂記，或累世傳良，或博聞有驗，或自用得力，故復各題祕要之說，以避文繁。又用藥有舊法，亦復假事事詮詔，今通立定格，共為成準。」[153]方書從經驗的層次進一步產生系統性的論說。

「方論」的勃興顯示作者意識的強化，以及師資觀念的轉變。而且，這一時期湧現大量臨床實用性的方書，是漢以前數十倍之多。事實上，從數量來看，歷代方書一直佔醫書之主流。據統計《千金方》載方五千三百餘首，《外臺祕要》、《太平聖惠方》漸次遞增，至《聖濟總錄》則高達兩萬首以上。方論浩繁，不禁令醫家望方浩歎。然而，正典化的歷程並不是像滾雪球愈來愈多的累積過程，而是以排除為原則，最後留下來的是屬於秦漢醫家及後人續增理論、規範性的「經」籍。今本《金匱要略》，宋人林億等序文後有遺文一篇，據考證應與張仲景醫方及論有關[154]：「仲景金匱錄岐黃《素》、《難》之方，近將千卷，患其混雜繁重，有求難得。故周流華裔九州之內，收合奇異，捃拾遺逸，揀選諸經筋髓，以為方論一編。」[155]換言之，方論終必以諸經筋髓為依歸。

醫學的邊界也有微妙的調整。漢代廣義的「醫學」（方技）包括神仙與房中術。由於世襲醫學與道教醫學的成立，表現在知識分類上有極明顯的變遷。阮孝緒的《七錄》，把「醫經」、「醫方」歸入「技術錄」；而「仙道錄」之下另有「經戒」、「服餌」、「房中」、「符圖」等分支；其中，服餌、房中近乎《漢書・藝文志・方技略》的「神仙」、「房中」。阮孝緒說：「但房中、神仙，既入仙道；醫經、經方，不足別創。」[156]醫學與數術合為一錄，不再各自獨立成門，而房中、神仙之術則為道教所吸納精益求精，衍生出更多的門類技術。[157]而《隋書・經籍

148 內山直樹，〈漢代序文體例——〈說文解字〉敘「敘曰」解釋 中心〉，《日本中國學會報》五十三集（二〇〇一），頁三〇—四四。

149 余嘉錫，《古書通例》，頁二五。

150 張燦玾、徐國仟主編，《鍼灸甲乙經校注》，頁二一。

151 沈炎南主編，《脈經校注》（北京：人民衛生出版社，一九九一），頁三六二。關於《脈經》最系統性的研究，見小曾戶洋，〈《脈經》總說〉，收入氏編，《解題・研究・索引》（大阪：東洋醫學研究會，一九八一），頁三三三—四一八。

152 嚴健民，《五十二病方注補譯》（北京：中醫古籍出版社，二〇〇五），頁二一八—二二一。

153 尚志鈞輯校，《補輯肘後方》（合肥：安徽科學技術出版社，一九九六），頁九。

154 張燦玾主編，《中醫文獻發展史》（濟南：山東中醫藥大學，二〇〇三），頁三四。

155 《金匱要略》（元鄧珍本）（東京：燎原書店影印，一九八八），頁六，宋臣序。

156 阮孝緒，《七錄》（清抄本，北京圖書館分館藏），頁三。另參見汪辟疆，〈漢魏六朝目錄考略〉，收入氏著，《目錄學研究》（上海：商務印書館，一九三四），頁一五七—一七四。

志》的「醫方」歸於諸子之學，而「道經」一項相應於道教醫學的成立，其下有房中、經戒、服餌、符籙之書。[158]醫學史總的趨勢，是逐漸把神仙、房中排除於「醫」的範疇之外。

「正典化」的演變也見於《隋書‧經籍志》。此書收錄梁、陳、齊、周、隋五代官私書目所收現存典籍。其中「醫方」類，承襲《漢書‧藝文志》中「方技」的精神，也有《周禮‧天官‧醫師》（食醫、疾醫、瘍醫、獸醫）內容。[159]由此，可以得知漢至六朝以來醫學的變遷史。清章宗源、姚振宗〈隋書經籍志考證〉認為「醫方」收錄之書其實是合併了二份醫書書單：「是篇章法顯分上下，與他類不同，因從而釐析之：上篇五類，下篇六類。」[160]

先將兩份醫書書單的書名排列如下（書名的號碼為作者所加）：

157 林克，〈醫書と道教〉，收入三浦國雄等編，《道教の生命觀と身體論》（東京：雄山閣，二〇〇〇），頁四五—六一。
158 長孫無忌等，《隋書經籍志》（上海：商務印書館，一九五五），頁一〇三—一一〇。
159 松木きか，〈歷代史目書目における醫書の範疇と評價〉，《日本中國學會報》五十集（一九九八），頁九二—一〇七。
160 章宗源、姚振宗，〈隋書經籍志考證〉，收入《二十五史補編》（臺北：臺灣開明書店，一九六七），頁五九四。

書單（一）

1《黃帝素問》九卷，梁八卷。
2《黃帝甲乙經》十卷，音一卷，梁十二卷。
3《黃帝八十一難》二卷，梁有《黃帝眾難經》一卷，呂博望注，亡。
4《黃帝針經》九卷，梁有《黃帝針灸經》十二卷，徐悅、龍銜素《針經並孔穴蝦蟆圖》三卷，《雜針經》四卷，程天祚《針經》六卷，《灸經》五卷，《曹氏灸方》七卷，秦承祖《偃側雜針灸經》三卷，亡。
5《徐叔響針灸要鈔》一卷。
6《玉匱針經》一卷。
7《赤烏神針經》一卷。
8《岐伯經》十卷。
9《脈經》十卷，王叔和撰。
10《脈經》二卷，梁《脈經》十四卷。又《脈生死要訣》二卷；又《脈經》六卷，黃公興撰；《脈經》六卷，秦承祖撰；《脈經》十卷，康普思撰，亡。
11《黃帝流注脈經》一卷，梁有《明堂流注》六卷，亡。
12《明堂孔穴》五卷，梁《明堂孔穴》二卷，《新撰針灸穴》一卷，亡。
13《明堂孔穴圖》三卷。
14《明堂孔穴圖》三卷，梁有《偃側圖》八卷，又《偃側圖》二卷。
15《神農本草》八卷，梁有《神農本草》五卷，《神農本草屬物》二卷，《神農明堂圖》一卷，《蔡邕本草》七卷，《華佗弟子吳普本草》六卷，《陶隱居本草》十卷，《隨費本草》九卷，《秦承祖本草》六卷，《王季璞本草經》三卷，《李讜之本草經》、《談道術本草經鈔》各一卷，《宋大將

書單（二）

57《黃帝素問》八卷，全元起注。
58《脈經》二卷，徐氏撰。
59《華佗觀形察色並三部脈經》一卷。
60《脈經決》二卷，徐氏新撰。
61《脈經鈔》二卷，許建吳撰。
62《黃帝素問女胎》一卷。
63《三部四時五藏辨診色決事脈》一卷。
64《脈經略》一卷。
65《辨病形證》七卷。
66《五藏決》一卷。
67《論病源候論》五卷，目一卷，吳景賢撰。
68《服石論》一卷。
69《癰疽論方》一卷。
70《五藏論》五卷。
71《虐論並方》一卷。
72《神農本草經》三卷。
73《本草經》四卷，蔡英撰。
74《藥目要用》二卷。
75《本草經略》一卷。
76《本草》二卷，徐太山撰。
77《本草經類用》三卷。
78《本草音義》三卷，姚最撰。
79《本草音義》七卷，甄立言撰。
80《本草集錄》二卷。
81《本草鈔四卷》四卷。
82《本草雜要訣》一卷。
83《本草要方》三卷，甘濬之撰。

書單（一）

軍參軍徐叔響本草病源合藥要鈔》五卷，《徐叔響等四家體療雜病本草要鈔》十卷，《王末鈔小兒用藥本草》二卷，《甘濬之癰疽耳眼本草要鈔》九卷，《陶弘景本草經集注》七卷，《趙贊本草經》一卷，《本草經輔行》、《本草經利用》各一卷，亡。

16《神農本草經》四卷，雷公集注。

17《甄氏本草》三卷。

18《桐君藥錄》三卷，梁有《雲麾將軍徐滔新集藥錄》四卷，《李讜之藥錄》六卷，《藥法》四十二卷，《藥律》三卷，《藥性》、《藥對》各二卷，《藥目》三卷，《神農採藥經》二卷，《藥忌》一卷，亡。

19《太清草木集要》二卷，陶隱居撰。

20《張仲景方》十五卷。仲景，後漢人。他還著有《黃素藥方》二十五卷，亡。

21《華佗方》十卷，吳普撰。佗，後漢人。梁有《華佗內事》五卷，又《耿奉方》六卷，亡。

22《集略雜方》十卷。

23《雜藥方》一卷，梁有《雜藥方》四十六卷。

24《雜藥方》十卷。

25《寒食散論》二卷，梁有《寒食散湯方》二十卷，《寒食散方》一十卷，《皇甫謐、曹歙論寒食散方》二卷，亡。

26《寒食散對療》一卷，釋道洪撰。

27《解寒食散方》二卷，釋智斌撰。梁有《解散論》二卷。

28《解寒食散論》二卷，梁有《徐叔響解寒食散方》六卷，《釋慧義寒食解雜論》七卷，亡。

29《雜散方》八卷，梁有《解散方》、《解散論》各十三卷，《徐叔響解散消息節度》八卷，《范氏解散方》七卷，《解

書單（二）

84《依本草錄藥性》三卷，錄一卷。

85《靈秀本草圖》六卷，原平仲撰。

86《芝草圖》一卷。

87《入林採藥法》二卷。

88《太常採藥時月》一卷。

89《四時採藥及合目錄》四卷。

90《藥錄》二卷，李密撰。

91《諸藥異名》八卷，沙門行矩撰。本十卷，今闕。

92《諸藥要性》二卷。

93《種植藥法》一卷。

94《種神芝》一卷。

95《藥方》二卷，徐文伯撰。

96《解散經論並增損寒食節度》一卷。

97《張仲景療婦人方》二卷。

98《徐氏雜方》一卷。

99《少小方》一卷。

100《療小兒丹法》一卷。

101《徐太山試驗方》二卷。

102《徐文伯療婦人瘕》一卷。

103《徐太山巾箱中方》三卷。

104《藥方》五卷，徐嗣伯撰。

105《墮年方》二卷，徐太山撰。

106《效驗方》三卷，徐氏撰。

107《雜要方》一卷。

108《玉函煎方》五卷，葛洪撰。

109《小品方》十二卷，陳延之撰。

110《千金方》三卷，范世英撰。

書單（一）

釋慧義解散方》一卷，亡。

30 《湯丸方》十卷。

31 《雜丸方》十卷，梁有《百病膏方》十卷，《雜湯丸散酒煎薄帖膏湯婦人少小方》九卷，《羊中散雜湯丸散酒方》一卷，《療下湯丸散方》十卷。

32 《石論》一卷。

33 《醫方論》七卷，梁有《張仲景辨傷寒》十卷，《療傷寒身驗方》、《徐文伯辨傷寒》各一卷，《傷寒總要》二卷，《支法存申蘇方》五卷，《王叔和論病》六卷，《張仲景評病要方》一卷，《徐叔嚮、談道述、徐悅體療雜病疾源》三卷，《甘濬之癰疽部黨雜病疾源》三卷，《府藏要》三卷，亡。

34 《肘後方》六卷，葛洪撰。梁二卷。《陶弘景補闕肘後百一方》九卷，亡。

35 《姚大夫集驗方》十二卷。

36 《范東陽方》一百五卷，錄一卷，范汪撰。梁有一百七十六卷。梁又有《阮河南藥方》十六卷，阮文叔撰。《釋僧深藥方》三十卷，《孔中郎雜藥方》二十九卷，《宋建平王典術》一百二十卷。《羊中散藥方》三十卷，羊欣撰。《褚澄雜藥方》二十卷，齊吳郡太守褚澄撰。亡。

37 《秦承祖藥方》四十卷，見三卷。梁有《陽眄藥方》二十八卷，《夏侯氏藥方》七卷，《王季琰藥方》一卷，《徐叔嚮雜療方》二十二卷，《徐叔嚮雜病方》六卷，《李讜之藥方》一卷，《徐文伯藥方》二卷，亡。

38 《胡治百病方》二卷，梁有《治卒病方》一卷。《徐奘要方》一卷，無錫令徐奘撰。《遼東備急方》三卷，都尉臣廣上。《殷荊州要方》一卷，殷仲堪撰。亡。

39 《俞氏療小兒方》四卷，梁有《范氏療婦人藥方》十一卷，

書單（二）

111 《徐王方》五卷。

112 《徐王八世家傳效驗方》十卷。

113 《徐氏家傳祕方》二卷。

114 《藥方》五十七卷，後魏李思祖撰。本百一十卷。

115 《稟丘公論》一卷。

116 《太一護命石寒食散》二卷，宋尚撰。

117 《皇甫士安依諸方撰》一卷。

118 《序服石方》一卷。

119 《服玉方法》一卷。

120 《劉涓子鬼遺方》十卷，龔慶宣撰。

121 《療癰經》一卷。

122 《療三十六瘺方》一卷。

123 《王世榮單方》一卷。

124 《集驗方》十卷，姚僧垣撰。

125 《集驗方》十二卷。

126 《備急單要方》三卷，許澄撰。

127 《藥方》二十一卷，徐辨卿撰。

128 《名醫集驗方》六卷。

129 《名醫別錄》三卷，陶氏撰。

130 《刪繁方》十三卷，謝士秦撰。

131 《吳山居方》三卷。

132 《新撰藥方》五卷。

133 《療癰疽諸瘡方》二卷，秦政應撰。

134 《單復要驗方》二卷，釋莫滿撰。

135 《釋道洪方》一卷。

136 《小兒經》一卷。

137 《散方》二卷。

書單（一）

《徐叔響療少小百病雜方》三十七卷，《療少小雜方》二十
卷，《療少小雜方》二十九卷，《范氏療小兒藥方》一卷，
《王末療小兒雜方》十七卷，亡。
40 《徐嗣伯落年方》三卷，梁有《徐叔響療腳弱雜方》八卷，
《徐文伯辨腳弱方》一卷，《甘濬之療癰疽金創要方》十四
卷，《甘濬之療癰疽毒惋雜病方》三卷，《甘伯齊療癰疽金
創方》十五卷，亡。
41 《陶氏效驗方》六卷，梁有五卷。梁又有《療目方》五卷，
《甘濬之療耳眼方》十四卷，《神枕方》一卷，《雜戎狄
方》一卷，宋武帝撰。《摩訶出胡國方》十卷，摩訶胡沙門
撰。又《范曄上香方》一卷，《雜香膏方》一卷。亡。
42 《彭祖養性經》一卷。
43 《養生要集》十卷，張湛撰。
44 《玉房祕訣》十卷。
45 《墨子枕內五行紀要》一卷，梁有《神枕方》一卷，疑此
即是。
46 《如意方》十卷。
47 《練化術》一卷。
48 《神仙服食經》十卷。
49 《雜仙餌方》八卷。
50 《服食諸雜方》二卷，梁有《仙人水玉酒經》一卷。
51 《老子禁食經》一卷。
52 《崔氏食經》四卷。
53 《食經》十四卷，梁有《食經》二卷，又《食經》十九卷。
《劉休食方》一卷，齊冠軍將軍劉休撰。亡。
54 《食饌次第法》一卷，梁有《黃帝雜飲食忌》二卷。
55 《四時御食經》一卷，梁有《太官食經》五卷，又《太官食

書單（二）

138 《雜散方》八卷。
139 《療百病雜丸方》三卷，釋曇鸞撰。
140 《療百病散》三卷。
141 《雜湯方》十卷，成毅撰。
142 《雜療方》十三卷。
143 《雜藥酒方》十五卷。
144 《趙婆療漯方》一卷。
145 《議論備豫方》一卷，於法開撰。
146 《扁鵲陷水丸方》一卷。
147 《扁鵲肘後方》三卷。
148 《療消渴眾方》一卷，謝南郡撰。
149 《論氣治療方》一卷，釋曇鸞撰。
150 《梁武帝所服雜藥方》一卷。
151 《大略丸》五卷。
152 《靈壽雜方》二卷。
153 《經心錄方》八卷，宋俠撰。
154 《黃帝養胎經》一卷。
155 《療婦人產後雜方》三卷。
156 《黃帝明堂偃人圖》十二卷。
157 《黃帝針灸蝦蟆忌》一卷。
158 《明堂蝦蟆圖》一卷。
159 《針灸圖要訣》一卷。
160 《針灸圖經》十一卷，本十八卷。
161 《十二人圖》一卷。
162 《針灸經》一卷。
163 《扁鵲偃側針灸圖》三卷。
164 《流注針灸》一卷。

書單（一）

法》二十卷，《食法雜酒食要方白酒》並《作物法》十二卷，《家政方》十二卷，《食圖》、《四時酒要方》、《白酒方》、《七日面酒法》、《雜酒食要法》、《雜藏釀法》、《雜酒食要法》、《酒》並《飲食方》、《及鐺蟹方》、《羹臛法》、《膢朐法》、《北方生醬法》各一卷，亡。

56《療馬方》一卷，梁有《伯樂療馬經》一卷，疑與此同。

書單（二）

165《曹氏灸經》一卷。
166《偃側人經》二卷，秦承祖撰。
167《華佗枕中炙刺經》一卷。
168《謝氏針經》一卷。
169《殷元針經》一卷。
170《要用孔穴》一卷。
171《九部針經》一卷。
172《釋僧匡針灸經》一卷。
173《三奇六儀針要經》一卷。
174《黃帝十二經脈明堂五藏人圖》一卷。
175《老子石室蘭臺中治癩符》一卷。
176《龍樹菩薩藥方》四卷。
177《西域諸仙所説藥方》二十三卷，目一卷。本二十五卷。
178《香山仙人藥方》十卷。
179《西域波羅仙人方》三卷。
180《西域名醫所集要方》四卷，本十二卷。
181《婆羅門諸仙藥方》二十卷。
182《婆羅門藥方》五卷續表。
183《耆婆所述仙人命論方》二卷，目一卷。本三卷。
184《乾陀利治鬼方》十卷。
185《新錄乾陀利治鬼方》四卷，本五卷，闕。
186《伯樂治馬雜病經》一卷。
187《治馬經》三卷，俞極撰，亡。
188《治馬經》四卷。
189《治馬經目》一卷。
190《治馬經圖》二卷。
191《馬經孔穴圖》一卷。

書單（一）

書單（二）

192 《雜撰馬經》一卷。
193 《治馬牛駝騾等經》三卷，目一卷。
194 《香方》一卷，宋明帝撰。
195 《雜香方》五卷。
196 《龍樹菩薩和香法》二卷。
197 《食經》三卷，馬琬撰。
198 《會稽郡造海味法》一卷。
199 《論服餌》一卷。
200 《淮南王食經》並目百六十五卷，大業中撰。
201 《膳羞養療》二十卷。
202 《金匱錄》二十三卷，目一卷。京里先生撰。
203 《練化雜術》一卷，陶隱居撰。
204 《玉衡隱書》七十卷，目一卷。周弘讓撰。
205 《太清諸丹集要》四卷，陶隱居撰。
206 《雜神丹方》九卷。
207 《合丹大師口訣》一卷。
208 《合丹節度》四卷，陶隱居撰。
209 《合丹要略序》一卷，孫文韜撰。
210 《仙人金銀經並長生方》一卷。
211 《狐剛子萬金決》二卷，葛仙公撰。
212 《雜仙方》一卷。
213 《神仙服食經》十卷。
214 《神仙服食神祕方》二卷。
215 《神仙服食藥方》十卷，抱朴子撰。
216 《神仙餌金丹沙祕方》一卷。
217 《衛叔卿服食雜方》一卷。
218 《金丹藥方》四卷。

書單（一）

書單（二）

219《雜神仙丹經》十卷。
220《雜神仙黃白法》十二卷。
221《神仙雜方》十五卷。
222《神仙服食雜方》十卷。
223《神仙服食方》五卷。
224《服食諸雜方》二卷。
225《服餌方》三卷，陶隱居撰。
226《真人九丹經》一卷。
227《太極真人九轉還丹經》一卷。
228《練寶法》二十五卷，目三卷。本四十卷，闕。
229《太清璇璣文》七卷，沖和子撰。
230《陵陽子說黃金祕法》一卷。
231《神方》二卷。
232《狐子雜決》三卷。
233《太山八景神丹經》一卷。
234《太清神丹中經》一卷。
235《養生注》十一卷，目一卷。
236《養生術》一卷，翟平撰。
237《龍樹菩薩養性方》一卷。
238《引氣圖》一卷。
239《道引圖》三卷，立一，坐一，臥一。
240《養身經》一卷。
241《養生要術》一卷。
242《養生服食禁忌》一卷。
243《養生傳》二卷。
244《帝王養生要方》二卷，蕭吉撰。
245《素女祕道經》一卷，並《玄女經》。

書單（一）

書單（二）

246《素女方》一卷。
247《彭祖養性》一卷。
248《郯子說陰陽經》一卷。
249《序房內祕術》一卷，葛氏撰。
250《玉房祕訣》八卷。
251《徐太山房內祕要》一卷。
252《新撰玉房祕訣》九卷。
253《四海類聚方》二千六百卷。
254《四海類聚單要方》三百卷。

這一短一長的兩份書單並抄於《隋志・醫方》。第一份書單一—十四醫經，十五—四十一本草、經方，四十二—四十四房中，四十五—五十一神仙，五十二—五十六食經、獸醫。第二份書單五十七—七十一也是以醫經為首；七十二—一百五十五本草、方書，數量為前份書單的數倍之多；一百五十六—一百七十四針灸；一百七十五—兩百零一各種方書，包括胡方、香方療法等；兩百零二—兩百四十四神仙、養生；兩百四十五—兩百五十二房中；兩百五十三—兩百五十四大型方書。值得留心的是，兩份書單都以《黃帝素問》為首，依託黃帝的古書仍相當多，別出的《脈經》注解也十分豐富；特別是第二份書單中醫經明堂圖的遽增。另外，從《隋志》注文中得知，著錄醫書以梁人最多，數量近一百四十種；[161]這似乎是醫學史斷代的一個重要指標。[162]

方書在上述兩份書單目皆佔最大宗。[163]然而，醫經與方書的位階不同；五世紀陳延之的《小品方》即強調，原則性的醫經為「大品」，應用性的方書則為「小品」：

> 夫用故方之家，唯信方說。不究藥性，亦不知男女長少殊耐、所居土地溫涼有早晚不同，不解氣血浮沉深淺應順四時、食飲五味以變性情。唯見方說相應，不知藥物隨宜，而一概投之，此為遇會得力耳，實非審的為效也。是以《黃帝經》教四海之民，為治異品，此之謂也。今若欲以方術為學者，當精看大品根本經法，隨宜制方處針灸，病者自非壽命應終，毒害已傷生氣，五勞七傷已竭氣血者，病無不愈也。若不欲以方術為學，但以備身防急者，當依方決，看此《經方小品》一部為要也。[164]

陳延之批評此時各種「方說」橫行，因襲舊法，不考慮本草藥性，而且沒有規範可依循。他心目中的準則是《黃帝經》，也就是《黃帝內經》。[165]陳延之述醫家古今之師承共五家：神農、黃帝、扁鵲、華佗和張仲景。其中，「黃帝矜於蒼生，立經施教，教民治病，非但慈於疾苦，亦以以強於國也。」[166]這無疑是《內經》中黃帝的典型形象。陳延之質疑「後來學者，例不案經，

161 張燦玾主編，《中醫文獻發展史》，頁四三。

162 醫學在南北朝，南學或勝於北學，初步意見參陳寅恪，《魏晉南北朝史講演錄》（臺北：昭明出版社，一九九九），頁三六五—三八二。又，周一良，〈江氏世傳家業與南北文化〉，收入氏著，《周一良集》第二卷（瀋陽：遼寧教育出版社，一九九八），頁六〇五—六〇六。

163 參見范行準，〈兩漢三國南北朝隋唐醫方簡錄〉，《中華醫史論叢》六輯（一九六五），頁二九五—三四七。

164 高文鑄輯校，《小品方》（北京：中國中醫藥出版社，一九九五），頁一。李經緯、胡乃長，〈《經方小品》研究〉，《自然科學史研究》八卷二期（一九八九），頁一七一—一七八。

165 馬繼興，〈《小品方》古寫本殘卷分析〉，收入高文鑄輯校，《小品方》，頁三一〇。

166 高文鑄輯校，《小品方》，頁一四。

多尋方說，隨就增損」[167]的風氣，並且認為習醫有次第可循：「童幼始學治病者，亦宜先習此小品，則為開悟有漸，然後可看大品也。」[168]將醫書區分為大品、小品的位階，這是醫經正典化的重要一步。

與陳延之同時代的陶弘景整理《神農本草經》的文本，以為「此書應與《素問》同類」，[169]也就是把黃帝經視為經典。陶弘景針砭醫家不知藥理：「今庸醫處治，皆恥看本草，或倚約舊方，或聞人傳說，或過其所憶，便攬筆疏之，俄然戴面，以此表奇。」[170]這種論調與前述陳延之的態度是相同的。因此，陶弘景希望以漢代古籍《神農本草經》作為「故方之家」的標準，「藥理既昧，所以人多輕之。今案方處治，恐不必卒能尋究本草，更復抄出其事在此，覽略看之，易可知驗。」[171]對藥理的訴求，正是本草對經方之學憑恃經驗的批評。

方論大盛的同時，規範化的呼聲此起彼落。南朝梁人全元起首次訓解《素問》，即在這種氛圍裡誕生。[172]唐中期的王冰改編《素問》即根據全元起本：「而世本紕繆，篇目重疊，前後不倫，文義懸隔。施行不易，披會亦難。歲月既淹，襲以成弊。」所謂的「世本」，除了全元起本，尚有別本。王冰注所引注文有「全注」與「一經言」，也多有「一方」、「或作」等按語，可見當時各種不同的《素問》傳本在流通。[173]而王冰本《素問》增入運氣七篇大論可說是「擴大的正典」；而唐人楊上善的《太素》為另一別本類編，從篇幅來看，可說是「縮小的正典」。[174]整個《內經》的定本化即正典的最後形式到宋代才告一個段落。[175]

無論是皇甫謐、王叔和、全元起、楊上善或王冰等人的工作，並不是賦予任何經書的正典地位與權威，而是不斷地把既有醫經的正典性挖掘出來。歷來不同醫家重新編輯、命名、注解與閱讀並不是權威來源，只有書卷本身才是。而正典的功用，涉及了學科成員身份的確認、學科邊界的再劃定與學術傳統的重建等多個層面。

正典化一方面是加強古代典籍的權威，另一方面也稀釋這些古書的神聖性。褚澄的《褚氏遺書》有〈辨書〉一篇談到對《素問》等古典的態度有三問：

> 曰：《素問》之書，成於黃岐，運氣之宗，起於《素問》，將古聖哲妄耶？曰：尼父刪經，三墳猶廢；扁鵲盧醫，晚出遂多，尚有黃岐之經籍乎？後書之托名聖哲也。曰：然則諸書不足信邪？曰：由漢而上，有說無方，由漢而下，有方無說。說不乖理，方不違義，雖出後學，亦是良醫。故知君子之言，不求貧朽；然於武成之策，亦取二三。曰：居今之世，為古之工，亦有道乎？曰：師友良醫，因言而識

---

167 高文鑄輯校，《小品方》，頁三。

168 高文鑄輯校，《小品方》，頁三。

169 尚志鈞、尚元勝，《本草經集注（輯校本）》，頁二。

170 尚志鈞、尚元勝，《本草經集注（輯校本）》，頁二八。

171 尚志鈞、尚元勝，《本草經集注（輯校本）》，頁九四。

172 段逸山，《「素問」全元起本研究與輯復》（上海：上海科學技術出版社，二〇〇一）。

173 段逸山，《「素問」全元起本研究與輯復》，頁五五—五九。

174 錢超塵，《內經語言研究》（北京：人民衛生出版社，一九九〇），頁三三—八五。

175 嚴世芸主編，《中醫學術發展史》，頁二一二—二一四。據〈大唐故尚乘奉御上柱國吳君（本立）墓志銘並序〉，唐高宗永徽元年（六五〇）已有醫舉。肅宗時，醫術科地位始與明法科同。其考試科目在乾元三年（七六〇）固定下來。見彭炳金，〈墓誌中所見唐代弘文館和崇文館明經、清白科及醫舉〉，《中國史研究》二〇〇五年一期，頁四一—四二。另參見 Joseph Needham, *Science and Civilisation in China* Vol. VI:6 (Cambridge: Cambridge University Press. 2000), pp.95-113。

變；觀省舊典，假筌以求魚。博涉知病，多診識脈，屢用達藥，則何愧於古人。[176]

《內經》經文的「正典形式」也就是經文的最後形式，從漢到六朝一直都變動不居。而運氣之說是否出於《素問》原書，未有定論。褚澄所說的「托名」，並不同於前述的「依託」，而是晚出之書假冒古聖哲之名以傳書。其次，褚澄自居於「有方」的時代，故提出「說不乖理，方不違義，雖出後學，亦是良醫」的說法，意思是方說雖出自後學，但只要不違拗古典義理，也是可取的。作者還引用了兩個典故：「君子之言，不求貧朽」典出《禮記‧檀弓上》，意思是說書籍產生有其歷史條件，所言內容學者不容硬套。「然於武成之策，亦取二三」語出《孟子‧盡心篇》，亦即書上的東西不可盡信，二三策即書中一小部份。因此，在尊古之下，醫家以臨床親診校正古典，假筌求魚，也就無愧於古人了。活用古書，這才是提倡正典的真正目的。

托古之風沒有完全消逝。葛洪即說：「世俗苦於貴遠賤近，是古非今，恐是此方，無黃帝、倉公、和、鵲、踰跗之目，不能採用，安可強乎？」[177]相對於葛洪不願從俗，西晉醫家徐熙一族的醫學，據說來自某位道士，「（徐）熙好黃、老，隱於秦望山，有道士過求飲，留一瓠（瓟）與之，曰：『君子孫宜以道術救世，當得二千石。』熙開之，乃《扁鵲鏡經》一卷，因精心學之，遂名震海內。」[178]此類似扁鵲遇長桑君之故事，而《扁鵲鏡經》內容為何，並不清楚。此外，南齊龔慶宣編著的《劉涓子鬼遺方》亦托名「黃父鬼」為作者：

> **昔劉涓子，晉末於丹陽郊外照射，忽見一物，高二丈許，射而中之，如雷電，聲若風雨，其夜不敢前追。詰旦，率門徒子弟數人，尋蹤至山下，見一小兒提罐，問何**

往為？我主被劉涓子所射，取水洗瘡。而問小兒曰：主人是誰人？云：黃父鬼。仍將小兒相隨，還來至門，聞搗藥之聲，比及遙見三人，一人開書，一人搗藥，一人臥爾，乃齊聲叫突，三人並走，遺一卷癰疽方並藥一臼。時從宋武北征，有被瘡者，以藥塗之即愈。[179]

又說：

道慶曰：王祖母劉氏有此鬼方一部，道慶祖考相承，謹按處治，萬無一失。舅祖涓子兄弟自寫，寫稱云無紙，而用丹陽錄，永和（疑為元嘉）十九年，財資不薄，豈復無紙，是以此別之耳。[180]

176 趙國華，《褚氏遺書校釋》（河南科學技術出版社，一九八六），頁五一。《褚氏遺書》的年代，或以為成書於宋。近來的考證則傾向於該書不偽：從《遺書》中對歷代典籍的態度，亦近魏晉南北朝人手筆。見《褚氏遺書校釋》，頁六四—六九。余嘉錫以為此書為宋人之作，趙璞珊駁儀，見趙璞珊，《中國古代醫學》（北京：中華書局，一九九七）頁七八—七九。

177 尚志鈞輯校，《補輯肘後方》，頁七。

178 李延壽，《南史》（臺北：鼎文書局，一九八一），頁八三八。

179 龔慶宣編，《劉涓子鬼遺方》（北京：人民衛生出版社，一九八六），頁七。劉涓子據說是東晉時醫家，曾隨南朝宋武帝劉裕北征。元嘉二十年（四四三），時秣陵（江蘇南京）令患背疽，劉與甘伯濟共議治療得遂。龔慶宣於建武二年（四九五）得劉氏書抄本，以其故草寫多無次第，乃於永元元年（四九九）整理編次。另參見張贊臣，《中醫外科醫籍存佚考》（北京：人民衛生出版社，一九八七），頁一—一〇。

180 龔慶宣編，《劉涓子鬼遺方》，頁八。

此書實為家藏之祕方，卻與「禁方」傳授彷彿，托名於異人（物）所遺留。其病癰疽諸說，都循《靈樞・癰疽》。例如，卷四〈九江黃父癰疽論〉全文抄襲《靈樞・癰疽》。僅在問答體例上將「黃帝曰」僭改為「九江黃父問於岐伯曰」。[181]由此個案，可見斷裂中的連續的特質：即在創新中的舊傳統因素的延續。

以三世紀為分水嶺，中國醫學經歷了以下一連串根本性的變遷：授書儀式的式微、醫學集團的擴大、文本公開化、醫書撰寫格式的改變、作者意識強化、方書有「論」、目錄分類的變遷、古醫經的改動以及不同類型醫書位階的確立等，不一而足。中國醫學作為正典醫學彷如成長茁壯中的胎兒，正等待著瓜熟蒂落了。

「極端的中間」

禁方的時代去矣，依託的真正精神也無所依傍。不同的技術或醫療傳統對典籍的依仗程度不一，中國醫學主流發展逐漸形成「以文本為中心」的醫學。不過，如葛洪所提示的：書籍「雖不足以藏名山石室，且欲緘之金匱，以示識者。其不可與言，不令見也。」[182]誠然，若學無傳人，經典寧可封諸石室金匱、以待有識之士。

古代醫學透過授書儀式傳授知識，在此書籍具有建立師徒關係、區別我群與他群（如神仙家、房中家）的功能。授書儀式大概式微於漢魏之間，早先典籍、師資、經驗不可分割的知識特質，從此有所分化。道教醫學可說是明師類型的知識形態，門閥醫學則以血緣相繫、家傳經驗為標示。而魏晉醫家整理舊有醫經重新劃定「醫學」的邊界，並試圖形塑醫學知識的正統。

古代醫書的權威性源自依託。依託於聖人，他們不僅是技術的作者，同時也是孕育的讀者，在現實上欲說服的主要對象。聖人具有「共同個性」，因此政治秩序、自然秩序與身體秩序三者可以協同感通。而聖人之言是自圓自足的；對歷代醫家來說中國醫學可謂是聖人「個性」之集團化，其技術本身也始終沾滿資質的色彩。

「正典」醫學的發展，一是以《內經》系為主流，根據同一批文本不斷重編的歷史；另一是注釋這些醫經的傳統的形成。另外，由古代醫籍別出分化的論述也層出不窮、迭生新說。中國醫學的進程仿如築室，《內》、《難》、《傷寒》等提供的骨架業已營建周全，後人寓居其中，不過適時代而變，稍作增損修葺，但其根本基盤，固未嘗撼搖。

從公元前三世紀到公元三世紀，是所謂禁方時代。東漢末至魏晉南北朝是中國醫學重整、系統化的時期；其中，三世紀至五世紀又是另一個階段。五世紀左右的幾本重要醫書如《小品方》、《本草經集注》、《褚氏遺書》等都論及古典醫經的位階。到了七世紀，幾種核心的醫學正典以「皇帝教科書」的面貌示人。我們看到上述三個不同歷史階段，以及舊有的文化形式再創造的現象。

相應時代的變化，君臣倫理讓位於血親關係。如王燾所說：「齊梁之間，不明醫術，不得為

181 龔慶宣編，《劉涓子鬼遺方》，頁三二。
182 王明，《抱朴子內篇校釋》，頁三六八。

孝子。」[183]因此，魏晉六朝的王公侯伯將軍及其子弟們紛紛寫起了醫書。

中國正典醫學的敘事浸潤於政治史、制度史之中。中國史近年來研究的眼光有兩種下降的特色，其一是：「由瞭解上層為主下降到庶民的研究、對基層社會之注意」。[184]但中國歷來醫書所呈現的生命、身體的觀念，與不同時代上層的思想、文化是互相滲透、套疊的。我們不同意將「民俗」擴大解釋，並以政治制度史用另外一種姿態改寫，成為下層社會生活史研究的常態。[185]換言之，從醫療看中國歷史，一方面是竭力從為數龐大的醫療（含養生）文獻中挖掘基層社會的心態與生活，另一方面這些研究也必須建立在更縝密、更深入的對上層文化的洞見。這是一種「極端的中間」的研究取向——不僅是中國正典醫學發展史的特色，同時也是中國歷史本色所繫。

183 高文鑄校注，《外臺祕要方》（北京：華夏出版社，一九九三），頁五。

184 王汎森，〈歷史研究的新視野——重讀〈歷史語言研究所工作之旨趣〉〉，收入許倬雲等，《中央研究院歷史語言研究所七十五週年紀念文集》（臺北：中央研究院歷史語言研究所，二〇〇四），頁一七四。

185 杜正勝，《新史學之路》（臺北：三民書局，二〇〇四），頁三八一—三八二。

疾病的歷史

先秦至中古「病因觀」及其變遷

桓公田於澤，管仲御，見鬼焉。公撫管仲之手曰：「仲父何見？」對曰：「臣無所見。」公反，誒詒為病，數日不出。齊士有皇子告敖者曰：「公則自傷，鬼惡能傷公！夫忿滀之氣，散而不反，則為不足；上而不下，則使人善怒；下而不上，則使人善忘；不上不下，中身當心，則為病。」——《莊子・達生》[1]

作為病因的鬼神

疾病最深層的根源是恐懼；未知的事物是恐懼的淵藪。

齊桓公與管仲一起狩獵，獨獨桓公撞鬼；桓公飽受驚嚇而生病，甚至足不出戶。鬼神祟人是先秦時代病因觀的主流，[2]不過在上述故事裡，皇子告敖排除桓公見鬼的可能，認為真正致病的原因是自身過度憂傷，這種內因情緒又可以稱之為「忿滀之氣」。鬱結之氣的滯流，影響了一個人身體及情緒的病變，如好怒、精神恍惚等。桓公目睹的鬼是「氣」的作用所產生的幻覺罷了。[3]除此以外，因鬼神作祟而導致人心神不寧，在當時被認為是失德的結果。《韓非子・解老》：「凡所謂祟者，魂魄去而精神亂，精神亂則無德。鬼不祟人則魂魄不去，魂魄不去而精神不亂，精神不亂之謂有德。」[4]氣的循環無所不在；人體中的魂魄、精神或「德」都是一種精微之氣，而「氣」同時蘊含道德倫理的意涵。[5]

公元前四世紀左右，是古典醫學病因觀變遷的關鍵期。在這之前，病因主要是指人體的外侵者如天象變化或鬼神祟禍等；《周禮・天官冢宰》疾醫「四時皆有癘疾」；《素問・風論》也說：「風者，百病之長也。」[6]不過，外因如天候的變化也漸漸可推算、規律化，與數術學有密切關係。[7]而與此同時，特別值得注意的是內因說或心因性的解釋的興起。[8]《素問・上古天真

1 王叔岷，《莊子校詮》（台北：中央研究院歷史語言研究所，一九八八），頁六九三—六九四。

2 嚴一萍，〈中國醫學之起源考略〉，《大陸雜誌》二卷八期、九期（一九五一），頁二〇—二二及頁一四—一七。另見宋鎮豪，〈商代的巫醫交合和醫療俗信〉，《華夏考古》一九九五年一期，頁七七—八三、一一三；張煒，《商代醫學文化史略》（上海：上海科學技術出版社，二〇〇五），頁九七—一〇〇。

3 關於古典氣論，參見杜正勝，《從眉壽到長生——醫療文化與中國古代生命觀》（台北：三民書局，二〇〇五），頁一二二—一五四。

4 陳奇猷，《韓非子集釋》（台北：華正書局，一九七四），頁三五七。

5 劉翔，《中國傳統價值詮釋學》（台北：桂冠圖書公司，一九九三），頁九三—一〇五。

6 石田秀實，〈風の病因論と中國傳統醫學思想の形成〉，《思想》No.799（一九九一），頁一〇五—一二四。

7 饒宗頤，〈談銀雀山簡〈天地八風五行客主五音之居〉〉，《簡帛研究》一輯（一九九三），頁 113-119；Donald Harper, "Physicians and Diviners: The Relation of Divination to the Medicine of the Huangdi neijing (Inner Canon of the Yellow Thearchy)", *Extrême-Orient, Extrême-Occident* 21 (1991), pp.91-110。

8 山田慶兒，《中國醫學はいかにつくられたか》（東京：岩波書店，一九九九），頁九九—一〇三。

論》：「恬惔虛無，真氣從之，精神內守，病安從來？」[9]《素問・疏五過論》：「雖不中邪，病從內生。」[10]這些說法都是不強調外邪對人體的危害，而是著重內在精神的保養，與道家的養生論相互呼應。[11]《莊子・刻意》：「平易恬惔，則憂患不能入，邪氣不能襲，故其德全而神不虧。」[12]《淮南子・原道》也提到「人大怒破陰，大喜墜陽；薄氣發瘖，驚怖為狂；憂悲多恚，病乃成積；好憎繁多，禍乃相隨」。[13]這些都是強調人的情志所造成的疾病。在上述引文有關齊桓公見鬼的故事裡，皇子告敖也是以鬼祟由內生來理解。

固然，新興的氣論與內因致病說對相同的病理現象有不同的洞見；然而，桓公見鬼的故事也反映鬼神作為病因仍然是相當重要的。[14]本章將分析戰國到六朝之間鬼神作為病因觀的變化及重新定義，特別是其在醫學典籍中的角色。我認為：戰國時期內因說的崛起，以及東漢中葉運氣醫學外因說的再發展是病因觀發展的兩條線索。而鬼神致病說這一伏流，在東漢末年結合祖先崇拜及罪的意識的成形再度受到重視，而「禁咒」等相關儀式性醫療技術同時得到醫家的肯定，不僅在醫學佔有一席之地，稍後並嘗試正典化、體系化。在這一章，我將著重在儀式、宇宙觀、身體論的交互關係，希望能豐富一般讀者對這一時期宗教的醫療面向的深度。

醫學正典與對「祝由」的重新定義

人鬼同域。雖然有研究已經指出鬼魅精怪經常出沒特定的界域，[15]也有相當可靠的論文涉及

「來世觀念」的轉變；[16]但在古代基層社會，鬼神與庶人的日常起居活動如此親近。湖北雲夢睡虎地秦簡《日書甲種・詰咎篇》即顯示形形色色的鬼神，會騷擾、戲弄人，讓人生病嚴重致死，有的使人做噩夢，有些讓人精神失常等；面對這些特性不一的鬼神，《詰咎篇》提供不同的自

9 龍伯堅、龍式昭，《黃帝內經集解・素問》（天津：天津科學技術出版社，二〇〇四），頁一八。

10 龍伯堅、龍式昭，上引書，頁一一〇九。

11 這一方面的討論，參見徐復觀，《兩漢思想史》卷二（台北：台灣學生書局，一九九三），頁四一—四九。

12 王叔岷，《莊子校詮》，頁五五六。

13 劉文典，《淮南鴻烈集解》（台北：文史哲出版社，一九八五），卷一，頁二〇—二一。

14 關於鬼神作為病因，及相關的儀式醫療，參見廖育群，〈中國古代咒禁療法研究〉，《自然科學史研究》十二卷四期（一九九三），頁三七三—三八三；朱瑛石，〈「咒禁博士」源流考——兼論宗教對隋唐行政法的影響〉，《唐研究》五卷（一九九九），頁一四七—一六〇；范家偉，《六朝隋唐醫學之傳承與整合》（沙田：香港中文大學，二〇〇四），頁五九—八九；Nathan Sivin,〈中國傳統の儀禮的醫療について〉，收入酒井忠夫編，《道教の綜合的研究》（東京：國書刊行會，一九八一），頁九七—一四〇；山田慶兒，《夜鳴く鳥：醫學・咒術・傳說》（東京：岩波書店，一九九〇），頁三—五一。

15 例如，江紹原，《中國古代旅行之研究》（上海：商務印書館，一九三七）。

16 關於這方面代表性的作品，參見蒲慕州，《追尋一己之福：中國古代的信仰世界》（台北：允晨文化有限公司，一九九五），頁一九五—二六五。巫鴻，〈漢代藝術中的「天堂」圖像和「天堂」觀念〉，《歷史文物》六卷四期（一九九六），頁六—二五；連劭名，〈〈曾姬壺〉銘文所見楚地觀念中的地下世界〉，《南方文物》一九九六年一期，頁一一二—一一三；劉信芳，〈蒿宮、蒿閒與蒿里〉，《中國文字》新二十四期（一九九八），頁一一三—一一八；Ying-Shih Yu, "*O Soul, Come Back!: A Study in the Changing Conceptions of the Soul and Afterlife in Pre-Buddhist China*", *Harvard Journal of Asiatic Studies* 47:2 (1987), pp. 363-395；K. E. Brashier, "Han Thanatology and the Division of Souls", *Early China* 21 (1996), pp. 125-158；吉川忠夫，《中國古代人の夢と死》（東京：平凡社，一九八五），頁七—四〇；小南一郎，〈漢代の祖靈觀念〉，《東方學報》（京都）六十六冊（一九九四），頁一—六二等。

力救濟方法。[17]這些技術稱為「解逐之法」，[18]據說與古代逐疫之禮如儺祭性質類似；[19]有時也叫「祝由」或「咒禁」之術。[20]

從病因論的角度，《日書‧詰咎篇》經常以「無故」而人有各種困擾歸咎某種「鬼」在作祟。例如，「一宅中毋（無）故而室人皆疫，或死或病，是棘鬼在焉」；「一室人皆毋（無）氣以息，不能童（動）作，是狀神在其室」。[21]人們的痛苦是切身的，希望找到真正的原因；所謂「無故」應該是認為自己道德無虧，或所謂的「氣論」也無從解釋，找不到任何原因。而該篇所涉及的疾病內容，有不少與情志、精神方面的疾病，像是「人毋（無）故而心悲也」，「女子不狂癡，歌以生商」，「人毋（無）故而憂也」，「人毋（無）故而弩（怒）也」。[22]人各種突然的、偶發的病痛，他們以為是來自鬼神的騷擾。而儀式性的治療不只是處理心理或精神相關的疾病，同時也針對各種軀體疾病。[23]不過，山田慶兒有關馬王堆帛書《五十二病方》的研究指出，咒術療法的範圍仍然以與精神有關的疾病、沒法治療的疾病、偶發性疾病三者為大宗。[24]

古代的庶民生活在或許可稱為「泛鬼論」的生活世界裡。這裡的「鬼」，在《日書‧詰咎篇》中其實鬼、神、妖、怪、精等詞彙並沒有嚴格的區分；而一些鳥獸動物或自然現象也具備靈性可以作祟害人。例如，「犬恆夜入人室，執丈夫，戲女子，不可得也，是神狗偽為鬼。」、「野獸若六畜逢人而言，是票（飄）風之氣。」[25]這些鬼活生生的，能說話能戲弄人；他們不只是不具身形的邪靈，如影像一般難以捉摸；人類抓到有些鬼物尚可烹而食之，如「有赤豕，馬尾犬首，亨（烹）而食之，美氣」；「狼恆譁（呼）人門曰：『啟吾。』非鬼也。殺而亨（烹）食之，有美味。」[26]

不過，人死為鬼應該是鬼神信仰的基礎。《日書・詰咎篇》：「人妻妾若朋友死，其鬼歸之者」，「鬼恆羸（裸）入人宮，是幼殤死不葬」，「鬼嬰兒恆為人號曰：『鼠（予）我食。』是哀乳之鬼。」[27]新死之鬼或得不到後人安葬祭祀的鬼是作祟的原因。而這兩種因素引起鬼神作祟使人生病，以祖先亡靈為甚。

同樣是睡虎地秦簡《日書》的〈病〉、〈有疾〉等篇，病因即以「父母」、「王父」、「王母」、「王父母」、「高母」等直系祖靈為主；再者，以「外鬼」、「外鬼殤死」等惡鬼為祟次之；此外，巫者本身也能以其術致人生病。[28]王充《論衡・言毒》也提到那些以為他人禱告為業的巫者能以詛咒轉移人的疾病或者加劇人的災禍。[29]所以，當一個人「無故」患病，其實必須考

17 劉樂賢，〈睡虎地秦簡〈日書詰咎篇〉研究〉，《考古學報》一九九三年四期，頁四三五—四五四。
18 《論衡・解除篇》。參見黃暉，《論衡校釋》（台北：台灣商務印書館，一九八三），頁一〇三五—一〇四一。
19 饒宗頤，〈上甲微作（儺）考〉，《民俗曲藝》八十四期（一九九三），頁三一—四二。
20 李零，《中國方術考》（北京：東方出版社，二〇〇〇），頁三三〇—三四〇。
21 劉樂賢，前引文，頁四三五—四三六。
22 劉樂賢，前引文，頁四三五—四三七。
23 廖育群，前引文，頁三八二。
24 山田慶兒，《夜鳴く鳥：醫學・咒術・傳說》，頁八—九。
25 劉樂賢，前引文，頁四三六。
26 劉樂賢，前引文，頁四三六—四三八。
27 劉樂賢，前引文，頁四三六—四三七。
28 工藤元男，〈睡虎地秦簡「日書」における病因論と鬼神の關係について〉，《東方學》八十八輯（一九九四），頁一一—二一。
29 黃暉，《論衡校釋》，頁九四八。

慮鬼神或巫者為崇。在《漢書・藝文志》有關「數術」的部份，就著錄〈禎祥變怪〉、〈人鬼精物六畜變怪〉、〈變怪誥咎〉、〈執不祥劾鬼物〉等，與出土《日書》相關內容的專書，[30]顯而易見，不僅在基層社會，鬼神作為病因仍然是相當普遍、強勢的信仰。

由睡虎地秦簡、馬王堆帛書、周家台秦簡[31]等出土的祝由方可知，其中所載的一些驅鬼治病的儀式活動應該是個人性的，但巫者或適時介入。以馬王堆帛書《五十二病方》為例，現存兩百八十三方中祝由方約佔百分之十二，比例不高。內容以「祝曰」、「呼曰」、「曰」、「唾噴」、「吹」等例的祝辭共二十五方；直接誦念祝辭共三方；以「禹步」等展演動作配合祝辭者三方；僅以禹步而無祝辭者兩方，餘兩方。[32]而祝辭的內容，有向鬼神表達乞求的，有陳述驅除疾鬼的方法及用具者，也有語氣強硬、威脅鬼神的祝辭：[33]

(1)因唾匕，祝之曰：「噴者劇噴，上如彗星，下如衃血，取若門左，斬若門右，為若不已，磔膊若市。」[34]

(2)以日出時，令積者屋霤下東向，令人操筑西向。祝曰：「今日▷（晨），某積九，今日已。某頹已□。而父與母皆盡柏筑之顛，父而衝，子胡不已之有？」以筑衝頹二七。已備，即曰：「某起」，積已。[35]

(3)祝曰：「濆者，魃父魃母，毋匿□□北□巫婦，求若固得，□（刖）若四體，編若十指，投若□水，人毆（也）而比鬼。每行□，以採蠡為車，以敝箕為輿，乘人黑豬，行人室家，□□□□□□□□若□□徹□（胆）魃□（父）魃□

（母）□□□所。」[36]

祝由療疾，主要是以象徵性的動作、用具、語言等驅除鬼神。如嬰兒〔例(1)〕與小兒病魃病〔例(3)〕即以吐唾液、噴吐的動作而後念祝辭；而且施術者持飯匙或棒槌對疾鬼進行攻擊〔例(1)、(2)〕。其中的祝辭，如對鬼神施行肢解，「如果你再不停止作惡，就會當眾分裂你的身體」〔例(1)〕；鬼神有時還攀親帶故，有父有子，在靈界有位階主從的關係。例(2)的祝辭即對疾兒威脅說：「你的父母都亡於柏棒，你為何不停止作惡？」而例(3)的祝辭提到：「不論是鬼父、鬼母，全都沒有藏身之所，巫婦一定把你找到。斷裂你的四肢，捆綁你的十指，把你投進水裡！」換言之，即把鬼淹死。[37]鬼神一直在找尋可以居住的地方；不同的疾病與特性不一鬼神的攻擊或掌控人體有關。

鬼神作祟有各自的區域勢力。《莊子・達生》提到，溝泥之中有履神，灶有髻神。門戶之內擾攘處有雷霆神居住；東北方牆下，有鬼名倍阿鮭蠪；西北方牆下，有泆陽之鬼。水中有罔

30 顧實，《漢書藝文志講疏》（台北：台灣商務印書館，一九八〇），頁二三七—二三八。

31 關於周家台的祝由方，參看湖北省荊州市周梁玉橋遺址博物館編，《關沮秦漢墓簡牘》（北京：中華書局，二〇〇一）。

32 嚴健民，《五十二病方注補釋》（北京：中醫古籍出版社，二〇〇五），頁二三三—二三五。

33 張麗君，〈《五十二病方》祝由之研究〉，《中華醫史雜誌》二十七卷三期（一九九七），頁一四四—一四七。

34 馬繼興，《馬王堆古醫書考釋》（長沙：湖南科學技術出版社，一九九二），頁三七四。

35 馬繼興，上引書，頁四八一。

36 馬繼興，上引書，頁六三六。

37 張麗君，前引文，頁一四五—一四六。

象，丘鬼曰峷，山中有夔，野外有彷徨，澤中有委蛇。[38]《論衡・訂鬼篇》引用禮書以為傳說中的帝王顓頊有三子，死去後成為疫鬼，其中住在江水為虐鬼，住在若水是魍魎鬼，另外一個是住在人的閒宅廢庫、躲在陰暗潮濕的角落驚嚇兒童的小兒鬼。[39]這也顯示在古代人類活動有其恐懼的場域，離開自己的住所或住所的某些角落，鬼神潛伏伺機祟人。一九八七年湖北荊門包山二號楚墓的「卜瘳」竹簡，有墓主臨死前三年的紀錄，內容涉及禳除的鬼神有「人害」、「不辜」、「殤」、「兵死」、「水上與溺人」、「木漸立」，以厲鬼、冤魂最多；其中的驅鬼儀式有些要卜問凶祟所在，也就是鬼神雖然無所不在，但彼此之間仍有轄區領域。[40]

鬼祟論與新興的氣論進一步糅合，是這個階段的發展。以當時的時令禮俗而言，四時各有不同的流行病，疫氣傷人，故有集體性的儀式「儺」來驅除疾病。[41]《禮記・月令》「命國難，九門磔攘，以畢春氣」，也就是在城中各門，磔狗掛在門上，以攘除殃氣。孫希旦蒐集漢代經學家對儺祭的解釋，反映漢代人的實用性信仰：

難（儺）索室驅疫也。《周禮》方相氏掌之。命國難者，命國人為難也。蓋陰陽之氣，流行於天地之間，其邪沴不正者，恆能中乎人而為疾病，而厲鬼乘之而為害。然陽氣發舒，而陰氣沈滯，故陰寒之氣，為害為甚。而鬼又陰類也，恆乘乎陰以出，故仲秋陰氣達於地上，則天子始難。季冬陰氣最盛，又歲之終，則命有司大難。季春陽氣盛而亦難者，蓋感冬寒之氣而不即病者，往往感春溫之氣而發，故難以驅之也。磔，磔裂牲體也。九門磔攘者，逐疫至於國外。因磔牲以祭國門之神，

> 欲其攘除凶災，禁止疫鬼，勿使復入也。[42]

疫鬼的活動不僅受限於空間，也隨季節變化伺時而出。在數術的宇宙論框架，人們對季節的體驗可以用陰氣與陽氣的消長來表達，而鬼的屬性為「陰」，因此其祟人也配合著一年之間陰寒之氣的盛衰。東漢末年的經學家鄭玄採用緯書與占星家的解釋，認為季春三月太陽由胃宿行至昴宿，而這兩種星宿附近有「大陵積屍」之星，它們主管死喪之事，「大陵、積屍之氣佚（逸）則厲鬼隨而出」。而季冬十二月，太陽經過危、虛二星宿，危星附近有「墳墓」四星，又有管理「鬼官之長」的星，這個時候「厲鬼將隨強陰出害人也」。人體的氣是有季節性的；古代人為了解釋季節交替之際，往往許多人同時間罹病甚至死亡的原因，同時也為流傳久遠的儺祭賦予時代的新義。[43]

在醫學的典籍如《內經》，[44]主要是用氣的觀念重新解釋「祝由」。《素問・移精變氣論》：「黃帝問曰：余聞古之治病，唯其移精變氣，可祝由而已。今世治病，毒藥治其內，針石

38 王叔岷，《莊子校詮》，頁六九四。
39 黃暉，《論衡校釋》，頁九三五。
40 李零，《中國方術考》，頁二九三。
41 栗原圭介，〈磔禳の習俗について〉，《東方學》四十五輯（一九七三），頁一—一七。
42 孫希旦，《禮記集解》（台北：文史哲出版社，一九八四），頁三九六—三九七。
43 詹鄞鑫，《神靈與祭祀——中國傳統宗教綜論》（南京：江蘇古籍出版社，一九九二），頁三八四—三八五。
44 關於《內經》的成書及年代的討論，參見廖育群，《岐黃醫道》（瀋陽：遼寧教育出版社，一九九二），頁五一—七六。

治其外，或愈或不愈，何也？」[45]這裡把祝由術限定在轉移患者的精神意志的功能，而且新興的醫療技術則是為了適應新的時代的來臨：「當今之世不然，憂患緣其內，苦形傷其外，又失四時之從，逆寒暑之宜，賊風數至，虛邪朝夕，內至五藏骨髓，外傷空竅肌膚，所以小病必甚，大病必死，故祝由不能已也。」[46]同時鬼神作為病因也有新的理解，如《靈樞・賊風》以為「其毋所遇邪氣，又毋怵惕之所志，卒然而病者，其故何也？唯有因鬼神之事乎？」[47]足見突發的疾病，容易被認定是鬼神作祟，這也讓我們想起本章前述《日書・詰咎篇》所謂的「無故」之說。而〈賊風〉則以「故邪」也就是宿因潛伏在體內未發來解釋：「此亦有故邪！留而未發，因而志有所惡，及有所慕，血氣內亂，兩氣相搏。其所從來者微，視之不見，聽而不聞，故似鬼神。」[48]宿邪由於人的情感起了變化，如心有所厭惡之事或所慕而不順心之事，誘發生病。這似乎是間接地強化「內因」在疾病所扮演的角色。進一步說，人若見鬼是人生病，心有憂懼或者思慮過多所招致。《論衡・訂鬼篇》也說病痛產生恐懼：

> 病者因劇身體痛，則謂鬼持箠杖毆擊之；若見鬼把椎鎖繩纆立守其旁，病痛恐懼，妄見之也。初疾畏驚，見鬼之來；疾困恐死，見鬼之怒；身自疾痛，見鬼之擊；皆存想虛致，未必有其實也。[49]

因此不是鬼神導致疾病，而是恰恰相反；恐懼是一切病痛想像的根源。

祝由方所涉及的疾病，如前所述包含精神、軀體等多方面的病變。但醫學典籍與鬼神相關的疾病只涉及「癲狂」。這兩種病均屬精神異常，其中癲發病的形態偏靜、狂偏動；《靈樞・

癲狂》：「狂者多食，善見鬼神」，並獨自暗笑，這種病況是因大喜傷心所致；[50]病因乃大喜傷神，治療的方法為針刺。而成書於公元二世紀左右的《難經》中第二十個及五十九個問答，也同樣提到狂者的症候表現即為「見鬼」；[51]不過見鬼按當時醫學的理解是得了狂病的結果而不是原因。事實上，《內經》中大量病因術語如「邪」、「邪氣」等，是之前鬼祟論的一種轉化或再創造。特別是風寒暑濕等邪氣，在過去也與鬼神怪物等觀念不可分的。又例如對夢的理解，在《日書》認為是惡鬼作祟；[52]而《靈樞・淫邪發夢》即以「淫邪」來解釋，即情志、飢飽、勞逸等病因由外侵犯人體，而後與體內的營衛之氣一起運作，伴隨魂魄等精神活動共同運作，使人不得安臥而產生奇夢幻想。[53]另外有所謂「邪哭」一疾，得之悲喜無常，多夢，患者無法控制自己的精神；而且可以分為癲、狂兩種類型。《金匱要略・五臟風寒積聚病脈證並治》：「邪哭使魂魄不安者，血氣少也。血氣少者，屬於心，心氣虛者，其人則畏，合目欲眠，夢遠行而精神離散，魂魄妄行。陰氣衰者為癲，陽氣衰者為狂。」[54]這種解釋無疑是鬼祟論「合理化」的結果。

---

45 龍伯堅、龍式昭，《黃帝內經集解・素問》，頁一八九。
46 龍伯堅、龍式昭，上引書，頁一八九。
47 龍伯堅、龍式昭，《黃帝內經集解・靈樞》，頁一八七九。
48 龍伯堅、龍式昭，上引書，頁一八七九。
49 黃暉，《論衡校釋》，頁九三一。
50 龍伯堅、龍式昭，《黃帝內經集解・靈樞》，頁一六三一。
51 郭靄春、郭洪圖，《八十一難經集解》（天津：天津科學技術出版社，一九八四），頁四八、一一二。
52 參見林富士，〈試釋睡虎地秦簡〈日書〉中的夢〉，《食貨月刊》十七卷三、四期（一九八八），頁三〇—三七。
53 龍伯堅、龍式昭，《黃帝內經集解・靈樞》，頁一七八三—一七八九。
54 郭靄春、王玉興，《金匱要略方論校注語譯》（北京：中國中醫藥出版社，一九九九），頁一二五—一二六。

戰國以降，古典醫學的病因說經歷突破性的變遷，我們看到同一個時代裡對疾病想像的多樣性。當時醫病之間的張力，尤可顯示各種病因學說並行互競的局面。《素問・五藏別論》即表示，如果病人信仰鬼神，就得不到好的治療；如果病人不願意使用針石（相對而言即相信祝由等巫術），則醫者束手無策；如果病人不信賴醫者，病不可治，勉強從事只會勞而寡功。[55]不過，這些醫學典籍的諄諄告誡，反而突出鬼神致病在大部份患者的日常生活裡仍是幽魂不散，並且伺機復興。事實上，鬼祟論在漢代以下也呈現新的面貌與進展，我們在下一節將詳細地探索。

鬼神致病說的新發展

只要疾病存在的一天，鬼神的信仰就不會消逝。有哪個時代是不信鬼神的呢？

對遠古世界的中國人來說，無論生哪一種疾病，其實生病本身暗示來自鬼神的處罰或警戒；因此鬼祟論是病因的根本。的確，天候災變對人的影響無疑是巨大的，不過自然界的變化降伏於鬼神掌握的報復法則之下；疾病是遂行鬼神意志的工具之一。在戰國以降的醫學文本涉及鬼祟論的內容稀少，而以「風」為主導形成一個新的疾病世界；同時外在的威脅也必須以內虛的身體才能構成疾病。[56]在本章一開始所引述的故事裡，皇子告敖以「公則自傷」的解說揭開新時代對鬼神作祟新的一頁。

反求諸己。戰國至漢初的養生家尋求精神內守、無所貪慾的身心狀態，那是個沒有疾病、長壽高齡的境界。《呂氏春秋・盡數》：「聖人察陰陽之宜，辨萬物之利以便生，故精神安乎形，而年壽得長焉。長也者，非短而續之也，畢其數也。畢數之務，在乎去害。何謂去害？大甘、大酸、大苦、大辛、大鹹，五者充形，則生害矣。大喜、大怒、大憂、大恐、大哀，五者接神，則生害矣。大寒、大熱、大燥、大濕、大風、大霖、大霧，七者動精，則生害矣。故凡養生，莫若知本，知本則疾無由至矣。」[57]這裡的「本」是指生命的本源，而精／神往往比形來得重要、更具本質性。稍晚，董仲舒的《春秋繁露・循天之道》：「和樂者，生之外泰也；精神者，生之內充也。外泰不若內充，而況外傷乎？」[58]外在表現的和樂，比不上內在精神生命的充實。值得注意的是，這些論述偏向適用於預防或未病之時。但在另一方面，氣候等環境病因與鬼神為祟的論述別開生面，兩者之間各有發展的同時也有所交集。

《內經》時代的病因論，風雨等外邪傷人之外，強調個人的嗜好、作息生活習慣等內在因素而導致疾病。《素問・調經論》：「夫邪之生也，或生於陰，或生於陽。其生於陽者，得之風雨、寒暑。其生於陰者，得之飲食、居處、陰陽、喜怒。」[59]這裡的「陰陽」指的是男女之間的房事。以公元前二世紀名醫淳于意留下的二十五則病案來看，其對外因的說明比較具體，內因

55 龍伯堅、龍式昭，《黃帝內經集解・素問》，頁一七八。
56 栗山茂久，《身體的語言——從中西文化看身體之謎》（台北：究竟出版社，二〇〇一），頁二三四—二四七。
57 王利器，《呂氏春秋注疏》（成都：巴蜀書社，二〇〇二），頁二九二—二九五。
58 蘇輿，《春秋繁露義證》（北京：中華書局，一九九二），頁四五三。
59 龍伯堅、龍式昭，《黃帝內經集解・素問》，頁七七九—七八〇。

方面房事佔相當的比例，如「飲酒且內」、「盛怒而以接內」、「欲男子而不可得」等。[60]《靈樞・邪氣藏府病形》：「愁憂恐懼則傷心。形寒寒飲則傷肺，以其兩寒相感，中外皆傷，故氣逆而上行。有所墮墜，惡血留內，若有所大怒，氣上而不下，積於脅下則傷肝。有所擊仆，若醉入房，汗出當風則傷脾。有所用力舉重，若入房過度，汗出浴水則傷腎。」[61]房事不夠慎重，成為誘發疾病的首要因素。所以，《靈樞・百病始生》指出，「風雨寒熱，不得虛，邪不能獨傷人，卒然逢疾風暴雨而不病者，蓋無虛，故邪不能獨傷人，此必因虛邪之風，與其身形，兩虛相得，乃客其形。」[62]這種內「虛」的病因說，可說是古典醫學界碑性的發展。

而外邪之中，特別值得注意的是火熱病邪的偏重。雖然「寒暑」經常被並舉，但兩者重要性是不對稱的。《春秋繁露・暖燠常多》即論述天道運行溫暖之日多於寒涼之日；陽氣盛於陰氣是生育萬物的根本：

> 自正月至於十月，而天之功畢。計其間，陰與陽各居幾何，薰與溧其日孰多。距物之初生，至其畢成，露與霜其下孰倍。故從中春至於秋，氣溫柔和調。及季秋九月，陰乃始多於陽，天於是時出溧下霜。出溧下霜，而天降物固已皆成矣。故九月者，天之功大究於是月也，十月而悉畢。故案其跡，數其實，清溧之日少少耳。[63]

一年之中，火熱之氣為多。而一般熟知的六氣如風、寒、暑、濕、燥、火等，火熱的詞彙相對較為豐富。《素問》中有涉及運氣學說的「七篇大論」，成書於東漢。[64]這些文獻可視為外因說的再發展。其中，〈天元紀大論〉與〈五運行大論〉中的六氣，是以五行為框架，將火一分為二：即「君火」與「相火」，而與風、寒、燥、濕形成了六氣。另外在〈至真要大論〉也提及大凡各種疾病都生於六氣的變化；醫者必須觀察疾病的機理，而不違背六氣運行的原則。接著，該篇論及疾病的屬性，以及自然氣候的特點，以火熱病邪最多：

諸熱瞀、瘛，皆屬於火。
諸禁鼓栗，如喪神守，皆屬於火。
諸逆、衝上，皆屬於火。
諸脹、腹大，皆屬於熱。
諸躁、狂越，皆屬於火。
諸病有聲，鼓之如鼓，皆屬於熱。
諸病胕腫、疼酸、驚駭，皆屬於火。
諸轉反戾，水液渾濁，皆屬於熱。

60 廖育群等，《中國科學技術史——醫學卷》（北京：科學出版社，一九九八），頁八九—九一。
61 龍伯堅、龍式昭，《黃帝內經集解・靈樞》，頁一三五四。
62 龍伯堅、龍式昭，上引書，頁一九四〇。
63 蘇輿，《春秋繁露義證》，頁三四七—三四八。
64 關於今本《內經》運氣七篇的成書年代，錢超塵，《內經語言研究》（北京：人民衛生出版社，一九九〇），頁二九三—二九四；李學勤，〈〈素問〉七篇大論〉，收入氏著，《李學勤學術文化隨筆》（北京：中國青年出版社，一九九九），頁一四〇—一五一。

諸嘔吐酸，暴注下迫，皆屬於熱。[65]

不僅如此，漢代民間對鬼祟也以火熱論來理解。有人即以為，鬼是由陽氣所構成的，陽氣是紅色，世間人目見之鬼的顏色也是如此。《論衡・訂鬼篇》：「鬼，陽氣也，時藏時見。陽氣赤，故世人盡見鬼，其色純朱。蜚凶，陽也；陽，火也，故蜚凶之類為火光。」這跟一般理解鬼屬陰氣是迥異其趣的。當時人認為火盛為毒，與陽氣同類，同書〈言毒篇〉更直接說：「人行無所觸犯，體無故痛；痛處若箠杖之跡。人腓，腓謂鬼毆之。鬼者，太陽之妖也。微者疾謂之邊，其治用蜜與丹；蜜、丹陽物，以類治之也。」[66]同類相治，是古典醫學的思維；但治療與鬼擊相關的「腓」、「邊」等疾病，未見於醫籍記載，應該是基層社會的信仰罷。鬼與火的性質相近，這是鬼祟論的新說，皇甫謐的《甲乙經》論及狂病即以為「狂易，見鬼與火，解谿主之。」[67]這本第三世紀的醫學典籍，除了整理這之前的成說以外，似乎也吸收了新的想法。在《靈樞・經脈》有關精神疾病屬於「胃足陽明之脈」，有「病至則惡人與火，聞木聲則惕然而驚，心欲動，獨閉戶塞牖而處，甚則欲上高而歌，棄衣而走」的敘述；[68]這類病人發病時的表現，偏向於火熱陽盛的狀態，極富戲劇性與爆發力。

鬼神到底存不存在？存而不論並沒有解答問題；氣論無所不包可以解釋很多現象，但也有時而窮。因為鬼神的存在往往與疾病的體驗密不可分。有患者確實見鬼，甚至因此做出驚人的舉動；而醫者或方技家也發現某種物質的效用與鬼神有關，有些服食後可見鬼神，或反之可治療鬼邪之病。

大概成書於東漢的《神農本草經》，[69]在病因方面即結合了以「風」為主的氣論與鬼祟論二者；該書〈序錄〉列舉的主要疾病有「中惡」、「驚邪」、「癲癇」、「鬼疰」，[70]除了癲癇以外，餘皆不見於《內經》等醫籍。根據我個人的統計，《神農本草經》涉及鬼祟相關的藥物大約五十餘種。[71]舉例來說，龍膽治驚癇邪氣、殺蠱毒；[72]白及治賊風鬼擊，痱緩不收；[73]鬼日主殺蠱毒、鬼疰精物、避惡氣不祥[74]等。從這些藥物的主治來看，邪氣、惡氣與鬼物幾乎是近似之物。而特別引人注目的是鬼疰之類的鬼祟之病最多，如藍實殺蠱、蚑、疰鬼；[75]石龍芻治鬼疰；[76]彼子去三蟲、蠱毒、鬼疰、伏屍；[77]石下長卿主鬼疰精物邪惡氣、殺百精蠱毒老魅、注易亡走、啼

65 龍伯堅、龍式昭，《黃帝內經集解・素問》，頁一〇八一—一〇八五。
66 黃暉，《論衡校釋》，頁九四一—九四九。
67 張燦玾、徐國仟，《針灸甲乙經校注》（北京：人民衛生出版社，一九九六），頁一七三七。
68 龍伯堅、龍式昭，《黃帝內經集解・靈樞》，頁一四六八。
69 王家葵、張瑞賢，《神農本草經研究》（北京：北京科學技術出版社，二〇〇一），頁三九。
70 馬繼興，《神農本草經輯注》（北京：人民衛生出版社，一九九五），頁三一。
71 李建民，〈祟病與場所：傳統醫學對祟病的一種解釋〉，《漢學研究》十二卷一期（一九九四），頁一四五—一四八。
72 楊鵬舉，《神農本草經校注》（北京：學苑出版社，二〇〇四），頁四九。
73 楊鵬舉，上引書，頁二四四—二四五。
74 楊鵬舉，上引書，頁二五四。
75 楊鵬舉，上引書，頁六二。
76 楊鵬舉，上引書，頁八二。
77 楊鵬舉，上引書，頁一八九。

哭悲傷恍惚。[78]鬼疰的「疰」通注，有傳染的意思。《釋名・釋疾病》：「注病，一人死一人復得，氣相灌注也。」[79]鬼疰是死人透過屍氣、塚氣傳染給生人的疾病，嚴重的甚至滅門。[80]另外，所謂「伏屍」應該是遭人棄置不收、不殮並乏人祭祀的屍骨，可以為祟害人。在漢代墓券材料對這些死者即以「屍」、「伏屍」、「伏屍既骨」、「屍骸」、「青骨死人」稱呼的。[81]無論是鬼疰或伏屍，都是東漢中晚期以下特殊的鬼祟之病，我們將在下一節詳細地討論。

《神農本草經》約有二十餘味藥物可以殺三蟲或去三蟲。關於三蟲，有人說只是人體內的寄生蟲，但有人認為三蟲即三屍，其性質如鬼神之屬。[82]《抱朴子・微旨》：「三屍之為物，雖無形而實魂靈鬼神之屬也。欲使人早死，此屍當得作鬼，自放縱遊行，享人祭酹。」[83]三屍是人身的監察系統，人有犯罪就上天報告司命之神，鬼神即會致人疾病或減壽。《抱朴子・雜應》提及三屍會乘人衰弱不利的月份，「招呼邪氣，妄延鬼魅，來作殃害」。[84]也就是說，疾病之來是人內在的鬼邪招引外在的鬼邪所造成的（詳下）。這是《內經》所說「兩虛相得」的翻版。《抱朴子・遐覽》臚列道經名目，有《三屍集》、《呼身神治百病經》、《收山鬼老魅治邪精經》等；[85]在這種背景下，鬼祟論重新得到醫者的青睞指日可待了。

相對於稍早鬼神作祟而引起的疾病是突發、偶然的，或者沒有辦法給予充分解釋及治療；東漢中晚期的鬼祟論則重視疾病的連續性，特別是在家族中一個接一個罹疾，而且賦予鬼邪之疾有關道德倫理的因素。鬼祟論的新發展與漢代地下世界的成形同步。從東漢晚期道經《太平經》所示，[86]我們看見政治、家族與個人之間微妙的交融共契包括疾病在內的轉移及遺傳；簡單地說，個體罹疾可說是集體罪愆的顯現。

《太平經》認為末世（書中稱作「下古」之世）的主要特徵之一便是群鬼竟出、疾病流行。這個時代，「今承負之後，天地大多災害，鬼物老精凶殃屍咎非一，尚復有風、濕、疽、疥，今下古得流災眾多，不可勝名也。」[87]承負是先人的罪咎遞相給子孫的各種災禍。[88]而政治所造成的承負導致「鬼神邪物大興，共乘人道，多晝行不避人也。今使疾病不得絕，列鬼行不止也。」[89]末世鬼神不是偶發騷擾人，而是永無寧日，甚至百鬼白晝出行，各式各樣的疾病叢生。因此，道教中人提出各種誡律、方術來幫助人解除罪過，《太平經》宣稱「今天當以解病而安帝王，令道德君明示眾賢，以化民間，各自思過，以解先人承負之謫，使凡人各自為身計，勿令懈忽」。[90]

78 楊鵬舉，上引書，頁二五八。
79 畢沅，《釋名疏證》（台北：廣文書局，一九七九），頁六四。
80 參見萬方，〈古代注（疰）病及禳解治療考述〉，《敦煌研究》一九九二年四期，頁九一—九八。
81 李建民，〈中國古代「掩骴」禮俗考〉，《清華學報》新二十四卷三期（一九九四），頁三三八—三四〇。
82 關於三屍或屍蟲的討論，見宮川尚志，〈道教的身體論における屍蟲と魂魄〉，收入內藤幹治編，《中國的人生觀、世界觀》（東京：東方書店，一九九四），頁二五九—二七一。
83 王明，《抱朴子內篇校釋》（北京：中華書局，一九九六），頁一二五。
84 王明，《抱朴子內篇校釋》，頁二七一。
85 王明，上引書，頁三三四。
86 參看姜生、湯偉俠主編，《中國道教科學技術史》（北京：科學出版社，二〇〇二），頁五五七—五六八。
87 王明，《太平經合校》（北京：中華書局，一九六〇），頁二九三。
88 前田繁樹，〈業報と注連の間——親の因果は子に報いるか—〉，收入《日本中國學會創立五十年紀念論文集》（東京：汲古書院，一九九八），頁一一三七—一一五二。
89 王明，《太平經合校》，頁四九。
90 王明，上引書，頁二五五。

人的過錯可以量化，掌握人壽的諸神記錄這些失誤，子孫後代必須承擔前人之罪。《太平經》指出，「過無大小，天皆知之。簿疏善惡之籍，歲日月拘校；前後除算減年；其惡不止，便見鬼門。地神召問，其所為辭語同不同，復苦思治之，治後乃服。上名命曹上對，算盡當入土，愆流後生。」[91]死後有嚴密的審判制度，地下世界的有司與死人當面對質，有罪者且殃及生人。其中疾病不止，即是先人之罪的結果。對此，《太平經》有進一步的描述：

隨疏之者眾多，事事相關。乃更明堂，拘校前後，上其姓名，主者任錄。如過負輒白司官，司官白於太陰。太陰之吏取召家先，去人考掠治之。令歸家言，咒詛逋負，被過行作，無有休止，故遣病人。病人之家，當為解陰解讁，使得不作，讁解得除之，不解其讁，病者不止，復責作之。[92]

「明堂」是天庭機構，「太陰」是陰間法曹。先人之罪使後代子嗣疾病纏綿，而病家有各種解救先人怕惡積過之術，這同時也是為了解決家族中罹病不斷的慘狀。有些情況，先人被陰間所拘禁，生者不知道作祟的原因；如果生者不找出原因並且悔罪的話，則他家的人就會一一死去。「先人復拘閉祠，卜問不得，得當用日為之。天聽假期至，不為不中。謝天下地，取召形骸入土，魂神於天獄考，更相推排，死亡相次。」[93]在《太平經》所鼓吹的教義裡，沒有無故而死或病這回事；疾病之由，最根本的是祖先遺害或鬼神報應的結果。

該書反覆強調：「胞胎及未成人而死者，謂之無辜承負先人之過」；「多病鬼物者，天地神靈怒也」[94]等教義。後代的生命納入了祖先的世界，而且與至高之神的意志息息相關。甚至，執行神職不利的神靈，例如對生人功過勘問不實者，天神乃貶謫其下凡為凡人，《太平經》有個故事說：「天君出教日，且待於外，須敕諸神伏地，自以當直危立也。教日敕諸神言，天君欲不惜諸神，且未忍相中傷。教謫於中和地上，在京洛十年，賣藥治病，不得多受病者錢。」[95]

罪惡餘殃下及子孫，這是傳統中國「報」信念的一個側面。[96]《史記・王翦列傳》便指出報應的法則「夫為將三世者必敗，必敗者何也？必其所殺伐多矣。其後受其不祥」。[97]先人殺人之罪歸於後代子孫。《後漢書・耿弇傳》也說：「三世為將，道家所忌。」[98]亡靈為祟，禍延嗜殺者的子子孫孫。《後漢書・襄楷傳》有著同樣的觀念：「殺無罪，誅賢者，禍及三世。」[99]這些世代報應觀神祕化、宗教化之後，就成了天道不爽的規律。東漢末年的道經《老子想爾注》即以為：「以兵定事，傷煞不應度，其殃禍返還人身及子孫。」[100]上述有關「承負」的說法，與鬼

91 王明，《抱朴子內篇校釋》，頁五二六。
92 王明，上引書，頁六二四。
93 王明，上引書，頁六〇五—六〇六。
94 王明，上引書，頁二三。
95 王明，《抱朴子內篇校釋》，頁六一一。
96 關於古代中國「報」的研究，參見 Lien-Sheng Yang, "The Concept of Pao as a Basis for Social Relations in China", in John K. Fairbank (ed.), *Chinese Thought and Institutions* (Chicago: The University of Chicago Press, 1957), pp. 291-309；楊聯陞，《中國文化中報、保、包之意義》（沙田：香港中文大學出版社，一九八七），頁五—一〇。
97 司馬遷，《史記》（台北：鼎文書局，一九八四），頁二三四一—二三四二。
98 范曄，《後漢書》（台北：洪氏出版社，一九七八），頁七一五。
99 范曄，上引書，頁一〇七七。
100 饒宗頤，《老子想爾注校證》（上海：上海古籍出版社，一九九一），頁三八。

疰、伏屍等病是一體兩面的事。楊聯陞即指出：「注連之義與《太平經》之承負相通。」[101]注連是指新鬼返家作祟、禍事連綿不絕。東漢中晚期出土的地券、鎮墓文所顯現的冥界觀，正是對死者遺祟的恐懼，及冀求建立一種和諧世代連續性的努力。[102]

相對於《內經》對鬼祟論的保留態度，葛洪的《肘後方》則大量收錄鬼病的內容。[103]如「中惡」、「客忤」、「鬼擊」、「魘寐不寐」、「五屍」、「屍注」、「鬼注」等，並有極豐富的論述。葛洪說：「凡卒死、中惡及屍厥者，皆天地及人身自然陰陽之氣，忽有乖離否隔，上下不通，偏竭所致。故雖涉死境，猶可治而生，緣氣都未竭也。當爾之時，兼有鬼神於其間，故亦可以符術獲濟者。」[104]他又說：「今巫覡實見人，忽被神鬼所擊刺擺者，或犯其行伍，或遇相觸突，或身神散弱，或愆負所招。輕者獲免，重者多死」。[105]嚴重者如祖靈作祟，「死後復傳之旁人，乃至滅門」。[106]有意思的是，五世紀的道士陶弘景在重新整理《肘後方》時，將該書所有的疾病區分為三大類，「內病」、「外發病」與「為物所苦病」。鬼祟之病屬於上述「內病」的範圍，而外發病是人受風寒等外邪而害病。[107]這種內病之鬼，不是因病人心中有鬼，而是人身之外存活的魂魄精物之屬。鬼神由外邪而「內因化」，並且與風邪等病因加以區隔，這無疑是對中醫氣論的一大修正，也是鬼神致疾說再一次受到了肯定。

同樣成書於三世紀前後的王叔和《脈經》，內容以輯錄漢以前醫學典籍為主，但相較《內》、《難》諸經，再度出現鬼病的內容。《脈經・平奇經八脈病》：「有病鬼魅風死，苦恍惚，亡人為禍也。」[108]又，同書《心手少陰經病證》也說：「五臟者，魂魄之宅舍，精神之所依託也。魂魄飛揚者，其五臟空虛也，即邪神居之。神靈所使，鬼而下之，脈短而微，其臟不足，則魂魄不安。」[109]毫無疑問，這裡的「邪神」、「神靈」與「鬼」都是中醫病理事實，並不是人幻覺所產生的想像修辭。《脈經》甚至從難以言喻的脈象肯定某些疾病的確即由鬼神所引起的：

> 滑者，鬼疰。
> 弦而鉤，脅下如刀刺，狀如蜚尸，至困不死。
> 緊而急者，遁尸。
> 脈來乍大乍小、乍長乍短者，為祟。
> 脈來洪大嫋嫋者，社祟。

---

101 楊聯陞，〈古史札記兩條〉，《中國文字》新十二期（一九八八），頁一〇三。

102 關於地券、鎮墓文的研究極多，例如陳槃，〈於歷史與民俗之間看所謂「瘞錢」與「地券」〉，收入氏著，《舊學舊史說叢》（台北：「國立」編譯館，一九九三），頁七九五—八二一；湯淺幸孫，〈地券徵存考釋〉，《中國思想史研究》四號（一九八一），頁一—三四；Anna Seidel, "Traces of Han Religion in Funeral Texts Found in Tombs"，收入秋月觀暎編，《道教と宗教文化》（東京：平河出版社，一九八七），頁二一—五七；王素、李方，《魏晉南北朝敦煌文獻編年》（台北：新文豐出版公司，一九九七）。

103 參見王利器，《葛洪論》（台北：五南圖書出版公司，一九九七），頁八四—九一。

104 尚志鈞，《補輯肘後方》（合肥：安徽科學技術出版社，一九九六），頁一三。

105 尚志鈞，上引書，頁一六。

106 尚志鈞，上引書，頁二四。

107 尚志鈞，上引書，頁一〇，陶弘景《序》。

108 沈炎南主編，《脈經校注》（北京：人民衛生出版社，一九九一），頁六一。

109 沈炎南主編，上引書，頁一八一。

> 脈來沉沉澤澤，四肢不仁而重，土祟。[110]

鬼神眼見不足憑，身體的病痛難以傾訴幽冥之情狀；然「脈」作為中國古典醫學的重要診斷標準，鬼脈的誕生間接地傳達了時代的變遷軌跡。

鬼神是真實的存在。兩漢有關鬼神致病說的發展基本上沿著兩條主要線索，一是以風寒外邪的論述，突出以火熱為主的病邪，甚至鬼神都曾經以火邪的面貌出現。二是東漢中晚期，鬼祟論的復興。道經所言亂世多妖孽，群鬼竟出祟人，而大疾流行。不過，外鬼非不足畏，而家先亡靈是生人最大的威脅。祖先不只活在後人的生動記憶裡，聲容無所不在；事實上沒有家的集體性就沒有個體的身份。因果之病，相較之前的鬼祟論，強調了道德倫理的根本。鬼神作為外邪、內傷之外，家族關係特別是祖先的過失以疾病的方式連累子孫。

「注病」的年代——一個關於恐懼與治療的故事

一個人罹病為什麼與祖先遺咎有關？罪如何遺傳？東漢中晚期興起的鬼注、屍注等所謂注病，這一類鬼祟病的特色是集體、連續具有強烈傳染性，而且宗教意味十足。張仲景在《傷寒論・自序》說：「余宗族素多，向餘二百，建安紀年以來，猶未十稔，其死亡者，三分有二。」[111]大規模的因病而死，可以歸因於外在寒邪流行侵襲；[112]但在宗族及相關的共同體中一個又一個的罹難，也不禁讓人心啟疑竇：為什麼是我們而不是別人遭遇這些不幸？

為什麼同在一個宗族有人死亡、有人卻能倖免於難？按照後來道教神祕的解說，漢安元年是古代宇宙秩序的一個結束，《赤松子章曆》甚至說：「漢代人鬼交雜，精邪遍行」。在這個類似於末世情緒鋪天蓋地的年代裡，當然不可能滿足於「風」邪致病的解釋。[113]人們奢求救贖。

長時間、重複發作之病並不等於個別、偶爾被鬼神作弄、觸犯所引起的困擾。生病會康復，但久病不癒、反覆發病、家中的人接二連三也有相似的疾病，嚴重者甚至代代傳染以至於滅門，這種種現象令人焦慮。後世的道經如《金鎖流珠引》稱「注病」為「崇家族」。[114]這個病名生動地點出注病關於「家」的集體、連續特性。

先人死後可遺禍福的執念誕生於陰德積善的實踐搖籃。《易・文言》：「積善之家必有餘慶，積不善之家必有餘殃。」[115]當時之人重視血緣倫理，企盼流澤於至親。《文子・上德》：「有陰德者必有陽報。」[116]同理，有陰罪者也為後代帶來深遠的禍害。因此，劉向《說苑・談叢》即以為「貞良而亡，先人餘殃；猖獗而活，先人餘烈。」[117]這也解釋了好人沒有好報、反之

---

110 沈炎南主編，《脈經校注》，頁一一二—一一六。

111 郭靄春、張海玲，《傷寒論校注語譯》（天津：天津科學技術出版社，一九九六），頁二。

112 東漢末年疾疫流行的情況，參見錢超塵，《傷寒論文獻通考》（北京：學苑出版社，二〇〇一），頁五七—六九。

113 王天麟，〈天師道教團的罪觀及仙德思想〉，收入李豐楙、朱榮貴主編，《儀式、廟會與社區——道教、民間信仰與民間文化》（台北：中央研究院中國文哲研究所，一九九六），頁五一一—五四五。

114 王利器，《葛洪論》，頁九四。

115 周振甫，《周易譯注》（北京：中華書局，一九九六），頁一六。

116 王利器，《文子疏義》（北京：中華書局，二〇〇〇），頁三〇二。

117 向宗魯，《說苑校證》（北京：中華書局，一九九一），頁三八七。

不肖子孫卻因先人餘德而得福。[118]《說苑・復恩》有許多故事論及此理，例如：「邴吉有陰德於孝宣皇帝微時，孝宣皇帝即位，眾莫知，吉亦不言。吉從大將軍長史轉遷至御史大夫，宣帝聞之，將封之。會吉病甚，將使人加紳而封之，及其生也。太子太傅夏侯勝曰：此未死也。臣聞之，有陰德者必饗其樂，以及其子孫。今此未獲其樂而病甚，非其死病也。」[119]果然，邴吉病癒且封高侯，陰德並下逮其子孫。《抱朴子・道意》設問：為什麼世人也有完全不懂什麼道術方技的，這些人的一生仍然平安長壽？葛洪回答說：或有陰德善行，以致福佑。[120]不過，先人的「餘慶」與「餘殃」往往是一體的兩面；但東漢中晚期一般人似乎更擔心祖先的「陰罪」[121]對於後代生命所造成的威脅。這是家族罪觀的一大轉變。

所謂「餘殃」，可以理解為罪可轉移而無法消解。《大戴禮記・本命》：「大罪有五：逆天地者，罪及五世；誣文武者，罪及四世；逆人倫者，罪及三世；誣鬼神者，罪及二世；殺人者，罪止其身。」[122]罪及五世、四世、三世等，主要是形容罪的輕重，未必真的罪累數代。但《漢書・郊祀志》中劉向引《易大傳》也說：「誣神者殃及三世。」若按神祕性的解說，觸犯鬼神罪不僅止於其身，甚至數世遭殃。[123]東漢的經學家鄭玄解釋《周禮・太祝》的「策祝」，也就是上章告神：「策祝，遠罪疾。」「罪疾」兩字應連讀，鬼注、屍注等有些情況即是因先人之罪而有的某種報應病。[124]

特別值得留意的是，在漢代「謫」從法律的用語轉變為鬼神處罰生人的術語。謫有因犯罪而受罰的意思，「罪謫」也往往並稱。[125]《太平經》中「謫」的意識大量出現，如「生亦有謫於天，死亦有謫於地」[126]、「天地開闢以來，流災委毒之謫」[127]等等。這裡的罪當然與錯咎有關，卻不能簡化為錯咎而已。人死後犯罪受罰雖然可類比於世間的律令，但帶有宗教意味的「謫」更是一種無形的權勢、一種奴役人的負面力量。東漢劉熙《釋名・釋天》：「疫，役也，言有鬼行疫也。」[128]役有役使的意思，人罹患疾病就仿如受鬼神折磨勞作一般。

為死者解罪的儀式起於什麼時候？湖北江陵縣九店出土的戰國時代〈告武夷〉楚簡有一則因戰爭死亡者的禱詞。我們參考周鳳五的考證與語譯，全文如下：

啊！謹告繳之子武夷：你居住在復山之下，不周山之野。天帝認為你沒有事作，命令你管理兵死鬼。今天兵死鬼「某」想要飲食。「某」恭敬的差遣妻子獻上聶幣、芳糧，為「某」贖罪。您已經接受過「某」的聶幣、芳糧了，希望能讓「某」的鬼魂暫時回家，如往常一般接受祭祀。[129]

118 參見許素菲，《說苑探微》（台北：太白書屋，一九八九），頁四五二—四六九。
119 向宗魯，《說苑校證》，頁一二三。
120 王明，《抱朴子內篇校釋》，頁一七六—一七七。
121 王明，上引書，頁一二七。
122 黃懷信，《大戴禮記匯校集注》（西安：三秦出版社，二〇〇五），頁一三九一。
123 黃懷信，上引書，頁一三九二。
124 連劭名，〈建興廿八年「松人」解除簡考述〉，《世界宗教研究》一九九六年三期，頁一一六—一一九。
125《抱朴子外篇・彈禰》：「曹公嘗切齒欲殺之，然復無正有入法應殆之罪，又惜有殺儒生之名，乃謫作鼓吏。」
126 王明，《太平經合校》，頁七四。
127 王明，上引書，頁八六。
128 畢沅，《釋名疏證》，頁五。
129 周鳳五，〈九店楚簡「告武夷」重探〉，《中央研究院歷史語言研究所集刊》七十二本四分（二〇〇一），頁九五六。

簡文旨在兵死者差遣妻子以祭品請求武夷君允許「某」暫時脫離其管轄，接受家人的祭祀。但原文中並沒有出現「贖罪」的「罪」字，當然更看不出死者若有子孫會罪遺後代的任何暗示。一般來說，祖靈是大部份人直接祈求祝福的對象。《論衡・辨崇篇》便說「居衰宅耗，蜚凶流屍，集人室居，又禱先祖，寢禍遺（遣）殃；疾病不請醫，更患不修行，動歸於禍，名曰犯觸。」[130]這篇文章通篇談的是時日禁忌。基層人民認為，家中鬧鬼，主要是觸犯忌諱所致；而祖先則是解除災殃的守護者。不過，《論衡》同篇也提到「重喪」之說，也就是家中連續死亡，同樣與沒有選擇吉利的日子相關。[131]

罪的可量化與司命之神崇拜相結合應是另外一條重要的線索。根據杜正勝的研究，中國早期祈求長壽主要是向祖先禱請。從金文所留下的祝嘏之辭來看，西周前期封建貴族所關注的主要在宗族生命的綿延，而自西周中期以後，祈求個人壽考的風俗在貴族中逐漸形成。而天神或天帝在東周以降，取代祖先成為人世生命的來源與主宰。天帝與人的生命密切化，從周王獨佔壟斷，漸與諸侯、貴族，而後普及至平民。在此同時，與天帝相關管理人間生命的臣工組織也發展起來，有種種「司命」神祇的出現。[132]司命神祇的成立，象徵著天神對人世事務的直接介入，而不那麼遙不可及。一九八六年，甘肅天水放馬灘一號秦墓出土一則「死者復生」的木簡。故事是秦昭王三十八年（公元前二六九年）邸縣縣丞向中央御丞報告，內容關於一個叫丹的人死後三年竟復活，原因是「丹所以得復生者，吾犀武舍人，犀武論其舍人□（尚）命者，以丹未當死，因告司命史公孫強。因令白狗（？）穴屈（掘）出丹，立墓上三日，因與司命史公孫強北出趙氏，之北地柏丘之上。」[133]司命底下設有僚屬，他們的職司都與掌管人的生命有關。

《禮記・祭法》中王立七祀、諸侯立五祀，兩者皆以司命居首。再者，庶士人立一祀，則無祀司命之法。只有《儀禮・士喪禮》有「疾病祀於五祀」之說，似乎司命之神也涉及疾病之事。鄭玄說：司命者，「此小神，居人間，司察小過，作譴告者爾」。這大概是司命崇拜在漢代的狀況。[134]上一節有提到人身有三尸或三蟲，東漢中晚期以下，司命與人身的屍蟲共同構成司過的系統；《抱朴子・微旨》說，人身體中的三尸每到庚申這一天，它們即上天報告司命神有關人所犯的過失。[135]《肘後方》論及屍病即提到活人的「身中屍鬼」共為病害。[136]司命崇拜在這個階段更加普及化，而「鬼神」不再只是人外在的力量，而內化成為人身體中一部份。

司命之神成為司過之神的同時，「罪」的精密計量化則是另一步的發展。

這種想法最早見於《太平經・天神考過拘校三合訣》：

> 今恐小人積愚，不可復禁，共淹污亂洞皇平氣。故今天之大急，部諸神共記之，日

130 黃暉，《論衡校釋》，頁一〇〇九。

131 黃暉，上引書，頁一〇一〇。

132 杜正勝，《從眉壽到長生——醫療文化與中國古代生命觀》，頁一五九—二〇二。

133 李學勤，《簡帛佚籍與學術史》（台北：時報文化出版公司，一九九四），頁一八一—一九〇。關於死而復活的故事，請參見一篇重要的研究：Stephen F. Teiser, "Having Once Died and Returned to Life: Representations of Hell in Medieval China", *Harvard Journal of Asiatic Studies* 48:2 (1988), pp. 433-464.

134 王國維，《王國維學術隨筆》（北京：社會科學文獻出版社，二〇〇〇），頁六—七。

135 王明，《抱朴子內篇校釋》，頁一二五。

136 尚志鈞，《補輯肘後方》，頁二一。

> 隨其行，小小共記而考之。三年與閏並一中考，五年一大考。過重者則坐，小過者減年奪算。三世一大治，五世一滅之。[137]

神靈記錄人的過犯，每年一小考，三年一中考，五年一大考，這應該是複製人間的歲計制度；按《周禮・地官》有每隔三年對鄉民進行考評之制，《禮記・王制》有天子五年一巡狩視察之說，而天庭也設有考核之制。[138]奪算即減人年歲；而且，罪會累積，歷經三代人就有一次大懲治，到了五代人則滅絕其家族。「算」原指天神在人生前預定的壽數，如早亡所餘者即稱為餘算，由天庭轉賜給他人，罪咎亦然。《抱朴子・微旨》即說人有罪，「但有惡心而無惡跡者奪算，若惡事而損於人者奪紀，若算紀未盡而自死者，皆殃及子孫也。」[139]因此，人死其罪未解謫，父罪子償，連綿不絕。顏之推的《顏氏家訓・歸心》所說「陰紀其過，鬼奪其算」的信仰，在這個時代已經深植人心了。[140]

注病或屍病為《內經》時代醫籍所無的疾病；但在隋代巢元方等編撰的《諸病源候論》中已有「屍病諸侯」、「注病諸侯」等系統性、總結性的專章。[141]這本書成書於公元六一〇年，內容為魏晉南北朝醫學不同方面的具體而微。《諸病源候論》形容注病「其變狀多端，乃至三十六種，九十九種」之多。[142]顯而易見，中古中國應該可以說是注病的恐慌年代。相對於《諸病源候論》大篇幅的報導，金元時代的重要醫著很少提到注病，而醫書大量湧現的明清時代，這一類疾病也較少被提到。

人們對注病的恐慌心理與懼怕祖靈的崇拜有關。在此，我們留意到所謂「歸殺」的喪俗。

《顏氏家訓・風操》說：

> 偏傍之書，死有歸殺。子孫逃竄，莫肯在家；畫瓦書符，作諸厭勝；喪出之日，門前然火，戶外列灰，祓送家鬼，章斷注連；凡如此比，不近有情，乃儒雅之罪人，彈議所當加也。[143]

「家鬼」指的是祖考。[144]新喪之家畏懼祖靈返家而有各種驅鬼的方法。其中，「章斷注連」的「章」是指道教上章科儀，以求天神斷絕亡人對後代的傷害。[145]《赤松子章曆》即有上章儀式等，傅飛嵐（Franciscus Verellen）有精密的研究。[146]而「注連」兩個字應該分讀，即鬼注、伏連之

137 王明，《太平經合校》，頁六七二。
138 參見《春秋繁露・考功名》；《白虎通・巡狩》、〈考黜〉；《風俗通義・山澤》等篇。
139 王明，《抱朴子內篇校釋》，頁一二六。
140 王利器，《顏氏家訓集解》（北京：中華書局，一九九三），頁四〇六。
141 丁光迪主編，《諸病源候論校注》（北京：人民衛生出版社，一九九四），頁六八二—七一四。
142 丁光迪，上引書，頁六九一。
143 王利器，《顏氏家訓集解》，頁九八。
144 王利器，上引書，頁一〇〇—一〇一。
145 王利器，上引書，頁一〇一—一〇二。又，王利器，〈兩種文化的背後〉，《傳統文化與現代化》一九九四年一期，頁八二—八五。
146 傅飛嵐，〈天師道上章科儀——《赤松子章曆》和《元辰章醮立成曆》研究〉，收入黎志添主編，《道教研究與中國宗教文化》（香港：中華書局，二〇〇三），頁三七—七一。

類的祟病。[147]

「歸殺」的喪俗起於何時？也就是懼怕祖靈並深信先人陰罪遺禍的信仰什麼時候開始的？我認為與上述東漢地下世界及祖靈幽謫論形成的同時，不可能推溯得太早。[148]東漢中期以降出土的鎮墓文（也有人稱為解注器）說明死者會危害生人特別是自己家人或共同體的成員。[149]這一類鎮墓文有極為雷同的書寫套式，尤其是不斷地強調「生死異路，各不相干，死者無與生人復會，以相求索」。[150]不僅如此，死者有罪必須移咎轉禍，並有鉛、蜜、松等製成的偶人代其罪謫，以祈死生迥隔。公元四世紀左右「松人解除簡」即記載：

> 生人拘校復重，松人應之；死人罰謫作役，松人應之；六畜作役，松人應之。無復兄弟，無復妻子。若松人前卻，不時應對，鞭笞三百，如律令。[151]

在鎮墓文所見的解除的習慣用語中，「重複」或「復」多與時日相連，如「或同歲月重複勾校日死」、「死日時重複年命」、「解時日復重勾校」等。饒宗頤指出，這是指死者與生人之間的時日相沖，「生死命籍中死人與生人時日之交相注忤」，而「注忤」與勾校、注連、注祟等的意思都是一樣的。[152]這大概可以解釋為何死人作祟，家族中有人因時日相沖罹疾、有人卻倖免於難的原因。

「注病」不是一種病，而是一類病。在道書不斷宣傳死者遺禍，以及注病具有強烈的傳染性之下，這段時期有不少因死喪所誘發的相關敏感症候群。

《諸病源候論》記載：

(1)人有年命衰弱，至於喪死之處，而心意忽有所畏惡，其身內屍蟲，性既忌惡，便更接引外邪，共為疹病。其發亦心腹刺痛，脹滿氣急。但逢喪處，其病則發，故謂之喪屍。[153]

(2)人有觸值死屍，或臨屍，其屍氣入腹內，與屍蟲相接成病。其發亦心腹刺痛，脹滿氣急。但聞屍氣則發，故謂之屍氣。[154]

(3)人有病注死者，人至其家，染病與死者相似，遂至於死，復易旁人，故謂之死注。[155]

---

147 參見 Jianmin Li, "Contagion and its Consequences: The Problem of Death Pollution in Ancient China", in Yasuo Otsuka, Shizu Sakai and Shigehisa Kuriyama (eds.), *Medicine and the History of the Body* (Tokyo: Ishiyaku EuroAmerica, 1999), pp. 201-222.

148 關於「歸殺」喪俗，澤田瑞穗的研究所舉的史料以宋代以後最多。參見：澤田瑞穗，〈魂歸る——回煞避殃のフォークロア〉，收入氏著，《中國の民間信仰》（東京：工作舍，一九八二），頁四〇六—四四九。

149 劉昭瑞，〈談考古發現的道教解注文〉，《敦煌研究》一九九一年四期，頁五一—五七。

150 張勳燎，〈東漢墓葬出土的解注器材料和天師道的起源〉，《道家文化研究》九輯（一九九六），頁二五七。

151 連劭名，《建興廿八年「松人」解除簡考述》，頁一一六。

152 饒宗頤，〈敦煌出土鎮墓文所見解除慣語考釋〉，《敦煌吐魯番研究》三卷（一九九八），頁一五—一六。關於鎮墓文中「復」的不同解釋，見劉昭瑞，〈「承負說」緣起論〉，《世界宗教研究》一九九五年四期，頁一〇〇—一〇七。

153 丁光迪，《諸病源候論校注》，頁六八八—六八九。

154 丁光迪，《諸病源候論校注》，頁六八九。

155 丁光迪，《諸病源候論校注》，頁六九九。

(4)人有臨屍喪，體虛者則受其氣，停經絡腑臟。若觸見喪柩，便即動，則心腹刺痛，乃至變吐，故謂之喪注。[156]

(5)人有染疫癘之氣致死，其餘殃不息，流注子孫親族，得病證狀，與死者相似，故名為殃注。[157]

人們對死亡的懼怕一觸即發。以上五種注病，纏滯不瘥；而發作時刻，都是患者親臨死喪之地、目觸棺柩、屍體，甚至嗅到屍氣就復發。有些注病傳染性極強，牽連子孫及旁人。患者的身體顯然有明顯的症候，但與其說注病是某種「病」，倒不如說是因死亡污染相關事物所引發的身心焦鬱。

注病由畏懼家鬼，擴及對死喪之事物連鎖感染的焦鬱。劉宋劉義慶《幽明錄》說司馬隆兄弟與王箱等「共取壞棺，分以作車。少時三人悉見患，更相注連，凶禍不已」，而根據王箱之母的解釋，這三人因取他人墓中棺木造車，「隆等死亡喪破，皆由此也」。[158]此外，同樣是劉宋時代的名醫徐嗣伯在治療屍注特別使用死人之枕，這應該是以同類之物治療鬼祟病的原理；徐嗣伯即說：「屍注者，鬼氣伏而未起，故令人沉滯。得死人枕投之，魂氣飛越，不得復附體，故屍注可差。」[159]反之，死人枕一如棺木，若是誤用也可能自取災殃。因此，徐嗣伯主張在用完死人枕後，「可埋枕於故處」。[160]物歸原地以免死喪之物祟人。

《內經》的氣論不討論鬼祟的問題；但在中古的醫書，鬼神的性質猶如外在的「風」邪一般的存在，《諸病源候論・諸注候》說：「人死三年之外，魂神因作風塵，著人成病，則名風注。」[161]這裡的「風」原本是人死的魂魄所變化。氣的流動鬼祟化，成為人死後持續存在的證明。《諸病源候論・邪注候》又說：「凡云邪者，不正之氣也，謂人之腑臟血氣為正氣，其風寒暑濕，魑魅魍魎，皆謂為邪也。」[162]在病因論的發展上，這無疑是對不正之氣解釋的擴大，即包括了早期古典醫書所排除的鬼祟因素。上述《顏氏家訓・風操》所描述的家鬼，在陶弘景的《真誥》可以理解為「塚注之氣」或「注氣」：「今當為攝制塚注之氣，爾既小佳，亦可上塚訟章，我當為關奏之也，於是注氣絕矣。」[163]解注之術，並不同於針灸、藥物療法而是上章懺悔先人及己罪。陶弘景在《本草經集注・序錄》論及三種並存相關的病因觀及禁咒療法的復興，值得重視：

夫病之所由來雖多，而皆關於邪。邪者不正之因，謂非人身之常理；風、寒、暑、濕、飢、飽、勞、佚，皆各是邪，非獨鬼氣疾厲者矣。人生氣中，如魚之在水，水濁則魚瘦，氣昏則人疾。邪氣之傷人，最為深重。經絡既受此氣，傳以入藏府，藏府隨其虛實冷熱，結以成病，病又相生，故流變遂廣。精神者，本宅身為用。身既

156 丁光迪，《諸病源候論校注》，頁七〇七。
157 丁光迪，《諸病源候論校注》，頁一五三。
158 魯迅，《古小說鉤沉》（台北：盤庚出版社，一九七八），頁三〇一—三〇二。
159 李書田，《古代醫家列傳釋譯》（瀋陽：遼寧大學出版社，二〇〇三），頁一一八。
160 李書田，《諸病源候論校注》，頁一一八。
161 丁光迪，《諸病源候論校注》，頁六九一。
162 丁光迪，《諸病源候論校注》，頁七〇〇。
163 參見吉川忠夫、麥谷邦夫，《真誥研究（譯注篇）》（京都：京都大學人文科學研究所，二〇〇〇），頁三六八。

受邪，精神亦亂。神既亂矣，則鬼靈斯入，鬼力漸強，神守稍弱，豈不至於死乎？古人譬之植楊，斯理當矣。但病亦別有先從鬼神來者，則宜以祈禱祛之。[164]

「邪」作為病因的總綱領，基本上可分為氣（風）論與鬼祟論；而後者的情況有二，一是患者精神衰弱後，邪靈趁機入侵，一是邪靈直接攻擊人身。注病包含以上兩種情形；若是祖先遺咎的話，「別有先從鬼神來者」，不必以患者身體虛弱為條件：

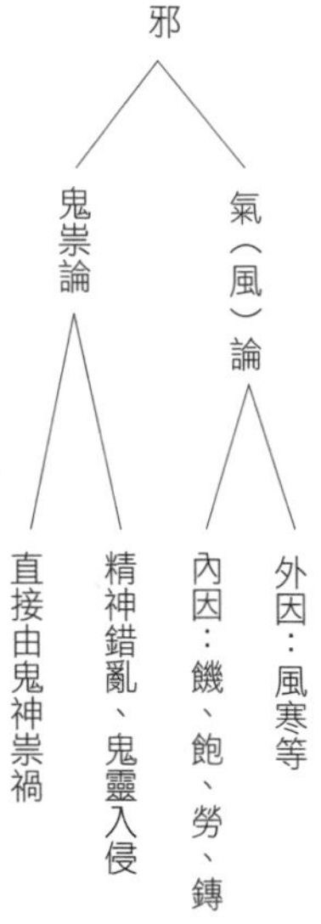

從陶弘景對可「邪」的重新界定，祈禱之術如解謫、解注等不只是針藥之外的輔助療法，更取得了獨立的地位。以禱告驅除疾病、斷除恐懼。

相較於本章一開始齊桓公個人見鬼致病的故事，注病所處理的是群體的、連續性的祟禍。其中格外引人注目的是以「家」為中心，疾病在家族中傳襲或累及旁人。這無法用先前的個人體質內虛或精神失守得以理解，而更相信先人餘殃、甚至是歷世以來罪惡積累而導致的死亡連連。這是一個注病異常躁動的年代。

「被忽略的中層」

應該是我們結束這一章冥界之旅的時候。漫漫旅行只允許我們做鳥瞰。鬼神作為病因的歷史歷經三個階段。第一階段是戰國興起的內因說，雜糅了氣的學說，重視人體「神」的作用。鬼神在病由內生的脈絡，被解消為疑心生暗鬼。第二階段是漢代外因說的再發展，外在風寒等邪，特別強調火熱等病邪，鬼神也一度被理解為熱毒之氣。而東漢中晚期，「幽謫」、「餘殃」的論述迭起，鬼祟論再次受到肯定，而且認為道德倫理為其根本，此為第三階段。這三個階段所形成的鬼祟論並存，形成不同層次的光譜甚至延續至今。

祝由、禁咒或者儀式醫療本身也在變化中。公元七世紀左右孫思邈輯成《禁經》，對禁咒療法系統化，而其內容的複雜性遠遠超過稍早的《日書》、《五十二病方》；禁咒與湯藥、針灸、導引、符印等成為核心的救急之術。[165]

宗教信仰可以說是廣義的「醫療」，鬼祟論及鬼注、屍注等疾病，正是宗教與醫學兩個領域的交集。而宗教—醫療史這個領域對中國歷史整體的了解，是補充抑或改寫我們對於中國人及其文化的想像與真實？與過去研究政治史、制度史的風氣相反，爾來史學的流行是社會史或人民的歷史；不過，無論官方宗教與民間信仰心態的重構，事實上都離不開知識菁英留下的文獻。真

164 尚志鈞、尚元勝，《本草經集注（輯校本）》（北京：人民衛生出版社，一九九四），頁一五—一六。

165 參見黃鎮國，《宗教醫療術儀初探——以《千金翼方．禁經》之禁術為例》（台北：輔仁大學宗教學系碩士論文，二〇〇一）。

實「下層」人民的日常生活包括對鬼神的心態為何？仍然不甚清楚。此外，有學者認為，「人們的死後世界觀往往是現實世界觀的反映」之類的說法，[166]這種論點不能說是錯誤，但應該有其限度。我們必須追問：地上世界與地下世界對應關係的文化、社會的機制為何？

社會史難道只是政治史、制度史的延伸？而宗教史與一般史的基本預設又有哪些異同？也許我們應該在「菁英與大眾」的上下層之間，尋找一個多數及主流的「中層」宗教心態及其實踐。這個「中層」打破官方、民間的區分，包括了不同階層人共同信仰實踐的基礎。[167]無論在古代或現代，對一個有信仰的人，他在現實世界的實踐往往是尋求來自鬼神世界的旨意。每一個人各自按照自己的意圖與目的創造歷史，最終卻實現了諸神的預言，也就是人的歷史與預期以外的力量存在著微妙關聯。

我們越接近另外一個世界的歷史，就越接近自己未知的歷史。

166 杜正勝，《從眉壽到長生》，頁三一五。
167 參見 Daniel Overmyer, "Convergence: Chinese Gods and Christian Saints", *Ching Feng* 40:3/4 (1997), pp. 215-232.

掩埋屍體禮俗與疾病的想像

「掩骴」就是掩埋棄置不收或不殮的屍體。「掩骴」一詞，最早見於《周禮》，為「蜡氏」之職。蜡氏掌理掩埋路斃之屍，並清除不潔之物。下士，屬秋官司寇。

蜡氏職云：

> 掌除骴。凡國之大祭祀，令州里除不蠲，禁刑者、任人及凶服者，以及郊野；大師、大賓客亦如之。若有死於道路者，則令埋而置楬焉，書其日月焉，縣其衣服任器於有地之官，以待其人。掌凡國之骴禁。[1]

全文關鍵在「除不蠲」。蠲，絜也。在此所謂不潔、不淨有二：一是刑者、任人、凶服者，

1 「蜡氏」職見孫詒讓，《周禮正義》（北京：中華書局，一九八七），第十二冊，頁二八九九—二九〇二。蜡氏掌收「死於道路者」，涉及對肉體、屍體的觀念。關於這方面的討論，見James L. Watson, "Of Flesh and Bones: the Management of Death Pollution in Cantonese Society", in Maurice Bloch & Jonathon Parry (eds.), *Death and Regeneration of Life* (New York: Cambridge University Press, 1982), pp. 155-186；Ruth Richardson, *Death, Dissection and the Destitute* (London and New York: Routledge & Kegan Paul, 1987), pp. 3-29, The Corpse and Popular Culture 部分；池田末利，〈中國における祖神崇拜の原初形態——「鬼」的本義〉，收入氏著，《中國古代宗教史研究：制度と思想》（東京：東海大學出版社，一九八一），頁一五五—一九八。

包括黥劓之屬與服衰絰之人。孫詒讓《正義》：「凡大祭祀、大師、大賓客等事，貴絜清，人復繁萃，此不蠲等，皆人所蔑惡，故除禁之，不使見也。」[2]二是「死於道路者」，包括人與動物的屍體。蜡氏一職即在處理這些屍體，《周禮》稱之為「除骴」、「骴禁」。

骴，或作胔，其意原指腐爛的屍體。《周禮・秋官・敘官》有云：「胔，骨肉腐臭，蠅蟲所蜡也。」〈月令〉曰：「掩骼埋骴，此官之職也。」段玉裁云：「《說文》蟲部曰：『蜡，蠅乳肉中也。』《通俗文》同，謂蠅所聚乳也。」是蜡、胆字異而義同，[3]皆指腐臭之骨肉。而上引《月令》文，骼、骴所指雖略有不同，即骨枯曰骼、肉腐曰骴，但都是指腐爛的屍體。其次，所謂「骴」得兼人與禽獸之骨肉。鄭司農以為專指死人之骨，又鄭玄《注》云：「骨之尚有肉者也，及禽獸之骨皆是。」[4]換言之，骴指業已腐爛或正在腐爛中的人或動物的骨肉。《晏子春秋・諫下篇》，晏子云：「朽而不殮謂之僇屍，臭而不收謂之陳胔。」[5]掩骴所處理的即是這些「朽而不殮」、「臭而不收」的屍體。

掩埋棄置不收或不殮的屍體，未必是《周禮》的政治理想或虛文，可能保存了遠古對死屍處理的若干信仰遺俗。漢代以下，這也是中央政府或地方官吏的例行工作之一。鄭司農解釋〈蜡氏〉「若有死於道路者，則令埋而置楬焉」以下一段，有云「楬，欲令其識取之，今時楬櫫是也。有地之官，有部界之吏，今時鄉亭是也。」[6]所謂「楬櫫」，就是漢代官吏處理棄屍過程，將棄屍的相關資料書寫於楬上，令親友鄰里識取之。

掩骴的實例與目的

兩漢以下，關於掩骴禮俗的實例極多。

(1)（漢高帝）八年（公元前一九九年）冬，上東擊韓信餘寇於東垣。……十一月，令士卒從軍死者為槥，歸其縣，縣給衣衾棺葬具，祠以少牢，長吏視葬。[7]

(2)（成帝）河平四年（公元前二十五年）三月癸丑朔，日有蝕之。遣光祿大夫博士嘉等十一人行舉瀕河之郡水所毀傷困乏不能自存者，財賑貸。其為水所流壓死，不能自葬，令郡國給槥櫝葬埋。[8]

(3)（光武帝）建武元年(二十五年)，光武從薊還，過范陽，命收葬吏士。[9]

(4)（安帝）元初二年（一一五年）二月戊戌，遣中謁者收葬京師客死無家屬及棺槨

2 孫詒讓，《周禮正義》第十二冊，頁二九〇一。
3 孫詒讓，《周禮正義》第十一冊，頁二七二一。
4 孫詒讓，《周禮正義》第十一冊，頁二八九九。
5 孫詒讓，《周禮正義》第十二冊，頁二九〇〇。
6 孫詒讓，《周禮正義》第十二冊，頁二九〇二。
7 《漢書》（台北：洪氏出版社影印，一九七五），頁六五。
8 《漢書》，頁三一〇—三一一。
9 《後漢書》（台北：洪氏出版社影印，一九七八），頁二〇。

朽敗者，皆為設祭；其有家屬，尤貧無以葬者，賜錢人五千。[10]

(5)（沖帝）永嘉元年（一四五年）（皇太后）詔曰：「……，兵役連年，死亡流離，或支骸不殮，或停棺莫收，朕甚愍焉。昔文王葬枯骨，人賴其德。今遣使者案行，若無家屬及貧無資者，隨宜賜恤，以慰孤魂。」[11]

(6)（質帝）本初元年（一四六年）二月庚辰，詔曰：「九江、廣陵二郡數離寇害，殘夷最甚。生者失其資業，死者委屍原野。昔之為政，一物不得其所，若己為之，況我元元，嬰此困毒。方春戒節，賑濟乏厄，掩骼埋胔之時。其調比郡見穀，出稟窮弱，收葬枯骸，務加埋恤，以稱朕意。」……（五月）海水溢。戊申，使謁者案行，收葬樂安、北海人為水所漂沒死者，又稟給貧羸。[12]

(7)（桓帝）建和三年（一四九年）十一月甲申，詔曰：「……今京師廝舍，死者相枕，郡縣阡陌，處處有之，甚違周文掩胔之義。其有家屬而貧無以葬者，給直，人三千，喪主布三匹；若無親屬，可於官壖地葬之，表識姓名，為設祠祭。又徙在作部，疾病致醫藥，死亡厚埋藏。民有不能自振及流移者，稟穀如科。州郡檢察，務崇恩施，以康我民。」[13]

(8)（桓帝）永壽元年（一五五年）六月，洛水溢，壞鴻德苑。南陽大水。……詔被水死流失屍骸者，令郡縣鉤求收葬；及所唐突壓溺物故，七歲以上賜錢，人二千。[14]

(9)（獻帝）延康元年（二二〇年），冬十月癸卯（魏王）令曰：「諸將征伐，士卒死亡者或未收斂，吾甚哀之；其告郡國給槥櫝殯斂，送至其家，官為設祭。」[15]

(10)（魏）高貴鄉公正元二年（二五五年），癸丑，詔曰：「往者洮西之戰，將吏士民或臨陣戰亡，或沉溺洮水，骸骨不收，棄於原野，吾常痛之。其告征西、安西將軍，各令部人於戰處及水次鉤求屍喪，收斂藏埋，以慰存亡。」[16]

(11)（晉）愍帝三年（三一五年）六月盜發漢霸、杜二陵，……。辛巳，大赦。敕雍州掩骼埋胔，修復陵墓，有犯者誅及三族。[17]

當然，掩骴案例在漢魏之間的實例不止於此。若以上述的記載來看，首先，掩骴的時間如第(4)、(6)兩條所示，大約是在二月左右。其中，質帝這條材料還明言此月乃「掩骼埋胔之時」。二月掩骴，早見《管子・度地》：「春不收枯骨朽脊，伐枯木而去之，則夏旱至矣。」安井衡《纂詁》云：「脊讀為瘠，死人骨也。見《周禮・秋官・蜡氏》注。」[18]《禮記・月令》亦提及，孟

10 《後漢書》，頁二二二。
11 《後漢書》，頁二七八。
12 《後漢書》，頁二八一。
13 《後漢書》，頁二九四—二九五。
14 《後漢書》，頁三〇一。
15 《三國志》（台北：鼎文書局影印，一九八七），頁六一。
16 《三國志》，頁一三四。
17 《晉書》（台北：鼎文書局影印，一九七六），頁一二九。
18 安井衡，《管子纂詁》（台北：河洛出版社影印，一九七六），卷十八，〈度地〉第五十七，頁一六。

春之月「行慶施惠，下及兆人」，於是乃「掩骼埋胔」。這些枯骨腐肉若不趕快處理的話，夏旱就會來臨，可能因此引發疾病的散播或流行，影響了人的健康。鄭玄即說，此舉乃「為死氣逆生也」，[19]不過，孟春二月的掩胔當是例行性的，其他的時間應有隨機應變的處置。按北國冬寒，一個冬天顯有凍死者，二月掩胔或與此有關也。其次，掩胔的原因，有以下幾個方面：一、兵災，如戰爭、寇侵等，如第(1)、(3)、(5)、(6)、(9)、(10)等條皆是。二、自然災害，其中又以水患較多，如(2)、(6)、(8)、(10)等條皆是，其中即有「令郡縣鉤求收葬」、「水次鉤求屍葬」之舉。三、客死異地者，如(4)、(5)、(7)所示，其中有「京師客死者」，也有長期「停棺莫收」者。四、盜墓、屍骨外露者，如(11)條。這種情形在漢代應該不鮮見的，當時即有以「掘塚」為業之人。[20]也有因其他事故而「棺槨朽敗者」，如第(4)條之例。五、另外，有因疾而死，無力自葬者，如第(7)條所見。《後漢書・方術傳》亦云，廖扶「逆知歲荒，乃聚穀數千斛，悉用給宗族姻親，又斂葬遭疫死亡不能自收者。」[21]

以上五點，是導致必須掩胔的原因。其中，掩胔的次數與戰事、災荒的頻度應有一定的對應關係。史料有闕，暫不討論。

再者，掩胔的舉措方式，通常是「給衣裳棺葬具」、「給棤櫝葬埋」、「給棤櫝殯斂」。棤櫝，皆棺也。同時又給家屬財帛，故曰「賜錢」、「給直」也。如上所引，有「賜錢人五千」、「人三千，喪主布三匹」、「七歲以上賜錢，人二千」等。

而以上種種「不能自收」的死屍身份有二大類，一是「有家屬」，一是「無家屬」。後者包括沒有親人或身份不明的棄屍。戰爭、天災壓溺或「客死」異鄉者，許多都是屬於這一大類的。

官方對不同身份的骸骨死屍有不同的處理方式。先說「有家屬」的。

死者其有家屬者，鄭司農云：「楬，欲令其識取之。」即由其親屬領回葬埋。《漢書・酷吏傳》尹賞收捕群盜的例子可以佐證。尹賞於漢成帝永始、元延年間為長安令，「雜舉長安中輕薄少年惡子」：

（尹）賞一朝會長安吏，車數百兩，分行收捕，皆劾以為通行飲食群盜。賞親閱，見十置一，其餘盡以次內虎穴中，百人為輩，覆以大石。數日壹發視，皆相枕藉死，便輿出，瘞寺門桓東，楬著其姓名，百日後，乃令死者家各自發取其屍。親屬號哭，道路皆歔欷。[22]

顏師古《注》曰：「楬，杙也。椓杙於瘞處而書死者名也。」這是對死者有家屬的處理。掩骴對有家屬者的處置亦然，即「楬著其姓名」，令死者家各自取其屍。至於無家屬者，史書稱這些棄屍為「無後者」、「無主者」。上引的材料（第(5)條），或稱之為「孤魂」。這些孤魂，或無後乏祭祀，甚至強死、冤死而身份難以指認者，本章感興趣的即是這一類的死者。對於這一類的死屍，官方除代為收葬之外，還「設祭」、「設祠祭」。除了上舉的幾則例子以外，如《後

19 王夢鷗，《禮記校證》（台北：藝文印書館，一九七六），頁四六二。
20 《史記》（台北：鼎文書局影印，一九八四），頁三二八二。
21 《後漢書》，頁二七二〇。
22 《漢書》，頁三六七三—三六七四。

漢書・曹褒傳》云，曹褒在射聲，營舍之內有棺不得葬者百餘所之多，褒親自履行，問其意故，吏曰：「此等多是建武以來絕無後者，不得埋掩。」曹褒聞之愴然，於是代置空地。「悉葬其無主者，設祭以祀之。」[23]這些「無主」棄屍當然不可能請家屬領回，大概有不少是「姓名」不詳的。所以，只能代為收斂葬埋，並「設祭以祀之」。

官方掩骴的時間、原因、實施方式等，大略如前所述。其基本精神來自「周文掩胔之義」〔第(7)條〕。接著，筆者有意探究掩骴的功用與目的，以及其在民俗或宗教層面的意義。

第一，恤道殣。掩骴對政府或地方官吏而言，最根本的目的當就是從撫恤、救荒著眼。[24]如前引詔書即有「隨宜賜恤」、「務加埋恤，以稱朕意」〔第(5)、(6)條〕之說。孫詒讓以為「此恤道殣之政也」。[25]

《詩經・小雅・小弁》云：

> 行有死人，尚或墐之。

按行，道路；墐，音謹，埋葬也。[26]墐，或作「殣」，毛《傳》：「墐，路塚也。」《周禮》埋而置楬，其意相同。換言之，漢代政府或地方官吏掩骴的政策實有極為久遠的淵源。論者也以掩骴為善政，並作為針砭當局之根據。隗囂即以王莽之罪狀為「飢饉之所夭，疾疫之所及，以萬萬計。其死者則露屍不掩，生者則奔亡流散，幼孤婦女，流離係虜。」[27]

第二，防疾疫。這與衛生史有關。前面提及，掩骴例行性的時間多在孟春二月，之所以在此月或與防疾疫有關。不過，暴露於草澤、空氣之間的屍體本身就是疾疫的重要病源。而且，當時社會確實相信「無主」、「無後」的死者是會致使人生病的。[28] 盧植於靈帝光和元年因日蝕之異，上封事諫「陳八事」，第三事曰「御癘」：

> 御癘者，宋后家屬，並以無辜委骸橫屍，不得收葬，疫癘之來，皆由於此，宜敕收拾，以安遊魂。[29]

這裡提到了疫癘流行病的產生與一些「不得收葬」的死屍有關。一是所謂「宋后家屬」，李賢等《注》：「（宋）后以王甫、程阿所構，憂死，父及兄弟並被誅。靈帝後夢見桓帝怒曰『宋皇后何罪而絕其命？已訴於天，上帝震怒，罪在難救』也。」[30] 二是所謂「無辜委骸橫屍」，也就是引文中的「遊魂」。換言之，這些不得收葬的死屍包括強死、冤死及無後乏祀者。

「疫癘之來，皆由於此」，由上所述似乎是宗教上的理由，即委骸橫屍可為祟之故；但事實上，水葬、淺埋、棄屍草澤等屍體處置，亦極容易造成疫疾的散播。清代醫家周揚俊即指出：「因胔骼掩埋不厚，遂使大陵間積屍之氣隨天地之升降漂泊遠近。人在氣交之中，無可逃避，感

23 《後漢書》，頁一二〇四—一二〇五。
24 羅彤華，《漢代的流民問題》（台北：台灣學生書局，一九八九），頁一三〇—一三二。
25 孫詒讓，《周禮正義》第十二冊，頁二九〇一。
26 屈萬里，《詩經詮釋》（台北：聯經出版公司，一九八三），頁三七四。
27 羅彤華，《漢代的流民問題》，頁一三一—一三二。
28 參見林富士，〈試釋睡虎地秦簡中的「癘」與「定殺」〉，《史原》十五期（一九八六）一文的討論。
29 《後漢書》，頁二一一七。
30 《後漢書》，頁二一一八。

之而病而死。」[31]在此，提到了因「胔骼掩埋不厚」所引發的疫癘的擴散，「人在氣交之中，無可逃避」，掩骴有防疫癘的功能或目的是不言而喻的。

第三，以待天澤。《路史》云：傳說「神農氏制請雨法，瘞露骸以待天澤。」所謂「露骸」即暴露於外的骸骨。羅泌所說「神農氏制請雨法」，或是偽托之事。不過，《藝文類聚》一百、《太平御覽》三十五並引《神農求雨書》，是「其來久矣」。[32]所謂「瘞露骸以待天澤」尚見於漢代求雨儀式之中。

《春秋繁露・求雨》云求雨之法之一便是：

取死人骨埋之，開山淵，積薪而燔之。

蘇輿《義證》引《神農求雨書》：

春夏雨日而不雨，甲乙命為青龍，又為火龍，東方，小童舞之。丙丁不雨，命為赤龍，南方，壯者舞之。戊己不雨，命為黃龍，壯者舞之。庚辛不雨，命為白龍，又為火龍，西方，老人舞之。壬癸不雨，命為黑龍，北方，老人舞之。如此不雨，潛處闔南門，置水其外，開北門，取人骨埋之。如此不雨，命巫祝而曝之。曝之不雨，神山積薪，擊鼓而焚之。[33]

求雨祭儀的過程有「取死人骨埋之」、「取人骨埋之」的法術，證諸漢代史實亦有之。此人骨即「露骸」也。

《後漢書・郅惲傳》云，建武三年郅惲至廬江，遇積弩將軍傅俊東徇揚州。傅俊的軍士發塚陳屍，惲以為萬萬不可，乃諫曰：此舉「犯逆天地之禁，多傷人害物，虐及枯屍，取罪神明。」[34]所謂發塚陳屍會觸犯「天地之禁」、「取罪神明」，不一定是檯面之話。以下，周暢的例子便可說明。據說，周嘉之從弟暢，為河南尹，永初二年夏旱，於是，周暢「因收葬洛城傍客死骸骨凡萬餘人，應時澍雨，歲乃豐稔。」[35]稍早，周暢為此旱象久禱無應，而後，收葬客死無主的屍骨萬餘人，竟導致「澍雨」的即時而降。本章一開始所引用《管子・度地》所說，春天若不把枯骨朽屍掩埋，不把枯木砍伐，則夏旱便會發生，也可以由這個角度理解。換言之，「瘞露骸以待天澤」不僅是一套理念、信仰而已，形諸漢代求雨祭典，考諸當時行事都是有著落的。掩骴「以待天澤」、「虐及枯屍，取罪神明」與掩骴的目的與功能聯繫起來，也隱含著天人感應的思想。

第四，以慰遊魂。掩骴的目的之一，是怕無主或者無後的鬼魂干擾。換言之，一個人死後無人掩埋或祭祀，成為其死後不斷干擾生者正常生活的可能理由。

31 周揚俊，《溫熱暑疫全書》（北京：科技衛生出版社，一九五九），頁二九。
32 蘇輿，《春秋繁露義證》（北京：中華書局，一九九二），頁四二六。關於求雨方術，見陳夢家，〈商代的神話與巫術〉，《燕京學報》二十期（一九三六），頁五六三—五六六。
33 蘇輿，《春秋繁露義證》，頁四三〇。
34 《後漢書》，頁一〇二六。
35 《後漢書》，頁二六七六。

《新書・諭誠》記載一則周文王的傳說：

文王晝臥，夢人登城而呼己曰：「我東北陬之槁骨也，速以王禮葬我。」文王曰：「諾。」覺，召吏視之，信有焉。文王曰：「速以人君禮葬之。」吏曰：「此無主矣，請以五大夫。」文王曰：「吾夢中已許之矣，奈何其倍之也？」[36]

這是「無主」槁骨打擾生人的例子，其之所以打擾生人的原因可能是無人掩埋或乏祀，故曰：「速以王禮葬我。」此即是上引〔第(5)、(7)〕個案所說的「皆文王葬枯骨，人賴其德」、「周文（王）掩胔之義」也。《說苑・辨物》另有一則例子：

景公畋於梧丘，夜猶蚤，公枯坐，睡而夢，有五大夫北面倖盧，稱無罪焉。公覺，召晏子而告其所夢，公曰：「我其嘗殺不辜而誅無罪耶？」晏子對曰：「昔者先君靈公畋，五大夫罟而駭獸，故斷其首而葬之。曰『五大夫之丘』，其此耶？」（景）公令人掘而求之，則五頭同穴而存焉。公曰：「嘻！」令吏葬之。[37]

這個例子與賈誼《新書》所載極為相似，都是在強調王者的「仁德之政」。五大夫因「罟而駭獸」而被殺，身首異處，所以，五大夫便向景公申冤，自稱「無罪」。景公乃重新埋葬而平撫了冤魂的干擾。

本節一開始列舉的十一則掩骴的個案，可能也與上述的理由有關。《後漢書・陳寵傳》載陳寵在廣漢太守的任內發生的一件怪事，頗可說明掩骴「以慰遊魂」的禮俗孑遺：

> 先是雒縣城南，每陰雨，常有哭聲聞於府中，積數十年。（陳）寵聞而疑其故，使吏案行。還言：「世衰亂時，此下多死亡者，而骸骨不得葬，儻在於是？」寵愴然矜歎，即敕縣盡收斂葬之。自是哭聲遂絕。[38]

雒縣城南府中有鬼物作祟，「每陰雨，常有哭聲」，竟長達數十年之久。陳寵收斂了縣中無主或無後的骸骨之後，「自是哭聲遂絕」。

哭聲來自於不得善葬的「骸骨」，並不是陳寵或其下屬等少數人的信仰，在當時恐怕是相當普遍的。王充《論衡・論死篇》有云：

> 枯骨在野，時嗚呼有聲；若夜聞哭聲，謂之死人之音。非也，何以驗之？生人所以言語吁呼者，氣括口喉之中，動搖其舌，張歙其口，故能成言。譬猶吹簫笙，簫笙折破，氣越不括，手無所弄，則不成音。夫簫笙之管，猶人之口喉也；手弄其孔，猶人之動舌也。人死口喉腐敗，舌不復動，何能成言？然而枯骨時呻嗚者，人骨自

36 吳雲、李春台，《賈誼集校注》（河南：中州古籍出版社，一九八九），頁二一三。
37 趙善詒，《說苑疏證》（台北：文史哲出版社影印，一九八六），頁五五六—五五七。夢與鬼神的關係，參見林富士，〈試釋睡虎地秦簡〈日書〉中的夢〉，《食貨月刊》十七卷三、四期（一九八八）。
38 《後漢書》，頁一五五三。

有能呻鳴者焉；或以為秋（妖）也。是與夜鬼哭，無以異也。秋（妖）氣為呻鳴之變，自有所為，依倚死骨之側，人則謂之骨尚有知，呻鳴於野。草澤暴體，以千萬數，呻鳴之聲，宜步屬焉。[39]

又云：

寒骨謂能害人者邪？死人之氣不去邪？何能害人？雞卵之未字也；澒溶於轂中，潰而視之，若水之形；良雌偃伏，體方就成；就成之後，能啄蹶之。夫人之死，猶澒溶之時，澒溶之氣，安能害人？[40]

王充主在駁斥流行於齊民眾庶之間的信仰，即枯骨「時呻鳴」、「夜鬼哭」及寒骨「謂能害人」之成說。王充認為，枯骨呻鳴不是「死人之音」，而是秋氣為呻鳴之變。秋字，黃暉《校釋》以為當作「妖」、「祆」，又引《論衡・訂鬼篇》：「世稱紂之時，夜郊鬼哭，及蒼頡作書，鬼夜哭。氣能像人聲而哭，則亦能象人形而見；則人以為鬼矣。鬼之見也，人之妖也。」據此，鬼哭乃氣使然，枯骨呻鳴猶妖氣之變也。[41]另，解釋寒骨能害人亦以「澒溶之氣」解之；所謂「澒溶之氣」，王充形容就像雞蛋沒有孵化、生命體還混混沌沌地存在殼內的狀態。人死了，又回到這種混沌不清的狀態，混沌之氣「安能害人？」換言之，王充以傳統「氣論」[42]（「妖氣」、「澒溶之氣」）來破「骨尚有知」的庶民信仰。

不過，問題的重點並不在王充相不相信，或以氣論駁斥「骨尚有知」的庶民信仰是否較為合理，恐怕當時民間禮俗確把「草澤暴體」視為嚴重禁忌，以致掩骴才成為官方例行性的工作之一。這牽涉當時的魂魄觀，留待下節討論。

古人相信「無主」槁骨或寒骨能害人，祟人並不始於漢代，溯其源流，最有名的例子是《左傳》昭公七年伯有鬧鬼的故事。伯有強死，不得善終，之後成為厲鬼而為祟。鄭子產云：「鬼有所歸，乃不為厲。」所以便為伯有立了後嗣，其即不作祟害人了。楊伯峻《注》云：「立其子為大夫，則能受祭祀，有歸宿。」[43]反之，如楚子文預見越椒必滅本宗，臨死泣曰：「鬼猶求食，若敖氏之鬼不其餒而！」[44]亦即意謂子孫滅絕，無人祭祀之。另外，晉國叔向難公室無度，「幸而得死，豈其獲祀？」[45]這正是掩骴時為死者「設祭」的根據所在〈第(4)、(7)、(9)〉等條。前舉十一則個案，如戰死、天災而死等多屬不得善終的，這些「無主」屍骨都可稱之為「強死」

39 黃暉，《論衡校釋》（台北：台灣商務印書館影印，一九八三），頁八七七。

40 黃暉，《論衡校釋》，頁八八〇。

41 黃暉，《論衡校釋》，頁九三九。

42 關於傳統「氣論」的討論，參看杜正勝，〈形體、精氣與魂魄——中國傳統對「人」認識的形成〉，《新史學》二卷三期（一九九一）一文的討論。另外，杜正勝，〈從醫療史看道家對日本古代文化的影響〉，《中國歷史博物館館刊》總二十一期（一九九三），可一併參考。

43 楊伯峻，《春秋左傳注》（北京：中華書局，一九九〇），頁一二九二。

44 《左傳》宣公四年文。

45 《左傳》昭公三年文。

46 關於「強死」，請參看緒形暢夫，〈春秋時代における「強死」の諸相〉，《日本中國學會報》十五集（一九六三）。另外，可參看 Joseph S. M. Lau, "The Courage to be: Suicide as Self-Fulfillment in Chinese History and Literature", *Asian Culture Quarterly*, Vol. XVI, No.3 (1988)。

者。[46]《淮南子・椒真》云：「傷死者其鬼嬈。」所謂「傷死」一如強死，強死又乏祀，高誘《注》：「嬈，煩嬈，善行病祟人。」[47]這些「無主」的槁骨、寒骨皆是「行病」、「祟人」的主要來源了。[48]

此外，證諸考古資料，上述的說法亦可得到若干的佐證的。例如，雲夢睡虎地秦簡《日書・詰》作計所提到的鬼物，如「凶鬼」（簡八六七反）、「游鬼」（簡八四七反）、「不辜鬼」（簡八四四反）、「餓鬼」（簡八三四反）、「癘鬼」（簡八四四反）、「枯骨」（簡八四一反）等。所謂游鬼、餓鬼等可能是指乏祀之鬼，不辜鬼、枯骨大概有些便是「世衰亂時，此下多死亡者，而骸骨不得葬」所造成的。[49]若按照秦簡《日書・疫》的分類，鬼物大致可以分為兩大類，一是「父母」、「王父」、「王母」，相對於此，另一是所謂「外鬼」、「外鬼傷（殤）死」。[50]上引〈詰〉篇所提到的各式各樣的鬼物大多是屬於後者。[51]其中，「外鬼傷（殤）死」者的「傷死」大概等於前引《淮南子》所說「傷死者其鬼嬈」；同樣的，在《日書》中，這一類鬼物引起了疾病或導致了身體、器官的異常。[52]而掩骴所處理的正是這些「枯骨」、「外鬼」了。

秦簡《日書》所反映的鬼神觀，已有若干學者討論過。[53]林劍鳴的研究指出，墓主喜曾擔任過秦的地方官，所以，在其隨葬品中有大批律令文書是不難理解的。但是，為何又以《日書》陪葬呢？從湖北江陵張家山漢墓、阜陽雙古堆漢墓和甘肅天水放馬灘秦墓出土的隨葬品來看，《日書》與律令共存的現象與其說是偶然，毋寧說是一種「規律」。林劍鳴推測，日者與官吏集於一身是秦代以來的「通例」。因為在當時實際業務的需要之下，術數與儒家的學問一樣成為官吏必備的基礎知識。[54]日者與官吏是否集於一身，值得商榷。但若以地方官吏處理掩骴等事宜來看，

47 劉文典，《淮南鴻烈集解》（北京：中華書局，一九八九），頁四八。

48 關於傷死者善行病祟人的禮俗，可以參見李豐楙，〈先秦變化神話的結構性意義：一個「常與非常」觀念的考察〉，《中國文哲研究集刊》四期（一九九四），頁三〇二—三一一；〈台灣民間禮俗中的生死關懷——一個中國式結構意義的考察〉，《哲學雜誌》八期（一九九四），頁三二—五三；林富士，《孤魂與鬼雄的世界：北台灣的厲鬼信仰》（台北：台北縣立文化中心，一九九五）。另外，栗原圭介，〈磔禳の習俗について〉，《東方學》四十五輯（一九七三）；James L. Watson and Evelyn S. Rawski (eds.), *Death Ritual in LateImperial and Modern China*, (Berkeley: University of California Press, 1988) 等有相關的討論，可一併參見。

49 睡虎地秦墓竹簡整理小組編，《睡虎地秦墓竹簡》（北京：文物出版社，一九九〇），頁二一二—二一六，〈詰〉篇。另參見工藤元男，〈睡虎地秦簡「日書」における病因論と鬼神の關係について〉，《東方學》八十八輯（一九九四）。

50 《睡虎地秦墓竹簡》，頁一九三。

51 〈詰〉篇的討論，見 Donald Harper, "A Chinese Demonography of the Third Century B. C.", *Harvard Journal of Asiatic Studies*, 45: 2 (1985), pp. 459-498；劉樂賢，《睡虎地秦簡日書研究》（台北：文津出版社，一九九四），頁二二五—二六六的討論。這種信仰，在古代應該相當普遍。如湖北包山楚簡簡文記載禳除的對象即有「不辜」（簡二一七、二四八）、「殤」（簡二二二、二二五）、「兵死」（簡二四一）、「水上與沒人」（簡二四六）等。見李零，〈包山楚簡研究（占卜類）〉，《中國典籍與文化論叢》一輯（一九九三），頁四四二—四四三。

52 例如，「一宅中，毋（無）故而室人皆疫，或死或病（簡八五九反）」、「一宅中毋（無）故室人皆疫，多瞢（夢）米（寐）死（簡八五六）」、「人毋（無）故一室人皆疫，或死或病，丈夫女子隋（墮）須羸髮黃目（簡八五二反）」、「毋（無）氣之徒而（止童）（動）終日，大事也；不終日，小事也（簡八三五反）」、「一室人皆毋（無）氣以息，不能童（動）作（簡八六〇反）」、「一室人皆夙（縮）筋（簡八五七反）」、「女子不狂癡，歌以生商（簡八四九反）」、「人毋（無）故而笱（簡八三六）」、「遽鬼執人自伐（簡八二八反）」。

53 蒲慕州，〈睡虎地秦簡〈日書〉的世界〉，《中央研究院歷史語言研究所集刊》六十二本四分（一九九三）：Mu-Chou Poo, "Popular Religion in Pre-imperial China: Observations on the Almanacs of Shui-hu-ti", *T'oung Pao*, 79 (1993)。

54 林劍鳴，〈秦漢政治生活中的神祕主義〉，《歷史研究》一九九一年四期，頁一〇七—一一六。

前面所引《後漢書・陳寵傳》所反映的事實，或許不是個別、孤立的案例。《日書》中〈詰〉、〈病〉二篇所載的內容也許是官吏解決地方庶政不得不備的知識了。

從若干個案可以整理出一條線索：即掩骴的目的，除了撫恤、防疾癘等功能之外，同時也與「天地之禁」有極密切的關聯。「取死人骨埋之」，不僅是古代官吏的庶務，也見於求雨的祭儀。而且，掩骴有「以慰遊魂」的功能，這透露出當時其中一種庶民魂魄觀，如王充所說「人則謂之骨尚有知」，這裡的「人」當然指的是社會上的一般人（特別是齊民階層）而言的。

掩骴與魂魄：屍骨有知的民間信仰

「掩骴」是建立在人死後屍骨本身仍有感知的信仰之上，所以「草澤暴體」成為必須處理之事。而屍骨有知與當時某種魂魄觀有關。[55]之所以用「某種」魂魄觀的字眼，主要是考慮魂魄觀之類的課題，雖在同一文化傳統之中，未必會有一致的看法。以中國之大、歷史之久，必不可能只有一套靈魂觀。而實際上，一般齊民眾庶的心靈圖像可能雜糅了二種甚至二種以上的靈魂觀。王充在《論衡》中論及鬼或鬼物時，往往以「一曰」來陳述當時之人不同意見，毋寧是較可信的。[56]

過去學者討論過中國早期魂魄觀，與其他主要文明相較，發現中國具有特殊的「無靈魂的人生觀」。在此人生觀的影響之下，中國人遂於形而上的靈界探討甚少興趣，而其他宗教信仰亦難在中國盛大發展，甚至於萎縮。[57]另有學者以為，先秦兩漢時期逐漸形成一種「二元的靈魂觀」。這種靈魂觀顯示，人死後魂魄同時離開身體，魂升天而魄降地。[58]又有學者指出，大抵自春秋中晚期以下，中國人以「氣論」來理解宇宙自然與人體諸現象，亦即將人之生死視為氣之聚散，或者將魂魄內化為一氣之屈伸。[59]以上，三種不同的研究取徑，所呈現的魂魄觀在當時可能是並存而不衝突的。然而，論者單獨討論魂、魄的觀念，卻鮮少觸及古人對屍骨的信仰，恐怕仍有所不足。

在進入正式的討論之前，我們不妨先回顧上一節所舉的第(11)條史料：「（晉）愍帝三年六月盜發漢霸、杜二陵，……。辛巳，大赦。敕雍州掩骼埋胔，修復陵墓，有犯者誅及三族。」此則掩骴的個案，起因盜墓而屍骨外露。令人感到有興味的是古代盜墓刑責之重，「有犯者誅及三

---

55 靈魂，或稱為魂與魄。關於魂魄兩者的分別，經師注疏所論甚多，不過，誠如蒲慕州先生所說：「魂與魄之間的差別何在，在一般人思想中可能是十分模糊的」，詳細討論見氏著，《墓葬與生死——中國古代宗教之省思》（台北：聯經出版公司，一九九三），頁二一二—二一七。另拙稿，〈人魄考〉，《北縣文化》三十九期（一九九四）。

56 黃暉，《論衡校釋》，頁九三〇—九四六。

57 錢穆，〈中國思想史中之鬼神觀〉，收入氏著，《靈魂與心》（台北：聯經出版公司，一九八四），頁六三。

58 余英時，〈中國古代死後世界觀的演變〉，收入《燕園論學集》（北京：北京大學出版社，一九八四），頁一八五。相關的討論有：Ying-shih Yu, "Life and Immortality in the Mind of Han China", *Harvard Journal of Asiatic Studies*, 25 (1964-1965); "New Evidence on the Early Chinese Conception of Afterlife: A Review Article", *Journal of Asian Studies*, 41:1 (1981); O Soul, "Come Back!: A Study in the Changing Conceptions of the Soul and Afterlife in Pre-Buddhist China", *Harvard Journal of Asiatic Studies*, 47:2 (1987).

59 杜正勝，《形體、精氣與魂魄》，頁三六—四一。另參見氏著，〈生死之間是連繫還是斷裂——中國人的生死觀〉，《當代》五十八期（一九八六）。

族」。杜正勝先生也注意到此一課題，即早在漢初盜墓之罪已重於盜宗廟，下逮於唐律亦然，盜墓死罪。他以為：

……如果僅從社會結構的角度去解釋嚴禁盜墓，似乎不太完滿；但如果再從中國人死後世界的觀念來考察，意義才會更加顯著。世界上許多民族都有死後世界，但中國人的死後世界既非基督教的天堂，也非佛教的淨土，在佛教流行之前也沒有近東或南亞式的地獄。中國人相信魂魄雖然無所不在，但經常的居住處所則是墳墓。盜墓重刑當與此信仰有密切的關係……60

盜墓不只破壞死者「居住處所」，還損及死者屍骨，故要「掩骼埋胔」，這涉及了屍骨有知的信仰。盜墓類似前舉《後漢書》傳俊的軍士發塚陳屍，都是犯逆天地之禁，「虐及枯屍，取罪神明」的惡行。由(11)條史料所示，

屍骨有知，由諸多掩骴的個案可知一二。接著，筆者企圖從屍亡、飛屍及鎮墓文中相關資料所反映的屍骨觀念，進一步申述掩骴背後的魂魄觀。先說屍亡傳說。

屍，即指屍體；亡，即遺失或逃亡之意。兩漢之間有幾件臨殯之際，屍體突然不見（自己逃亡）的異聞。其中，以鱉令、尹齊、樓上新婦三件個案較廣為人知。這些屍體或復生，或有作祟能力，頗可從中探究漢人對屍骨有知的信仰。

鱉令，或作鱉靈。其事載於《本蜀論》、《蜀王本紀》、《風俗通義》等漢代典籍。61《水經注》卷三十三，引來敏《本蜀論》曰：

荊人鼈令死，其屍隨水上。荊人求之，不得。令至汶山下復生。起見望帝。望帝者，杜宇也。……望帝立以為相。時巫山壅（壅字原脫）峽而蜀水不流。帝使令鑿巫峽通水，蜀得陸處。望帝自以德不若，遂以國禪，號曰「開明」。[62]

又，《太平御覽》卷八百八十八，載《蜀王本紀》云：

荊有一人名鱉靈，其屍亡去。荊人求之不得。鱉靈屍至蜀，復生，蜀王以為相。[63]

又，《風俗通義・輯事》所載大意相同：

荊鱉令死，屍隨水上，荊人求之，不得也。鱉令至岷山下，已復生起，見蜀望帝，帝使鱉令鑿巫山，然後蜀得陸處。[64]

這裡提到了鱉令死又「復生」。所謂「屍亡去」、「屍隨水上」的意思，有的學者以為：

60 杜正勝，〈什麼是新社會史〉，《新史學》三卷四期（一九九二），頁一〇九—一一〇。
61 任乃強，《華陽國志校補圖注》（上海：上海古籍出版社，一九八七），頁一二一—一二二，注一四所引資料；劉琳，《華陽國志校注》（成都：巴蜀書社，一九八四），頁八九六—八九九。相關討論見馮廣宏，〈洪水傳說與鱉靈治水〉，收入李紹明、林向、徐南洲主編，《巴蜀歷史、民族、考古、文化》（成都：巴蜀書社，一九九一）。
62 任乃強，《華陽國志校補圖注》，頁一二一。
63 任乃強，《華陽國志校補圖注》，頁一二一。
64 王利器，《風俗通義校注》（台北：漢京文化有限公司，一九八三），頁五九五。

「云屍亡者，鱉令犯罪當死，乃偽稱投水而潛走投蜀。故楚人求其屍不得，而謂在蜀復生也。」[65]這是今人的理解。事實上，這一類死而復生的傳述後代極多。[66]甘肅天水放馬灘一號秦墓出土的《墓主記》的幾支簡亦有類似的故事。[67]可見「復生」之說，對當時之人而言，並不是完全難以接受的異聞。

至少，應劭在《風俗通義》收入鱉令之事是站在足以徵信的立場，故云：「見於書傳」、「豈虛也哉」。[68]

與本章題旨相關的是：鱉令「屍亡」之傳說是否能證明人死後屍骨猶有感知這樣的信仰？漢代尹齊「屍亡」之事，可以讓我們進一步討論。據《史記・酷吏傳》所載，尹齊在淮陽都尉任內病死，「所誅滅，淮陽甚多，及死，仇家欲燒其屍，屍亡歸葬。」所謂「屍亡」，《史記集解》引徐廣曰：

> 尹齊死未及殮，恐怨家欲燒之，屍亦飛去。[69]

此事亦見於《漢書・酷吏傳》。但「屍亡歸葬」一句，班固以為怪誕不實而改易：

> ……（尹齊）所誅滅淮陽甚多，及死，仇家欲燒其屍，妻亡去，歸葬。[70]

亦即將「屍」改為「妻」，表示尹齊歸葬並非屍體自行「飛去」本鄉，而是得自家屬的幫助。周壽昌《漢書注校補》亦云：「《史記》作屍亡去，言其家匿其屍無可跡，若亡去也。如徐（廣）說則異事，必無此理。此云妻亡去歸葬，較得事實。」[71]雖然，改「屍」為「妻」較得事實，但未必合於《史記》原意。司馬遷以為尹齊「屍亡歸葬」，可能反映當時人確如此相信，或有如此之傳聞。實則，尹齊「屍亦飛去」的異事，有人以為是荒誕不經之談。如班固以私意改之；也有人相信，如應劭《風俗通義・怪神》即主張可信：「漢淮陽太守尹齊，其治嚴酷，死未及殮，怨家欲燒之，屍亦飛去。」他並以此來證明所謂怪神的傳聞，未必都是虛言的。[72]而王充則另持「竊舉持亡」之說。

所謂「竊舉持亡」與《漢書》「妻亡去歸葬」之說頗為類似。王充認為，也許是尹齊之故吏知道冤家可能尋仇，便暗中運走尹齊的屍骨。但另一方面，卻又擔心尹齊的仇家反過來找他們麻煩，於是偽造尹齊屍體自己飛去逃走的謠言：

---

65 任乃強，《華陽國志校補圖注》，頁一二二。

66 參見 Stephen F. Teiser, "Having Once Died and Returned to Life: Representation of Hell in Medieval China", *Harvard Journal of Asiatic Studies*, 48:2 (1988); Robert F. Campany, "Return-from-Death Narratives in Early Medieval China", *Journal of Chinese Religion*, 18 (1990)。

67 李學勤，〈放馬灘簡中的志怪故事〉，《文物》一九九〇年四期，頁四三—四七。另參杜正勝，〈從眉壽到長生——中國古代生命觀念的轉變〉，《中央研究院歷史語言研究所集刊》六十六本二分（一九九五），頁四〇八—四〇九；及 Donald Harper, "Resurrection in Warring States Popular Religion", *Taoist Resources*, 5:2 (1994)，另有不同的理解。

68 王利器，《風俗通義校注》，頁四二八。

69 《史記》，頁三一五一。

70 《漢書》，頁三六五九。

71 周壽昌，〈漢書注校補〉，收入《周陳二氏漢書補證合刊》（台北：鼎文書局，一九七七），頁八七三。

72 王利器，《風俗通義校注》，頁四二八頁。

淮陽都尉尹齊，為吏酷虐，及死，怨家欲燒其屍，（屍）亡去歸葬。夫有知，故人且燒之也；神，故能亡去。曰：尹齊亡，神也，有所應。秦時三山亡，週末九鼎淪，必以亡者為神，三山、九鼎有知也？或時吏知怨家之謀，竊舉持亡，懼怨家怨己，云自去。凡人能亡，足能步行也。今死，血脈斷絕，足不能復動，何用亡去？吳烹伍子胥，漢菹彭越。燒、菹一僇也；胥、越一勇也。子胥、彭越不能避烹亡菹，獨謂尹齊能歸葬，失實之言，不驗之語也。[73]

上面引文，前半段可以反映一般人對屍骨有知的信仰，即尹齊「有知，故人且燒之也；神，故能亡去」，「尹齊亡，神也，有所應」。王充的反駁是：凡人能夠逃亡，是因為腳能走路，現在人死了，血脈斷絕，腳不能再走動，何來「亡去歸葬」之說？但是，若人死屍骨無知，魂魄皆去，所餘唯皮骨血肉如爪髮然，何復重視？既便燒之，亦不足懼。顧炎武即云：「夫欲燒其屍，仇之深也。欲燒之而屍亡，是死而有靈，猶知燒之可畏也。」[74]死而有靈，屍骨有知也。

從前面王充駁枯骨「時呻鳴」、寒骨「能害人」，其謂尹齊屍亡為「失實之言，不驗之語」，可以預料。而王充另主「竊舉持亡」之假說，似不無道理，後人著作如《黃氏日鈔》、《日知錄》等論及此事時皆採之。[75]不過，從另外一個角度考慮，若不是一般人相信屍體或骸骨有知，尹齊故吏散播其「自去」的謠言恐怕很難取信於人的。況且，尹齊仇家又非三歲童子，豈會因為有了這種謠言就信以為真的放棄復仇？黃暉《論衡校釋》即指出：

孫曰：《史記》重「屍」字，《漢書》作「妻亡去歸葬」。「屍」下有「妻」字。

《論衡》定脫「屍」字。（王）仲任言史事，多本太史公。此一證也。果作「妻亡去歸葬」，則是妻竊屍而去。竊屍而去，事何足異？則仲任之所辯論，為無據矣。此二證也。《論衡》原文與《史記》同，毫無可疑。班氏蓋以己意改之也。[76]

又云：

黃震曰：「《漢》注謂鬼有知而亡去。每疑棺屍無亡去之理。如《論衡》之說，近之矣。」楊慎曰：「屍亡去者，謂齊死而遺命其家潛逃歸葬耳。」按，如楊說，則《史》文當作「遺命亡去歸葬」，不得云「屍」也。至以「屍亡去」，為事涉神怪，當以仲任此說解之。[77]

根據黃暉的考證：(1)此事當以《史記》所載為確，班固以己意改動。若按班氏之說，則王充所辯論，則失依矣。(2)班固之所以憑己意改《史記》文，是尹齊事涉神怪也。黃震云：「每疑棺

73 黃暉，《論衡校釋》，頁九〇五。
74 顧炎武，《日知錄》（台北：文史哲出版社，一九七九），頁四五一，〈火葬〉條。顧氏反對火葬，無疑的受傳統對形體、屍體的觀念影響。相關討論見川勝守，〈東アジア世界における火葬法の文化史：三—十四紀について〉，《東洋史論集》十八號（一九九〇），頁一—三三。
75 轉引自王利器，《風俗通義校注》，頁四三三。
76 黃暉，《論衡校釋》，頁九〇四。
77 黃暉，《論衡校釋》，頁九〇五。

屍無亡去之理。」但此乃少數知識分子之質疑，恐怕一般齊民眾庶是深信「骨尚有知」而能為祟的。漢代「樓上新婦」的傳說便流行一時。此事亦是臨殯屍體不見。

據載，後漢時期汝南郡汝陽縣西門亭有鬼魅出沒。賓客宿止，輒有人死亡，其厲厭者，皆亡發失精。《風俗通義》有云：

> 先時頗已有怪物。其後，郡侍奉掾宜祿，鄭奇來，去亭六七里，有一端正婦人，乞得寄載。奇初難之，然後上車。入亭，趨至樓下。吏卒檄白：「樓不可上。」奇曰：「我不惡也。」時亦昏冥，遂上樓，與婦人棲宿。未明發去。亭卒上樓掃除，見死婦，大驚，走白亭長。亭長擊鼓會諸廬吏，共集診之。乃亭西北八里吳氏婦新亡，以夜臨殯，火滅，火至失之；家即持去。奇發行數里，腹痛，到南頓利陽亭加劇，物故，樓遂無敢上。[78]

事情發生在汝陽縣西門亭附近。[79]重點有三：(1)亭西北八里的地方吳氏婦人甫亡，晚間要裝殮時，突然火滅，等火點燃，屍體竟然不見。(2)郡侍奉掾宜祿縣的鄭奇路經此處，有一不知名的婦人要求搭乘便車，兩人夜宿西門亭樓上。天未亮，鄭奇就出發，不久腹痛，暴斃而死。(3)另外一條線索是，隔日亭卒上樓打掃，發現死婦屍體，大驚，亭長召集各里廬吏一起察看這位婦人，被指認即前述吳家甫死的婦人。最後，吳家將死者屍體領回。換言之，該夜與鄭奇共宿燕好者，即此新婦。

在樓上新婦這則傳聞裡，這位新亡的屍體不僅有活動能力，並且，導致鄭奇死亡。可見尹齊

「飛屍」並非孤立的個案，吳氏新亡婦也是火滅之時「失之」，難道也是「竊舉持亡」、被人偷走了嗎？事實上，《潛夫論・巫列》論及漢代種種神怪，亦有飛屍之說，意指宅中的客鬼，「土公、飛屍、咎魅、北君、銜聚、當路、直符七神，及民間繕治微蔑小禁，本非天王所當憚也。」[80]而《論衡・訂鬼篇》中提到的庶民信仰，「凶禍之家，或見蜚屍，或見走凶，或見人形，三者皆鬼也。」[81]所謂蜚屍，蜚通飛，即是能飛行的屍體，一如尹齊與樓上新婦。另同書〈解除篇〉亦云：「宅中主神，有十二焉。青龍、白虎，列十二位。龍虎猛神，天之正鬼也。飛屍流凶，安敢安集。」[82]意思是說，宅中的主神有十二位，青龍、白虎位居十二個家神之中；龍、虎勇猛神異，是天所統轄的神。能飛的屍體、奔跑流竄的物怪不敢隨便聚集到家宅。

順著本節所徵引材料的脈絡，我們稍稍檢討目前學界對漢代魂魄觀的一些觀察。例如，余英時先生指出，人「魂與魄合則生，魂與魄散則死。這是一種二元的靈魂觀，在世界各文化中頗具特色。更值得注意的是魂魄分散之後，一上天，一入地」。[83]然而，魄「入地」到底如何理解

---

78 王利器，《風俗通義校注》，頁四二五。

79 汝陽，古縣名。屬汝南郡，治所在今河南上蔡縣西北。另，文中所提到的「亭」，其在古代宗教、民俗的地位，參見江紹原，《中國古代旅行之研究：側重其法術的和宗教的方面》（上海：商務印書館，一九三七）。另外，角谷常子的研究指出，在漢代「亭」除有警察、驛站之意，也負責屍體的管理與處理，詳見角谷常子，〈漢代畫像石研究ノート〉，《泉屋博古館紀要》七卷（一九九一）。

80 汪繼培，《潛夫論箋》（台北：漢京文化有限公司，一九八四），頁三〇六。

81 黃暉，《論衡校釋》，頁九三六。

82 黃暉，《論衡校釋》，頁一〇三七。

83 余英時，《從價值系統看中國文化的現代意義》（台北：時報文化有限公司，一九九二），頁一二一。

呢？是存在於前述的墳塋內還是入了黃泉、幽都？其與屍體之間的關係又如何？《禮記・禮運》說人死「體魄則降，知氣在上。」〈郊特牲〉以為「魂氣歸於天，形魄歸於地，故祭，求諸陰陽之義。」余先生認為，這可算是漢代人「二元靈魂觀的最後定本」，「根據這一最後定論，人死則魂魄同時離去，魂升天而魄入地；魂與魄在此都是主動的。」[84]就所謂「二元靈魂觀」，筆者有以下幾點質疑：

(1)「二元靈魂觀」是否是當時唯一（或主要）的靈魂觀？

(2)如果答案是保留或否定的話，那麼，上述「最後定本」可能把在這之前相關但不一定是相同系統的魂魄材料視為形成「二元靈魂觀」不同階段的材料。這樣，在解釋上是否具有說服力？

(3)這套「靈魂觀」對「魂上天」、「魄入地」的解釋交代得並不清楚。回到本章主題，所謂「體魄則降」、「形魄歸於地」的「體」、「形」如何理解？其與「魄」的關係為何？

李淑珍在《東周喪葬禮制初探》對魂魄的討論也許是較具體可信的。她說：

> 筆者以為，所謂魄下地，並非離開形體自行入黃泉，否則隨葬屍體旁的人馬器物便沒有意義；魄是環繞屍體四周，使屍體亦有若干感知，能在地下世界過著與人世相當的物質生活。而所謂魂上天，也不必是在天庭覓得居所不再游移，而是「無所不之」；魂平時附於廟中神主上，祭祀時附於屍上；儺疫驅鬼，魂受驚動而離主，故孔子朝服立於阼階以依神（《論語・鄉黨》）；大概只有王公貴人的魂才能偶爾到天上去一遭。[85]

所以，她認為魂升魄降「從魂無所不之，魄隨形骸」的角度立論是較周全的。[86]至於形骸是否必須有魄依附而有感知，抑或形骸本身即有感知，史料有闕，難以斷定。不過，由上述「樓上新婦」的個例來看，該屍能奔亡，能搭乘人車，又能與生人交歡，則形骸本身似有知覺。

魄隨形骸，或使屍體有所感知。從現存漢代墓券所見，當時之人對死者即是以「屍」、「伏屍」、「伏屍既骨」、「屍骸」、「青骨死人」等名稱呼之；而且，更重要的是，這些形骸、屍骨是具感知，可以驅使的。茲抄錄若干資料如下：[87]

(1)漢黃龍元年（公元前四十九年）五月諸葛敬買田券：「田中若有屍死，男即當為奴，女即當為婢，皆當為諸葛敬趨走給使。」[88]

(2)漢建武中元元年（五十六年）四月徐勝買田券：「田中若有屍死，男即為奴，女即為婢，皆當徐勝給使。」[89]

---

84 余英時，《中國古代死後世界觀的演變》，頁一八五。

85 李淑珍，《東周喪葬禮制初探》（台北：台灣師範大學歷史研究所碩士論文，一九八六），頁七九—八〇。

86 李淑珍，《東周喪葬禮制初探》，頁八〇。

87 關於墓券的流變，請參見以下各文的討論：陳槃，〈於歷史與民俗之間看所謂「瘞錢」與「地券」〉，收入《中央研究院國際漢學會議論文集——歷史考古組（中）》（台北：中央研究院，一九八一）；王德剛，〈漢代道教與「買地券」、「鎮墓瓶」〉，《文獻》一九九一年二期；韓森，〈宋代的買地券〉，收入鄭廣銘、漆俠主編，《國際宋史研討會論文選集》（保定：河北大學出版社，一九九二）；Anna Seidel, "Traces of Han Religion in Funeral Texts Found in Tombs", 收入秋月觀暎編，《道教と宗教文化》（東京：平河出版社，一九八七）；Terry F. Kleeman, "Land Contracts and Related Documents", 收入《中國の宗教、思想と科學：牧尾良海博士頌壽紀念論集》（東京：國書刊行會，一九八四）。

88 池田溫，〈中國歷代墓券略考〉，《東洋文化研究所紀要》八六（一九八一），頁二六六。

89 池田溫，〈中國歷代墓券略考〉，頁二六七。

(3)漢元和二年（八十五年）四月東郡太守馬榮買地券：「如地中伏屍，男為奴，女為婢。」[90]

(4)漢延光四年（一二五）東郡太守李德買地券：「如地中伏有屍骸者，男為奴，女為婢。」[91]

(5)漢光和元年（一七八年）十二月平陰縣曹仲成買塚田券：「田中有伏屍既骨，男當作奴，女當作婢，皆當為仲成給使。」[92]

(6)漢光和二年（一七八年）十月王當等買田券：「青骨死人王當弟侶、偷及父元興[等]，從河南□□[左][仲][敬]子孫等，買谷郟亭　部三佰（陌）西袁田十畝，以為宅。」[93]

(7)漢光和五年（一八二年）二月太原太守中山劉氏買田券：「青骨死人劉公，則自以家田三梁□東佰南田廿八畝，南北長七十步，東西廣九十六步，中有丈尺，券書明白。」[94]

(8)漢中平五年（一八八年）三月雒陽大女房桃枝買地券：「田中有伏屍，男為奴，女為婢。」[95]

(9)漢中平五年（一八八年）三月東郡太守買地券：「如地中伏屍，男為奴，女為婢。」[96]

以上資料中，「屍」、「屍骸」、「骨」的意思清楚，至於「伏屍」當指臥伏、潛隱於地中的屍骨，故云「地中伏屍」。而這些「伏屍」、「屍骸」，由上得知是能供買主「趨走給使」、「給使」，「男當作奴，女當作婢」。而買主甚至自稱「青骨死人」〔第(6)、(7)例〕。當然，他們是有感知的，因此，「能在地下世界過著與人世相當的物質生活」，包括墓券所見的奴婢制度。

其次，墓券所說「田中若有屍死」、「如地中伏有屍骸者」的「屍」、「屍骸」的身份為何？恐怕就是我們在上一節所討論掩骴的對象。所謂「如地中伏有屍骸者」，不就是說「假如地中有伏藏、買主不知道的屍骸」之意嗎？

這些「伏屍」，可能包括因天災人禍所遺留的不殮、不收的屍骨，有無後乏祀或冤死、強死者；而且，「伏屍」是能感知的。從上引九條資料推測，死者的子孫為了保護死者的安危，還必須在墓券中明書「若有屍死」，這些屍就成為死者的「給使」。由此，也可見一般人對於棄置不收或不殮的無主屍骨的恐懼心態。

棄置不收或不殮的屍骨，或墓券所謂的「伏屍」、「屍骸」，在漢代曾被稱之「亡人魄」。據《風俗通義》記載，陳國人張漢直到南陽郡去，隨著原京兆尹延叔堅習《春秋左氏傳》。行後數月，

> 鬼物持其女弟言：「我病死喪在陌上，常苦飢寒，操一量不借，掛屋後楮上，傅子方送我五百錢，在北墉中，皆亡取之。又買李幼一頭牛，本券在書篋中。」往求索之，悉如其言。婦尚不知有此妹，新從驚家來，非其所及。家人哀傷，益以為審。父母諸弟，衰絰到來迎喪，去精舍數里，遇漢直與諸生十餘人相隨，漢直顧見其家，怪其如此。家見漢直，謂其鬼也，惝惘良久。漢直乃前為父拜，說其本末，且悲且喜。[97]

90 池田溫，〈中國歷代墓券略考〉，頁二六七。
91 池田溫，〈中國歷代墓券略考〉，頁二六七。
92 池田溫，〈中國歷代墓券略考〉，頁一七八。
93 池田溫，〈中國歷代墓券略考〉，頁二二〇—二二一。
94 池田溫，〈中國歷代墓券略考〉，頁二二一—二二二。
95 池田溫，〈中國歷代墓券略考〉，頁二二二—二二三。
96 池田溫，〈中國歷代墓券略考〉，頁二七〇。
97 王利器，《風俗通義校注》，頁四〇九。

鬼物自謂「我病死喪在陌上」，可見是乏人掩埋祭祀之屍。「常苦飢寒」一句，正描繪了死者死後的情形。鬼物偽作張漢直聲氣而驚動其父母諸弟。可以從中瞭解「客死」或無法歸葬的孤魂確實是會干擾生者的。而「死喪在陌上」的屍體才能造成人們的禁忌了。若聯繫到我們上面所討論的魂魄問題，上面這則異聞，應劭便題名為「世間多有亡人魄持其家語聲氣，所說良多」。在此，他稱「死喪在陌上」的屍體為「亡人魄」，或許可為所謂「魄下地」或「魄隨形骸」的原意略作補充。

總之，人死後並不是簡單的「魂魄同時離去」而已。而「魄入地」，若是與屍骨無涉，則墓券所說「田中若有屍死，男即當為奴，女即當為婢」，便是沒有意義的。換言之，屍體若無感知，不僅鰲令、尹齊、樓上新婦等事難以理解，掩骴風俗中所蘊含的宗教或信仰的層面也可能晦而不彰了。

從以上討論我們可以得知：(1)掩骴的對象，主要是處理一些棄置不收或不殮的屍體。這些屍體的來源，主要有兵災、自然災害、客死、盜墓或因疾而死不能收葬等。(2)掩骴的目的，除了撫恤、防疾等用意之外，也有一些宗教、信仰的因素。古人相信棄置不殮或不收的無主屍骨是會祟人的，因此「以慰遊魂」成了重要的功能之一。(3)掩骴是建立在「屍骨有知」這樣一種魂魄觀之上。筆者曾在另外一篇論文提到：傳統靈魂觀似乎有「身體化」或「骨骼化」的傾向。[98]正因為人死後魂魄離散不能完全獨立於屍骨而存在，以致「若有死於道路者」、「田中若有屍死」才成為人們的忌諱。

再者，透過以上對掩骴的考證，我們可以對漢代所謂「二元靈魂觀」的假說有進一步的考慮。由掩骴的實例來看，離開屍體形骸而單論魂魄或靈魂不朽的信仰，恐非中國文化的主流。所謂「鍊人身體」（《抱朴子・金丹》）誠中國人追求不死之迷夢。[99]

最後，茲引明代醫家李時珍《本草綱目・人部》評論「人骨」的部份以為結束：

> 古人以掩暴骨為仁德，每獲陰報；而方伎之流，心乎利慾，乃收人骨為藥餌，仁術固如此乎？且犬不食犬骨，而人食人骨可乎？父之白骨，唯親生子刺血瀝之即滲入。又《酉陽雜俎》云：荊州一軍人損脛。張七政飲以藥酒，破肉去碎骨一片，塗膏而愈。二年餘復痛，張曰：所取骨寒也。尋之尚在床下，以湯洗綿裹收之，其痛遂止。氣之相應如此，孰謂枯骨無知乎？仁者當悟矣。[100]

古人掩骴而獲陰報，已見本章所徵引的案例。令人感到興趣的是《酉陽雜俎》的這個例子，張七政破患者肉「去碎骨一片」，並將此骨藏於床下。結果患者病癒後二年復發，原來是床下碎骨寒感應所致。如果「裹收」患者棄置的碎骨能治病的話，那麼「瘞露骸以待天澤」非虛言。孰謂屍骨無知乎？請看《周禮》掩骴之義。

98 詳見拙稿，〈屍體、骷髏與魂魄——傳統靈魂觀新論〉，《當代》九十期（一九九三），頁四八—六五。另可參見孫其剛，〈薩滿教骨骼藝術的含義〉，《中國歷史博物館館刊》總二十二期（一九九四），頁九八—一〇三。

99 李零，〈屍體防腐、冶金和煉丹〉，《文物天地》一九九二年四期，頁一七—二〇。另外，可參見李零，《中國方術考》（北京：人民中國出版社，一九九三），頁二八七—三〇三。

100 李時珍，《本草綱目》（北京：人民衛生出版社，一九九一），下冊，頁二九六〇—二九六一。

鬼神之病與「場所」

祟病[1]是指鬼神引起的想像之病。[2]一個人為什麼會被鬼神作祟？原因很多，傳統醫學對這一類疾病的其中一種（不是唯一的）解釋，即是患者在發病或暴斃之前曾經涉足鬼神活動之所。一直到今天，不少人仍然相信如墳墓、山林、空房、人跡罕至的地方或是某些死過人（尤其是凶死）的場所是會鬧鬼作祟的。在進入這個主題之前，我必須對祟病的意涵與相關的醫書材料性質先作交代。

首先，是有關疾病的概念。祟病既稱之為「病」，似乎是帶有「負面」或「異常」的意思。E. Kraepelin認為「疾病」（disease）與「病態」（illness）是有差別的，前者指的是疾病實體（disease entity），它經由生物學語言的描述，反映機體主要功能的變化；而病態（illness）與不適是指人在社會生存不利的狀態，是一種價值概念，反映病人的感受、體驗，即疾病對其特殊意義。[3]本章在討論時並不嚴格區分這二者的不同，事實上是混在一起使用的。至於，對祟病這一類極為特殊的疾病，正常或異常的定義也容易發生爭議的。它最少有三種可能性：一、醫學上認定不是異常，但社會／文化上認為是異常；二、社會／文化認定不是異常，但醫學上認為是異常；三、醫學和社會／文化的觀念上都認為是異常。[4]如果我們從不同的角度去取材，祟病在不同的脈絡中可能會呈現相反的面貌。本章既然取材於傳統醫書，基本上是把祟病當作一種異常的生病經驗來處理。

其次，祟病是一個籠統的泛稱，不同的醫書、不同的時代對所謂鬼神之病有不甚一致的分類與命名。其中，對這一類疾病較為完整、系統性的討論與分類是沈金鰲的《雜病源流犀燭》一書。[5]是書成於一七七三年，分臟腑、奇經八脈、六淫、內傷外感、面部、身形等六門。其特色

---

1 祟有鬼神譴責之意。《說文》云：「祟，神禍也」。段玉裁《注》：「謂鬼神作災禍也。」《急就篇》云：「卜問譴責父母恐。」顏師古《注》：「鬼神譴責，用致禍祟」。鬼神之所以譴責於人，可能包括對人在道德或宗教方面缺失的處罰，所以，不一定是帶有負面的意思。至於這一類疾病，如何使用現代語彙或醫學術語加以描述或對譯，殊非易易。林宗義曾經把類似的病症「邪病」譯為 Hsieh-Ping，基本上我援用其例將「祟病」直接譯為 Sui-Ping，因為目前很難找到較妥當而不引起錯誤聯想的詞彙。參見：Lin Tsung-yi, "A Study of the Incidence of Mental Disorder in Chinese and Other Cultures", *Psychiatry*, 16 (1953)。林宗義這個研究主要是在台灣安平地區所做的調查，這一類「邪病」引起的附身狀態，主要是祖先的亡靈托附在病上來指責其子孫，具有告誡之意。事實上，現在一般習用的所謂靈魂（spirit）、鬼（ghost）、作祟（haunting）、附身（possession）、恍惚狀態（trance）等詞彙，其確切含意，以及如何使用在古典或傳統醫書之中，都值得斟酌。

2 本節所謂鬼神包含(1)天神、(2)地祇、(3)人鬼、(4)物魅等。

3 關於 disease 與 illness 的討論，可以參見：C. Boorse, "On the Distinction between Disease and Illness", *Philosophy and Public Affairs*, 5:1 (1975), pp. 56-57; A. Kleinman, L. Eisenberg and B. Good, "Culture, Illness, and Care: Clinical Lessons from Anthropologic and Cross-cultural Research", *Annals of International Medicine*, 88 (1978), p. 251. 進一步可參見 D. Mechanic, "The Concept of Illness Behaviour", *Journal of Chronic Disease*, 1 (51962); "Carney Landis and Fred Mettler", *Varieties of Psychopathological Experience* (New York, 1964).

4 劉瑞騰，《臨床精神醫學概論》（台北：衛理出版社，一九八八），頁二—三。以附身（possession state）而言，便有正、負等各種不同層面的評價，參見 Erika Bourguignon, "World Distribution and Patterns of Possession States", in Raymond Prince, ed., *Trance and Possession States* (Canada: R. M. Burke Memorial Society, 1968), pp. 3-32。

5 沈金鰲，清醫家。年近四十始從師學醫，然不以醫為業，而每起人危疾。著有《沈氏尊生書》（一七七三），共七種，計七十二卷，《雜病源流犀燭》為其中一部。沈氏認為，不論何種原因均可導致人身之病變，在辨識和治療中，容易雜亂混淆，故名為「雜病」，所以，雜病並不是為了區分外感時症而立。

是每門詳列若干病證，[6]各有〈源流〉一篇，使每病之原委及其脈、因、證、治悉具。根據沈金鰲《邪祟病源流》一文的分類：

> 邪祟，內、外因俱有病也。其因於內者，若癲邪、鬱冒、卒死等證，皆緣自己元神不守，恍恍惚惚，造無為有，如有見聞，乃極虛之候，非真為鬼邪所侮也。其因於外者，若十疰、五尸、中惡、客忤、鬼擊、鬼打、鬼排、鬼魅、鬼魘、尸厥等證，皆實有邪祟為患，不問其人虛實強弱，皆能犯之。[7]

他認為邪祟病有真有假，其中癲邪、鬱冒、卒死等證是疑似病證。所以，有「非真為鬼邪所侮」與「實有邪祟為患」之分，必須詳細鑑定。按沈氏對祟病的分類可製成表下：

其基本的用語如「疰」、「尸」、「屍」、「中惡」、「客忤」、「鬼擊」、「鬼魅」、「魘」、「屍厥」等，本章在個別的討論提到上述的病證之名，都是指祟病而言。

上述病證到底屬於現今醫學的何種範疇或相關病名，是難有定論的。席文認為傳統醫書中的疾病有「可鑑定者」與「僅可描述者」，祟病無疑的是傾向於後者的。[8]沈金鰲〈邪祟病源流〉一文對各種祟病症狀有一扼要之考

邪祟病
- 因於內者
  - ①癲邪
  - ②鬱冒
  - ③卒死
- 因於外者
  - ①十疰：氣疰、勞疰、鬼疰、冷疰、食疰、屍疰、水疰、土疰、生人疰、死人疰
  - ②五尸：飛尸、遁尸等
  - ③中惡
  - ④客忤
  - ⑤鬼擊、鬼打、鬼排
  - ⑥鬼魅、鬼胎
  - ⑦鬼魘
  - ⑧尸厥

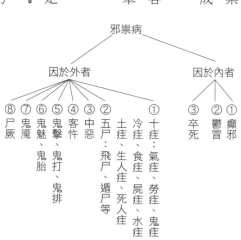

論，以下這段引文關係本章的主題（祟病／場所），故不煩摘錄如下：

何謂十疰五尸？……十疰五尸，為病相似。或因人死三年之外，魂神化作風塵，著人成病。或逢年月之厄，感魑魅之精，因而癘氣流行身體，令人寒熱交作，昏昏默默，不能的知所苦，積久委頓漸成瘵疾，肌肉盡削，以至於死。死後復傳疰他人，慘至滅門，可勝痛矣。何謂中惡？凡人偶入荒墳、古廟、郊野、冷廁及人跡罕到之處，忽見鬼物，口鼻吸著鬼氣，卒然昏倒，不省人事，四肢厥冷，兩手握拳，口鼻出清血白沫，狂言驚忤，與屍厥略同。但腹不鳴、心腹俱煖為異耳。……何謂客忤？即中惡之類，多於道路得之，亦由感觸邪惡之氣，故即時昏暈，心腹絞痛脹

6 在傳統醫學證候與病名，往往混為一談；病、症、證（或徵）之間的關係，亦不太清楚。有人主張，症、證、徵三字在中醫的意義是截然不同的。症是指症狀，多為病人的自我感覺，如咳嗽、胃痛等，這和現代醫學所講的症狀的意義相仿。徵則指體徵，從中醫的意義來說，有舌診、脈診、按診等。而證候是指機體在疾病發展過程中某一階段出現的病理概括〔張大寧等，《中醫學解難——中基分冊》（天津科學技術出版社，一九九一），頁七－八〕。也有人認為「證」、「徵」如「症」，實際上是一個字和一個意義，「有人認為證指證候，症指症狀，把它們區別起來是沒有根據的」，一般對單獨的證稱為證狀，由幾個證狀綜合成為一個病證時稱為證候〔姜通，《中醫臨床知要》（台北：啟業書局，一九九一），頁一六三－一六四〕。另有學者主張，所謂疾病是一個全過程，徵候是這個全過程的某個階段，證候則是由症狀所組成〔冷方南主編，《中醫證候辨治軌範》（北京：人民衛生出版社，一九九一），頁二－八〕。以上各說，未嘗深考，未敢定也。但在本章，基本上「證」（或徵）與「症」並不嚴格的區分。

7 沈金鰲，《雜病源流犀燭》（台北：自由出版社影印，一九八八），頁四九二。

8 席文，李煥燊譯，《伏煉試探》（台北：正中書局，一九七三），頁二五九。

滿，氣衝心胸，不速治，亦能殺人。……何謂鬼擊、鬼打、鬼排？卒著鬼氣如刀刃刺擊，或如杖打之狀，胸腹間痛不可按。排擊處亦痛，甚則吐衄下血。此等病，皆來之無漸，卒然而死者也。何謂鬼魅？或為邪祟附著於體，沉沉默默，妄言譫語，乍寒乍熱，心腹滿，手足冷，氣短，不能食飲。或為山林、窮谷妖狐迷亂，精神減少，日漸羸瘦。能言未然禍福，毫髮皆驗，人有念起，即知其故。或婦女與鬼邪相交，每與交時，神思昏迷，口多妄語，醒則依然如故，面色嬌紅。日久腹中作痞，如抱甕然，名曰鬼胎。……何謂鬼魘？人睡則魂魄外遊，或為鬼邪魘屈其精神，弱者往往久不得寤，至於氣絕。此證於客舍、冷房中得之為多。……何謂屍厥？凡人卒中邪惡，與臟氣相逆忤，忽手足厥冷，頭面青黑，牙關緊閉，腹中氣走如雷鳴，聽其耳中，如微語聲者，即是屍厥，言如死屍，只脈動，心胸煖氣不絕耳。[9]

以上僅摘錄各種祟病的證候，其複雜的程度超過我個人所能理解，似乎也很難用今日醫學的標準加以分類或診斷。[10]換言之，並不是我們今天所知道的一切疾病類型，都可以在古代醫書找到根源。古代疾病所呈現的證候，對於我們的分類系統可能是非常陌生的。不過，上述有若干病證例如「鬼魅」一條所示，大約可以確認為今日所謂的「附身症」或附身狀態。

關於「附身症」的研究，[11]社會學、人類學、醫學累積相當豐碩的成果。

它們對這一類疾病的成因的探討，認為有以下幾種可能性：第一，是人際關係的競爭與衝突的種種表現；第二，音樂說；第三，二重或多重人格說；第四，藥物；第五，缺鈣症等。

如果仔細檢閱上面的引文，如「中惡」提到了「荒墳、古廟、郊野、冷廁及人跡罕到之處」，如「客忤」提到了此類疾病「多於道路得之」，又如「鬼魅」提到了「山林」、「窮谷」等地，「鬼魘」則提到了「客舍」、「冷房」等場所，明確突顯了祟病與某些特殊場所之間的密切性。

關於被鬼神作祟的材料亦常見於歷代的筆記小說，但本章徵引材料目前暫限於醫書，理由是：第一，醫書與筆記小說性質不同。筆記小說有許多是為了神道設教，著重勸誡的目的，而醫書所載祟病的病案，有可能是醫家的誤判，而不會是故意的造假。第二，醫書對疾病有分類。哪一種症狀是祟病？哪一種症狀不是祟病？醫書已有歸類，筆記小說則無。第三，醫書內部對個別的疾病

9 沈金鰲，《雜病源流犀燭》（台北：自由出版社影印，一九八八），頁四九二—四九三。

10 林憲指出，在各種文化中難以用現代之精神醫學診斷標準來予分類之特殊精神疾病已有報告，這些疾病即為民族疾病，其名稱為與文化有關聯之特殊精神症候群（culture bound psychiatric syndrome），這些疾病例如 Amok、Frenzied Anxiety、Latah、Voodoo、Windigo、Pibloktoq、Imu、Kitsunetsuki、Susto、Hsieh-Ping、Koro 等等。參見林憲，《文化與精神病理》（台北：水牛出版社，一九九〇），頁五二—五八。此外，本章對祟病相關病證的解釋，主要是參考以下各書，在正文並不一一注出。桂洲甫，《病名匯解》（貞亨三年版，台北：文史哲出版社影印，一九七二）；吳克潛，《病源辭典》（台北：文友書局影印，一九八〇）；林順德，《本草病症辭典》（台北：龍文出版社，一九八九）；王雨亭等，《中醫疾病證候辭典》（北京：人民軍醫出版社，一九八八）。

11 對於 possession、ecstatic 與 trance 等三者的定義與彼此之間的關係，每個學者的說法不一致。根據 Lewis 的界說，附身（spirit possession）是人體為外在靈魂侵入之現象，恍惚（trance）狀態並不完全等於附身，因為後者包括能進入恍惚狀態的薩滿（shaman）行為及無法進入恍惚狀態之病態行為。他認為薩滿行為乃 "a spirit possessed by a person" 而非 "a person possessed by a spirit"，換言之，薩滿可以經由刻意的訓練而進入狂喜境界（ecstatic state），而病態的附身狀態不見得有所謂恍惚的情況，而且不能成為宗教祭儀的媒介（medium），自身是受制於外靈的。參見 I. M. Lewis, *Ecstatic Religion: A Study of Shamanism and Spirit Possession* (New York: Penguin, 1989).

有學術討論的傳統，筆記小說並無。所以，醫家所留下的紀錄相對來說是比筆記小說可信。

不過，醫家的紀錄，性質不一，仍有分別。醫家可能兼具臨床經驗與理論素養。但一般來說，執業的醫家，未必精通理論，甚至自成一家言；而精於醫理的醫家，未必有豐富的臨診經驗，有的甚至不專以醫為生（如沈金鰲、陳修園等）。陸心源即云：「蓋近古方聞輟學之士，未必通醫家言；醫家者流，往往不識字、不讀書，而以醫為市。」[12]所以，醫書所反映對某一種疾病的見解，只能說代表某些醫家的解釋。

因此，我把傳統醫書粗分為兩大類，一是中上階層的醫家或所謂儒醫所編纂的醫書，另一大類是草澤鈴醫或民間郎中的祕方或藥書。[13]我大致採用前者的材料。由時代來看，則以宋明以後的醫書為主。

其次，疾病有千千萬萬種。每個時代對每一種疾病的探討並不是很平均的，有些疾病的研究進展很快，也有突破性的發現；有些疾病則一直無法對治，或進展較慢。例如，對傷寒熱病的研究，不同的時代即可能有極明顯的變化。但祟病因為涉及鬼神等病因，並且與其相關的疑似病證亦較難鑑別，以至要梳理祟病在不同時代醫家解釋上的變化，殊非易易。

籠統地說，傳統醫學對一個人會被鬼神作祟至少有三種解釋的方式：一、從病理上解釋；二、從患者本身的道德解釋；三、從患者發病前曾經出入的場所解釋。傳統醫學對祟病的解釋有「變」的部份，也有變化不大的部份，「場所」即屬其中一項變化不大的因素。

基於以上兩點的侷限，也由於有關這方面的題材幾乎是無人觸及，筆者即先嘗試從整理文獻開始。主要是一種「典籍分析」的研究取向，企圖從醫書中蒐集大量相同類型的病案，[14]透過這些病歷資料，我們可以更清楚瞭解患者的病症、患者家人的敘述或醫家的解釋。

祟病的病因說——氣與鬼神

一個人為什麼會生病呢？傳統醫學以人身外的種種物質，如風、寒、暑、濕、燥、火為引起疾病之原因，稱為六淫。另外，凡疾病從人內起者，如喜、怒、憂、思、驚、恐、悲，稱為七情。七情六淫，即所謂「內因」、「外因」。除此之外，對疾病的解釋亦包含六淫以外的鬼神等因素，反映著傳統醫學病因說的多樣與複雜。

12 陸心源，《研經言・序》（北京：人民衛生出版社，一九九〇），頁一一。按原作者為莫枚士（一八三七—一九〇七），本書初稿成於一八七一年以前，約至一八九五年陸續補充完成，為莫氏研究《內經》等古典醫籍之論集。

13 若從古代民間醫生行醫的方式來看，可以粗分為「走方醫」與「坐堂行醫」兩大類〔王樹岐、李經緯、鄭金生，《古老的中國醫學：中國醫學編年史研究》（台北：緯揚文化公司，一九九〇），頁二四四—二四八〕。前者又稱之為「鈴醫」，按走方醫以搖串鈴為識故。謝利恆以為，傳統醫學自宋以後，醫乃一變為士大夫之業，非儒醫不足見重於世也，而草澤鈴醫則日益卑下，「蓋此輩大都不通文義，罕能著書，僅恃師授，無復發明」〔見謝利恆，《中國醫學源流論》（上海澄齋醫社本，台北：古亭書屋影印，一九七〇），頁五一〕。至於鈴醫的醫療經驗，一般多不見於書載，趙學敏（約一七二〇—一八〇五）曾蒐集走方醫的祕方療法，編為《串雅》一書，可參看《串雅選注》（台北：木鐸出版社重排本，一九八五）。

14 所謂「病案」，最早稱為「診籍」。根據《史記・扁鵲倉公列傳》記載，漢文帝曾問倉公治療過多少病人，醫好過哪些病，病人姓名、地址和醫療的過程。倉公即由其「診籍」中列了二十五個病例，逐一說明。其中包括患者姓氏、住址、職業、病名、病理、脈象、辨證、治療、方藥、預後等，分屬於內、外、婦、兒、牙等科。自此以後，方書中通常會載附若干病案，但沒有形成一種專門的醫書體裁。病案從其他醫書獨立出來，一直要到明清以後。

《內經》是現存醫學經典，全書分為《素問》、《靈樞》兩大部份。[15]《內經》的病因說，見於下面幾段引文。《素問》卷十七〈調經論篇〉云：

> 夫邪之生也，或生於陰，或生於陽。其生於陽者，得之風雨寒暑。其生於陰者，得之飲食居處，陰陽喜怒。[16]

> 《靈樞》卷十〈百病始生〉云：夫百病之始生也，皆於風雨寒暑、清濕、喜怒。喜怒不節則傷臟，風雨則傷上，清濕則傷下。[17]

> 《靈樞》卷一〈小針解〉云：夫氣之在脈也，邪氣在上者，言邪氣之中人也高，故邪氣在上也。濁氣在中者，言水穀皆入於胃，其精氣上注於肺，濁溜於腸胃，言寒溫不適，飲食不節，而病生於腸胃，故命曰濁氣在中也。清氣在下者，言清濕地氣之中人也，必從足始，故曰清氣在下也。[18]

按照《內經》的說法，疾病的產生是由於邪氣（或邪）之故，邪氣有生於外的，如來自風雨寒暑等的侵襲；有生於內的，如來自飲食起居失常、房事過度與喜怒不節等。若是以人體受邪的部位來分，外感風雨傷及人的上部，感受了清濕之氣則傷及人體的下部，而喜怒不節傷及人的內臟，此「是謂三部」。總的來說，就是內、外二因。高士宗《素問直解》注云：「夫邪氣之生病也，或有生於陰者，或有生於陽者。其生於陽者，得之風雨寒暑之外感；其生於陰者，得之飲食居處，陰陽喜怒之內傷。言風雨寒暑而六氣可賅，言喜怒而七情可賅，隨舉即是，不必悉具。」[19]歷史的發展，七情、內傷等內因更為重要。

就《內經》內因、外因的分類，鬼神似乎在上述的分類系統中無法找到適當的定位。《靈樞》卷九〈賊風〉亦云，一個人「其毋所遇邪氣，又毋怵惕之所志，卒然而病者，其故何也？唯有鬼神之事乎？」[20]可見當時人對這一類突發、原因不明的疾病都懷疑是否為鬼神作祟，《內經》則否定了這種可能性：

此亦有故邪留而未發，因而志有所惡，及有所慕，血氣內亂，兩氣相搏。其所從來者微，視之不見，聽而不聞，故似鬼神。[21]

即是，一個人無緣無故發病，不是因為鬼神作祟，而是早有宿邪潛伏在體內，適時遇到誘

15 關於《內經》的成書，其最早著錄於《漢書・藝文志》有《內經》十八卷，然而，一直到公元七世紀初期如《隋書・經籍志》等都沒出現這一書名，《隋書・經籍志》雖有著錄《素問》九卷、《針經》九卷，但都不稱之為《內經》。晉代皇甫謐認為這就是漢志的《內經》。他說：「今有《針經》九卷，《素問》九卷，二九十八卷，即《內經》是也。」（《甲乙經・自序》）其根據只是兩者卷數相同，但《素問》、《針經》是否即是漢志所著錄的《內經》呢？龍伯堅基本上是肯定的。他的證據是皇甫謐去漢不久，「所說的話應當是有根據的」，而且，《甲乙經》是由《素問》、《針經》與《明堂孔穴針經治要》三書編纂而成，對照今本的《靈樞》來看，大多與之相同，可見來源甚早，未必是唐宋以後偽造的。參見龍伯堅，《黃帝內經概論》（台北：八德出版社重排本，一九八三），頁七—一三；丸山敏秋，《黃帝內經と中國古代醫學——その形成と思想的背景および特質》（東京：東京美術，一九八五），頁三二一—四〇五。

16 《重廣補注黃帝內經素問》（台北：藝文印書館影印本），卷十七，〈調經論篇第六十二〉，頁五。

17 《黃帝素問・靈樞經》（台北：藝文印書館影印本），卷十，〈百病始生第六十六〉，頁四。

18 《黃帝素問・靈樞經》，卷一，〈小針解第三〉，頁一六。

19 參見王琦等，《素問今釋》（台北：啟業書局，一九八八），頁六一一—六一二。

20 《黃帝素問・靈樞經》，卷九，〈賊風第五十八〉，頁三。

21 同上引書，頁三。

因，才爆發出來。例如，情志有所惡或所慕，導致血氣的內亂，新病與宿邪相搏，終於「卒然而病」了。這並不意味《內經》無法理解或解釋有關鬼神之病。《內經》雖將病因分為風雨寒暑、飲食居處與陰陽喜怒等，但以上可以總結為「氣」（或「風」）。《內經》是用氣的正、邪變動，來理解疾病的原因與轉變。所以，日本學者家本誠一稱之為「疾病的風一元論」，[22]陳紬藝則認為《內經》隱含著「萬病一風」或「萬病一氣」的思維。[23]換言之，用「邪」、「氣」或「邪氣」等觀念來討論祟病的病理，成為一個相當重要的傳統。[24]

若以比較的觀點來看，與《內經》大約成書稍晚的《神農本草經》，[25]其病因的種類之中便包括鬼神等因素。根據我的初步統計《神農本草經》涉及祟病的藥物大約五十餘種，其中提到鬼物的種類有「鬼魅」、「惡鬼」、「精物」、「老物」、「殃鬼」、「溫鬼」、「蚑」（小兒鬼）、「鬼」、「鬼氣」、「鬼精」、「鬼魅」、「邪物」、「邪鬼」、「百鬼精物」等。[26]日本學者加納喜光指出：

> 《神農本草經》的病因論，作為病因，一方面舉出風系統的「邪氣」，另一方面舉出超自然的存在，比如精魅、鬼物，還有蠱毒、三蟲不知其狀的異物等，帶有濃厚的巫術色彩。[27]

事實上，以風系統的「邪氣」論與直接舉出鬼神等病因論，成為兩種主要而且相補的取徑。然而必須指出的是，傳統醫書所謂的「鬼神」等病因亦可用「氣」或「風」來解釋的。

前面提及《內經》將病分為「內傷」與「外感」。最早對「外感」病提出原則性的歸納劃分者，是《金匱要略》一書。[28]張仲景以為「千般疢難，不越三條」，第一，「經絡受邪，入臟腑」，即經絡感受邪氣，然後深入至臟腑，這是由內所致的病因。第二，「四肢九竅，血脈相傳，壅塞不通」，即病邪僅限於四肢、九竅、血脈之間相互流傳，而使得氣血壅塞不通，則屬於外邪侵犯皮膚所引起的。第三，「房室、金刃、蟲獸所傷」。接著，他並由這三方面提出防範與治療的方法與原則。[29]尤在涇《金匱心典》引徐氏曰：仲景此論以「風氣」中人為主，所以，「以經絡入臟腑者為深為內，自皮膚流血脈者為淺為外」，要以經絡臟腑入邪的程度分別內外，

22 家本誠一，〈素問・風論其の他（一・二）〉，《原典》第一、二號（一九七六）。

23 陳紬藝，《中醫病因新論：兼論中西病因之比較》（台北：大同中醫雜誌社，一九八〇），頁二九—三二。

24 N. Sivin, *Traditional Medicine in Contemporary China* (Ann Arbor: University of Michigan, Center for Chinese Studies Publication, 1988), pp. 102-106, "The language of possession" 一節。

25 《神農本草經》簡稱《本草經》或《本經》。有關《本經》成書時間，眾說紛紜，陳邦賢匯集前人的幾種說法，提出了神農說、黃帝說、商周說、西漢說四種，大約來說，以先秦說與西漢說為主。本章基本上以為該書大致總結了先秦的用藥經驗，經秦漢醫家不斷整理增輯而成。

26 日本學者中尾萬三認為《本經》對藥物的分類與《山海經》有關，而本草的起源和神仙、方術的思想有很深的關係。參見中尾萬三，〈支那思想・科學（本草思潮）〉，《東洋思想》（東京：岩波書店，一九三四）；大形徹，〈本草と方士の關係にしいて〉，《人文學論集》第八集（大阪府立大學人文學會，一九九〇）；謝海州、馮興華，〈試探《本草綱目》中「百病主治藥」〉，收入《李時珍研究論文集》（湖北科學技術出版社，一九八五）。

27 參見加納喜光，〈醫書に見える氣論——中國傳統醫學における病氣觀〉，收入小野澤精一、福永光司、山井湧編，《氣の思想——中國における自然觀と人間觀の展開》（東京：東京大學出版社，一九八〇），頁二八八—二八九。

28 《內經》中已提到人體發病一定有外因和內因相互配合，同時發生作用。但最早對外感病的病因提出原則性的歸納是《金匱要略》。參見劉長林，《內經的哲學和中醫學的方法》（北京：科學出版社，一九八五），第八章〈病因的探察〉；陳九如，《黃帝內經今義》（台北：正中書局，一九八六），頁一八七—二四六；楊醫俠，《內經講義》（台北：文光圖書公司，一九八四），頁八八—九六。

29 楊向輝，《金匱要略注釋》（台北：正中書局，一九九〇），頁四。

而一切病邪則皆由客氣邪風而來。基本上，可以稱為外感病。[30]

接著，陶弘景《肘後百一方》也以內疾、外發、他犯三者，分上中下三卷立論。日本醫學史家多紀廉夫以為這種分類「蓋本於此條（即上引的《金匱》），而義少異」。[31]《肘後百一方》初名為《肘後救卒方》，為晉葛洪所撰。該書原摘自氏著的《玉函方》之中可供急救醫療的單方、驗方及灸法而成。[32]而後，經陶氏的增補，改名為《補闕肘後百一方》，又經金楊用道增補，名《附廣肘後方》，即現存的本子，[33]但面貌已與原書大不相同。陶氏的意見存於該書〈華陽隱居補闕肘後百一方序〉：

> 病雖千種，大略只有三條而已。一則府藏經絡，因邪生疾；二則四肢九竅，內外交媾：三則假為他物，橫來傷害。此三條者，今各以類而分別之，貴圖倉卒之時，披尋簡易故也。今以內疾為上卷，外發為中卷，他犯為下卷，具列之云。[34]

陶書的三卷，上卷三十五首治內病，中卷三十五首治外發病，下卷三十一首治為物所苦病。我們若將《金匱》與現存的《肘後方》的內容略加比較，即可發現兩者的差別所在。《金匱》以風氣中人為立論的根據，他所謂「內所因」，即大邪中表，如感冒、風寒之類傳經入裡之病。其次，所謂「為外皮膚所中」者，如拘攣、癱瘓、風痺之類，皆由外皮膚所中，是軀體井滎俞合募原諸穴，受邪而生病。第三是自作勞傷之病。

而《肘後方》的內疾又包括「中惡」、「屍厥」、「客忤」、「鬼擊」、「魘寐不寤」、

「五屍」、「屍注」、「鬼注」等與鬼神有關的疾病，這些病證在《金匱》是歸於雜療方的。其次，所謂外發病則包括癰疽、丹火惡毒瘡、瘑癬疥漆瘡等病。第三，是為物所苦之病，如熊虎爪牙所傷、猘犬所咬、中溪毒或飲酒大醉等之類。這兩者雖有若干相似的地方，但對一些疾病的歸類是不同的。

自此之後，各家即大致以「內」、「外」的分類概念探求疾病的原因。唐人王冰也是從這兩個方向來說明病因，不過又加上了「氣」的因素。他把疾病分為四大類，其實只有兩種類型（內、外）：

> 夫病生之類，其有四焉：一者，始因氣動而內有所成；二者，不因氣動而外有所

30 尤在涇，《金匱心典》（台北：樂群文化公司，一九九一），卷上，頁二。

31 多紀元簡，《金匱要略輯義》（東京：出版科學總合研究所，一九七九），頁三二。按：多紀元簡即丹波元簡，日本著名醫家。丹波家庭在日本醫學史有極特殊地位，其祖自高貴王開始行醫，至第八代子孫康賴漸為人知。康賴精針灸，被授予「針博士」。至高貴王第三十代，被賜姓「多紀」。其中以丹波元簡、丹波元胤、丹波元堅最為人知，他們整理考訂中醫文獻，總收在《聿修堂醫書》之中。參見小川鼎三，《醫學の歷史》（東京：中央公論社，一九七六），第四章，〈多紀氏の醫學館と考證派〉部份。

32 這部書之所以稱為「肘後」，是說其能被藏於肘後衣袖之內而隨身攜帶。而「救卒」或「備急」則是說在急迫的情形之下，能即時提供診治的參考。相關討論參見蔡景峰，〈肘後備急方的科學成就〉，《新醫藥雜誌》一九七九：一；洪嘉禾，〈葛洪肘後備急方的科學成就〉，《浙江中醫學報》一九六〇：六。

33 《肘後方》有明嘉靖三十年（一五五一）北城呂氏襄陽刻本，殘存六卷；明萬曆二年甲戌（一五七四）李栻刊本，八卷；《四庫全書》本，八卷。我個人用的是上海千頃堂局刻本，八卷。

34 葛洪，《肘後備急方》（千頃堂書局本，台北：集文書局影印，一九七八），頁六。

成；三者，始因氣動而病生於內；四者，不因氣動而病生於外。夫因氣動而內成者，謂積聚、症瘕、瘿起、結核、癲癇之類也。外成者，謂癰腫、瘡瘍、痂疥、疽痔、掉瘛、浮腫、目赤、瘭胗、胕腫、痛癢之類也。不因氣動而病生於內者，謂留飲、澼食、飢飽、勞損、宿食、霍亂、悲恐、喜怒、想慕、憂結之類也。生於外者，謂瘴氣、賊魅、蟲蛇、蠱毒、蜚尸、鬼擊、衝薄、墮墜、風寒、暑濕、斫射、刺割、捶朴之類也。[35]

王冰所說的氣，可能指的是人體臟腑組織的活動能量的總稱，也可能是指風寒暑濕燥火在疫癘之氣等由外而入的致病因素。他之所以會以「氣」為致病的主要因素，可能是受《內經》「百病皆生於氣」的啟發。而這裡的「內有所成」、「外有所成」之殊，是從病症所表現在人軀體或臟腑的部位或深淺來分的。而所謂「病生於內」、「病生於外」則是指病患身體以外或之內的致病因素而言。茲將這四種類型的疾病表解如下：

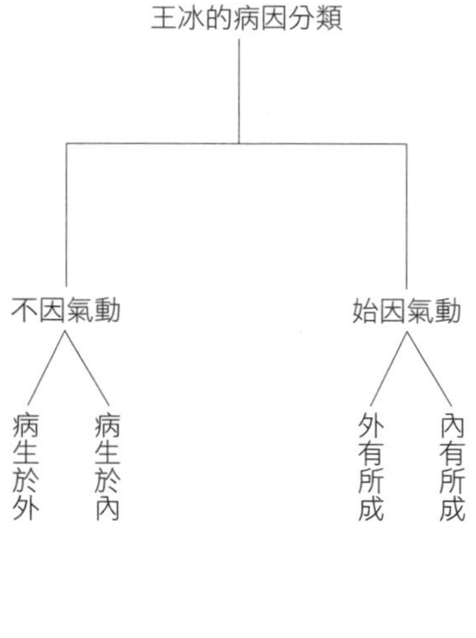

至於什麼是「始因氣動」、「不因氣動」呢？劉河間解釋：「不因一時所傷而病，臟腑久已有積，漸漸變而成病，曰『因氣變動』。臟腑和平，卒然而即成病者，曰『不因氣之變動』。」根據劉河間的解釋，「氣動」是病邪潛伏在身，也就是已經生病，卻又不馬上發病，俟其他因素而觸發為疾。而所謂「不因氣動」，就是猝然發病。雖是猝然生病，但仍有發病之誘因。可是，王冰對此並沒有進一步提出說明。如果從產生疾病的因果關係來看，王冰的病因觀可以進一步表解如下所示：

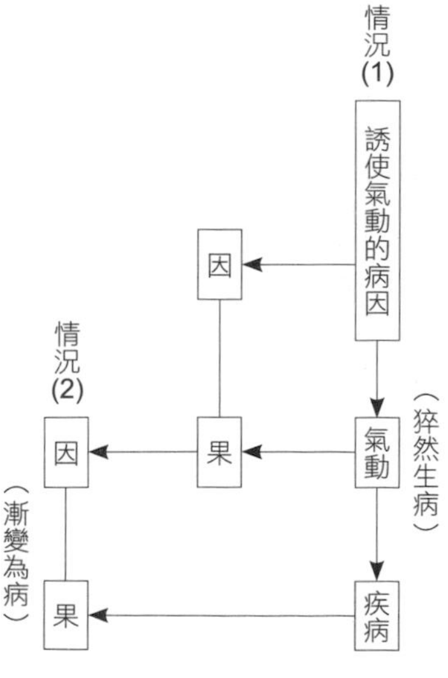

表中的情況(1)即是「不因氣動」，情況(2)是謂「始因氣動」。在「不因氣動」的內容之中，包括「蜚屍」、「鬼擊」等被鬼神作祟的疾病。王冰在此並沒有提及鬼神對疾病的作用，而將其與其他疾病同列，一例視為「氣」的變動結果。不過，值得注意的是，王冰將鬼祟一類疾病歸為「卒然而即成病」之類，即突然或無故得疾。

對病因的分類作出較為系統的整理者，為南宋的陳言。在其所著的《三因極一病證方論》中提出三因致病說，以天人表裡立論，將複雜的疾病分為：內因（七情）發自臟腑，形之於肢體；次為外因（六淫）起於經絡，舍於臟腑；餘為不內外因，即與六淫、七情無關者。《三因方》云：「病症既成，須尋所自。」

> ……六淫，天之常氣，冒之則先自經絡流入，內合於藏府，為外所因。七情，人之

35《重廣補注黃帝內經素問》卷二十二，〈至真要大論篇第七十四〉，頁二七—二八。王冰（約七一〇—八〇五）此說主要在解釋「非調氣而得者，治之奈何？何有毒無毒，何先何後」的問題。這裡的「氣」是指「六氣」而言。本條轉引自劉河間，《素問病機氣宜保命集》（台北：洪氏出版社重排本，一九七七），頁二八—二九。有關王冰「氣動」病因說，參見陳紬藝，《中醫病因新論：兼論中西病因之比較》，頁五—九。

> 常性，動之則先自藏府鬱發，外形於肢體，為內所因。其如飲食飢飽，叫呼傷氣，盡神度量，疲極筋力，陰陽違逆，乃至虎狼毒蟲，金瘡踒折，疰、忤、附著、畏、壓、溺等，有背常理，為不內外因。[36]

此說的特點有三：第一，他雖與《金匱》一樣將疾病分為三因，但前者以外邪為主要致病的原因，傷及皮膚血脈的是外因，經由經絡深入臟腑的為內因。是以病症的部位深淺分內外，不是從病因上分內外。陶弘景、王冰的說法大致上亦然。而《三因方》則以六淫所侵，病從外來的為外因；七情所傷，病從內所引起的為內因。他認為這是致病所由的「常理」，基本上，一般的疾病都可由此探求而得。

第二，這些因素，陳言並不把任何病因孤立。按內因七情所引起的病變通常是由外界事物所引起的刺激，似乎可以作為外因來看。但兩者仍然有差別的。其差別在於，外因發病只要去其外因則其病即瘳，七情發病則不然。精神受邪已深，即便是外在刺激不存在也不能立即恢復。而且，陳言認為有些疾病是「內外兼併」、「淫情交錯」的，內外是不可分的。所以，「要推其淺深，斷其所因為病源，然後配合諸症，隨因施治。」[37]

第三，陳言的三因學說發展了《內經》、仲景以下的病理學理論，奠定了中醫病因說的基礎，為後世醫家所遵循。[38]在其三因說之中，最值得玩味的是所謂「不內外因」。不內外因中包含當時醫學一些難以解釋病症；或者，一些意外的傷害或死亡其實可以解釋，但卻又因為受文化環境或社會倫理等理由而將其歸為此類，例如畏、壓、溺等意外傷害。《禮記・檀弓》即云：

「死而不弔者三：畏、厭、溺。」因為這三種情形都是輕身忘孝，所以不必去致弔（或不忍為弔）。而這幾種情形引起的傷害或死亡，陳言歸為不內外因。

從陳言在「不內外因」之中所臚列的如飲食飢飽，乃至疰、忤、附著、畏、壓、溺等來看，其實這些大半是一些症狀或病名，並不是疾病的原因。而上面所舉的病症，《三因方》以為皆是「有背常理」的，無法完全用六淫或七情來理解。然而，這些疾病在當時的社會存有一套解釋的模式或方法。這種種不一的模式或方法，與民俗、信仰或社會背景有極為密切而不可分的關係。有些解釋是今日的我們引以為奇的。

不過，傳統醫學對疾病的原因和因素的致病特點、致病規律以及其相互關係的探究，基本

36 陳言，《三因極一病證方論》（大學士英廉家藏本，台北：台聯國風出版社，一九九一），卷二，〈三因論〉。陳言（一一三一—一一八九），南宋醫家，淳熙元年（一一七四）撰成《三因極一病證方論》（簡稱《三因方》）十八卷。以「分別三因，歸於一治」取為書名。

37 陳言，《三因方》卷二，頁七。

38 例如，陸士鍔《醫學南針．治病總論》中以為：「內因、外因為病之根源，茲分兩種，便於認證也。」他所謂的內因、外因就是七情六淫。又程國彭《醫學心悟．論疫》論疫亦以天人立論，以為疫疾「來路兩條」，何謂「來路兩條」，「疫有在天者，有在人者」。又，劉清臣《醫學指南．內傷外感辨》以為病因「內傷」、「外感」兩種，「傷於飲食、勞役、七情、六欲，為內傷；傷於風、寒、暑、濕，為外感。」又，徐靈胎《醫學源流論》云：「人之患病，不外七情六淫」，「七情所病，謂之內傷；六淫所侵，謂之外感。……又有全乎外感，全乎內傷者。更有內傷兼外感，外感兼內傷者」。這些說法，基本上都受陳言「內因」、「外因」的病因分類的影響。參見程國彭，《醫學心悟》（中和：旋風出版社，一九七九），頁五〇—五一；劉清臣，《醫學指南》（台北：新文豐出版公司，一九七六），卷一，頁二三；徐靈胎，〈醫學源流論〉，收入《徐靈胎醫書全集》（台北：五洲出版社，一九九〇），頁五八、六二、六六。

上是往「理性」的方向推行。[39]所謂「理性化」的過程，即中國早期將大部份的疾病歸諸鬼神的力量，漸漸概括出一些可以依循的如六淫七情等準則來解釋疾病。[40]然而，三因學說中的「不內外因」卻相當程度地包容一些所謂「非理性」的病症及各種解釋疾病的方法。例如，傳統醫書所說的中惡、屍注、鬼疰或邪祟等為鬼祟的疾病。這一類的疾病也就是屬於《三因方》所說的不內外因。

總結本節所論，在《內經》「風」、「氣」的疾病觀的脈絡下，所謂鬼神之病，可以視之為「邪氣」（或「氣」）來理解。而陳言的分類將祟病歸於「不內外因」，則說明了祟病並無法完全用七情、六淫的常理加以相衡的。事實上，傳統醫家除了從醫學觀點探討祟病的因果與病理之外，也從社會／文化的層次探討其成因。「場所」便是其中的一種。以下，我將嘗試由醫書中敘述其基本症候、各家解說，同時摘出相關的病案，並介紹傳統醫學理解這一類疾病的一種模式，即由患者曾經出入的場所著手。

祟病的空間觀念試論

所謂患者出入的場所，不僅是指其居住環境或衛生條件而言，而是中醫（至少有相當程度）相信一個人生病，跟他去了鬼神出沒之所或不淨的（宗教信仰的層面）地方有關。有不少醫案顯示：患者無特殊病史可尋，而且身體大多情況良好，突然之間發病或暴斃，根據醫書的記載，他們發病之前幾乎都有一個共同的特點：就是去了廟、祭壇、墳場或出入郊野或至人所不到之地。

這一類的疾病，稱為「疰」（屍疰、鬼疰）、「客忤」、「中惡」、「附著」或「邪祟」等等，總稱為「鬼病」或「祟病」。這也是陳言在《三因方》的「不內外因」條下所舉的若干病，如疰、忤、附著等等。席文教授曾將若干祟病譯為Epidemic Possession、Possession by Gobliness等等。[41]這類病患自己相信（或被他人認定）是被鬼物所干犯、纏擾、附身，以致在精神或生理上引起種種症狀不一的病變。若用古典或醫書上的講法，稱為「馮」或「馮依」（《左傳》僖五、昭七、昭八）、「祟」（《韓非子・解老》）、「依附於人」（《諸病源候總論》）、「邪祟附著於體」（《雜病源流犀燭》）等。患者或被鬼神所圍困甚至被侵入體內而佔有之，無論哪一

39 參見〈漢代醫學與當時世界統一性的探索〉，收入任繼愈主編，《中國哲學發展史》（北京：人民出版社，一九八五），頁六〇一—六二五；任繼愈，〈中國古代醫學和哲學的關係——從《黃帝內經》來看中國古代醫學的科學成就〉，《歷史研究》一九五六年五期，頁五九—七四。宮下三郎也指出戰國到秦漢時代的醫學，逐漸由「宗教咒術的療法」進步到「經驗科學的療法」（包括針灸、按摩導引、灌水藥熨、藥物）。石田秀實則以這個時期對精神疾病的看法，逐漸否定所謂「憑異的疾病觀」，也就是排除鬼神對疾病的影響，而發展出「氣」的病因病理觀。詳細討論見：宮下三郎，〈中國古代の疾病觀と療法〉，《東方學報》（京都）第三十冊（一九五九），頁二二七—二五二；石田秀實，〈中國古代における精神疾病觀〉，《日本中國學會報》三十三集（一九八一），頁二九—四二。

40 中國醫學早期對病因的探討，鬼神佔有相當的份量與地位。相關的說法，參見胡厚宣，〈殷人疾病考〉，收入氏著，《甲骨學商史論叢》初集（台北：大通書局影印，一九七二），頁四三七—四四〇；嚴一萍，〈中國醫學之起源考略〉，《大陸雜誌》二卷八、九期（一九五一），頁二二、一四、一五；劉淵臨，〈甲骨文中的醫學資料〉，《中國醫藥研究叢刊》第六期（一九七八），頁二五—二九；溫少峰、袁庭棟，《殷墟卜辭研究——科學技術篇》（四川：社會科學院出版社，一九八三），頁三二九—三三二；詹鄞鑫，〈卜辭殷代醫藥衛生考〉，《中華醫史雜誌》十六卷一期（一九八六），頁一五—二三。

41 席文，《伏煉試探》，頁二六一—二六二、二六四、二六六。

種，都有一些兼症。陳言論及此一類疾病「無處不惡，乃挾諸鬼而害人」，「以三因考之，內非七情所忤，外非四氣所襲，雖若麗乎不內外因，奈其證多端，傳變遷移，難以推測」。[42]先說其基本的症候。

巢元方《諸病源候總論》卷二〈鬼邪候〉云：

凡邪氣鬼物所為病也，其狀不同，或言語錯謬，或哭驚走，或癲狂惛亂，或喜怒悲笑，或大怖懼，如人來逐，或歌謠詠嘯，或不肯語。[43]

巢氏以為其為「亡人為禍」、「社祟」或「土祟」之故，所以，名之曰「鬼病」。另外，陳言《三因方》卷十〈疰、忤、中惡證治〉云：

病者卒中惡，心腹脹滿，吐利不行，如霍亂狀，世所謂中惡是也。由人精神不全，心志多恐，遂為邪鬼所擊，或復附著。沉沉默默，寢寐譫語，誹謗罵詈，訐露人事，不避譏嫌，口中好言未然禍福，及至其時，毫髮無失，人有起心，已知其肇。登高涉險，如履平地，或悲泣呻吟，不欲見人，其狀萬端，如醉如狂，不可概舉。此皆神鬼及諸精魅，附著惑人。或復觸犯忌諱，土地神靈為其所作。[44]

又許浚《東醫寶鑑》卷七〈邪祟〉徵引中醫各家之說，例如：

邪祟之證，似癲非癲，有時明，有時昏。……邪之為病或歌，或哭，或吟，或笑，或眠，或坐溝渠，啖食糞穢，或裸體露形，或晝夜遊走，或嗔罵無度。[45]

從上引三段醫書，這類疾病是「為邪鬼所擊」、「或復附著」，其病徵可以分為二方面：首先，是一般性的，即可以解釋的，如「言語錯謬」、「喜怒悲笑」等精神失常的現象。或生理方面「心腹脹滿，吐利不行」等症狀。同時，也有一些反社會之行為，如「誹謗罵詈，訐露人事」或「啖食糞穢」、「裸體露形」。其次，是為特殊的徵候，如說預言，如上所引的「口中好言未然禍福，及至其時，毫髮無失」，或擁有未卜先知的能力，如「人有起心，已知其肇」，又有「登高涉險，如履平地」的奇技，這是用常理無法完全解釋的。所以，有些醫書將這類病患歸為精神病，與「癲」、「癇」、「狂」等病同列。[46] 關於這方面的記載，李用粹《證治匯補》卷五

---

42 陳言，《三因方》卷十，頁一。

43 巢元方，《諸病源候總論》（台北：宇宙醫藥出版社影印，一九七五），頁一四—一五。巢元方（約五五〇—六三〇），隋代醫家。大業六年（六一〇）奉詔主修是書，是中國第一部論述病因、證候的專著。參見田代華，〈巢元方立志述《病源》〉，《山東中醫雜誌》一九八三：五；李經緯，〈《諸病源候論》的病因學研究〉，《中華醫史雜誌》二十一卷三期（一九九一）。

44 陳言，《三因方》卷十，頁三—四。

45 許浚等，《東醫寶鑑》（朝鮮內醫院校正完營重刊本，台北：台聯國風出版社影印，一九八九），頁五三一。是書為朝鮮太醫許浚（一五四〇—一六一五）所編著，共二十三卷。主要是根據八十餘種中醫古籍，並參考朝鮮《醫方類聚》、《鄉藥集成方》等醫書於一六一〇年編輯而成。

46 關於中醫精神病理的研究，參見方永來、李政育，《中國傳統醫學之精神病理學》（台北：啟業書局，一九八五）；歐翰思，〈中醫精神病學觀念的演變〉，收入《中國科技史探索》（香港：中華書局，一九八六），頁五五三—五五九；林克明，〈中國傳統醫學與精神疾病及精神醫學的關係〉，收入林宗義、Arthur Kleinman 合編，《文化與行為：古今華人的正常與不正常行為》，柯永河、蕭欣義譯（香港：中文大學出版社，一九九〇），頁七七—九〇。

〈胸膈門〉云其病徵：

> 有視聽言動俱妄，甚則能言平生未見聞事，及五色神鬼。[47]

日本片倉元周《青囊瑣探》卷上〈鬼哭灸〉形容其症：

> 使人語言錯亂，恍惚失神，或識未到之處，或書未知之字，或其力倍常。[48]

一個正常人發病之後竟能言未見之事、識未到之處、書未知之字，實在令人難以想像。也正因為有了以上種種難解之徵候，所以才會被認為是被鬼神所惑，其擁有的神跡異能是「鬼神」、「諸精魅」、「土地神靈為其所作」的。

這些鬼神精魅長期附著人身之後，漸漸與人身上的諸蟲相接引，與人為害。[49]《諸病源候總論》說人身有蟲，與人俱生，「惡能與鬼靈相通，常接引外邪，為人患害。」[50]醫書中類似這樣的記載極多，謹引龔居中在《紅爐點雪》一書的說法：

> 溯所自來。蓋有一種鬼疰屍氣，伏於人身，使人精氣血液日耗，漸致陽盛陰虧，煎熬熏爍，血液結摶，漸變而為怪異之蟲。……謂初世之蟲，形若人髮馬尾，再世則小者若蛔，大者若蛇，至於九世，則類人類鬼，其狀不一，令人可驚。[51]

這種「類人類鬼」的「怪異之蟲」，王肯堂《證治準繩》之中有附圖，文云：「此蟲形如嬰兒，背上毛，長三寸，在人身中。」又云：「此蟲形如鬼狀，變動在人藏府中。」[52]這些圖像，完全出自醫家的想像嗎？還是有解剖學上的根據呢？目前無法推測。總之，人被鬼物所附身之後，就是身上的這些「怪異之蟲」引起了種種不一的症狀，致人或病或死。

「祟病」之所以會被視為鬼神作祟，是因為其特殊的症狀是醫家難以完全理解的。例如以脈象而言，一個人遭鬼神作祟所表現的病脈是超過醫家所能掌握的範圍。林之翰《四診抉微》卷五〈祟脈〉蒐集歷代各家的說法：

> 仁齋曰：祟家面色黯慘，脈乍大乍小，乍有乍無。又云，祟家或邪視如淫，脈錯雜不倫，或刮駃暴至，或沉伏，或雙弦，或鉤啄，或衰運，或橫格，或促散，或尺部

---

47 李用粹，《證治匯補》（康熙舊德堂本，中和：旋風出版社影印，一九七六），頁三二三。李用粹，清初醫家。為康熙年間上海四醫家（李用粹、徐子瞻、劉道深、沈元裕）之一，擅長內、婦科，編《證治匯補》八卷（一六八七）。

48 片倉元周，《青囊瑣探》，收入《皇漢醫學叢書》第十三冊（高雄：平凡出版社影印），頁二一。「皇漢醫學」，又稱為「和漢醫學」，日本漢方醫學基本上皆源自中國，參見陳存仁，《中國醫學史》（台北：新醫藥出版社，一九七七），頁一二一。

49 認為人身有蟲，與人俱生的觀念可能來自道家（或道教），參見麥谷邦夫，〈黃庭內景經試論〉，《東洋文化》一九八二：二；宮澤正順，〈道教典籍に見える週身部分の名稱について〉，《東方宗教》六七（一九八六）。

50 巢元方，《諸病源候總論》卷二十三，〈屍病諸侯〉，頁七。

51 龔居中，《紅爐點雪》（台北：五洲出版社，一九八五），頁六二。龔居中（？—一六四六），明代醫家，精於診治癆病，積其所得，撰成《痰火點雪》（一六三〇），又名《紅爐點雪》。

52 王肯堂，《證治準繩》（台北：新文豐出版公司影印，一九七四），頁二二五。王肯堂（約一五四九—一六一三），明代醫家。本書又名《六科證治準繩》，也稱為《六科準繩》（一六〇二），共六種，四十四卷。

大於寸關，或關部大於尺、寸，是皆染祟得之。

皇甫氏曰：初病便譫語，六部無脈，然切大指之下，寸口之上，卻有動脈，謂之「鬼脈」。

李氏曰：脈息遲伏，或為鳥啄，或綿綿不知度數，而顏色不變，皆鬼邪為病也。其狀不欲見人，如有對晤，時獨言笑，或向隅悲泣，是也。

《圖說》曰：凡鬼祟附著之脈，兩手乍長乍短，乍密乍疏，乍沉乍浮，陽邪來見，脈則浮洪；陰邪來見，脈則沉緊。鬼疰客忤，三部皆滑，洪大嫋嫋，沉沉澤澤，或沉而不至寸，或三部皆緊急，但與病症不相應者，皆五屍、鬼邪、遁屍、屍疰之所為也。

呂滄州治女子之不月如娠者，曰：面色乍赤乍白者，愧也。脈來乍大乍小者，祟也；非有異夢，則靈鬼所憑耳。53

「祟家」就是指被作祟的患者。傳統脈學的脈象如浮、沉、遲、速、滑、濇、虛、實、長、短、洪、微等，各病都有基本的規律可循。然而，鬼祟之脈卻是左右不齊，乍大乍小，乍數乍遲，錯雜不倫，甚至脈象「與病症不相應者」，加上患者有「譫語」，「時獨言笑，或向隅悲泣」等現象，所以，醫家診斷為「染祟」、「鬼邪為病」、「鬼祟附著」或「非有異夢，則靈鬼所憑耳」等。

基本上，傳統脈學講求「脈」、「症」合一，即「有是病則有是脈，與病相宜而順，不相宜則逆」。按脈象與徵候因病變的發生、人體反應的結果，有其徵候，當然會出現其相應的脈象。當脈象與徵候一致之時，稱之為「順」；兩者不一致時，即脈象不能照病理反應時，稱之為「逆」。所謂祟脈，即是屬於後者，即脈象無法反應徵候。李延是《脈訣匯辨》云：「鬼祟犯人，左右二手脈象不一，忽大忽小，忽數忽遲，無一定之脈形也。」[54]此時，醫家可能會有兩種選擇：一是「捨脈從證」，一是「捨證從脈」。何夢瑤《醫碥》云：「凡脈證不相合，必有一真一假，須細辨之」，或「當從證不從脈」，或「從脈不從證」也。[55]祟病既然無法由脈象掌握，其證又如前面所說的「似癲非癲，有時明，有時昏」，實在不易分辨。徐用誠〈怪病為痰・治痰理氣說〉甚至說：

> 病而至於變異百出，證不可憑，脈不可據，莫能測其端倪者，多屬於痰。失痰亦濁液凝聚耳，非有神祟憑之而然也。[56]

53 林之翰，《四診抉微》（台北：樂群文化公司影印，一九九一），頁九五。林之翰，清醫家，生卒年不詳。是書以《內經》色脈並重為依據，抉取歷代四診的作品編纂而成，書成於雍正元年（一七二三）。

54 李延是，《脈訣匯辨》（台北：五洲出版社影印，一九八四），頁九六。李延是，生於明末，卒於清康熙年間（一六二八—一六七九）。李氏以當時流傳的高陽生《脈訣》錯誤頗多，遂彙集七十餘種脈學文獻，結合其家學和個人心得而成，於康熙三年（一六六四）撰成是書。

55 何夢瑤，《醫碥》（上海：千頃堂書局，一九二二）。是書成於乾隆十六年（一七五一）。

56 此文收入沈時譽，《醫衡》（上海：上海書店影本，一九八五），卷四，頁三，是書乃集前人之著作，共載清家醫論八十一篇，沈氏刪繁就簡，或易字句，或變章法而成，於康熙六十年（一七二一）刊行。

患者的證、脈皆不可憑，故只能視之為「怪病」了。

事實上，這一類病到現在仍引起學者的注意。其中若干病症與近人所謂「附身症」相似。所謂被鬼附身，不僅在古代是一種病症，今天世界各地仍有許多這一類型的病患。根據 J. P. Leff 與 A. D. Isaacs 兩位精神醫學家所描述的這一類疾病的部份症狀：

> 附身狀態在非西方文化很尋常。這些包括相信附身的人乃是由超自然的物體或心靈所取代，而引起他不尋常的行為；預測未來、卜卦疾病或災難的原因、說話聲音改變或喃喃自語一些聽不懂的話。所有這些特徵乃歸因於附身的人和他的文化背景。事實上這種附身狀態的時間都很短（大都幾小時）。在禮拜儀祭時發生，而且受到他的文化團體的認許，這與被控制妄想有所區別。[57]

他們又說：

> 被控制妄想的真正症狀，其特徵乃病人相信他的意志已被一些外力所替代，身體的某部被移去，就好像他是個玩偶或機械人，有人用他的聲音說話，或者被利用來做他本身不願做的事。[58]

我們可以把Leff與Isaacs的描述與前引巢元方、陳言、李用粹、片倉元周等人的記載互相比較。今日精神醫學家對附身症有以下的理解：一、具有超自然能力；二、語言產生變化；三、發病的時間一般不長；四、在禮拜儀祭的場合發生；五、這些病徵歸因於附身的人和其文化背景；六、「附身症」與精神病（如被控制妄想）不同。這些基本特徵，與中國傳統醫書記載相去不遠。

依中國傳統醫學的看法，「附身症」只是鬼神作祟的一種類型。若按照C. A. Ward的說法，附身其實可以分為兩類：一是儀式性的，即上述的附身方式。二是邊緣性的，主要是生理與精神上的病態，患者企圖以附身來紓解外在的壓力，通常附身的時間較長，而且不被社會文化所認許。[59]現在一般的研究對象多以儀式性的附身為主，而傳統醫書中所記載的內容遠比上引的資料豐富。而且，附身也只是祟病的一部份特徵。

總之，罹患這一類疾病的患者，可能具有上述其中之一或二項病症的特徵，或兼具上述各種的條件。但無論是哪一種，都被認為是鬼神所引起的。

對這種只能暫歸為「不內外因」的各類奇症，無法單純的以外感六淫、內傷七情等常理者，中醫另有一套特殊理解。《華氏中藏經》卷上〈傳屍論〉以為此症：

> **或因酒食而遇，或因風雨而來，或問病弔喪而得，或朝走暮遊而逢，或因氣聚，或**

---

57 J. P. Leff & A. D. Isaacs, 林式谷譯，《臨床精神醫學檢查》（*Psychiatric Examination in Clinical Practice*）（台北：合記圖書出版社，一九九〇），頁四七。

58 同上，頁四七—四八。

59 C. A.Ward, "Spirit Possession and Mental Health: A Psycho-Anthropological Perspective", *Human Relations*, 33: 3 (1980), pp. 146-163。

因血行，或露臥於田野，或偶會於園林，鍾此病死之氣，染而為疾。[60]

葛洪《肘後備急方》卷一〈救卒客忤死方〉云：

客忤者，中惡之類也。多於道塗門外得之。[61]

巢元方《諸病源候總論》卷二十三〈卒忤候〉：

卒忤者亦名客忤，謂邪客之氣，卒犯忤人精神也，此是鬼厲之毒氣，中惡之類。[62]

王懷隱等《太平聖惠方》卷五十六〈治卒忤諸方〉云：

人有魂魄衰弱者，則為鬼氣所犯忤，喜於道間門外得之。[63]

龔廷賢《壽世保元》卷十〈邪祟〉云：

凡遇屍喪，玩古廟，入無人所居之室，回來暴絕，面赤無語者，名曰屍疰，亦曰鬼疰，即中祟之謂也。……初到客舍館驛，及久無人居之冷房中，為鬼物所魘。[64]

龔廷賢《濟世全書》卷四〈中惡〉云：

客忤者，中惡之類也。多於道間門外得之。令人心腹絞痛，腹滿，氣衝心胸，不即治亦殺人。65

戴元禮《祕傳證治要訣》卷一〈中惡〉云：

中惡之證，因冒犯不正之氣，忽然手足逆冷，肌膚粟起，頭面青黑，精神不守，或錯言妄語，牙緊口噤，或頭旋暈倒，昏不知人，此即是卒厥、客忤、飛屍、鬼擊。弔死、問喪、入廟、登塚，多有此病。66

60《中藏經》（台北：自由出版社，一九八六），頁一五。關於《中藏經》的成書年代，參見丹波元胤，《醫籍考》（高雄：平凡出版社影印，一九六二），頁六二九—六三六；岡西為人，《宋以前醫籍考》（台北：古亭書局影印，一九六九），頁五〇六—五〇九。我個人目前暫將《中藏經》視為六朝人的作品。這部書舊題為漢華佗撰，但顯然是後人偽托的。然而，其書內容如第四十八篇〈論診雜病必死候〉和第四十九篇〈察聲色形證決死法〉等二篇，對病者診病察證從聲、色、形各方面判斷病證之嚴重性，具有相當臨床經驗。又此書文義古奧，似是六朝人所撰，有人便懷疑是華佗弟子像吳普、樊阿等依據華氏遺意輯錄而成。參見賈維城，《三百種醫籍錄》（台北：啟業書局，一九八六），頁三二三—三二七。

61 葛洪，《肘後備急方》，頁一四。

62 巢元方，《諸病源候總論》卷二十三，〈卒忤候〉，頁三。

63 王懷隱等，《太平聖惠方》（三重：幼華出版社影印，一九八六），頁一七四二。

64 龔廷賢，《壽世保元》（台北：宏業書局，一九八六），頁七—九。龔廷賢，明醫家，生卒年不詳。本書成於萬曆四十三年（一六一五）。

65 龔廷賢，《濟世全書》（日本平樂寺刊本，吳家鏡先生影印，一九八五），頁一二三。

66 戴元禮，《祕傳證治要訣》（台北：文光圖書公司，一九八一），頁六。戴元禮（一三二四—一四〇五），明醫家。名思恭，一作原禮。本書共十二門，主要內容是關於內科雜病的證論，約成書於正統八年（一四四三）。

李梴《醫學入門》卷七〈怪病〉云：

其症暮夜或登廁，或出郊野，或游空冷屋室，或人所不到之地，忽然眼見鬼物，鼻口吸著邪氣，驀然倒地，四肢厥冷，兩手握拳，鼻口出清血，性命逡巡，須臾不救，與屍厥同。[67]

王肯堂《證治準繩》第一冊〈中惡〉云：

中惡之證，因冒犯不正之氣，忽然手足逆冷，肌膚粟起，頭面青黑，精神不守，或錯言妄語，牙緊口噤，或頭旋暈倒，昏不知人，即此是卒厥、客忤、飛屍、鬼擊。弔死、問喪、入廟、登塚多有此病。[68]

李用粹《證治匯補》卷七〈屍厥〉云：

屍厥即中惡，因冒犯不正之氣，如登塚入廟，弔死問喪，飛屍鬼擊，卒厥客忤之類。[69]

史縉臣《願體醫話．救中惡》云：

屍喪邪氣，古廟墳塚，空房冷寓，廢署荒園，鬼神壇場，祈禱祠社，池沼苔蘚醞濕，籐蘿樹木陰森，一經感觸，卒然昏迷，名曰中惡。[70]

沈金鰲《雜病源流犀燭》卷二十〈邪祟病源流〉云：

何謂中惡？凡人偶入荒墳、古廟、郊野、冷廁，及人跡罕到之處。忽見鬼物，口鼻吸著鬼氣，卒然昏倒，不省人事，四肢厥冷，兩手握拳，口鼻出清血白沫，狂言驚忤，與屍厥略同。……何謂鬼魅？或為邪祟附著於體，沉沉默默，妄言譫語，乍寒乍熱，心腹滿，手足冷，氣短，不能食飲。或為山林窮谷妖狐迷亂，精神減少，日漸羸瘦，能言未然禍福，毫髮皆驗。人有念起，即知其故。[71]

陳岐《醫學傳燈》卷上〈中惡〉云：

中惡者，入廟、登塚、弔死、問疾。飛屍、鬼擊，故為中惡。[72]

羅越峰《疑難急症簡方》卷一〈屍厥死〉云：

---

67 李梴，《醫學入門》（台北：台聯國風出版社影印，一九七九），頁六三七。李梴，明醫家，生卒年不詳。本書以《醫經小學》為藍本編輯而成，共八卷，簡要實用，是古代醫學門徑書中影響較大的。於萬曆三年（一五七五）分類編成該書。

68 王肯堂，《證治準繩》第一冊，《雜病》，頁一六。

69 李用粹，《證治匯補》，頁四〇九。

70 史緡臣，〈願體醫話〉，收入《潛齋醫學叢書》（台北：自然疗法杂志社影印，一九八七），頁一一。此書又名《願體醫話良方》，一卷。由王孟英舅父俞世貴增補，於道光十二年（一八三二）刊行。

71 沈金鰲，《雜病源流犀燭》，頁四九三。

72 陳岐，《醫學傳燈》（台北：世界書局，一九八二），頁三〇。本書成於康熙三十九年（一七〇〇）。

由入廟、弔喪、問病而得者。[73]

日人丹波元簡（廉夫）《救急選方》上卷〈中惡門〉云：

其證暮夜或登廟，或出郊野，或游空冷屋室，或人所不到之地，忽然眼見鬼物，鼻口吸著惡氣，驀然倒地。[74]

這些情形，不僅成人如此，亦發生於幼童身上。王大綸《嬰童類萃》卷中〈中惡諸方〉云：

（嬰童）或暮夜登廁，或出郊野，或入空房，或遊戲人所不到之處，忽見鬼物，鼻口吸著惡氣，驀然倒地。[75]

樓全善《醫學綱目》卷三十七〈客忤〉云：

客忤者，小兒神氣軟弱，忽有非常之物，或未經識見之人觸之。或經歷神廟、佛寺，與鬼神氣相忤也，故謂之客忤，亦名中客。[76]

一般醫書對於這一類病症的解釋與以上所徵引的材料極為類似。以上十七條，舉其犖犖大者。在其所提及的場所之中，大概可以歸納為幾類：一是宗教、祭儀的場所，如古廟、壇場、社等。二是郊野、山林窮谷等人所不到之處。三是墳塚、屍喪之地。四是空房、冷寓、廁所、廢署、荒園、園林等人跡罕至之所。最後，是旅途中的客舍、館驛。上舉醫家如葛洪、巢元方、龔廷賢等人說此症「多於道間門外得之」，正顯出這一類疾病的特色，即得病的場所多在「道間」、「門外」。

至於，為什麼出入這些「道間門外」的場所會使人生病呢？以下，我嘗試由三方面去瞭解：第一，如果由環境衛生的角度來看，張華《博物志》卷一〈五方人民〉云，「居無近絕溪、群塚、狐蟲之所近，此則死氣陰匿之處也。」[77]這些地方「死氣陰匿」，無疑的是有助疫疾的傳染。[78]上所徵引的十七條醫書材料所說的「邪客之氣」、「病死之氣」、「惡氣」、「鬼氣」、「不正之氣」以及「醞濕」、「陰森」之氣等都可單由環境衛生的角度來說明。《諸病源候總論》卷三十六〈入井塚墓毒氣候〉：「凡古井塚及深坑阱中，多有毒氣，不可輒入。五月、六月間最甚，以其鬱氣盛故也。」[79]所以，中醫所講的「中惡」、「中忤」或「屍疰」，似乎應該包

73 羅越峰，《疑難急症簡方》（台北：世界書局，一九八二），頁三三。本書成於光緒二十一年（一八九五）。

74 丹波元簡，《救急選方》（台南：綜合出版社影印，一九八九），頁五。

75 王大綸，《嬰童類萃》（台北：五洲出版社影印，一九八四），頁一〇九。王大綸，明醫家，生卒年不詳。本書共三卷，於天啟二年（一六二二）撰成。

76 樓全善，《醫學綱目》（台南：大孚書局影印，一九八四），卷三十七，頁七七。樓全善（一三三二—一四〇二），明醫家。是書撰於嘉靖四十四年（一五六五）。

77 范寧，《博物志校證》（台北：明文書局，一九八四），頁一二。

78 參見張志誠，〈古代疫病流行的諸種因素初探〉，《中華醫史雜誌》二十卷一期（一九九〇）。伍連德，〈中國霍亂流行史略及其古代療法概況〉，《同仁醫學》八卷四期（一九三五）。井村哮全，〈中國疫癘考〉，《現代醫學》，五卷十二期（一九四四）。

79 巢元方，《諸病源候總論》卷三十六，〈入井塚墓毒氣候〉，頁九。

括天然氣、沼氣等有毒氣的中毒在內。

水葬、淺埋或者是棄屍荒野之間，也容易引起病源的擴散。周揚俊《溫熱暑疫全書》卷四有云：「因胔骼掩埋不厚，遂使大陵間積屍之氣隨天地之升降漂泊遠近。人在氣交之中，無可逃避，感之而病而死。」[80]所以，人或至人所不到之地，感觸「積屍之氣」，驀然倒地昏迷，或病或死。

至於去弔死問喪，參加喪禮後會生病的原因，可能是因疫而死的屍體缺乏必要的隔離措施，導致問喪者回來之後卒發疫疾。《諸病源候總論》卷二十三〈喪屍候〉云：「人有年命衰弱，至於喪死之處。而心意忽有所畏惡，其身內屍蟲，性既忌惡，便更接引外邪，共為疹病。」[81]同書〈屍氣候〉云：「人有觸值死屍，或臨屍，其屍氣入腹內，與屍蟲相接成病。」[82]另外，有因為患病而求神問鬼設席請客，有人參加祭儀宴請之後生病，這也是自然的事。熊立品《瘟疫傳證彙編》卷五云：「一人患病，旁議紛紛，或說鬼神，求符請咒，延巫數輩，擺設鋪張。」、「每見連夜禳求，勞神傷食後，而次日家鄰親戚輒致病起，此難保其病人之病必不致漸相傳染者。」[83]

第二，上述的說法，是由六淫外感方面來看，《靈樞》則從人的七情來論述其病理。一個人為什麼到過某種場合之後會生病呢？《靈樞》卷十二〈大惑論〉借由黃帝與岐伯之間的對話回答了這個問題。

黃帝說，我曾登上「清冷之臺，中階而顧，匍匐而前，則惑。余私異之，竊內怪之，獨瞑獨視，安心定氣，久而不解。獨博獨眩，披髮長跪，俛而視之，後久之不已也。卒然自上，何氣使然？」岐伯對曰：

五臟六腑之精氣，皆上注於目而為之精。精之窠為眼，骨之精為瞳子，筋之精為黑眼，血之精為絡，其窠氣之精為白眼，肌肉之精為約束，裹擷筋骨血氣之精，而與脈並為系。上屬於腦，後出於項中。故邪中於項，因逢其身之虛，其入深，則隨眼系以入於腦。入於腦則腦轉，腦轉則引目系急。目系急則目眩以轉矣。邪其精，其精所中，不相比也，則精散。精散則視歧，視歧見兩物。目者，五臟六腑之精也，營衛魂魄之所常營也，神氣之所生也。故神勞則魂魄散，志意亂。是故瞳子黑眼法於陰，白眼赤脈法於陽也。故陰陽合傳而精明也。目者，心使也。心者，神之舍也，故神精亂而不轉。卒然見非常處，精神魂魄，散不相得，故曰惑也。[84]

經文提到登上「清冷之臺」的場合而發生神昏眩惑的現象。首先說明人的臟腑的精氣，皆上注於目，目系又上屬於腦，而與後面的頸項相連。若「邪中於項」，其入深，則隨目系入之於腦，而有「目眩」、「視歧」的現象產生。其中，「邪其精，其精所中，不相比也」，《甲乙經》所載本句為「邪中之精，則其精所中不相比」，精即指臟腑之氣，不相比是說明相互之間不能協調，因此會「精散」。而「心」的作用最為重要，經文云：「目者，心使也。心者，神之舍

80 周揚俊，《溫熱暑疫全書》（北京：科技衛生出版社，一九五九），頁二九。
81 巢元方，《諸病源候總論》卷二十三，〈喪屍候〉，頁一〇—一一。
82 巢元方，《諸病源候總論》卷二十三，〈屍氣候〉，頁一一。
83 熊立品，《瘟疫傳證彙編》（松園先生家塾藏版，乾隆二十四年刊本）。
84 《黃帝內經靈樞經》（台北：藝文印書館影印本）卷十二，頁一二。按此篇部份內容亦見《太素》卷二七，〈邪論〉。

也」。所以精神散亂，不能正常地轉輸其氣的話，「卒然見非常處」，就會產生「惑」的症狀了。丹波元簡《靈樞識》卷六云：「目見非常之處，無不神魂驚蕩而心生眩惑」。[85]不僅登高台如此，遊園囿亦然。〈大惑論〉云，「余每之東苑，未曾不惑，去之則復，余唯獨為東苑勞神乎？」[86]黃帝又問，我每到東苑，沒有一次不是神昏迷惑的，離開之後又恢復正常，「何其異也」？岐伯以為，在某一種場合之中，心雖有喜，然而精神或心理如果仍有畏懼或厭惡的情境或事物的話，喜惡之情兩相交感之下，於是產生了精神散亂的症狀：

心有所喜，神有所惡，卒然相感，則精氣亂，視誤，故惑，神移乃復。[87]

楊上善《注》，喜惡「斯二不可並行，並行相感，則情亂致惑，若神移反本，則惑解神復。」所以，這種情形只要人離開該場所之後，轉移其精神意識，就會恢復常態了。[88]

第三，在上述的幾種場合，除環境及個人精神問題之外，最主要的是這些場所（如古廟、壇場、墳塚、館驛等）是被當時社會認為鬼神最容易出沒、活動的範圍。故上引十七條醫書之中，有的會特別提到「為鬼物所魘」、「忽然眼見鬼物」、「忽見鬼物」、「飛屍、鬼擊」等，所以，又稱這一類疾病為「中祟」、「中惡」。

而且，這涉及中國古代民俗上對旅行、出遊的觀念。根據江紹原的研究，古代中國人把無論遠近的出行認為是一件不尋常的事。或出田，或出漁，或出弔，或出遊，或出征，旅途上不免遭逢各種危險，鬼物精怪即是其中之一。江紹原說：

精靈鬼魅並非不能直到你的住所或其近處而為祟於你，然你出了門戶或城裡，他們加害於你的機會才似乎更多了；另一些鬼神卻不同了，非等你出行而走入他們的活動區域，他無緣與你相見而傷害你（或佑護你）。[89]

可見鬼神多有其活動範圍的。有些不僅有出沒之場所，而且其活動也僅限於固定的區域，《白澤圖》便提及兩山之精怪「去故地即死」，[90]便是很好的證明。

上引江紹原的說法，在醫書上是可以找到一些佐證的。費伯雄《怪疾奇方‧山魈木客作祟》條云：「狐狸蟲蛇附身作祟，用生桐油搽下身不便處最妙，或以本人褲子包頭，妖則大笑而去，永不再犯，嫌其不潮也。」[91]這些山魈、木客、狐狸、蟲蛇正是出外旅行出遊最容易遇到的鬼

---

85 丹波元簡，《靈樞識》（東京：東豐書局，一九八五），頁一〇六九。

86 《黃帝內經靈樞經》（台北：藝文印書館影印本）卷十二，頁一二—一三。

87 同上，頁一三。

88 這一段材料另外的解釋，參見范行準，《中國病史新義》（北京：中醫古籍出版社，一九八九），頁七一六—七一九。

89 江紹原，《中國古代旅行之研究：側重其法術的和宗教的方面》（上海：商務印書館，一九三七），頁五八。有關中國古代「行」的禁忌，參看張寅成，《戰國秦漢時代的禁忌：以時日禁忌為中心》（台灣大學歷史學研究所博士論文，一九九二），頁五八—六三。

90 《白澤圖》者，言「鬼神之事」也。據《搜神記》卷十二，三國間人既知有《白澤圖》，有云諸葛恪出獵遇山精，「恪令伸之，乃引去故也。去故也，即死。」此說吾人知之頗晚，但其起源則極早。詳見陳槃，《古讖緯研討及其書錄解題》（台北：「國立」編譯館，一九九一），頁二七三—二九〇。物怪是有地域上的不同，也受空間的限制，參看康韻梅，〈試由「變化論」略論搜神記的成書立意和篇目體例〉，《小說戲曲研究》第三集（台北：聯經出版公司，一九八九），頁二七。

91 費伯雄，《怪疾奇方》（台北：自由出版社，一九八五），頁四七。刊於光緒十年（一八八四）。

物。又，鮑相璈《驗方新編》卷十六〈雜治・客路須知〉云：

> 凡水陸舟車、孤村野岸之處，有一種悶香賊匪，稍不防備，即被迷悶，竊掠一空。臨睡時口含冰糖或含甘草，可免。如或吞下，必須添含。其門腳窗縫，多撒白砂糖為妙。或用清水一盆置房中，亦免昏迷，並避邪鬼。如被迷昏不醒，飲冷水或糖水甘草水，均可解。又睡時用明雄戴領上，或繫左腋下，亦能避邪。又客店人多屋少之處，多有人死未及殮埋，將屍藏匿榻下，尤宜詳看。[92]

出外遠行，途經孤村野岸，或夜宿逆旅客店，不只是提防賊匪，亦要留意邪鬼、死屍。江紹原說：「不但老狸、老豬、老的鹿、雞、蠍子等精能幻化為人形，入亭將旅客害死；女性的死屍甚至能化為活人而與旅客共宿。」[93]另上引同書卷〈辟盜賊刀兵疾病鬼怪虎狼蛇蟲〉云：

> 螢火蟲、鬼箭羽、蒺藜，各一兩；雄黃、雌黃，各二兩；羚羊角，一兩五錢；枯礬，二兩；鐵錘木柄，一兩二錢，共為細末。加雄雞冠一具，雞蛋數枚，黃丹五錢，和搗一千下，為丸如杏仁大，用三角形絳色紬包，每盛五丸。入病人家帶臂上，從軍繫腰中，居家掛門上，行船掛船頭，可避盜賊、兵刀、疾病、鬼怪及虎狼蛇蟲。有人在軍中配帶此藥，賊放箭炮，離身數尺即落，不能傷人。[94]

這裡提到行船、從軍之事以及外出之時對疾病、鬼怪等的預防，亦可從中了解當時人對旅行出遊的謹慎恐懼了。此外，龔廷賢《種杏仙方》卷二〈邪祟〉收有四方治療鬼祟之疾，其中二方為藥物，一為禱祝法，一為符咒法。其云：「一方治遠行所在有邪魅。但至宿所，望空書九龍符，則壓諸邪魅精怪不敢動。」[95]這裡提到「遠行所在」的邪魅精怪，正是古代人們出遊所必須處理的問題之一。

以上三點，我嘗試申述祟病與某些「場所」之間的關係。其中，第一、二點可能是我們較容易接受的理由。然而，我們可以發現，醫家在列舉上述這些場所時，並不是隨意的。這些場所彼此之間的同質性相當高，都是鬼神活動之所。而且，本章所討論的是被鬼神所祟而引起的種種症狀，所以，以第三點理由與這一類疾病有較密切的關係。有些醫家就明指這些場所是有鬼物的，有些醫家則以「氣」來解釋。當然，我們也不能否認，在長期歷史之中，累積了大量這類的病案，必定有因上述第一、二點所引起的疾病而被醫家誤診為鬼神作祟的例子。

至於，在相同的場所，為什麼有人被鬼神作祟，有的人卻安然無恙呢？這個問題比較不容易給予周全的解釋。就如在某一段時間內的流行傳染病，有人感染，有人不感染一樣，必須考慮個人的體質等因素。也就是說，外在的病因（無論是鬼神或疫癘）要侵犯人體，一定要人體內部有容納其侵犯的弱點方可以達其目的。《內經》以為：「正氣存內，邪不可干。」即是此理。[96]景

92 鮑相璈，《驗方新編》（北京：人民衛生出版社，一九九〇），頁五〇三—五〇四。刊於道光二十六年（一八四六）。

93 江紹原，《中國古代旅行之研究：側重其法術的和宗教的方面》（上海：商務印書館，一九三七），頁六八。

94 鮑相璈，《驗方新編》（北京：人民衛生出版社，一九九〇），頁五〇一—五〇二。

95 龔廷賢，《種杏仙方》（台北：新文豐出版公司影印，一九九〇），頁九二。是書係從《醫鑑》一書之中選取藥少而易得之方彙編而成，取「家易辨，人易曉，咸在杏陰中」之意，故名。初刊於萬曆九年（一五八一）。

96 參見余嚴，〈病〉，收入氏著，《醫學革命論選》（台北：藝文印書館，一九七六），頁六一。

日眕《嵩崖尊生書》卷十一〈中惡〉云：「虛弱人弔死問喪，入廟登塚，多有此病。」[97]這裡便強調了虛弱人的問題。

祟病個案試析

的確，人對自己要到較不熟悉甚至是完全陌生的場所，不免會在精神或身體上感到不適，也許是衛生條件或生活習慣，也許是個人的體質或性格使然，一些特殊的「場所」對某些人而言是比較容易引起疾病的。例如上述的古廟、墳場或空屋廢園之類，一個人可能受文化背景的影響，從小就耳濡目染認為這些地方是有鬼神作祟的。身體虛弱者，游宿於該地，不免卒發成疾。[98]李冠仙《仿寓意草》卷下〈余泰符子邪祟治效〉即云：「邪祟者，非必有鬼魅，或空房暗室，久無人住，陰氣甚重，集久成祟，遇氣血虧虛之人，祟氣即乘虛而入，使人如瘋如魔，癡呆不語。」[99]這裡所說的「祟」、「祟氣」是沒有絲毫鬼神的意味的。而這句話也指出了像「空房暗室」這一類的場所之所以會與疾病有關，原因有二：一是「有鬼魅」，一是「久無人住，陰氣甚重」。事實上，李氏本人即是相信鬼祟的（詳下）。而且不少醫案顯示，這些場所正是鬼神出入之地。以下我將舉若干醫案，以便對「場所」與祟病之間的關係做進一步的討論。江瓘《名醫類案》卷五〈遺精〉：

（病案一）一人每夜有夢。朱連診二日，觀其動止，頭不仰舉，但俯視不正，必陰邪相著。叩之，不言其狀。詢其僕，乃言至廟見侍女，以手撫摩久之，不三日而寢疾。令法師入廟毀其像，小腹中泥土皆濕，其疾隨瘳。此則鬼魅相感耳。[100]

同書卷八〈鬼疰〉云：

（病案二）韶州南七十里古田有富家婦陳氏抱異疾，常日無他苦，每遇微風吹拂，則股間一點奇癢，爬搔不定，已而舉體皆然，逮於發厥，凡三日醒。及坐，有聲如欬，其身乍前乍後，若搖兀之狀，率以百數。甫少定，又經日始困臥，不知人，累夕愈，至不敢出戶。更十醫不效，……云是名鬼疰。因入神廟為邪所憑，致精氣蕩越。法當用死人枕煎湯飲之。[101]

又魏之琇《續名醫類案》卷二十二〈邪祟〉云：

97 景日昣，《嵩崖尊生書》（台中：昭人出版社影印，一九八一），頁二七一。是書成於康熙三十五年（一六九六）。

98 發病的類型，可以粗分為卒發與徐發二種。一般而言，導致卒發的因素有：一、感邪暴盛；二、毒物傷中；三、急性外傷；四、情志遽變。參見宋鷺冰主編，《中醫病因病機學》（台北：啟業書局，一九八八），頁一六〇—一六一。

99 李冠仙，《仿寓意草》，收入《歷代中醫珍本集成》（三三醫書本，台北：萬人出版社影印），頁五二。

100 江瓘，《名醫類案》（台北：宏業書局，一九七九），頁一五四。是書於嘉靖元年（一五二二）輯成。

101 江瓘，《名醫類案》（台北：宏業書局，一九七九），頁二四二。

（病案三）宋人王纂精針石。元嘉中縣人張方女，日暮宿廣陵廟門下，夜有物假作其婿來，女因被魅惑而病，纂為治之，下一針，有獺從女被內走出，病因而愈。102

以上三例，地點都是在「廟」裡，患者係因遊廟或暮宿廟下而引起疾病。其中，第一個例子是患者至廟見侍女像，心生淫念，以手撫摩，遂為鬼魅感惑。病案二陳婦的病狀頗為特殊，發病時「其身乍前乍後，若搖兀之狀，率以百數」，似乎是被鬼神憑依而產生的。醫家診斷，此乃「因入神廟為邪所憑」。另外，張方女的病案，則是因鬼物化為其婿與女交合成疾的，王纂以針法治之。

徐靈胎《洄溪醫案．祟病》另有一則其親診的病案更令人匪解，茲錄如後：

（病案四）同里朱翁元亮，僑居郡城。歲初，其媳往郡拜賀其舅，舟過婁門，見城上蛇王廟，俗云燒香能免生瘡腫，因往謁焉。歸即狂言昏冒，舌動如蛇，稱蛇王使二女僕一男僕來迎。延余診視，以至寶丹一丸遣老嫗灌之。病者言此係毒藥，必不可服，含藥噴嫗，嫗亦仆，不省人事，舌伸頸轉，亦作蛇形。另易一人灌藥訖，病者言一女使被燒死矣。凡鬼皆以硃砂為火也。次日煎藥內用鬼箭羽，病者又言一男使又被射死矣。鬼以鬼箭為矢也。從此漸安，調以消痰安神之品，月餘而愈。此亦客忤之類也。103

朱氏生病的原因不明。只因往謁蛇王廟，返後即有了狂言昏冒之態。而且，就其症狀來看似乎是被蛇王所憑依，故「舌動如蛇，稱蛇王使二女僕一男僕來迎」。更奇怪的是，徐靈胎遣一老嫗餵藥，朱氏拒服，含藥噴之，神靈竟然轉祟老嫗，老嫗仆地，似受到患者的暗示作用，竟然舌伸頸轉，亦作蛇形，故靈胎以硃砂、鬼箭羽等方治之。這種用藥的方法，有的學者稱之為「像形藥能論」。[104]

另外，婦女或入神廟，或遊山林，若心中忽然如交感之念，亦會引來鬼物為魅。錢松《辨證奇聞》卷十二〈鬼胎門〉云：

> （病案五）婦女有懷妊終年不產，面皮黃瘦，腹如斗大，肌膚消削，常至一二年未生者，此鬼胎也。其人必與鬼交。或入神廟而與雲雨之思，或遊山林而起交感之念，皆能召祟成胎。幸其人不致淫蕩，見祟而驚惶，遇合而慚愧，則人尚未覺，迨後而漸漸腹大。蓋人身之氣血不行，內外相包，一如懷胎之兆，其實非胎非臌也。[105]

「鬼胎」是傳統醫學對婦人異常懷孕或者腹中有硬塊的一種解釋。[106]根據錢松的論述，鬼胎

102 魏之琇，《續名醫類案》（台北：宏業書局，一九七九），頁五五六。是書於乾隆三十五年（一七七〇）輯成。

103 徐靈胎，《洄溪醫案》，收入氏著，《徐靈胎醫書全集》，頁四六—四七。是書成於乾隆二十四年（一七五九）。

104 石原明，《漢方》（東京：中央公論社，一九六三），頁三四。

105 錢松，《辨證奇聞》（台中：瑞成書局，一九八七），頁三三。

106 關於鬼胎，傳統醫學認為有幾種可能。例如，有人推測鬼胎可能是葡萄胎之類的病症。參見陳自明，《婦人良方》（台北：宇宙醫學出版社，一九六二），卷十四，頁五；蕭賡天，《女科經論》（台北：五洲出版社），卷四，頁三五；閻純璽，《胎產心法》（台北：國泰文化影印，一九八四），卷上，頁四一；《蕭山竹林寺婦科祕方考》（台南：正言出版社），頁三六；張景岳，《婦人規》（台北：隆泉書局，一九九〇），頁三九九—四二八。

與婦人所出入的場所有關，乃「或入神廟」、「或遊山林」之故。

陳士鐸《百病辨證錄》卷十〈中妖門〉亦云：

> 人有山林之間，偶遇少婦，兩情眷顧，遂與野合，洩精如注，倦極困臥，醒來少婦已失所在。玉莖微痛，明日大痛，二日之後，腫如黃瓜之樣，人以為野合浪戰之傷，誰知是花妖之毒哉！夫花木之精有何毒？不知樹木歲久始能成精，物經長久未有無毒者。況花木經千百年之後，其孔隙之間，安保無蛇蟲所居。得日月之靈氣，雖已成精氣以圖自化其身，不意孔隙之間，留毒尚在，以致玉莖腫痛。花木之精不皆陰物，有化老人者，有化道士者，有化秀士者，不止化女人以迷惑男子也。[107]

這裡提到花木之精化為少婦與男子野合之事。花木之精不止化為女人來迷惑男子，也有化為老人、道士、秀士者，其作祟的對象當然即是婦女，而媾和的主要場所就在「山林之間」。對於這一類型的祟病，陳無咎推測說：

> 婦人有無端懷孕，腹大如箕，或終年不產，或二三年不生，俗稱鬼胎。先醫謂鬼胎之成，乃婦女入廟遊山而起交感之念，或咨花歎月，而懷曠怨之思，精神所召，邪祟式憑，遇合夢中，一交即去，淫氣妖氛，留戀胎室，膨中外彪，斗成鬼胎。此說雖微，但近於迷信，有違醫從實驗之旨。竊謂懷胎之成，必不為鬼。譬如婦女夏月

> 乘涼，赤身裸臥，踏青野外，休息田間，一切蛇、蠍、蜈蚣，毒涎毒氣，流射生殖器中，皆能成畸形之胎狀。[108]

傳統醫學認為婦女夢與鬼交是患者自己產生交合之念，在其精神所召之下，引來鬼神式憑，而後與之媾和。陳無咎則懷疑婦女無緣無故腹大如箕，可能是蛇蟲等動物的毒涎或毒氣射入婦女的生殖器，而產生了畸形的怪胎。這兩者的說法雖然不同，但是，婦女之所以會有「鬼胎」的可能，都是因為去了一些不該去的場所，如「入廟」、「遊山」、「踏青野外」或「休息田間」等，以致鬼神或蛇蟲之類有機可乘。

不僅未懷孕之婦女會因此為鬼物所憑依而成鬼胎，若其已有身孕而去祭神拜佛，在祭儀場所目睹不適的情景或事物，對腹中的胎兒亦有影響。《嬰童類萃》卷上〈胎毒論〉云：「又有懷孕，而受驚恐，或登山入廟，見神禮佛，心生恐怖，胎即受之，生下故有胎驚之症。」[109] 傅山《傅青主女科．女科下卷．妊娠．中惡》說得更為清楚：

> 婦人懷子在身，痰多吐涎。偶遇鬼神祟惡，忽然腹中疼痛，胎向上頂，人疑為子懸之病也，誰知是中惡而胎不安乎！大凡不正之氣，最易傷胎。故有孕之婦斷不宜入

107 陳士鐸，《百病辨證錄》（台北：新文豐出版公司，一九八五），頁四二九。是書成於康熙二十六年（一六八七）。

108 陳無咎此說收入楊志一、朱振聲輯，《怪病奇治》（台北：銘祥書局重排本，一九七八），頁三七。陳無咎（一八八三—一九四八）著有《傷寒論蛻》（一九二九）、《黃溪大案》（一九二九）、《中國醫學通論》（一九二三）、《臟腑通詮》（一九二四）、《醫軌》（一九二九）、《明教方》（一九二六）等，合刊為《黃溪醫壘叢書》。

109 王大綸，《嬰童類萃》，頁六九。

> 廟燒香，及僻靜陰寒之地，如幽巖古洞，邪祟潛蹤，易於觸犯。[110]

這個材料提到婦人懷子不宜去「廟」、「僻靜陰寒之地」或者「幽巖古洞」等場所。傅山認為，這些場所「邪祟潛蹤，易於觸犯」禁忌，不意「偶遇鬼神」的話，就會「傷胎」。陳蓮舫亦云：「蓋祟邪多在神宇潛蹤，幽陰巖洞，亦其往來遊戲之所，觸之最易相犯，不可不深戒也。」[111]換言之，上述的場所都是鬼神活動之所，無意觸犯其地的禁忌，或如上述心存媾和等淫邪之念，便會招鬼神式憑了。

其次，入古墓或弔死問喪亦同。陸定圃《冷廬醫話》卷四〈邪祟〉云：

> （病案六）杭州陳茂才（福年），形狀豐碩，氣體素健，一日為父詣市購藥，忽仆於藥肆門前。肆主為雇輿送歸延醫，救治不效，口鼻出血，未及半日遂卒，年僅三旬。按沈從先（野）《暴證知要》云：「凡遇屍喪、翫古廟、入無人所居之室及造天地鬼神壇場歸來，暴絕面赤無語者，名曰鬼疰，即中祟也。進藥便死。宜移患人東首，使主人北面焚香禮拜之，更行火醋熏鼻法，則可復甦，否則七竅迸血而死。」聞陳生是日曾至人家弔喪，其所患豈即此耶？[112]

案陳氏似乎無明顯的病史可尋，而且「形狀豐碩，氣體素健」，只因至人家弔喪之後，為父詣市買藥，卒然倒於藥店門前，結果未及半日即死。死時年方三旬。陸氏引沈從先（野）《暴證知要》推測是「鬼疰」、「中祟」之類。也可見當醫家在遇到類似的病案之時，他們會自然地聯想到患者是否曾經去過「屍喪」之地、「翫古廟」、「入無人所居之室」或者「鬼神壇場」。

又《續名醫類案》卷二十二〈飛屍〉云：

> （病案七）一婦人忽昏憒發譫語，自云為前謀賴某人銀兩，某神責我，將你起解到城隍理問。兩腳踝膝髀處皆青腫，痛不可忍，口稱苦楚，次日方蘇，痛尚不止，用金銀箔兩餘，水煎服即癒。一婦人入古墓，患前症，以紫金錠灌之即蘇。通政余子華、太常汪用之，皆因往弔而卒死喪家。[113]

此案所提到的一共有四位患者，除了第一位患者病因不明之外，餘皆因入古墓或往弔問喪而引起的。其中，余子華、汪用之兩人還因弔喪而「卒死喪家」。還有因長期接觸鬼神壇場而為鬼神作祟者。李冠仙《仿寓意草・卷下・蘭如弟鬼病治效》載其親診其胞弟蘭如的一則頗為棘手的病案。由於記述翔實，與本章所論又為密切，但其文頗長，茲舉其中的幾個情況為例。

根據李冠仙所述，其弟蘭如「品學兼優，學中拱服，且素不好色，專惡淫邪，唯信陰陽，未

110 傅山，《傅青主女科》（台北：力行書局，一九八六），頁一五五。是書刊於道光七年（一八二七）。

111 陳蓮舫，《女科祕訣大全》（實驗祕本，台北：新文豐出版公司，一九八七），卷二，頁一一。是書成於宣統元年（一九〇九）。

112 陸定圃，《冷廬醫話》（台北：中國醫藥研究所，一九九〇），頁九四。是書成於咸豐八年（一八五八）。

113 魏之琇，《續名醫類案》，頁五六三。

免偏執」，平日好遊鬼神壇場，且好扶乩降神之術。一日，

> （病案八）有友鄭某妻病莫治，托求仙方，蘭如誠心設壇，乩竟自動降壇，詩句甚屬清通，自稱清風真人，蘭如以為神異。然所降之方，全無效驗，此不過靈鬼遊魂能通文義者之所為，非真仙方也。果仙也，方豈有不驗者。奈蘭如十分敬信，以為神仙竟可求而至。[114]

蘭如設壇，竟有所謂清風真人降下藥方，李冠仙以為「此不過靈鬼遊魂能通文義者」所為。有此特別經歷之後，蘭如忽獨自一人「避居雲臺山道院」，回家之後，又「早晚獨處密室，不許他人窺伺，唯聞壇降香氣，徹夜不絕」，不久即輾轉成疾。蘭如身處壇場之中，「往往徹夜不眠，似與人吵鬧，不知何故」，經李冠仙的查詢，知其為鬼神所干犯、附身，其症如下：

> 先是鬼不獨不許弟安眠，且誘以徹夜舞蹈，因煉筆錄時，有持筆手舞一法，鬼誘以如此而來，仍須如此而去，實欲耗其精神也。[115]

蘭如所患是為失眠，中醫稱為「不寐」、「不得臥」或「不得眠」等。[116]據李氏推測此症可能是煉筆錄招引之鬼所致，此鬼即前面的「清風真人」。冠仙究其受惑的原因：

> 鬼欲附弟而弟又求鬼，故一煉而成也。弟與鬼初合之時，必有彼此相契之意，故弟以為神奇，而且欲傳諸姪也。久之，而鬼附人身有何好處，自然轉生惡念，欲害弟

> 命，鬼本利人之死也，甚且鬼生癡念，冀弟死而伊即借軀殼以回生，若此則逞其魑魅魍魎之術，無所不至矣。[117]

可見蘭如為鬼所祟，是由扶乩而起。他本身並非巫覡或靈媒，但卻整日在自己所設的神壇招神引鬼。陸詠棻在《溪醫案選摘要》評論此案，認為是蘭如「偏信神仙，引鬼附身」的結果。[118]陳士鐸則評論：「蓋人之氣最靈，物得之可以入道，但其初心亦不過欲竊人之靈氣，未嘗有害人之念也，故天亦置而不問。迨既與人接，欲盡取之而後快，遂動殺人之心，於是作祟興妖之事，起人始知是妖而謀共逐之矣。」[119]然而，就其平日出入的場所來看，實與好遊鬼神壇場不無關係。

李冠仙所輯的另一則病案，場所是為「空房」。

> （病案九）有戴姓名愧卿者，素亦膽怯多疑。一日，在場獨宿空房，意順疑懼，忽覺背部漸寒，肢冷懍慄慄，是懼不敢動。既而迷睡，似入地獄中，繩捆束縛，困苦之異常，欲喊不能出聲，欲動身殊牽強，惡境多端，不能盡述。必待人推喊之，方

114 李冠仙，《仿寓意草》，頁二一。
115 李冠仙，《仿寓意草》，頁二六。
116 王米渠，《中國古代醫學心理學》（貴州人民出版社，一九八八），頁四四—四九。
117 《仿寓意草．卷下．蘭如弟鬼病治效》
118 陸詠棻，《溪醫案選摘要》，收入《歷代中醫珍本集成》（台北：萬人出版社影印）卷四，頁七三。是書刊於一九二〇年。
119 陳士鐸，《百病辨證錄》，頁四三二。

得轉醒，脫出苦海。[120]

這種症狀可能與戴氏「膽怯多疑」的個性有關。但主要原因，若用前引龔廷賢在《壽世保元》的講法，是人「初到客舍館驛，及久無人居之冷房中，為鬼物所魘」。事實上，這種在睡夢中想喊不能出聲，想動又動不了的特殊經驗，可能是不少人有過的經驗。馮楚瞻《錦囊祕錄》卷五〈邪祟論〉亦云：「生房日久，或多怨鬼愁魂。」[121]一個地方久無人居就會鬧鬼作祟，這個觀念一直到現在還有。

現在將上面所提到的病案列為下表：

病案	名稱	性別	場所	備考
一	遺精案	男	廟	心生淫念，入廟摸侍女像。
二	陳氏異疾案	女	神廟	得病原因不明。
三	張方女案	女	廣陵廟	獺假作人形，與女交合。
四	朱元亮案	男	蛇王廟	得病原因不明。
五	鬼胎案	女	神廟、山林	心起交合之念，召祟成胎。
六	陳茂才案	男	屍喪之地	暴斃，原因不明。
七	婦人案	女	古墓	得病原因不明。
七	余子華案	男	屍喪之地	暴斃，原因不明。
七	汪用之案	男	屍喪之地	暴斃，原因不明。
八	李蘭如案	男	神壇	喜好扶乩，引鬼附身。
九	戴愧卿案	男	空房	被鬼物所魘。

如上表所示，以患者性別來看，男性患者七案，女性患者四案。以病案性質來看，有三案涉及男女關係，龍繪堂《蠢子醫》卷四〈邪祟中人男女有分〉云：

> 邪祟中人無他訣，只因人情未清澈。人心一動他已知，每乘淫機暗交接。交接久了下焦寒，滿腹壘塊塞洞穴。每於診脈時，恍若先報說，心中忽戰戰，脈上似鼠掣。亦有抱持中指毫不動，坐得久時間一洩。
>
> 或如蛇吐信，或如電明滅，此皆女子之祟脈，每從上焦泱。若是男子真中邪，必於下焦見清切，夢中若有美人來，一相交時精便洩。心中猶自甚愛惜，便將十指玉莖攝，多少敗精留此間，不是淋閉便尿血，時候久了結疙瘩，相火下注似車轍。[122]

邪祟中人若是以男女關係的類型出現，男性多以遺精、鬼交或手淫的方式表現，女子類似，但是主要以鬼胎或腹中有硬塊如「滿腹壘塊塞洞穴」等表現。

另外，有六案原因不明，可能是如陳言所說的是患者因入鬼神之所「觸犯忌諱」；張介賓亦云：「山野之間，幽隱之處，鬼魅情形，誠有不測」，[123]除了幽隱之處易藏鬼魅以外，李時珍還

120 秦伯未編，《李冠仙醫話精華》，《歷代中醫珍本集成》，冊三九，頁三一。

121 馮楚瞻，《錦囊祕錄》（上海千頃堂書局本；台南：太冠出版社影印，一九七九），頁三一七。是書刊於康熙四十一年（一七〇二）。

122 龍繪堂，《蠢子醫》（台北：世界書局，一九八二），《增補珍本醫書集成》第廿四冊，頁一二六。是書成於光緒八年（一八八二）。

123 張介賓，《類經》（台北：新文豐出版公司，一九七六），頁六七三。

提到另外一種可能：

> （人魄）此是縊死人，其下有物如麩炭，即時掘取便得，稍遲則深入矣。不掘則必有再縊之禍。蓋人受陰陽二氣，合成形體，魂魄聚則生，散則死，死則魂升於天，魄降於地。魄屬陰，其精沉淪入地，化為此物。亦猶星殞為石，虎死目光墜地化為白石，人血入地為磷為碧之意也。[124]

根據李時珍的說法，「人魄」作為一種藥材，可以「鎮心」、「安神魂」、「定驚怖顛狂」等。而掘取之法，是自縊死人的場所採得，「其下有物如麩炭」。與本主題有關的是「不掘則必有再縊之禍」，也就是說場所（凶死）曾有縊死人，其魄未散，而能為祟，所以，會在相同場所發生類似的事件。

在鬼神活動的場所被鬼神所祟（無論是因為何種原因），似乎是一種可以被接受、理解的解釋。這種解釋的模式隱含著傳統醫學並不把「祟病」當作純粹生理上的病變，而從整體的、多元的「生理—心理—場所」，甚至兼顧鬼神因素的宇宙觀來給予解釋。

要之，幾個病案中，雖然患者所表現的症狀不一，有失眠，有被鬼壓，有身體各部青腫，有暴斃，有股間一點奇癢。但是，我們仍然可以發現這一類疾病的特點之一就是猝然發病，尤其以病案四、五兩則最為明顯。這些患者有的不僅身體健康，也沒有過去的病史足以參考。然而，歷代醫家逐漸從大量類似的病案之中爬梳了一條線索：即患者在發病或暴斃之前，偶然或長時期出入過某些場所，而這些場所竟成了其生病或死亡的可能原因之一。徐靈胎云：「人之受邪也，必有受之處。」[125]所以，儘管這一類疾病的症候變化不一，但這一點卻是肯定無疑的。

疾病可以說是宿主、病原與環境等之間交互作用的結果。然而，疾病會發生又必須配合種種不同的條件，例如患者先天的傾向，遺傳、體質因素皆是屬於這個範疇；又如，剝奪等條件，營養過剩或不足的情況皆然；再者，如個人生活上的壓力與其他相關因素等等也會誘使疾病暴發。

與祟病相關的想像場所有：一、宗教、祭儀的場所；二、郊野山林等人所不到之處；三、墳塚屍喪之地；四、空房冷寓等人跡罕至之所；五、客舍館驛等。這種對祟病的解釋，不是以六淫、七情等因素探討其病理，而是一種社會／文化的解釋。一個人被鬼神作祟有許多種可能，本章所探究的只是其中一種類型：即其疾於「道間」、「門外」的場所得之。而這種解釋的心態亦散見於歷來筆記小說之中。[126]

當然，這並非此一類疾病的唯一解釋。至少，傳統醫學還有以下幾種不同的假說：

一、肺病或勞病說。在傳統醫學中，祟病與肺病、勞病之間的關係一直是曖昧不清的，這種情形至少從《千金要方》便是如此。鄒潤安《本經序疏要》卷四〈鬼疰・屍疰〉條云：

> 《千金》之隸是於肺病項下也。將無以其氣從鼻吸入耶？抑以其能變肺瘻骨蒸耶？

124 李時珍，《本草綱目》（台北：中國醫藥研究所影印，一九八一），頁一六一三。

125 徐靈胎，《醫學源流論》，頁七一。

126 這類的紀錄筆記小說之中很多，茲以紀昀《閱微草堂筆記》為例，卷十三〈槐西雜志三〉云：「幽房曲室，多鬼魅所藏」；卷五〈灤陽消夏錄五〉云：「荒阡廢塚，往往見鬼」；卷十二〈槐西雜志二〉云，鬼物「散處空宅古寺，四出祟人」。其中所提到的場所正與醫書的記載相同。而歷來志怪小說在敘述鬼神作祟的情節，也大多會有意或無心的安排在上述的場所。

然皆小焉者也。其大處則以是（病，乃壞人之精魄，致魂無所依，氣無所主，血無所朝而死。魄非肺之所藏耶？魄者，金水之精，譬之於鏡，能映物而）不能燭物，遇寒則清，逢熱則昏，故《千金》之論曰：「凡諸心腹痛，服眾方熱藥入腹，寂然不動。但益氣息急者，此屍疰病也。」試觀前蘇游所列病狀，有一堪用熱藥者乎？篇中所列諸藥物，有一大溫大熱者乎？……（其病）始終與肺為患，謂為肺病，不亦宜哉。然篇中所列藥物，謂為治肺，不可也。其理何在？夫病在何藏，即從何藏治，是金元以來所長，苟其當理，則不必更勤求古訓矣。是固宜別其所感何氣，觀其所化何似，揣其所向何方，決其所成何患，則篇中藥物，味味靈通，絲絲順理，不治肺而肺家所入之邪卻，肺藏治節之職復，既不使邪惡之氣化熱而附水道侵精魄，詎非的當之至歟？倘但知邪氣何屬，而不知邪氣之化；邪氣所在，而不知邪氣之傳，均可謂執中無權，舉一廢百。[127]

《神農本草經》等藥書中有許多治療鬼疰、屍疰的藥物，《千金要方》將鬼疰、屍疰等病列於肺病條下，[128]鄒潤安從藥理來質疑其正當性。他說：「篇中所列諸藥物，有一大溫大熱乎？」又質疑說：「篇中所列藥物，謂為治肺，不可也。」然而，當時的風氣卻常常把鬼疰等病以肺病或勞病來看待，鄒潤安批評說：「世無識鬼疰屍疰者，以余揣之，其病頗有，皆緣醫不加察，漫認為勞，投以寒涼滋補，無不斃者。」[129]換言之，對某些醫家而言，鬼疰之病幾乎等於是不治之症。另一方面，一般醫家又將其視之為勞病，投以寒涼滋補之藥，事實上是違反《神農本草經》

的原則。

二、痰病說。傳統醫學有一派醫家，將一切「奇病」、「怪病」歸為痰病。[130]例如朱丹溪〈虛病、痰病有似邪祟病論〉一文云：

血氣者，身之神也。神既衰乏，邪因而入，理或有之。若夫血氣兩虧，痰客中焦，妨礙升降，不得運用，以致十二官各失其職，視聽言動，皆有虛妄，以邪治之，其人必死。吁哉冤乎！誰執其咎？[131]

他舉他自己的一次經歷說：

外弟歲，一日醉飽後亂言，妄語妄見，詢之，係伊亡兄附體，言生前事甚的。乃叔在邊叱之曰：「非邪，食腥與酒太過，痰所為耳。」灌鹽湯一大碗，吐痰一二升，汗因大作，困睡一宵而安。[132]

127 鄒潤安，《本經序疏要》（台北：旋風出版社，一九六九），頁一〇二。是書成於道光二十年（一八四〇）。
128 《千金藥方》將飛屍、鬼疰諸病收入「肺臟」項之下。見唐・孫思邈，《備急千金要方》（台北：宏業書局，一九八七），頁三一六—三一八。
129 鄒潤安，《本經序疏要》（台北：旋風出版社，一九六九），頁一〇一。
130 關於「痰」在傳統醫學的意義，請參見章真如，《風火痰瘀論》（台北：啟業書局，一九八八），頁七六—九九。
131 朱丹溪，《格致餘論》（台北：世界書局，一九八二），《增補珍本醫書集成》第九冊，頁一六。是書成於至元七年（一三四七）。
132 同上，頁一七。

這則靈魂附體的病案，患者發病時甚至能言亡兄生前之事，但醫家並不以其有這些特殊病徵便認為是邪祟病，而歸之為痰病。王國祥亦云：「邪祟為病，間亦有之。若痰證、熱證及七情為病，皆往往有類祟證，醫者須辨明，以釋病家之惑，而後對證施治。不可以病患稍涉狂妄，即疑為鬼祟，而為巫覡所欺也。」[133]

所謂痰病也必須配合患者的身體或精神的狀況才會發作，上引朱丹溪說提及了「血氣兩虧，痰客中焦，妨礙升降，不得運用」，而導致了病變。虞摶《醫學正傳・邪祟》亦主張邪祟之病「皆痰火之所為，實非妖邪祟之所迷也。」而且，他指出這跟一個人的精神狀態有極為密切的關係，「人見五色非常之鬼，皆自己精神不守，神光不完故耳，實非外邪所侮，乃元氣極虛之候也。」[134]

三、運氣說。本節的主題在「場所」，而運氣說對祟病解釋的重點則在「天時」。一個人在何種天時之下會被鬼神作祟呢？《素問・本病論》[135]詳細敘述五運六氣的升降失常，對一般疾病的產生和疫癘流行的關係。[136]它說明造成疫癘的原因，主要是決定於三個條件：（一）異常的自然天候；（二）人體正氣的虛弱；（三）精神的失守。三虛相合，便會釀成疫病暴亡，同時這也是造成「邪鬼（所謂五屍鬼）干人」的原因。

《素問・本病論》透過黃帝與岐伯之間的問答，來討論這個問題。黃帝云：「人氣不足，天氣如虛，人神失守，神光不聚，邪鬼干人，致有夭亡，可得而聞乎？」[137]岐伯回答：

> 人之五藏，一藏不足，又會天虛，感邪之至也。人憂愁思慮即傷心，又或遇少陰司

天，天數不及，太陰作接間至，即魏天虛也，此即人氣天氣同虛也。又遇驚而奪精，汗出於心，因而三虛，神明失守，心為君主之官，神明出焉，神失守位，即神遊上丹田，在帝太乙帝君泥丸宮下，神既失守，神光不聚，卻遇火不及之歲，有黑屍鬼見之，令人暴亡。[138]

岐伯以為，人的五臟若有一臟不足（人虛），再遇到異常的天氣（天虛），兩虛相搏，則「感邪之至」。現將〈本病論〉所述天虛—人虛之間的關係列為下表：

所以，五屍之鬼（黑屍鬼、青屍鬼、黃屍鬼、白屍鬼、赤屍鬼）會干犯人，是因為非時天氣、人神失守等因素。[139]

---

133 王國祥之說，收入王秉衡，《重慶堂隨筆》（《王氏潛齋醫書》十種本，台北：自然療法雜誌社影印，一九八七），頁一四。是書刊於咸豐二年（一八五二）。

134 虞摶，《醫學正傳》（北京：人民衛生出版社，一九八一），頁二七一。是書成於正德十五年（一五二〇）。

135 《素問・本病論》屬於《素問》遺篇的一部份。按《素問》在唐王冰編次注解時，已亡佚〈刺法論〉、〈本病論〉兩篇。到北宋高保衡、林億等校正醫書時，這兩篇又出現，丹波元胤以為「此乃王冰以後人所託所作」。但仍可從中瞭解唐宋人對「屍鬼干人」等病因的一些想法。參見丹波元胤，《醫籍考・卷二・醫經二》，頁一五—一六。

136 方藥中，〈介紹運氣學說的基本內容〉，收入王琦編著，《素問今釋》（貴州人民出版社，一九八一）。方藥中、許家松，《黃帝內經素問運氣七篇講解》（北京：人民衛生出版社，一九八四）。

137 參見王琦等，《素問今釋》，頁九〇二。

138 同上。

139 張介賓解釋患者之所以見五色之鬼（黑屍鬼、青屍鬼、黃屍鬼、白屍鬼、赤屍鬼），是由於患者某臟不足即見某色鬼。他說：「以余所驗，則有如心神失守，火自為邪者，多見赤鬼。肺金不足，氣虛茫然者，多見白鬼。腎陰虧損，目光昏暗者，多見黑鬼。肝木亡陽者，多見青鬼。脾濕為祟者，多見黃鬼。是皆不待勝制，而本藏之邪自見也。」見氏著，《類經・卷二十八・運氣類》，頁六七三。

運氣	非時的天氣	人神失守	臟器	症候	邪鬼干人
火不及之歲。	少陰司天，天。	神遊上丹。	心	過驚又奪精，汗。	黑屍鬼
	數不及，太陰作接間至。	田，在帝太乙帝君泥丸宮下。		出於心。	
土不及之年，或己年或甲年失守，或太陰天虛。	太陰司天，天數不及，少陽作接間至。	神光失守而不聚。	脾	過飲食飽甚，汗出於胃，醉飽行房，汗出於脾。	青屍鬼
水不及之年或辛不會符，或丙年失守。	太陽司天虛。	神志失位，神光不聚。	腎	人久坐濕地，強力入地即傷腎。	黃屍鬼
木不及之年，或丁年不符，或壬年失守，或厥陰司天。	厥陰司天，天數不及，少陰作接間至。	神志失位，神光不聚。	肝	人或恚怒，氣逆上而不下，即傷肝。	白屍鬼
原文脫	原文脫	原文脫	肺	原文脫	赤屍鬼

四、道德說。不少醫家將此類的奇證怪疾歸因於患者本身的道德問題。如蕭京《軒岐救正論・卷六・病鑑・鬼疑》云：

> 鬼神宰造化之權，精誠可格，此理甚微。至乎憑依作祟，相傳有魑魅妖孽，亦唯失德之家、淫冶之婦，或蹇運之夫，往往因邪易入，乘虛召感。[140]

蕭氏以為得到這一類疾病的都是一些「失德之家」、「淫冶之婦」、「蹇運之夫」。不少醫家都持這種失德招病的思想，同時主張修德以治療。[141]中醫更將這一類病與自縊、難產、溺斃、壓死等列為所謂「五絕」，[142]可見具有相當濃厚價值批判的色彩。

再者，也有一些醫家否認這是一種疾病，徐靈胎云：「暴遇神鬼，適逢冤譴，此又怪異之事，不在疾病之類矣。」[143]在徐氏的觀念裡，「暴遇神鬼」雖然會引起精神或生理上的病變，但不以為這是「疾病」，而以「冤譴」的觀念來解釋。這種說法與失德招祟的思想頗為相類。

以上病理、道德、天時或場所等等各說之間，並不是個別獨立而不相干的理論，一個人被鬼神所魅必須配合種種不同條件或因素。各家之說，畸輕畸重，歷代醫家亦迭有爭論。易言之，我們不宜將這些假說簡單化了。

在傳統醫學接觸現代醫學之後，更以鬼神之事虛無難測，而試圖給祟病較為合理的解釋。茲舉兩家說明。周學海《分類醫學菁華》卷中〈風厥痓癇——附中惡五屍〉一文云：

> 自古醫書，未有確指病根者，以泰西醫說考之，乃逆氣鼓激惡血，上攻於腦也。其先痛而後厥者，由腦氣筋而漸感於腦也。所謂腦氣筋者，如脂如膜，發原於髓，資養於血，故邪伏於營血之分而不散，以致血絡有變，一經外有所觸，感動其邪，與

140 蕭京，《軒岐救正論》（台北：啟業書局影印，一九八五），頁五六六。此書初刻於一六四四年。

141 例如：周慎齋即云：「天下之大，何物不有。有鳥獸草木妖，有土石器皿之妖，有鬼妖。妖本虛無，總由人心所致。遇則傷神，神傷則魂病。」所以，「房中多燒香，誦讀《易經》，再自正其心志，而邪可祛矣。」見氏著，《慎齋遺書》（台北：五洲出版社，一九八四），頁一〇六—一〇七。是書成於萬曆元年（一五七三）。

142 「五絕」的內容，各家的說法略有出入，如張杲以為是自縊、牆壁壓、溺水、魘魅、凍死。參見張杲，《醫說》頁七八三；龔廷賢，《壽世保元》，頁七二一。

143 徐靈胎，《醫學源流論》，頁七一一。

血相激，其機如電之迅而病作矣。《內經》曰：「血氣者，人之神也。」又曰：「血者，神氣也。」故血亂而神即失常也。此皆癎疾，與癲癇同類。[144]

其將五屍之病歸於「血」。雖「以泰西醫說」為本，但其所用的基本術語或觀念都是來自傳統醫學的。在方法上，亦由內傷外感兩方面入手。

又如惲鐵樵《風勞鼓病論》卷二〈虛勞〉把古代鬼疰、傳屍諸證視為肺病或勞病，[145]不過，他對祟病的相關病症亦多困惑：

> 《千金方》鬼疰病，即傳屍癆。余所見者，極可怖。疰本注字，去三點偏旁加疒，意謂由一人患此，死則更轉疰他人也。余族中有一家，其先若何，余未及見，第就余所見者言之。其人有子女十人，胞姪二人，孫男女八人，四十年中，死於同樣之勞病者九人。其病恆發於十七八歲，乃至廿七八歲。其病狀，咳嗽發熱，肌膚銳瘠而遺精，自憊不能興，臥床之日起，扣足一百日死。自余為童子時，即習見此等病狀。數年前，其孫女復患此，自他省遄歸，強余療治。一見即覺病不可為，辭之不得，勉強為之，勉強處方。因其病起於產後，從蓐癆治，旋又延西醫打針，結果自臥床之日起，扣足百日而逝。簡直藥物於病絲毫無益，亦竟絲毫無損，此殊令人爽然自失者。古人謂傳屍癆，限於骨肉至親，觀此信不欺我；而此病之傳染，與尋常迥異，可以三五年或十餘年始一見，使人不覺其為傳染。衡量症情，未必是遺傳關

係，當是伏根甚深，必待某種誘因而發見；其未發之時，亦必有特徵可以預知。特吾儕經驗淺，未能知耳。146

惲氏認為《千金方》的鬼疰病即為勞病，這種說法似乎與前面鄒潤安所批評的醫家一樣，漫認此病為勞病。不過，他又進一步將此說與其當時所接觸的西方知識接榫：「肺勞西醫謂之肺結核，有傳染與不傳染兩種。其傳染與熱病不同，熱病傳染者，可以遍及一鄉；肺結核之傳染，只於親人骨肉。古人所謂傳屍勞，一名疰者是也，亦即古書中之桃花疰。傳染之熱病，與肺勞病病源雖同是微菌，而一從外來，一從內發，故肺結核往往發生於十八九歲時，蓋遺傳暗伏之毒，當然趁發育時期而發洩也。」147我們以他的「微菌」之說，衡量本章前面所臚列的各種病案，其適

144 周學海，《分類醫學菁華》（上海：廣益書局本；台北：新文豐出版公司影印，一九八五），頁一四一。同樣的說法亦見於龔廷賢，《萬病回春》（台北：大中國圖書公司，一九九〇），頁二三四；唐容川，《血證論》（台北：五洲出版社，一九七四），頁一二三。

145 惲鐵樵雖將鬼疰、傳屍視為肺病或勞病，但他也承認中醫、西醫對肺病的理解不是很一致的。他說：「因勞病無有不欬，故通常以西醫籍之肺病，當中國之勞病，然其中糾紛殊甚。西醫籍中肺病自肺病，腎病自腎病，中醫籍中言勞病，多數肺腎並為一談。又童子發育障礙多半屬腺病，中醫則謂先天不足，概名童勞。又如吐血，肺部病管破裂，本是肺病，而中醫就病症定名，有肝血、胃血、脾血、腎血之不同，總不名為勞病。必待初期症狀已過，見潮熱掌熱，然後謂之勞病，諸如此類，不勝屈指」。見氏著，《風勞鼓病論》（高雄：華鼎出版社重排本，一九八八），頁一〇。惲鐵樵（一八七八—一九三五），清末民初醫家。撰有《藥盦醫學叢書》，刊於一九二二年。本書為《藥盦醫學叢書》第四輯之四。

146 惲鐵樵，《風勞鼓病論》，頁二〇—二一。

147 惲鐵樵，《臨證演講錄》（高雄：華鼎出版社重排本，一九八八），頁三—四。本書收入氏著《藥盦醫學叢書》第四輯之二。

用性似乎亦在疑似之間了。

總結以上各說，周學海指出祟病「自古醫書，未有確指病根者」，鄒潤安云：「世無識鬼疰屍疰者」，莫枚士亦云：「當欲問其為何病，則諸老醫無能言之者。」[148]可知祟病有其難解之處。由本章的討論也顯出了這一類疾病的多面與複雜。

148 莫枚士，《研經言》，頁一八。

中醫技術及其自然、性別、政治意義

艾火與天火——中醫「灸」療法的起源

古代的中國人為何利用火發展出灸療法來治病？艾草為什麼成為灸療法的主要燃料？在鬼神祟禍成為疾病最主要來源的時代裡，燃燒艾草後灼傷人體局部以治療疾病的灸法到底是從哪裡誕生的呢？疫鬼畏火。灸法的操作中，火具有兩重性：艾火與天火。艾草最早的別名「冰臺」，古人以冰制的透鏡或青銅凹面鏡引取太陽之火，艾是引火的燃料。熏之以艾，祓除不祥；艾草相當普遍用來驅禳毒氣，其燃燒之後產生的氣味也可以用來驅逐疫鬼罷。而灸法的誕生曾由占卜的過程得到靈感，巫者將灼龜觀察兆紋與人體表面的血脈形象取得模擬想像。

灸法使用不同的火源會產生不同的療效嗎？古代醫家又為何堅持利用太陽之火？太陽之火在古代象徵純陽之潔氣。透過陽燧這樣通天的器物，汲取純陽之氣點燃屬溫熱的艾草進而驅除疫鬼。操作陽燧的技術壟斷於巫師手中，灸法無疑誕生於引取天火的儀式氛圍。而大量出土的有關「氣」的文獻與天火的信仰密不可分。換言之，火論與氣論的關係，不僅涉及灸法的起源，同時，也是古典醫學的核心課題。

「中國的醫學沒有脫離迷信的把握，而且醫生自己還是一個術士。」——周作人〈《醫學週刊集》序〉[1]

「別提了，」余教授擺手道：「我在台大醫院住了五個月，他們又給我開刀，又給電療，東搞西搞，索性癱掉了。我太太也不顧我反對，不知哪裡弄了一個打針灸的郎中來，戳了幾下，居然能下地走動了！」余教授說著，很無可奈何的攤開手笑了起來，「我看我們中國人的毛病，也特別古怪些，有時候，洋法子未必奏效，還得弄帖土藥秘方來治一治，像打金針，亂戳一下，作興還戳中了機關。」——白先勇〈冬夜〉[2]

天火信仰與灸法之謎

溫州街的冬夜，颯颯娑娑。日據時代的破舊宿舍中，兩位大陸流亡的學者緬懷年輕時的夢，如同深夜那一陣陣陰濕砭骨的寒意。余嶔磊厚重的舊棉袍裡，因車禍受傷的右腿，不時隱隱作痛著。像周作人那一代受過五四洗禮的人，中醫對他來說，大概只是迷信的同義詞。余嶔磊被台大

1 周作人，〈《醫學週刊集》序〉，收入鍾叔河編，《周作人文類編・人與蟲》（長沙：湖南文藝出版社，一九九八），頁五四〇。

2 白先勇，《台北人》（台北：晨鐘出版社，一九八二），頁二六四—二六五。

醫院的西醫搞癱的腿，經江湖郎中針灸治療後竟然有了起色。但他以為針灸有效「只是亂戳一下，作興還戳中了機關」，也許只是命不該絕罷！

針灸是中國醫學的核心技術。「針灸」連稱，兩者代表相近一系的技術，都建立在經脈的理論之上。[3]不過，不少人以為「針」與「灸」其實是一物，正如〈冬夜〉裡的余嶔磊口中所說的「針灸郎中」只是會「打金針」。如果以針、灸兩種技術在歷史上的得勢先後，灸應在前，針與起在後。然而，多數題名「針灸史」的著作，以大篇幅敘述針法的歷史。灸法的研究往往在針灸史的作品中屬於旁枝末節；關於灸法的起源也是簡略不明，可以說是一堆謎團。[4]

經常被人引用灸法起源的文獻有二。《莊子．盜跖篇》：「丘所謂無病而自灸也。」無病而自灸大概是當時人的養生之道罷。《孟子．離婁》：「今之欲王者，猶七年之病求三年之艾也。苟為不畜，終身不得。」艾草可以為灸治病，針灸的效用尤善。這些零星的顯示，灸法大概流行於晚周戰國時代罷。但古代的中國人為何利用火來治病？艾草為何成為灸療法的主要燃料？灸法與經脈知識的誕生之間又有何關係？

當時的醫書對灸法的起源如何解釋呢？《素問．異法方宜論篇》以為：北方象徵天地之間冬季閉藏之地，其地高亢，風寒冰冽。當地的居民喜歡住在野地，以牛羊乳汁為食。人民內臟受寒而罹患脹滿等疾病，在治療上宜用灸焫，「故灸焫者，亦從北方來」。灸法的起源與北方遊牧民族有關的確是一條有趣的線索。但今本《內經》也就僅此一條史料。而且，《素問．異法方宜論篇》論述砭石、毒藥、灸焫、九針、導引、按摩等技術的起源，是與五行方位相配合，所以，〈異法方宜論〉篇中所指的北方未必確指具體的地域所在。

不過，北地寒冷的天候與火療法聯繫在一起顯示灸法的理論基礎，火熨可以舒緩身體的不適，熱氣使壅滯的氣血得以流暢。羅伊・波特等主編的《劍橋醫學史》進一步推測，灸療主要為了在皮膚上製造一個灼傷的水疱，形成一種「對抗刺激劑」來治療病痛。[5]很可惜，從《內經》以及同時代的文獻中找不到任何支持這個說法的證據。

對灸法起源曾做系統性的論說是山田慶兒先生。他的研究旨趣並不是考證個別技術的起源，而是將針灸當作中國醫學知識形成的核心動力：「中醫學基本的思考方法、建立起基本性的概念與思考框架的是針灸療法。這種特異的療法的發展是獨特的醫學形成的原動力。因此，探討針灸療法的起源實際上就是探索中醫學的起源。」[6]山田的假說要點如下：

(1)灸法起源於以熏燃艾草以禳除人體內疫鬼的咒術療法。

(2)所謂脈，起初是侵入體內疫鬼的通路。而最早發現經脈存在的人，很可能即是上述進行艾咒術療法的巫醫們。

(3)針法的產生則是在灸法所達到的技術水準與理論基礎上，導入砭法的技術，通過將艾的熱性刺激換成針的物理性刺激所建立的。

3 古代脈學或經脈理論的發展，見李建民，《死生之城——周秦漢脈學之源流》（台北：中央研究院歷史語言研究所，二〇〇〇）。

4 林昭庚、鄢良，《針灸醫學史》（北京：中國中醫藥出版社，一九九五），頁九—十一。

5 羅伊・波特等，《劍橋醫學史》（長春：吉林人民出版社，二〇〇〇），頁三二四。

6 山田慶兒，〈中醫藥的歷史與理論〉，收入氏著，《古代東亞哲學與科技文化》（瀋陽：遼寧教育出版社，一九九六），頁二五七。

(4)灸法起源的年代大致在春秋末或戰國初期。戰國末期灸法逐漸理論化、體系化。經脈的種類、名稱、數目、路徑、走向以及所屬疾病種類、症狀，不斷地得以發展整合。而針法相對來說出現得晚，大約可推溯至戰國末。換言之，這期間有由灸法向針法過渡發展的課題。[7]

燒艾的咒術療法到底為何？山田並未言明。燒灼人體的局部進行治病，並與脈（或經脈）發生聯繫的操作機制又是什麼呢？山田的假說仍然留下一堆待解之謎。

歷來追溯灸法起源的學者都忽略了火源的問題。今天利用灸法養生的人，以火柴或打火機點燃艾條或艾卷，並不特別講究火源。的確，取火的技術，對現代人來說幾乎是微不足道，但在古代社會卻是舉足輕重的事。[8]如果我們重新爬梳有關艾的早期資料，就會發現艾與火源有極為密切的關係。

艾草，在《爾雅》這部成書於戰國末年，由漢初儒生陸續編纂的書中別號為「冰臺」。[9]艾草為什麼又名冰臺？相傳是淮南王劉安底下方士所撰的《淮南萬畢術》有以下的方術：「削冰令圓，舉以向日，以艾承其影，則火生。」[10]在這裡，影便是焦點的意思。古方士發明一種極精巧的取火技術，即以冰加工成為球形透鏡聚光引取太陽火[11]而點燃艾草。這應該即是艾草得名「冰臺」的由來罷。不過，冰的透光度甚弱，「削冰令圓」製作難度高，冰又容易融化，在古代主要以陽燧取天火。陽燧是一種青銅的凹面鏡，[12]其作用在聚光引火。《淮南子・天文》：「陽燧見日，則燃而為火」，漢代人高誘的注解說：「陽燧，金也，取金盃無緣者，熟摩令熱，日中時，以當日下，以艾承之，則燃得火也。」[13]引火之物仍然是艾草。艾草與天火之間，透過冰製的透鏡與青銅凹面鏡取得密切的聯繫。而且，引取天火的媒介除了艾草以外，在相關資料找不到其他的代替物。

貫穿歷代灸法用火的史料，灸火的火源以引取天火也就是太陽之火為上選。今本的《內經》（《靈樞》、《素問》）以針法技術為主流。秦漢時代的灸法專著，《扁鵲灸經》、《倉公（灸）法》、《灸法圖》、《新集備集灸經》等大多亡佚或殘缺不全。[14]出土的古醫書如馬王堆《脈書》、張家山《脈書》雖然直接涉及了灸法，但沒有談到用火的原則。[15]據考成書於漢代或稍晚的《黃帝蝦蟆經》以灸法為主，即提到灸火的準則：

> 太上陽燧之火以為灸；上次以䃜石之火常用；又槐木之火灸，為瘡易差；無者，膏

---

7 Yamada Keiji, *The Origins of Acupuncture*, Moxibustion, and Decoction (Kyoto: International Research Center for Japanese Studies, 1998), pp. 64-85.

8 張其昀，〈火之起源〉，《史地學報》一卷二號（一九二一）；汪寧生，〈我國古代取火方式的研究〉，《考古與文物》一九八〇年四期。

9 徐朝華，《爾雅今注》（天津：南開大學出版社，一九八七），頁二五八。

10 茆泮林輯，《淮南萬畢術》（道光十四年梅瑞輯藏板），頁二。另見范寧，《博物志校證》（台北：明文書局，一九八四），頁五〇。

11 王錦光、洪震寰，《中國光學史》（長沙：湖南教育出版社，一九八六），頁五二—五三。

12 唐擘黃，〈陽燧取火與方諸取水〉，《中央研究院歷史語言研究所集刊》五本2分（一九三五）；李東琬，〈陽燧小考〉，《自然科學研究》十五卷四期（一九九六）；楊軍昌、周魁英，〈先秦陽燧及相關問題〉，《故宮文物月刊》十八卷五期（二〇〇〇）。

13 劉文典，《淮南鴻烈集解》（台北：文史哲出版社，一九八五），卷三，頁五四。

14 馬繼興，《中醫文獻學》（上海：上海科學技術出版社，一九九〇），頁二九九—三〇〇、三一九。

15 參見馬繼興，《馬王堆古醫書考釋》（長沙：湖南科學技術出版社，一九九二）；高大倫，《張家山漢簡〈脈書〉校釋》（成都：成都出版社，一九九二）。

油之火，益佳。（《黃帝蝦蟆經．諸服藥吉日吉時及灸火木治病時向背咒法第九．辨灸火木法》）[16]

灸法的火源以取太陽之火為上選，陳延之的《小品方》、[17]王燾的《外臺祕要》、[18]徐春甫的《古今醫統大全》、[19]李時珍的《本草綱目》[20]等說法完全相同。灸法火源以天火為主的說法到底可以追溯到何時，目前並沒有數據可證。大約起於戰國，貫通整個傳統時代，醫家將太陽之火作為灸法用火不變的原則。

從艾咒法到艾灸法

灸法可分為艾灸法與非艾灸法二類，前者從戰國直到今日是為主流。[21]《素問・湯液醪醴論》：「毒藥攻其中，鑱石針艾治其外」，這裡的艾便是灸法的專稱，它與藥物療法、砭石療法、針療法並舉。艾為什麼成為灸法的主要燃料？現代的中醫教科書解釋說：艾葉加工製成艾絨，有易於燃燒、氣味芳香的特點；而且，艾燃燒後產生的火力均勻、持久，可以滲透皮膚直達病灶。[22]相對於針法的物理性刺激，灸法使用火力灼燒或蒸熏人體的局部進行治療。

中國人用火起於何時已無可考。文獻足證，火最主要的應用在祭祀與熟食二方面。清儒顧炎武爬梳遠古火的史料，認為古人用火有二個系統：明火與國火。「明火以陽燧取之於日，近於天也，故卜與祭用之。國火取之五行之木，近於人也，故烹飪用之。」[23]但無論明火或國火，古代火源均掌握於官府。[24]從古人懂得用火到創造系統的火療法，這個發展過程也是一個謎。不過，灸療的起源應該與祭祀用火這條線索有關。

火與一般人民的生活密不可分，特別是針對疾病的預防。《周禮・司爟》記載了古代「改火」的禮俗。古代取火較之現代有許多不便，一般人家大概都保存火種。但古人認為燃燒過久的火易引起疾病，所以隨著季節的變化而改火，據說目的是為了「救時疾」。[25]時疾大概即指季節性的流行病或傳染病罷。另外，《管子・禁藏》：「當春三月，萩室熯造，鑽燧易火，杼井

16 《黃帝蝦蟆經》（大阪：大阪出版社，一九九二），頁六八。另關於該書成書年代的考證，見阪出祥伸，〈《黃帝蝦蟆經》の成書時期〉，收入氏著，《中國の思想研究・醫藥養生、科學思想篇》（大阪：關西大學出版部，一九九九），頁一九三—二一六。

17 祝新年，〈《小品方新輯》〉（上海：上海中醫學院出版社，一九九三），頁一七一—一七二。相關考證見李經緯、胡乃長，〈《經方小品》研究〉，《自然科學史研究》八卷二期（一九八九）。

18 王燾，《外臺祕要方》（北京：華夏出版社，一九九三），頁七八〇。

19 徐春甫，《古今醫統大全》（北京：人民衛生出版社，一九九六），頁四七〇。

20 李時珍，《本草綱目》（北京：人民衛生出版社，一九九一），頁四一九。

21 李中朝，〈《五十二病方》灸法淺析〉，《山西中醫》五卷二期（一九八九），頁三七—三八。

22 奚永江主編，《針法灸法學》（上海：上海科學技術出版社，一九九四），頁五〇。

23 黃汝成，《日知錄集釋》（長沙：岳麓書社，一九九四），頁一七八。進一步的研究參見李宗侗，《中國古代社會史》（台北：華岡出版公司，一九七七），頁一六二—一七七。

24 見《周禮》的「華氏」、「大祝」、「大司寇」、「司爟」。

25 孫詒讓，《周禮正義》（北京：中華書局，一九八七），頁二三九六。另參見汪寧生，〈改火的由來〉，收入氏著，《民族考古學論集》（北京：文物出版社，一九八九），頁一七〇—一七五。

易水，所以去茲毒也。」[26]春季三月之時，要燃燒灶火熏烤房舍，更換鑽燧取火的材料，掏井換水，這些時令禁忌的目的是為了消除其中的毒氣。換言之，火與當時人的養生有密切的關聯。[27]火可以用來「救時疾」或「去茲毒」以預防疾病，在儀式上則用火來驅除鬼怪。一九七五年，湖北雲夢出土的睡虎地秦簡《日書・詰》篇有以下的逐疫除鬼的儀式：[28]

(1)有眾蟲襲入人室，是野火偽為蟲，以人火應之，則已矣。

(2)到（轉為大）雷焚人，不可止，以人火鄉（向）之，則已矣。

(3)雲氣襲人之宮，以人火鄉（向）之，則止矣。

除了以火驅鬼物之外，亦利用火灰作為刑罰與儀式的用具。[29]艾火應該也具有類似的效果罷。的確，與艾有關的早期文獻都與驅邪有關。《莊子・讓王》有一則越王子搜的故事：

越人殺了三代的國君，王子搜很憂懼，逃到丹穴。越國沒有國君，找不到王子搜，跟蹤到丹穴。王子搜不肯出來，越人用艾草薰他。用君王的車輿來載他。[30]

越人以煙熏洞是為了逼使王子搜離開丹穴嗎？也許。但為什麼特別使用艾草呢？這則故事也收錄在《呂氏春秋・貴生》，陳奇猷說：「薰之以艾，所以去不祥也。」[31]王子搜進入莫名的洞窟之中，艾草除了燻煙使之不能久留自走出之外，應該也有祓除不祥的效用罷。又，南朝梁人宗懍《荊楚歲時記》記載：

> 五月五日，謂之浴蘭節。四民並蹋百草之戲，采艾以為人，懸門戶上，以禳毒氣。[32]

《夏小正》提到了五月蓄蘭為沐浴的禮俗大概即是稍後「浴蘭節」所本罷。古人在五月五日以艾草禳毒氣未必遲至《荊楚歲時記》才出現。另外有採艾以為人形的禮俗，《師曠占》有別說：「歲多病，則病草先生，艾是也。今人以艾為虎形，『至有如黑豆大者』，或剪綵為小虎，粘艾葉以戴之。」[33]無論採艾製成人形或虎形，功用是一樣的，即有禳除病邪的效用。

如果我們還沒忘記的話，如本章前言所示，艾草是引取天火的主要燃料，其作用為何？目前有不少學者承認，中國早期的甲骨占卜很可能即以艾草作燃料。宋鎮豪復原的甲骨占卜程序有所謂的「灼骨」一項：

> 卜者用艾絨或乾火草捻成圓柱狀或豆粒狀成椎形，置於羊胛骨的無脊面，持火繩繞骨數圈，點燃骨上的艾絨或火草，一般是從骨扇寬薄一端開始燃起，一排排地依次

---

26 安井衡，《管子纂詁》（台北：河洛圖書出版社，一九七六），卷十七，頁一五。
27 范行準，《中國預防醫學思想史》（北京：人民衛生出版社，一九五五），頁二四—二五。
28 劉樂賢，〈睡虎地秦簡《日書・詰咎篇》研究〉，《考古學報》一九九三年四期，頁四三八、四四七。
29 王子今，〈秦法「刑棄灰於道者」試解——兼說睡虎地秦簡《日書》「鬼來陽（揚）灰」之術〉，《陝西歷史博物館館刊》八輯（二〇〇一）。
30 陳鼓應，《莊子今注今釋》（台北：台灣商務印書館，一九八七），頁八一五。
31 陳奇猷，《呂氏春秋校釋》（台北：華正書局，一九八五），頁七八。
32 王毓榮，《荊楚歲時記校注》（台北：文津出版社，一九八八），頁一五六—一五七。
33 王毓榮，《荊楚歲時記校注》，頁一五七。

燒向骨臼一端，直至骨面佈滿灼痕為止，每骨可燒八九次至十餘次。卜者開始唸唸有詞，並不時吹火助燃，有時還要在卜骨的正面用火迅速點一下，務使骨面出現輕微裂紋。[34]

我們不難想像：掌握上述技術的巫者，以艾草蒸熏人體，祝禱驅除疫鬼；或者將艾草佈在患者的局部，吹火助燃，並且初步把觀察卜骨兆紋的靈感與人體表面血脈的形象聯繫起來。[35]艾的咒療法源遠流長，孫思邈輯錄的《禁經》有持艾葉受禁的法術；[36]同時，孫思邈也將古典醫學的診氣色的方法與占卜之術相通之處模擬：「夫五臟應五行，若有病，則因其時，色見於面目，亦由灼龜於理，吉凶之兆形於表也。」[37]中國醫學表裡（內外）的核心概念，即是在這種灼龜巫術的土壤上開出了第一批花朵。

艾灸法實際操作的方法細節，並無現存史料可徵。馬王堆帛書《五十二病方》保留為數可觀的巫術療法，[38]其中包括二則灸療法。其一，「取粗麻的碎末裹在乾燥的艾葉裡，在癲疝患者的頭頂正中部灸治，要把局部皮膚燒潰爛為止。」[39]另一方，肛門瘙癢並同時有痔病，治之以熏灸法：在地上挖坑，約盆狀大小，先點火讓坑內乾燥，之後，把艾、柳蕈（藥名）置於坑內燃燒。患者則坐在坑上的穿孔陶盆之上，直接燒烤病灶。[40]由上述二則艾灸法顯示，這種治療主要是取艾草燃燒後所產生的熱力與煙氣。一如前述《莊子》越王子搜的故事所暗示，熏之以艾，應該也是著重艾草燃燒後散發的氣味。而且與今天養生的灸法不同，古代的灸法會灼傷人體局部，造成疼痛，且產生難以去除的灸疤。

如上所說，艾除了使用在占卜、祭祀方面以外，另有醫理以及應用方面的探討。例如，漢元帝時史游撰《急就篇》便有「半夏皁莢艾橐吾」的記載，內容是各式各樣的藥材，顏師古解釋說：「艾，一名冰臺，一名醫草」。[41]東漢中葉崔寔《四民月令》則有艾的採集時間。[42]另，《神農本草經》中，艾名為白蒿，已有藥性的記載：

白蒿，味甘，平。主治五臟邪氣，風寒濕痺，補中益氣，長毛髮令黑；療心懸，少食，常飢。久服輕身，耳目聰明，不老。生中山川澤。[43]

艾草使用多為艾葉，陶弘景《名醫別錄》說：

---

34 宋鎮豪，〈殷墟甲骨占卜程式的追索〉，《文物》二〇〇〇年四期，頁四〇。另參見周一謀等，《馬王堆醫學文化》（上海：文匯出版社，一九九四），頁三九。

35 馬伯英，《中國醫學文化史》（上海：上海人民出版社，一九九四），頁一九二。

36 朱邦賢、陳文國，《千金翼方校注》（上海：上海古籍出版社，一九九九），頁八二〇。

37 朱邦賢、陳文國，《千金翼方校注》，頁七〇五。

38 馬繼興，《馬王堆古醫書考釋》，頁一〇九—一一九；山田慶兒，〈夜鳴之鳥〉，收入劉俊文主編，《日本學者研究中國史論著選譯》，第十卷（北京：中華書局，一九九二），頁二二一—二三六。

39 馬繼興，《馬王堆古醫書考釋》，頁四八三。

40 馬繼興，《馬王堆古醫書考釋》，頁五二七。

41 史游，《急就篇》（欽定四庫全書本），頁五〇。

42 石聲漢，《四民月令校注》（北京：中華書局，一九六五），頁二五。

43 曹元宇輯注，《本草經》（上海：上海科學技術出版社，一九八七），頁九六—九七。

> 艾葉，味苦，微溫，無毒。主灸百病，可作煎，止下痢，吐血，下部匿瘡，婦人漏血，利陰氣，生肌肉，辟風寒，使人有子。一名冰臺，一名醫草。生田野。三月三日采，暴乾。作煎，勿令見風。又，艾，生寒熟熱。主下血、衄血、膿血痢，水煮及丸散任用。[44]

艾葉的藥性偏向溫、熱，也許是漢代人早已有的見解，因此，灸法一般是宜寒病或虛證。

灸法進一步理論化見於出土醫書與《內經》。馬王堆《脈書》（《足臂經》、《陰陽經》）每一脈之後記載疾病，並說明以灸法治療。全書完全不涉及針法。

目前資料所示，灸法與針法之間似乎沒有直接繼承發展的關係。馬王堆《脈法》進一步提及：「氣也者，利下而害上，從暖而去清焉。」[45]人體之氣具有向上與趨向溫熱的兩種特性。《脈法》又說：「故氣上而不下，則視有過之脈，當還而灸之。」[46]由於氣有「害上」也就是對於身體上部產生有害的影響，所以，當逆氣上衝、滯留不下而產生疾病時，則診察是哪一條脈所患的症狀，並在該脈循行路徑上與逆氣相反的身體部位，使用灸法來治療。由此可見，氣是一種流動的能量，同時也是患者自體的感覺，透過灸法可以疏導人體之氣的流向。《素問・調經論》也論及氣趨暖的特性，「血氣者，喜溫而惡寒，寒者泣不能流，溫則消而去之」，如上所述氣有喜歡溫暖的趨向，寒冷則使脈道凝滯，而灸法溫暖氣血而使之易於運行。在臨床方面，如遇患者陽氣衰竭，罹患沉寒痼冷的疾病，以灸法為宜。《靈樞・官能》：「針所不為，灸之所宜。」也就是說，針法興起後，並沒有完全取代灸法；事實上直到今天，針、灸仍然是互補並存的關係。

艾咒療法逐漸脫離巫術的氛圍，大概遲至戰國與新興脈的學說相結合。《靈樞・經水》：「其治以針艾，各調其經氣。」《靈樞・官能》：「語徐而安靜，手巧而心審諦者，可使行針艾，理血氣而調諸逆順，察陰陽而兼諸方。」艾（灸法）從驅逐疫鬼，到了這個階段與氣論有更為緊密的關係。

灸火的雙重性

艾草從戰國時代起便作為引取太陽之火之物。艾最早的別名「冰臺」，宋人陸佃《埤雅》：「《博物志》言削冰令圓，舉而向日，以艾承影則得火。則艾名冰臺，其以此乎？」傳統學者多同意此說。[47]不過冰透鏡製作不易，一般人更多是用陽燧的凹面鏡取火，而且同樣是以艾草為引火的材料。灸法的火源，史料所示，毫無例外是以陽燧之火也就是天火為上選。我們無法確定，在實際的灸法操作；這條原則是否被嚴格遵守；其實灸法的文獻也特別提到天陰、夜晚或緊急備難等不同時間或情況的替代方案。總結來說，艾火的火源以天火為主。

44 尚志鈞輯校，《名醫別錄》（北京：人民衛生出版社，一九八六），頁一五五。
45 馬繼興，《馬王堆古醫書考釋》，頁二七六。
46 馬繼興，《馬王堆古醫書考釋》，頁二八二。
47 李時珍，《本草綱目》，頁九三五。

灸療使用不同的火源會產生不同的療效嗎？現代人用艾條養生，灸關元、氣海、命門或中脘等穴，用打火機、火柴點燃的艾絨所產生的效果會與天火有所差別嗎？我們無從得知。火療法的起源除了涉及艾火之外，而且還與古人的天火信仰有關。天火到底有哪些特性呢？灼燒人體的天火又有什麼特殊的療效？

太陽之火在古代象徵純陽之氣。馬王堆房中養生書《十問》提到以太陽之火烹煮藥品或食物：

> 一定要常見日、月而接受其光照，服食松脂柏實，飲用牛羊奶或動物陰莖、睪丸之類所熬的湯，可以延緩衰老而恢復健壯，使容顏美麗、潤澤而煥發著光彩。夏季三個月可以去掉火，利用日光焦聚來烹煮藥品或食物，吃了這樣的藥食就變得智慧聰明。48

這裡特別提到一種夏季取天火的養生術。用日光烹煮藥食為例可以讓人智慧聰明？《周禮・司烜氏》鄭玄的注說：「取日之火、月之水，欲得陰陽之絜（潔）氣也。」換言之，太陽之火是純陽之氣。

以陽養陽，大概便是這一類方術的操作機制罷。如果用當時的術語即是「感應」。這也是陽燧取天火的原理。《淮南子・覽冥》說，陽燧從太陽取火、方諸自月亮取露水，天地之間奧妙無窮，即使工於曆術的人也不能悉舉其規律。然而，「掌握之中，引類於太極之上，而水火可立致者，陰陽同氣相動也。」同書〈天文〉說：「物類相動，本標相應，故陽燧見日則燃而為火。」陽燧之所以可以引取天火，主要建立在同氣相動的感應原理。感應即是以氣作為中介，在同類或類似的事物之間所產生的一種遠距離的作用力。《論衡・定賢篇》即說：「用陽燧取火於天，消煉五石，五月盛夏，鑄以為器，乃能為火。」據說鑄造陽燧必須擇取五石（礬石、紫石英、白石英、赤石脂、鐘乳）等良材，並選擇五月盛夏陽氣偏盛的時候作鏡。此外，在《論衡‧率性篇》也說：「五月丙午日中之時，消煉五石，鑄以為器，磨礪生光，仰以向日，則火來至。此真取火之道也。」丙、午在天干地支的數術配屬為火，日中之時屬性亦為火。換言之，鑄造陽燧反映了一種陰陽數術的思維——以陽（陽燧）召陽（天火），亦即，透過陽燧這種通天的法器為媒介，將太陽之火轉化為一種純陽的潔氣——也就是祭祀所謂的「明火」。東漢許慎在注解《淮南子》有關陽燧取火時說：「日高三、四丈，持以向日，燥艾承之寸餘，有頃即焦，吹之而得火。」[49]醫書有關灸法火源的原則亦遵循這個說法。

太陽純潔之氣具有祓除人身的作用。天津市藝術博物館藏漢代陽燧一枚，其背面外圈銘文說：「五月五，丙午，火遂可取天火，除不祥兮。」[50]一九八二年，陝西綏德縣發現的東漢永元八年（九六年）的墓西門坎左角陰刻「陽遂」二字，大概也具有除去不祥的效果。[51]此外，陽燧在漢代也作為吉祥套語。如漢代的陽遂詵有「大吉，宜用，富貴陽遂」的銘文。[52]另日本河內

48 周一謀，《馬王堆漢墓出土房中養生著作釋譯》（海峰出版社、今日中國出版社，一九九二），頁五八。

49 王錦光、洪震寰，《中國光學史》，頁四一。

50 李東琬，《陽燧小考》，頁三七〇；另見陳邦懷，〈漢火燧銘文跋〉，收入氏著，《一得集》（濟南：齊魯書社，一九八九），頁二二八—二二九。陳氏對天津藝術博物館藏的陽燧的銘文考釋為：「五月五丙午，火遂可取，天火保死，祥兮」。

51 綏德縣博物館，〈陝西綏德漢畫像石墓〉，《文物》一九八三年五期，頁三一。

52 容庚，《秦漢金文錄》（台北：中央研究院歷史語言研究所影印，一九九二），頁二六九。

國中河內郡高安村大字郡川古墓出有畫像鏡一，鏡銘說：「尚方作竟（鏡）自有紀、辟去不羊（祥）宜古市，上有東王父西王母，令君陽遂多孫子兮。」[53]這裡的「陽燧」是什麼意思呢？為什麼陽燧從取火工具的名稱轉而成為吉祥或避邪的用語呢？

陽燧與天相通，引取天之潔氣。燧或寫做遂，有通達、通暢的意思。舉例來說，《文選・洞蕭賦》形容洞蕭之聲：「被淋灑其靡靡兮，時橫潰以陽燧」，張銑的注釋以為蕭聲「忽如水流之縱橫潰亂，復有清暢之音以通達也」。毫無疑問，陽遂有通達的意思，而且與水流的意象有關係。

討論至此，我們對灸法的操作邏輯有初步的瞭解：以陽燧接引太陽之火，燃燒艾草，純陽的潔氣產生的熱力與氣味用來袚除患者身體的不潔，並且舒通其血脈。灸療法與經脈知識的發展的確有直接的證據。《說苑・辨物》提及了上古的巫醫俞柎：「俞柎之為醫也，搦腦髓，束肓莫，炊灼九竅而定經絡，死人復為生人。」[54]這裡的炊灼技術大概指灸療一系的外治方法罷。

灸法以天火作為火源見於《黃帝蝦蟆經》等醫學文獻。《黃帝蝦蟆經・辨灸火木法》說：

> 松木之火以灸，即根深難愈。柏木之火以灸，即多汁。竹木之火以灸，即傷筋，多壯筋絕。橘木之火以灸，即傷皮肌。榆木之火以灸，即傷骨，多壯即骨枯。枳木之火以灸，即陷脈，多壯即脈潰。桑木之火以灸，即傷肉。棗木之火以灸，即傷骨髓，多壯即髓消。右八木之火以灸，人皆傷血脈肌肉骨髓。太上陽燧之火以為灸，上次以　石之火常用。又槐木之火灸，為瘡易差。無者，膏油之火，益佳。[55]

這裡並不是說在艾灸之外，還有松、柏、竹、橘、榆、枳、桑、棗八種質材的灸法。而是灸法不直接使用上述木柴取火作為火源。火源以天火為上選，敲擊火石取火次之。天陰無日則鑽槐木取火，或用膏油之火作為火源。

陽燧銅鏡掌握於巫師等少數人手中，主要使用於祭祀的場合。衛宏《漢舊儀》：「皇帝唯八月飲酎。車駕夕牲，牛以絳衣之。皇帝暮視牲，以鑑燧取水於月，以陽燧取火於日，為明水〔火〕。」另，《舊唐書・禮儀志》：「今司宰有陽燧，形如圓鏡，以取明火。」由於陽燧的記載，多與祭祀有關，故學者推斷：「陽燧並非是日常生活中普遍使用的取火工具，似只使用於宗教儀式之中。因為古代人們對太陽有一種特殊的信仰，取自太陽的火被認為是神聖的火。」[56]中國醫家對天火的信仰應該即與巫者引取天火的禮儀有關。換言之，以太陽之火為火源的灸法曾一度壟斷於祝宗卜史一系天官的手中。

灸法既可引天火來通暢血脈，與之相關的是氣論的問題。氣是中國古典醫學的核心概念。氣作為自然界生生不息的流體，大概在戰國時代也廣泛應用於生命、身體等方技之學的相關範疇。[57]目前最早的行氣、導引的出土物《行氣銘》，內容涉及沿人體中軸線任督行氣的小周天功。[58]《行

53 何堂坤，《中國古代銅鏡的技術研究》（北京：中國科學技術出版社，一九九二），頁二六九。

54 趙善詒，《說苑疏證》（台北：文史出版社，一九八六），頁五五二—五五三。

55 《黃帝蝦蟆經》，頁六七—六八。

56 汪寧生，《我國古代取火方式的研究》，頁一二二。

57 杜正勝，〈從眉壽到長生——中國古代生命觀念的轉變〉，《中央研究院歷史語言研究所集刊》六十六本二分（一九九五），頁四四二。

58 李零，《中國方術考》（北京：人民中國出版社，一九九三），頁三二三。

⿹气火銘》的「⿹气火」字為何從「火」？《行⿹气火銘》是戰國時代的器物，其內容所說的「⿹气火」，據楊儒賓的說法，此字似是後漢以降道教徒慣用「炁」字的先導，而《行⿹气火銘》指的是對先天之氣的搬運，下開後代內丹之術的先河。[59]不過，有趣的是，先秦⿹气火字除了《行⿹气火銘》的從火以外，漢代的氣字皆從米，一般學者都認為「炁」這個異體字恐是例外。[60]但近年出土的文獻所示，戰國文字的氣皆從火，可見《行⿹气火銘》並不是孤立的例證。

目前幾批戰國文物顯示，氣字皆從火。《楚帛書》、包山楚簡等作「⿱既灬」，郭店楚簡作「⿱既火」，[61]也就是說，後世道教徒常用的炁字並非晚出，而是先秦古文。有一佐證是宋代郭守恕《汗簡》，該書所收的幾個古文氣字也都從火。《汗簡》一書自著成以來罕有人留意，特別是此書收錄了不少怪詭文字，學者多起疑心。但近年來先秦古文字不斷出土證明該書所收古文保存不少可信的材料。例如，《汗簡》的幾個氣字即可與出土戰國文字相印證。[62]

《汗簡》錄取的幾個⿹气火字無疑與日光或天火的信仰有關。⿱旡火，「氣，出《淮南王上升記》」，《上升記》應是漢代道家書罷。[63]⿱既火，亦是氣字的又一古文，相同從火。[64]這裡的火即是天火。《汗簡》的氣另作⿰日气，此字即氣的古文⿱既灬。[65]元朝熊忠《古今韻會舉要》說，氣古作⿱既灬、⿹气火、⿰日气。[66]⿱既灬，即是日氣之意；⿹气火、⿰日气從火，這裡火指的是天火、日氣。[67]所以，與《行⿹气火銘》同時代的《楚辭・遠游》說：「餐六氣而飲沆瀣兮，漱正陽而含朝霞。」（行氣之人吸食天地之間六氣，渴飲清露，含漱朝霞而呼吸日中之氣）另外，《素問・生氣通天論》：「陽氣者若天與日，失其所，則折壽而不彰，故天運當以日光明，是故陽因上，衛外者也。」在這裡，將人體的陽氣與天火相模擬。太陽若不能正常運行，萬物不能存活；人體的陽氣運作失常，同樣也會短命折壽。而且，天之陽氣與養生之道密不可分，《素問・生氣通天論》：「聖人傳精神，服天氣而通神明」，善於養生的人，專一精神，服食運行天之陽氣，保持人體的生氣與天氣的通暢，便是相同的道理。

如上所說，天火的運行與人體內的陽氣有關，《素問・陰陽應像大論》還用「壯火」、「少火」來說人體生理病理與活動力的兩種氣。壯火是病理之氣，人體過於亢陽會促使元氣衰弱；而少火是正常的生理之氣，微陽能使人的元氣暢旺。這裡的「火」無疑即是氣的同義詞。古人觀察到火燃燒有蒸汽上騰的形象，「気」字從火大概便是這個用意罷。而《行気銘》的氣應該具指日光與人體之氣罷。

過去學者討論氣的學說多與古人對「風」的想像聯繫起來。[68]不過大量出土的先秦文字

---

59 楊儒賓說，見楊儒賓主編，《中國古代思想中的氣論與身體觀》（台北：巨流圖書公司，一九九三），頁一三、三二，《導讀》。

60 戶川芳郎，〈訓詁中出現的氣的資料〉，收入小野澤精一等編，《氣的思想——中國自然觀和人的觀念的發展》（上海：上海人民出版社，一九九二），頁二一二。

61 何琳儀，《戰國古文字典——戰國文字聲系》（北京：中華書局，一九九八），頁一一九七；袁國華，《郭店楚簡研究・第一卷・文字篇》（台北：藝文印書館，一九九九），頁二七八—二七九。

62 黃錫全，《汗簡注釋》（武漢：武漢大學出版社，一九九〇）。

63 黃錫全，《汗簡注釋》，頁三一五。

64 黃錫全，《汗簡注釋》，頁三六三。

65 黃錫全，《汗簡注釋》，頁七三。

66 熊忠，《古今韻會舉要》（影印文淵閣四庫全書本第二百三十八冊，台北：台灣商務印書館），頁六六七。

67 冷鵬飛，〈釋「氣」——早期道教思想研究〉，《中國哲學》十五輯（一九九二），頁一六一。

68 例如，馮友蘭，〈先秦道家哲學主要名詞通釋〉，收入氏著，《中國哲學史論文二集》（上海：上海人民出版社，一九六二），頁一七七。

「炁」無論如何促使這個舊說必須稍做修正了。與此相關的是漢畫像石的「扁鵲針灸行醫圖」，為什麼扁鵲的形象是神鳥的造型呢？有人猜測是由鳥圖騰崇拜派生出來的鳥形神醫的畫像題材；另外有人從風神的傳說將神醫形象附會與鳳鳥有關。[69]有趣的是，目前出土所有象徵太陽的圖像都做禽鳥之形，包括陽燧也是以鳥的圖形表現。[70]如果說畫像石的神醫形象是太陽天火的化身，放在這篇文章的脈絡來理解應該是說得通罷。[71]

灸法為什麼要使用天火作為火源呢？我們發現火在古代祭儀有潔淨、祓除不祥作用。在灸法的操作中，火具有雙重性：天火—陽燧—艾火，巫者以其所掌握的取火鏡為媒介，溝通天氣與人氣，而達到通暢患者血脈、去除疫鬼的治療效果。

「火」的想像技術史

燃燒艾草後燒灼人體局部以治療疾病的灸法到底是從哪裡誕生的呢？本章從古典醫學對火的想像與操作重新思考灸法的起源。

灸法為什麼使用艾？艾草至少在戰國時代即用來作為引取天火的物質。

燒灼療法曾經從占卜的過程得到靈感。巫者將灼龜觀察兆紋與人體表面的血脈的形象取得初步的聯繫，並根據數術對醫學知識進一步體系化，無疑是水到渠成的事了。艾草廣泛的應用在蒸熏驅邪的儀式，其燃燒產生的氣味大概也可以用來祓除引起疾病的鬼怪罷。

那麼，灸法的火源為何堅持使用天火呢？火療法利用不同的火源會產生不同的療效嗎？古代醫家的答案是肯定的。在當時流行的陰陽思維下，天火屬於陽氣，透過陽燧的轉化汲取純陽之氣點燃性屬溫熱的艾草而進行治療。而疫鬼在這樣的思維下，應該屬於陰邪的力量。透過天火陽氣對人體內的疫鬼進行驅除。灸法的操作邏輯即：炁—脈—感應的關係。[72]我們也知道操作陽燧的技術只存在少數人（巫師集團）之手中，灸法的起源無疑孕育於巫術的氛圍。古代的社會習慣、文化符號與技術發明之間，並不只是彼此詮釋，而是兩者有著互賴依存的關係。

炁—脈—感應是中國醫學的核心概念群。由此核心概念的結合與派生而形成了中國醫學獨特的文化範疇。[73]這些古典的醫學知識至今仍有創造轉化的契機嗎？中國針灸技術的原理是肯定生命與宇宙之間的感通，可以說是一種「形而上的先決」。基於對這樣信念的委身，古典醫學才有不斷創新的原動力。削冰成鏡或磨去陽燧上的銅鏽以接引天火（聖火），難道這不是研究中國科技史的學者們責無旁貸的使命嗎？

---

69 劉敦願，〈漢畫像石中的針灸圖〉，收入氏著，《美術考古與古代文明》（台北：允晨文化公司，一九八四），頁三五六—三六二；加納喜光，〈醫書所見的氣論——中國傳統醫學中的疾病觀〉，收入小野澤精一等編，《氣的思想》，頁二七七。

70 孫機，《中國聖火》（瀋陽：遼寧教育出版社，一九九六），頁四—一一。

71 參見王暉，〈周人尚「火」與赤鳥赤色崇拜考〉，收入氏著，《商周文化比較研究》（北京：人民出版社，二〇〇〇），頁四四四—四五八。

72 火論與氣論的關係，是古典醫學的核心課題之一。初步的研究見徐儀明，《性理與岐黃》（北京：中國社會科學出版社，一九九七），頁七一—九二。

73 Roy G. D., Andrade, *The Development of Cognitive Anthropology* (Cambridge: Cambridge University Press, 1995).

「附子」毒藥在政治中的運用

淳于衍：哎呀夫人哪，不是阿衍不願，那宮中帝后服藥，需要醫官先嘗。若是依計而行，阿衍自己豈不先要送命了。夫人……

霍夫人：哎呀阿衍，你要給我想想辦法，我老侯爺權傾天下，若有三長兩短，一切由我擔當。

淳于衍：迄……讓我再想想看。

霍夫人：阿衍……

淳于衍：夫人，有了！坐褥忌熱藥，我用附子湯。

霍夫人：附子湯？

淳于衍：常人吃不死，能送產婦亡！

——顧錫東《漢宮怨》1

完美的謀殺？

這個故事一開始只是關於兩個女人之間的祕密。她們各有所圖：霍光夫人（霍）顯處心積慮地把自己的女兒推上后座，女醫淳于衍則為夫婿請托更好的職位；為了達成目的，她們必須合謀除去另一個女人——皇后許平君。取材自正史的越劇《漢宮怨》，編劇者的中醫藥常識有限，竟然認為「附子湯」能夠通過宮中的安檢並致人於死。

宣帝朝期間發生的許平君皇后謀殺疑案，是西漢宮廷史饒富戲劇性的一頁。宣帝劉病已（後改名詢）即帝位也具有戲劇性。他是武帝之曾孫，其父死於「巫蠱之禍」[2]時，宣帝僅出生數月。之後，他輾轉被撫養於宮廷旁舍的掖庭。暴室嗇夫許廣漢有女名平君，嫁與病已為妻，一年後生子劉奭（即後來的元帝）。不久，霍光等廢昌邑、迎病已；公卿大臣有意將霍光女成君許與宣帝，未成。宣帝不忘貧賤夫妻，立許平君為皇后，這個決定急壞了一心想把自己女兒推向后座的霍光夫人。本始三年許皇后再度懷孕，女醫淳于衍被召入宮，行前，其夫囑衍向霍夫人辭行並代為求官。霍顯因之心生一計，《漢書・外戚傳》載：

> 霍光夫人顯欲貴其小女，道無從。明年，許皇后當娠，病。女醫淳于衍者，霍氏所愛，嘗入宮侍皇后疾。衍夫賞為掖庭戶衛，謂衍「可過辭霍夫人行，為我求安池

1 顧錫東，《漢宮怨》（杭州：浙江文藝出版社，一九八四），頁二二—二三。

2 浦慕州，〈巫蠱之禍的政治意義〉，《中央研究院歷史語言研究所集刊》五十七本三分（一九八六），頁五一一—五五一，有詳細的討論。

監。」衍如言報顯。顯因生心，辟左右，字謂衍：「少夫幸報我以事，我亦欲報少夫，可乎？」衍曰：「夫人所言，何等不可者！」顯曰：「將軍素愛小女成君，欲奇貴之，願以累少夫。」衍曰：「何謂邪？」顯曰：「婦人免乳大故，十死一生。今皇后當免身，可因投毒藥去也，成君即得為皇后矣。如蒙力事成，富貴與少夫共之。」衍曰：「藥雜治，當先嘗，安可？」顯曰：「在少夫為之耳。將軍領天下，誰敢言者？緩急相護，但恐少夫無意耳！」衍良久曰：「願盡力。」即擣附子，齎入長定宮。皇后免身後，衍取附子併合大醫大丸以飲皇后。有頃曰：「我頭岑岑也，藥中得無有毒？」對曰：「無有。」遂加煩懣，崩。衍出，過見顯，相勞問，亦未敢重謝衍。後人有上書告諸醫侍疾無狀者，皆收繫詔獄，劾不道。顯恐（事）急，即以狀具語光，因曰：「即失計為之，無令吏急衍！」光驚愕，默然不應。其後奏上，署衍勿論。[3]

自古婦女臨產十死一生；霍光夫人見有機可乘，利用皇后娩身之時除之後快。執行謀殺任務者為淳于衍，史書稱之為「女醫」或女侍醫、乳醫等。[4]淳于衍有求於人，故答應霍顯的委託。從上引的史料，淳于衍被開釋勿論後，下落不明。[5]而霍光對整件事似乎不知情，但由霍顯向淳于衍誇口現在大將軍權傾天下及霍光在事發之後的處理來看，這一對夫妻疑有共謀關係。

關於許平君皇后謀殺案，呂思勉、李貞德二位學者有比較深入的討論。呂思勉推測，弒許皇后根本為莫須有之事，原因是「附子非能殺人，尤不能殺人於俄頃間。」[6]而李貞德論文重點在於女醫的醫藥知識之來歷或背景；她的意見與呂思勉不同：「附子有劇毒，需經炮製等方式處理。淳于衍僅搗之以合大丸毒害皇后，其熟知藥性當無疑義。」[7]然劇毒之藥何其多，陶弘景即說：「毒中又有輕重，如野狼毒、鉤吻，豈同附子、芫華輩耶？」[8]為何淳于衍選擇附子入宮行毒？淳于衍以附子合大丸（不是「附子湯」）之中有何用意？在宮廷嘗藥安檢制度之下，她又是如何達成謀殺的任務？

女醫淳于衍究竟如何完成不可能的任務又得全身而退。以下，我將圍繞著附子能不能殺人於

3 班固，《漢書》（台北：洪氏出版社，一九七四），卷九十七，〈外戚傳〉，頁三九六六。又，同書〈霍光傳〉：「始許后暴崩，吏捕諸醫，劾衍侍疾亡狀不道，下獄。吏簿問急，顯恐事敗，即具以實語光。光大驚，欲自發舉，不忍，猶與。會奏上，因署衍勿論。」（卷六十八，頁二九五二）。請參見安作璋主編，《后妃傳》（鄭州：河南人民出版社，一九九一），頁六九—七七。

4 章太炎，〈中國妊育醫術述略〉，收入《章太炎全集》（八）（上海：上海人民出版社，一九九四），頁四六一—四六二。關於先秦兩漢時代婦產醫學並沒有較理想的研究；一個提綱式的鳥瞰見袁家麟，《中醫婦科綱要》（北京：中國中醫藥出版社，二〇〇四）。Angela Ki Che Leung, "Women Practicing Medicine in Premodern China," in Harriet T. Zurndorfer (ed.), *Chinese Women in the Imperial Past: New Perspectives* (Leiden: Brill, 1999), pp. 101-134；這篇論文對女性醫者在傳統中國的實踐活動，有極為系統而深入的分析。

5 《漢書》記載霍顯毒殺許皇后，怕人察覺，「亦未敢重謝衍」，但《西京雜記》的「霍顯為淳于衍起第贈金」條下云：「霍光妻遺淳于衍蒲桃錦二十四匹，散花綾二十五匹。綾出鉅鹿陳寶光家，寶光妻傳其法。霍顯召入其第，使作之。機用一百二十鑷。六十日成一匹，匹直萬錢。又與走珠一琲，綠綾百端，錢百萬，黃金百兩，為起第宅，奴婢不可勝數，衍猶怨曰：吾為爾成何功，而報我若是哉！」見向新陽、劉克任，《西京雜記校注》（上海：上海古籍出版社，一九九一），頁三〇。

6 呂思勉，《秦漢史》（台北：台灣開明書店，一九八三），頁一五三。

7 李貞德，〈漢唐之間的女性醫療照顧者〉，《台大歷史學報》二十三期（一九九九），頁一四一。

8 尚志鈞、尚元勝，《本草經集注》（北京：人民衛生出版社，一九九四），頁一九。關於《本草經集注》的初步研究，見鍾國發，《陶弘景評傳》（南京：南京大學出版社，二〇〇五），頁三五三—三六一。

俄頃，以及淳于衍如何通過嘗藥而毒死皇后等兩條主線，重新考證許平君皇后謀殺案的虛實；期待透過醫學史角度來考慮中國宮廷（婦女）史的一些真面目。

附子生人亦能殺人

選用哪一種毒藥對許皇后下毒？雖然霍光夫人有信誓旦旦「緩急相護」的保證，但誰也不敢說事跡不會敗露，而因此引來殺身滅門之禍。所以，淳于衍最好讓有宿疾又剛生完小孩的許皇后，死時像是因極度虛弱、痼疾復發；「婦人免乳大故」，就算貴為皇后也不例外！

漢人所知之毒藥不下百種，[9]淳于衍為何獨取附子一味？

為了達成霍光夫人之交託，選用的毒藥理想上具備以下特點：無色無味；毒性發作時間稍遲（以便有不在場證明，諸醫可均分責任）；一旦受害者中毒則十分猛烈；即使中毒也像急病突來；就算被人疑心下毒，也無藥可解；死者中毒症狀不明顯，連司法檢驗亦莫可奈何，等等。凡中毒而亡多少會有若干症狀可稽。[10]宋慈的《洗冤錄》成書稍晚，但書中陳述中毒特徵或有一定普遍性：「凡服毒死者，屍口眼多開，面紫黯或青色，唇紫黑，手足指甲俱青黯，口眼耳鼻間有血出。」[11]但是，「腹臟虛弱老病之人，略服毒而便死，腹肚、口唇、指甲並不青者，卻須參以他證。」[12]許皇后新產又有宿疾，其中毒所需劑量不必太大。

每種毒藥特性不一。舉例來說：躑躅服下會嗜睡，甚至有幻覺產生。巴豆會導致腹瀉下痢不止。斑貓接觸後即見皰疹狀之皮膚炎。蜈蚣、蜘蛛之毒，需經叮咬才會發作。而諸菌之類的毒藥香味獨厚，中毒劑量較高。砒霜毒性最烈，用量少，但中毒者死相難看，易於檢出。[13]因此，淳于衍選用的毒藥不能讓許皇后七孔血出暴斃，以免他人一眼即看穿可能遭到下毒；但也不能藥效太慢，好讓其他醫官從容不迫地將皇后救活。而且，這味毒藥要容易取得，最好就是醫者日常用藥。由上述的各種考量，淳于衍搗附子帶入長定宮是相當聰明的決定。

附子不是一種藥而是一類藥。[14]這一類藥按其生長的部位或採收的時間，各有不同的名稱，其實是同源的藥物。《史記・蘇秦列傳》：「臣聞飢人所以飢而不食烏喙者，為其愈充腹而與餓

9 王家葵、張瑞賢，《神農本草經研究》，（北京：北京科學技術出版社，二〇〇一），第七六頁。

10 閻曉君，《出土文獻與古代司法檢驗史》（北京：文物出版社，二〇〇五），第六九—八〇頁。

11 楊奉琨，《洗冤集錄校譯》（北京：群眾出版社，二〇〇五），第六九—八〇頁。

12 楊奉琨，《洗冤集錄校譯》，第七二頁。

13 砒霜首次進入本草書，見於五代《日華子本草》。砒石、砒黃、砒霜都含三氧化二砷；紅砒也含有三氧化二砷，但雜有少量三硫化二砷，皆有劇毒。詳見尚志鈞輯釋，《日華子本草》（合肥：安徽科學技術出版社，二〇〇五），第二八—二九頁。

14 《神農本草經》將附子、烏頭、天雄列為下藥（下品）；《本草經集注》則將天雄、烏頭、附子、側子列為「草木下品」。見馬繼興，《神農本草經輯注》（北京：人民衛生出版社，一九九五），頁三三〇—三三四；尚志鈞、尚元勝輯校：《本草經集》，頁三四一—三四五。有關附子的討論，參見余欣，〈「附子」考——從一類藥物看東西物質文化交流〉，《文史》二〇〇五年三輯，頁一二一—一四〇；邢斌主編，《危症難病倚附子——現代名醫運用附子經驗薈萃》（上海：上海中醫藥大學出版社，二〇〇六年）；喬登元、楊碩平，〈《金匱要略》對烏頭、附子的運用〉，《中國醫藥學報》九卷五期（一九九四年），頁五九；王萬祖，〈《金匱要略》附子對藥芻議〉，《四川中醫》一九九四年一期，頁一五—一六；楊明、徐楚江、張為亮，〈炮附子的文獻探討〉，《中國中藥雜誌》十九卷十一期（一九九四年），頁六六四—六六六；楊曉華、楊春禮、張林玉，〈附子炮製方法的研討〉，《黑龍江中醫藥》一九九五年六期，頁四五—四六；呂志傑，〈烏頭（附子）的功效、用法、中毒及解救探討〉，

死同患也。」《史記正義》引《廣雅》云：「藮蒵，毒附子也。一歲為烏喙，三歲為附子，四歲為烏頭，五歲為天雄。」[15]張華的《博物志》的說法更直接：「烏頭、天雄、附子，一物，春秋冬夏采各異也。」[16]

另外，大約成書於南北朝的《雷公炮炙論》附子條下，主要是以同一植物不同部位、形狀等賦予五種異名：

> 有烏頭、烏喙、天雄、側子、木鱉子。烏頭少有莖苗，長身烏黑，少有旁尖。烏喙皮上蒼，有大豆許者孕八、九個周遭，底陷，黑如烏鐵。天雄身全矮，無尖，周匝四面有附孕十一個，皮蒼色，即是天雄。並得側子，只是附子旁，有小顆附子如棗核者是。木鱉子只是諸喙、附、雄、烏、側中毗槵者，號曰木鱉子，不入藥中用，若服，令人喪目。[17]

上引文中，所謂木鱉子是烏喙、附子、天雄、烏頭、側子中之瑣細者，誤用可致人失明，其毒性之烈可知。到了南宋楊天惠撰〈彰明縣附子記〉，認為附子有七種，本同而名異：「附子之品有七，實本同而末異。其種之化者為烏頭，附烏頭而傍生者為附子，又左右附而偶生者為鬲子，又附而長者為天雄，又附而尖者為天佳，又附而上出者為側子，又附而散生者為漏藍，皆脈絡連貫，如子附母，而附子以貴，故獨專附名，自餘不得與焉。」[18]烏頭，為附子等諸藥之母根，它也是附子使用較廣的一個異名。

藥理學家William Withering說：「小劑量的毒物是最好的藥物。」[19]附子等一類的藥，在漢代

《河北中醫學院學報》十卷四期（一九九五年），頁三五—三七；帥在芬，〈《傷寒論》用附子諸方的探討〉，《河北中醫學院學報》十卷三期（一九九八年），頁一二二—一二三；陳玉彪、徐濤，〈張仲景運用附子組方淺析〉，《安徽中醫臨床雜誌》十一卷五期（一九九九年），頁五八—五九；陳新政，〈《傷寒論》中附子的運用特點及應用近況〉，《陝西中醫》二十三卷八期（二〇〇二年），頁七五一—七五八；梁樹珍、曲國賓，〈從《傷寒論》用附子談用藥的技巧性〉，《山東醫藥工業》二十一卷一期（二〇〇二年），頁四五—四六；秦永剛、張美榮、張建平、李青，〈不同蒸煮時間對附子強心作用及心臟毒性的影響〉，《醫學信息》十五卷十期（二〇〇二年），頁六一—一八；唐迎雪，〈附子配伍方法之探析〉，《中國醫集學報》十八卷九期（二〇〇三年），頁五三八—五四〇；廖慶文、張裕民，〈毛茛科烏頭屬藥用品種及來源特徵辨析〉，《湖南中醫藥導報》九卷十一期（二〇〇三年），頁四九—五一；周剛、龔千鋒、徐剛，〈天雄的本草考證〉，《中藥材》二十六卷六期（二〇〇三年），頁四四一—四四三；符華林，〈我國烏頭屬藥用植物的研究概況〉，《中藥材》二十七卷二期（二〇〇四年），頁一四九—一五二；高連印，〈《傷寒論》中附子的應用特點〉，《北京中醫》二十四卷三期（二〇〇五年），頁一七四—一七五。

15 司馬遷，《史記》（台北：鼎文書局，一九八四），卷六十九，《蘇秦列傳》，頁二二六三。

16 范寧，《博物志校證》（北京：中華書局，一九八〇），頁四七。

17 頓寶生、王盛民主編，《雷公炮炙論通解》（西安：三秦出版社，二〇〇一），頁一七九—一八〇。關於《雷公炮炙論》的成書年代，見周瀚光、戴洪才主編，《六朝科技》（南京：南京出版社，二〇〇三），頁一一五—一二二；尚志鈞、林乾良、鄭金生，《歷代中藥文獻精華》（北京：科學技術文獻出版社，一九八九），頁一七〇—一七三。

18 楊天惠〈彰明縣附子記〉已佚。現存內容見宋・趙與時，《賓退錄》（上海：上海古籍出版社，一九八三），頁三二—三三。

19 李煥德主編，《解毒藥物治療學》（北京：人民衛生出版社，二〇〇一），頁二。中國古代「毒」的概念，見余巖，《古代疾病名候疏義》（台北：自由出版社，一九七二），頁二六一；李零，〈藥毒一家〉，收入氏著，《中國方術續考》（北京：東方出版社，二〇〇〇），頁二三—三八；現代的毒物學介紹，可參見杜祖健，《中毒學概論——毒的科學》（台北：藝軒出版社，二〇〇三），其中有載：「在一九八六年日本發生附子毒草（或烏頭）事件『一九九一年逮捕』，此為有名的殺人事件，轟動全國。」（頁一〇二）而關於中毒的檢查程序，可查閱 Drew Provan 的《牛津臨床與實驗室檢查手冊》（北京：人民衛生出版社，二〇〇六）的第十一章〈中毒與藥物過量〉，頁六三八—六六八。

諸毒藥之中是最廣為人知的藥物。《淮南子·繆稱》說：「天雄、烏喙，藥之凶毒也，良醫以活人。」[20]成書於漢元帝初元之年的《急就篇》，由史游編寫給孩童的啟蒙書，其中所教導的醫藥最基本的知識：「烏喙附子椒芫華」，包含四種毒藥。芫華一名魚毒，漁者煮之投入水中魚則死，故名。[21]而烏頭「搗搾莖取汁，日煎為射罔，獵人以傅箭射禽獸，中人亦死，宜速解之。」[22]足見烏頭毒性極強。在馬王堆漢墓帛書《五十二病方》中，即有專門講烏喙中毒的七個急救方。[23]

烏喙雖有劇毒，但在早期也將之視為興奮劑。[24]雙古堆漢簡《萬物》有以下簡文：「（·）服烏喙百日，令人善趨也」；「烏喙與（）（皁？）使馬益走也」。[25]烏喙（或附子）一類的藥致人與動物善趨、益走，可能與藥物毒性大作有關。上述簡文並沒有進一步涉及烏喙的服用劑量與方式。而馬王堆醫書《養生方·走》的處方，內容也有關健步、疾走的藥方，烏喙為主要藥物之一。[26]

在漢代，附子應該是比較容易取得的毒藥。至少在公元二世紀中崔寔的《四民月令》提到一個「士」的家庭每個月的生活安排，其中製造法藥、收採藥材等佔日常生活相當的部份。[27]如正月「上除若十五日，合諸膏、小草續命丸、法藥及馬舌下散」；[28]二月「其濱山，可采烏頭、天雄、天門冬」；[29]三月「作諸日煎藥」；[30]七月「可合藍丸及蜀漆丸」；[31]八月「可采車前實、烏頭、天雄及王不留行」；[32]十二月「去豬盍車骨」、「求牛膽合少小藥」[33]等。一個家庭可以調製膏、丸、散、湯等不同劑型，用以治療家中老小的疾病；從《四民月令》可以看到范行準所說的，魏晉南北朝由於社會動盪等因素形成的「門閥的醫家」[34]之具體而微。由上舉採收藥物的清單，烏頭、天雄等是漢人應用較為廣泛的一類毒藥。

20 劉文典，《淮南鴻烈集解》（台北：文史哲出版社，一九八五），卷十，頁三七。

21 張麗生，《急就篇研究》（台北：台灣商務印書館，一九八三），頁三四九—三五〇。《急就篇》的討論，參見沈元，〈《急就篇》研究〉，收入宋詒瑞編，《難以紀念的紀念》（香港：明報出版社，二〇〇二），頁四二—八六。

22 尚志鈞、尚元勝輯校，《本草經集注》，頁三四三。關羽在樊城之役受了箭毒，即是烏頭之毒，見段振離，《醫說三國》（北京：新世界出版社，二〇〇六），頁一一七—一二〇。

23 馬繼興，《馬王堆古醫書考釋》（長沙：湖南科學技術出版社，一九九二），頁一一七—一二〇。

24 李零，《中國方術考》（北京：東方出版社，二〇〇〇），頁三二八。

25 文化部古文獻研究室、安徽阜陽地區博物館阜陽漢簡整理組，〈阜陽漢簡《萬物》〉，《文物》一九八八年四期，頁三八、三九，簡W032、W060；周一謀，〈阜陽漢簡與古藥書《萬物》〉，《醫古文知識》一九九〇年一期，頁三六—三八；尚志鈞，〈從醫藥角度探討《萬物》與《山海經》的時代關係〉，《中醫臨床與保健》一卷三期一九八九，頁四七—五〇；董源，〈《萬物》中部份植物名稱古今考〉，《中國科技史科》十六卷四期（一九九五），頁七七—八三。

26 馬繼興，《馬王堆古醫書考釋》，頁七三二—七三九。

27 石聲漢，《四民月令校注》（北京：中華書局，一九六五），頁八八—九二，以及〈四民月令內容提要表〉。細讀《四民月令》，其中採藥的內容頗多，可惜石聲漢不能一一注出。舉例來說，地黃、栝樓（頁二二）、柳絮（頁二五）、亭歷、冬葵、莨若子（頁三三）、螻蛄（頁三六）、柏實（頁五六）、菊華、枳實（頁六五）等。這本書對於漢代士族家庭醫療生活的研究，仍有待開展。

28 石聲漢，《四民月令校注》，頁八。

29 石聲漢，《四民月令校注》，頁二二—二三。

30 石聲漢，《四民月令校注》，頁二九。

31 石聲漢，《四民月令校注》，頁五五。

32 石聲漢，《四民月令校注》，頁六一。

33 石聲漢，《四民月令校注》，頁七七。

34 范行準，《中國醫學史略》（北京：中醫古籍出版社，一九八六），頁五九—六三；范家偉，《六朝隋唐醫學之傳承與整合》（沙田：中文大學出版社，二〇〇四），第五章。

特別值得一提的是，附子的諸異名中以「堇」常為人所忽略。[35]《莊子・徐无鬼》：「藥也，其實堇也」；[36]《呂氏春秋・勸學》：「救病而飲之以堇也」，王利器引諸家注解：「堇，烏頭也」。[37]另在張家山漢墓竹簡《二年律令》[38]有關「賊律」即涉及「堇毒」：

有挾毒矢若謹（堇）毒、糳，及和為謹（堇）毒者，皆棄市。或糳命謂鼷毒。詔所令縣官為挾之，不用此律。[39]

「堇」、「（糳）」、「（蘒）」、「鼷（奚）毒」等，都是指烏頭、附子一類的有毒植物。一直到唐代律令，烏頭、附子仍然是謀殺最具代表性的毒藥。[40]因此，用附子一類的藥物殺人不僅可能，而且還頗為普遍。《國語・晉語二》即記載春秋時代驪姬謀殺晉獻公案，與霍光夫人策劃謀殺許皇后一事前後呼應：

驪姬以君命命申生曰：今夕君夢齊姜，必速祠而歸福。申生許諾，乃祭於曲沃，歸福於絳。公田，驪姬受福，乃寘鴆於酒，寘堇於肉。公至，召申生獻，公祭之地，地墳。申生恐而出。驪姬與犬肉，犬斃；飲小臣酒，亦斃。[41]

驪姬的居心一如霍光夫人。她有意立自己的兒子奚齊為太子，先將晉獻公的群公子派去駐守各邊地。接著，驪姬又設計申生去祭祀他的母親齊姜。申生在曲沃（山西聞喜縣）祭祀後，把祭肉獻給獻公；驪姬事先在祭肉中下毒，並搬弄是非、讒言申生圖謀弒父而立。[42]堇，韋昭注：

「烏頭也」。[43]驪姬欲嫁禍於申生，在祭品所施之毒劑量甚巨；因此獻公試毒而地面隆起、狗與閹宦吃喝祭品亦旋即暴斃。

淳于衍對許皇后用毒或許不敢如驪姬如此明目張膽。不過，如有些研究者已經指出的：「烏

35《爾雅・釋草》：「芨，堇草。」堇即烏頭、附子一類的藥物。「堇」往往與堇菜易於混淆，參見陳重明、黃勝白，《本草學》（南京：東南大學出版社，二〇〇五），《烏頭和堇的本草考證》，頁二九二—三〇一。

36 王叔岷，《莊子校詮》（台北：中央研究院歷史語言研究所，一九八八），頁九八一。王引《釋文》：「堇音謹，司馬云：烏頭也，治風冷痺。」

37 王利器，《呂氏春秋注疏》（成都：巴蜀書社，二〇〇二），頁四〇九。

38 關於《二年律令》的研究概況，見劉欣寧，《由張家山漢簡《二年律令》論漢初的繼承製度》（台北：台灣大學歷史學研究所碩士論文，二〇〇六），頁四—九。李學勤，《簡帛佚籍與學術史》（台北：時報文化出版公司，一九九四），頁二〇八—二一五。高敏，〈《張家山漢墓竹簡・二年律令》中諸律的製作年代試探〉，《史學月刊》二〇〇三年九期，頁三二—三六；楊振紅，〈從《二年律令》的性質看漢代法典的編纂修訂與律令關係〉，《中國史研究》二〇〇五年四期，頁二七—五七。

39 張家山二四七號漢墓竹簡整理小組，《張家山漢墓竹簡（二四七號墓）》（北京：文物出版社，二〇〇一），頁一三六。曹旅寧，〈張家山漢簡《賊律》考〉，收入氏著，《張家山漢律研究》（北京：中華書局，二〇〇四），頁七三—七四。

40 賈靜濤，《中國古代法醫學史》（北京：群眾出版社，一九八四），頁三五。又，《唐律疏議》卷十八〈賊盜律〉「以毒藥殺人」條原處流刑，顯慶中右屯衛將軍楊思訓被右衛大將軍慕容寶節之妾以毒酒藥死，「制遣使就斬之，仍改賊盜律以毒藥殺人之科更從重法」，即改處死刑，律疏也為之修改：「凡以毒藥藥人，謂以鴆毒、冶葛、烏頭、附子之類堪以殺人者，將用藥人，及賣者知情，併合科絞。」見劉俊文點校，《唐律疏議》（北京：法律出版社，一九九八），頁三六七。

41《國語》（台北：漢京文化有限公司，一九八三），頁二八九。

42 這個故事的始末，見童書業，《春秋史》（北京：中華書局，二〇〇六），頁一七七。

43《國語》，頁二九〇。

頭的治療量與中毒量很接近」，[44]這讓行毒者有上下其手的機會。例如，《金匱要略》的桂枝附子湯分三服，「一服覺身痺，半日許再服，三服都盡，其人如冒狀，勿怪」；[45]又烏頭桂枝湯方，「初服二合；不知，即取三合；又不知，復加至五合。其知者如醉狀，得吐者為中病。」[46]這裡的「知」謂疾病痊癒；為了達到「中病」（即治癒）的效果，可逐漸加重藥量甚至已接近中毒的情形。王家葵等觀察到漢代使用劇毒藥物的方法：

從《五十二病方》至《傷寒雜病論》，處方多用烏頭、附子、蜀椒等大毒或大熱之品，直到病人出現「如醉」、「如冒」、「如痺」等中毒或接近中毒症狀方為中病。[47]

中毒與中病為一線之隔。[48]因此，淳于衍可以利用這個理由，加重附子劑量以達成謀殺的目的。《神農本草經》的〈序錄〉總結劑量逐次遞增原則：「若毒藥治病，先起如黍、粟，病去即止，不去倍之，不去什之，取去為度。」[49]簡單地說，劑量大小是以能夠治癒疾病為進退，同時也是由小劑量逐步增加為原則。揚雄《方言》：凡飲藥傅藥而毒，「東齊海岱之間謂之眠，或謂之眩」，眠眩即服藥而產生的辛辣、疼痛感覺。[50]我們回頭讀《漢書・外戚傳》許皇后服藥後，將其不適感與中毒聯繫起來：「我頭岑岑也，藥中得無有毒？」淳于衍此時不僅可以回答：「無毒」，還可以進一步解釋這個症狀恰恰是「中病」的好兆頭。

再檢閱臨床醫書，附子最主要的禁忌即是產婦忌用。張仲景《傷寒論》即說：「附子三枚，恐多也。虛弱家及產婦，宜減服之。」[51]歷代本草書無不諄諄告誡，如明倪朱謨《本草匯言》所說：「平素稟賦衰薄，或向有陰虛內熱吐血之疾，並老人、虛人、新產人，切宜禁用。」[52]許皇后不僅是虛人也是新產人，淳于衍竟嚴選附子一味，只能說附子雖毒，婦人心似更毒？

附子有大毒，未經炮製的生附子尤是剽悍之毒藥。[53]按現代科學研究，附子含有烏頭鹼，楊醫亞《附子的研究》即說：「烏頭鹼為有毒成分，人服二至四毫克，即可發生中毒死亡，服生附子五十克，也發生中毒死亡。因此，烏頭鹼二毫克，生附子五十克均可定為人的致死量。」[54]附子不僅毒性峻烈，而且殺人就在倏忽之間。楊醫亞的研究指出：

> 服附子一至二兩易中毒。中毒反應很快，約在半小時左右就出現症狀，主要表現為舌尖、口唇漸至四肢，全身麻木，手足有蟻走樣的刺痛感。口腔、眼睛、食道、胃

44 呂志傑，《烏頭（附子）的功效、用法、中毒及解救探討》，頁三五。

45 郭靄春、王玉興，《金匱要略校注語譯》（北京：中國中醫藥出版社，一九九九），頁三三。

46 郭靄春、王王興，《金匱要略校注語譯》，頁一一五。

47 王家葵、張瑞賢，《神農本草經研究》，頁七二。

48 這是受到《尚書》「藥弗瞑眩，厥疾弗瘳」思路的影響。

49 馬繼興，《神農本草經輯注》，頁二七—二八。

50 張綱，《中醫百病名源考》（北京：人民衛生出版社，一九九七），頁四九一。參見華學誠，《揚雄方言校釋匯證》（北京：中華書局，二〇〇六），頁二〇五—二〇七。

51 朱佑武，《宋本傷寒論校注》（長沙：湖南科學技術出版社，一九八二），頁八九。

52 倪朱謨，《本草匯言》（上海：上海科學技術出版社，二〇〇五），頁三四七。

53 黃煌說：「筆者常用劑量一般不超過十五公克，且不使用生附子。」見黃煌：《中醫十大類方》（台北：知音出版社，二〇〇四），頁一九二。

54 楊醫亞，《附子的研究》（石家莊：河北醫學院，一九八〇），頁六七。

部燒灼性的疼痛，頭暈、眼花、乏力、皮膚蒼白，噁心嘔吐，流涎，出冷汗，肢冷，四肢及頸部肌肉痙攣，煩躁不安，體溫及血壓下降，胸悶心慌或心率減慢，節律不規則，心音低弱，呼吸困難淺表，小便失禁，瞳孔散大，對光反射消失，意識模糊昏迷，最後導致呼吸麻痺，心跳停止而死亡。[55]

史書只有提到許皇后中毒症狀「頭岑岑」、「煩懣」等寥寥數語；史書畢竟不是醫學方面的書籍。傳統醫籍第一次記載附子中毒症狀者為隋巢元方等編撰《諸病源候論》：「著烏頭毒者，其病發時，咽喉強而眼睛疼，鼻中艾臭，手腳沉重，常嘔吐，腹中熱悶，唇口習習，顏色乍青乍赤，經百日死。」[56]其中所謂「經百日死」，不確，現代注解《諸病源候論》的學者已經為之更正。[57]因此，許皇后中毒發作到死亡（史書曰「有頃」）的時間，應該不到一個小時以內。

烏頭鹼毒性如前所言很強（LD50＝0.295mg/kg），熟附子煎劑老鼠口服半數致死劑量LD50=17.42g/kg；以此推算，許平君皇后體重設若在四十公斤左右，服用七百八十四克熟附子或二・二至一百五十六・八克的生附子（即六分至四兩之間），即中毒而回天乏術。[58]許皇后產後體質偏虛，也許更小的生附子劑量即可達到謀殺目的。

南唐劉崇遠《金華子雜編》卷上：「生附子之毒能殺人，人固知之矣。」[59]他在書中還臚列不少實例，說明生附子之大毒。呂思勉認為附子非能殺人，可惜全書沒有徵引任何一本醫書以證明，大概只能算是信口開河。

嘗藥制度與宮廷謀殺

「謀殺」是一種有「意義的」殺人行為，從對手的死亡，殺人者可以獲得實質或心理上的利益。這就是霍顯說服淳于衍的最主要理由：「如蒙力事成，富貴與少夫共之。」謀殺，不是失去理智的殺人，而是步步為營，如十九世紀英國作家德・昆西（Thomas De Quincey）的《論謀殺》所說：「所有的謀殺犯都具有一些必要的天賦」。[60]他歌頌佈局精巧、不著痕跡的殺人即是一種藝術，值得像欣賞繪畫、雕塑等藝術巧思一般看待。

附子一毒，有取得容易、達成殺人效果（有些毒藥不至於殺人）、中毒者死後特徵較不明顯等優點。問題在深宮大內，如何對皇后下手？李貞德說：「醫者對自我的界定在於用針藥療疾。淳于衍『取附子併合大醫大丸以飲皇后』，大丸或謂即澤蘭丸，是產後要藥。附子亦婦科用

55 楊醫亞，《附子的研究》，頁六三。

56 丁光迪主編，《諸病源候論校注》（北京：人民衛生出版社，一九九四），頁七三八。在書中卷二十六，〈解諸毒候〉列五大毒：鉤吻、鴆（一名鳹日）、陰命、海薑、鴆羽。嶺南五大毒藥（不強藥、藍藥、焦銅藥、金藥、菌藥）。二種當孤草等，今已難驗證。內容亦虛實雜糅，富有想像力，值得進一步研究。

57 丁光迪主編，《諸病源候論校注》，頁七四一。「中烏頭毒者，重則服藥後半小時內，輕則一二小時許即發，劇者致危」。

58 顏正華，《中藥學》（台北：知音出版社，一九九八），頁三七二。

59 劉崇遠，《金華子雜編》（上海：商務印書館，一九三六），頁一〇。

60 德昆西，《論謀殺》（南京：江蘇教育出版社，二〇〇六），頁二一。

藥，自《金匱要略》至《千金方》都用來治療產後中風、寒痢、崩傷、虛勞等。」[61]醫者的自我界定並不以「針藥」為最主要的判定。[62]按作者的邏輯，淳于衍取附子的原因是其為婦科用藥，而皇后之所以中毒是吃了未經炮製的附子。可是，「取附子併合大醫大丸」的所謂「併合」，應該如何理解比較適當？淳于衍一時懷疑，沒有馬上答應霍光夫人的要求，原因是「藥雜治，當先嘗」，唐代經師顏師古注質問：「與眾醫共雜治之，人有先嘗者，何可行毒？」[63]宮中的醫藥活動為集體作業；皇后身旁有人進行毒物測試，就算持有未經炮製的毒附子也難入她的口。

身挾劇毒、深入宮闈，[64]淳于衍心想如何滿足丈夫的心願，同時又忖度著：使用何方式讓嘗藥的人吃了沒事，卻可以將毒藥讓許皇后順利服下？

西漢宮廷的醫官系統分二系：分屬於太常與少府，前者負責祭祀禮儀，後者管理皇族生活等。[65]除了醫官之外，大臣或外戚也參預醫藥事，如《漢書・杜周傳》：昭帝末寢疾，杜延年典領方藥；[66]《後漢書・馬防傳》，顯宗晚年病重，馬防「入參醫藥」。[67]這應該是臨時差派或任命，非為常規。而本章故事的主角淳于衍，應非常駐宮中的醫者，其性質為「待詔」的身份。成帝即位之明年，令「本草待詔七十餘人皆歸家」；[68]王莽時「有用方技詔黃門者」；[69]這些都是通曉醫藥以聽候傳喚為皇室服務者。此外，漢代的加官制度，太醫加了侍中、中常侍等則可以出入宮禁。[70]

皇室諸醫負責治療皇帝疾病等醫事，其直接參與政治鬥爭亦頗頻繁。舉例來說，武帝時太醫令隨旦造謠李廣利家室被族滅，導致李廣利投降匈奴，《史記・匈奴列傳》：「有詔捕太醫令隨但，言貳師將軍家室族滅，使廣利得降匈奴。」[71]哀帝時，「侍醫伍宏等內侍案脈，幾危社稷」。侍醫伍宏為東平王劉雲後舅，成帝末時參與謀弒皇帝，即是通過診疾為途徑，[72]哀帝即位後被殺。同樣是哀帝時的太醫令真欽，受到董賢的請托，蒐集傅皇后的罪過，試圖借此將董賢女弟推上皇后寶位。[73]東漢末年，太醫令吉本更直接與少府耿紀、司直韋晃等人謀劃除去曹操。[74]因此，淳于衍以醫者身份受霍光夫人之命，謀殺許皇后並不是個案，而中國宮廷政治與醫者活動之間的關係，無疑是值得持續注意的一個側面。[75]

---

61 李貞德，《漢唐之間的女性醫療照顧者》，頁一四一。

62 李建民，《死生之域——周秦漢脈學之源流》（台北：中央研究院歷史語言研究所，二〇〇〇），頁六五—六八。

63 《漢書》卷九十七，〈外戚傳〉，頁三九六七。

64 何清谷說：「長定宮是許皇后坐月子的地方，位置不詳。」或在長樂宮，林光宮亦有長定宮，見何青谷，《三輔黃圖校釋》（北京：中華書局，二〇〇五），頁一一〇、一九〇、二二四的討論。

65 高偉，〈先秦兩漢醫官制度綜述〉，《蘭州大學學報》二〇〇五年一期，頁七—一二。另，我特別推薦王振國主編的《中國古代醫學教育與考試制度研究》（濟南：濟魯書社，二〇〇六），頁八〇—一一一。

66 《漢書》卷六十，〈杜周傳〉，頁二六六五。

67 范曄，《後漢書》（台北：洪氏出版社，一九七八），卷二十四，〈馬援列傳〉，頁八五六。

68 《漢書》卷二十五，〈郊祀志〉，頁一二五八。

69 《漢書》卷九十九，〈王莽傳〉，頁四一二四。

70 《漢書》卷十九，〈百官公卿表〉，頁七三九。

71 《史記》卷一百一十，〈匈奴列傳〉，頁二九一八。

72 《漢書》卷八十六，〈王嘉傳〉，頁三四九二。

73 《漢書》卷二十八，〈桓譚傳〉，頁九五六。

74 《曹操集》（北京：中華書局，一九七四），頁一七七。

75 《中國時報》二〇〇六年十二月二日新聞〈侍衛三餐檢試，扁還信不過？〉：「新光醫院副院長黃芳彥表示，經常進入總統府，是因擔心阿扁遭到下毒。」

回到《漢書・外戚傳》。淳于衍入宮服侍許皇后，可能是採取多位醫者合診的方式，其中有人負責嘗藥，「後人有上書告諸醫侍疾無狀者」，負責嘗藥者應該也是醫者，這種情況至東漢章帝、和帝以下出現變化。

君父因疾病飲藥，臣子必先嘗度其可否而後進。《禮記・文王世子》：「疾之藥，必親嘗之」；[76]又〈曲禮下〉：「君有疾，飲藥，臣先嘗之；親有疾，飲藥，子先嘗之。」[77]由此可知，嘗藥是為人臣、子者應盡之禮，並不假手他人代勞。賈誼在《新書・修政語》：「藥食嘗於卑，然後至於貴」；[78]董仲舒的《春秋繁露・玉杯》通過古典《春秋》的人事，來闡述人的心志、辦事的動機，其中提到兒子不為父親嘗藥，其罪如同弒父：「臣之宜為君討賊也，猶子之宜為父嘗藥也。子不嘗藥，故加之弒父；臣不討賊，故加之弒君。其義一也。」[79]所以，《漢書・王莽傳》記載王莽的孝行：「世父大將軍鳳病，莽侍疾，親嘗藥，亂首垢面，不解衣帶連月。」[80]

許平君皇后再度懷孕時，長子劉奭年幼，因此主要由乳醫等侍疾、嘗藥。漢代嘗藥制度的一大變化，即由醫官轉移至宦者，並且在執行嘗藥的人數也大為增加。《後漢書・百官志》：「章、和以下，中官稍廣，加嘗藥、太官、御者、鉤盾、尚方、考工、別作監，皆六百石，宦者為之，轉為兼副，或省，故錄本官。」[81]又，《後漢書・禮儀志》：「不豫，太醫令丞將醫人，就進所宜藥。嘗藥監、近臣中常侍、小黃門皆先嘗藥，過量十二。」[82]醫官負責診疾、建議藥方，與嘗藥系統分開，這無疑有積極防弊的意思；東漢嘗藥制度的改變，同時暗示著西漢宮廷用藥安檢曾經出現漏洞。因此，許皇后被謀殺一案可能為事實，西漢末年平帝劉衎即為王莽投毒所害。[83]

如前所示，嘗藥之量大約為十分之二以上。換言之，投毒者仍有相當大的空間可以上下其手。既然嘗藥有劑量上的限制，淳于衍即採用丸劑（不是附子湯），將生附子製成與大醫大丸同樣大小形狀的藥丸；也就是，將毒丸混入治病的大丸之中，以達成謀殺的目的。以下進一步解析其謀殺手法。

湯與丸有何差別？

《神農本草經》說：「藥性有宜丸者，宜散者，宜水煮者，宜酒漬者，宜膏煎者，亦有一物兼宜者，亦有不可入湯酒者，並隨藥性，不得違越。」[84] 丸藥係將藥粉以具有黏合效果的輔形劑

76 孫希旦，《禮記集解》（台北：文史哲出版社，一九八四），頁五二七。
77 孫希旦，《禮記集解》，頁一三二。
78 王洲明、徐超，《賈誼集校注》（北京：人民文學出版社，一九九六），頁三六三。
79 蘇輿，《春秋繁露義證》（北京：中華書局，一九九二），頁四一－四二。
80 《漢書》卷九十九，〈王莽傳〉，頁四〇三九。
81 《後漢書・百官三》，頁三六〇〇－三六〇一，關於秦漢宦官干政的概況，見余華青，《中國宦官制度史》（上海：上海人民出版社，二〇〇六），頁一六七－一七六。
82 《後漢書・禮儀下》，頁三一四一。
83 本案見陳可冀、李春生主編，《中國宮廷醫學》（北京：中國青年出版社，二〇〇三），頁六二－六三的分析。
84 馬繼興，《神農本草經輯注》，頁二二。關於中藥劑型的發展史，初步見梁超峰、傅衛國、陳玲、何婉清，〈小丸劑的發展〉，《廣東藥學》一九九六年二期，頁一－四；朱愛蘭，〈中藥劑型發展概要〉，《安徽中醫學學報》十九卷五期（二〇〇〇），頁四八－五〇；單鎮、楊寶龍，〈中藥藥劑學的起源與發展〉，《山西中醫》二十一卷四期（二〇〇五年），頁五五－五六；陳加容，〈藥物與劑型〉，《西部醫學》十七卷五期（二〇〇五年），頁五三六－五三八。

（如蜂蜜等）製成圓球狀。《本草通玄》卷四：「丸者，緩也。緩養其正氣。」又《藥治通義》卷九：「丸之為物，其體也結勢不外達，而以漸融化，故其力最緩」。[85]相對於湯劑，丸藥的藥力緩和；許皇后若是經淳于衍餵食生附子湯，俄頃間即毒性大作，其投毒的嫌疑最大。章太炎《論古今權量》也說：「古方湯重而丸散輕，此就一服言也。若就一劑言之，則丸散與湯皆至斤許，丸以緩治，故盡劑或至月餘，湯以急治，故盡劑不過一日。」[86]許后產後虛弱，實不必使用湯劑猛攻即可致命。

丸劑藥力緩和，試以《傷寒論》的抵當方說明。《傷寒論》第一百二十四條，論太陽病蓄血證，其症狀為小腹硬而脹滿、小便自利，脈微而沉，方用抵當湯。此方用水蛭三十個、虻蟲三十個、桃仁二十個、大黃三兩，以水五升，煮取三升，溫服一升。[87]《傷寒論》第一百二十六條，也是太陽病蓄血證，但症狀稍輕，因此在治法上改湯為丸，「宜抵當丸」。其方水蛭、虻蟲各減為二十個，桃人從二十個增至二十五個，大黃用量不變。上述各味，分製四丸，以水一升，煮一丸，取七合服之。[88]李心機說：「對比藥物的用量、用法以及服用量，顯而易見，抵當丸比抵當湯的藥效要和緩一些」。[89]

再以淳于衍選用的附子來說，《傷寒論》對附子的應用多入湯劑，[90]如下表所示：

附子類方	枚數	炮製	藥效
四逆湯	一枚	生用、去皮、破八片	回陽救逆
白通湯	一枚	生用、去皮、破八片	回陽救逆
乾薑附子湯	一枚	生用、去皮、破八片	回陽救逆
茯苓四逆湯	一枚	生用、去皮、破八片	回陽救逆

通脈四逆湯	大者一枚	生用、去皮、破八片	回陽救逆
白通加豬膽汁湯	一枚	生用、去皮、破八片	回陽救逆
通脈四逆加豬膽汁湯	一枚	生用、去皮、破八片	回陽救逆
四逆加入人參湯	大者一枚	生用、去皮、破八片	回陽救逆
附子湯	二枚	炮、去皮、破八片	散寒除濕止痛
甘草附子湯	二枚	炮、去皮、破	散寒除濕止痛
桂枝附子湯	三枚	炮、去皮、破	散寒除濕止痛
去桂加白朮湯	三枚	炮、去皮、破	散寒除濕止痛
附子瀉心湯	一枚	炮、去皮、破、別煮取汁	溫經扶陽
桂枝加附子湯	一枚	炮、去皮、破八片	溫經扶陽
芍藥甘草附子湯	一枚	炮、去皮、破八片	溫經扶陽
麻黃附子細辛湯	一枚	炮、去皮、破八片	溫經扶陽
桂枝去芍藥加附子湯	一枚	炮、去皮、破八片	溫經扶陽
真武湯	一枚	炮、去皮、破八片	溫陽行水
小青龍湯	一枚	炮	溫陽化飲
烏梅丸	六兩	炮、去皮	溫中散寒安蛔
四逆散	一枚	炮、令坼	溫中散寒止痛
理中丸	一枚		溫中散寒止痛

85 馬繼興，《神農本草經輯注》，頁二三。

86 章太炎，《章太炎醫論》（北京：人民衛生出版社，二〇〇六），頁九〇。

87 郭靄春、張海玲，《傷寒論校注語譯》（天津：天津科學技術出版社，一九九六），頁八七。

88 郭靄春、張海玲，《傷寒論校注語譯》，頁八八—八九。

89 李心機，《傷寒論疑難解讀》（北京：人民衛生出版社，二〇〇〇），頁二六一。

90 劉渡舟主編，《傷寒志辭典》（北京：解放軍出版社，一九八八），頁二五一。彭靜山，《藥籠小品》（瀋陽：遼寧科學技術出版社，一九八三），頁七一—七三。

附子類方如上所見。顧錫東編劇的《漢宮怨》說淳于衍使用「附子湯」，不僅不合正史記載，從中醫藥的脈絡也講不通。理由是，附子一經加工炮製後，有毒成分的烏頭鹼幾乎被破壞殆盡。[91]加上與其他藥物配伍得宜，劑量合適，並不會產生「常人吃不死，能送產婦亡」的悲劇。而上表，附子同時可製成「烏梅丸」、「理中丸」等丸藥，在技術上不成問題。

丸藥除了有藥效稍緩的功能之外，主要是較易通過嘗藥的安檢。因為我們無法製作在一帖湯劑中，十分之二無毒，其餘大毒的狀況。但丸藥各自獨立，投毒者或可先將無毒的丸藥作為檢查之用，之後再把大毒的附子丸混入其中。以下這個故事可以讓我們有一些啟發，《世說新語・尤悔》記載曹丕謀殺其弟，方法如下：

> 魏文帝忌弟任城王驍壯，因在卞太后閣共圍碁，並啖棗。文帝以毒置諸棗蒂中，自選可食者而進。王弗悟，遂雜進之。既中毒，太后索水救之；帝預敕左右毀瓶罐，太后徒跣趨井，無以汲；須臾，遂卒。復欲害東阿。太后曰：「汝已殺我任城，不得復殺我東阿。」[92]

曹丕對其弟任城王曹彰下毒，手法即將有毒、無毒兩類的棗子混雜一起，以共食得其信任（類似嘗藥），自己只挑無毒的棗子吃，而把曹彰毒死。棗形似丸藥，在謀殺操作易於成功。為謀大位，曹丕連自己的親弟兄也不手軟（這個故事說曹丕殺了曹彰，接著想對東阿王曹植下手，而被卞太后制止），更何況淳于衍與許皇后非至親密友，何「莫須有」之慮！

《漢書》載許皇后產後曾服「大醫大丸」，注引晉灼曰：「大丸，今澤蘭丸之屬。」[93]這一類產後調理藥丸，一直晚至清代還廣為使用。[94]試舉《外臺祕要方》的〈產後虛勞方〉為例：「增損澤蘭丸，療產後百病，理血氣，補虛勞方」，「以酒下十五丸至二十丸，良。」[95]又，「蜜和丸如梧桐子，服二十丸至三十丸，日再服。」[96]可見每服丸藥劑量頗大（十五至三十丸之間），投毒者只要偷天換日，摻入附子毒丸幾許即可成事。《外臺祕要方》的〈產後風虛瘦損方〉又云：

> 產後七日內惡血未盡，不可服湯，候臍下塊散，乃進羊肉湯，痛甚切者不在此例。後兩三日消息可服澤蘭丸，比至盈月，丸藥盡為佳。不爾，虛損不可平復也。全極消瘦不可救者，服五石澤蘭丸。又凡在蓐，必須服澤蘭丸補，服法必七日外，不得早服也。[97]

淳于衍侍疾，取大醫大丸與許皇后，藥丸本身應非衍所有；而她將帶入宮中的生附子，另製丸藥，大小、色澤與大醫大丸類似。在嘗藥安檢大醫大丸無礙之後，淳于衍伺機將附子丸混入大

91 楊醫亞，《附子的研究》，頁一七。
92 楊勇，《世說新語校箋》（九龍：香港大羅書局，一九六九），頁六七一。
93 《漢書》卷九十七，〈外戚傳〉，頁三九六七。
94 汪訒庵：《本草備要》（台北：宏業書局，一九八六），卷二，頁八九。
95 高文鑄校注，《外臺祕要方》（北京：華夏出版社，一九九三），頁六八三。
96 高文鑄校注：《外臺祕要方》，頁六八四。
97 高文鑄校注：《外臺祕要方》，頁六八四。

醫大丸之中，即以合法掩飾非法。那麼，「諸醫侍疾無狀者，皆收繫詔獄」便可以得到合理的解釋；亦即，淳于衍將其他醫者拖下水！

無論如何，按正史留下的紀錄，淳于衍的確順利完成霍光夫人之托：「衍出，過見顯，相勞問」。對價關係未必直接由執行者受惠，淳于衍之夫也許不久之後即晉陞安池監一職。安池係位於山西芮城縣與黃河之間的鹽池，[98]安池監是肥差事。從此，淳于衍夫婦即過著幸福的「鹽池夫婦」生活？這位虎口上的女醫，知道天大的陰謀，是否真能全身而退。史料有闕，留給後人無盡的想像。

歷史的襉褶裡隱藏著許多謎。

日光之下無新事。許平君謀殺案，在中國宮廷史上不是孤例。《後漢書・梁統傳》：「（梁）冀立質帝。帝少而聰慧，知冀驕橫。嘗朝群臣目冀曰：此跋扈將軍也。冀聞深惡之，遂令左右進鴆加煮餅，帝即日崩。」[99]另，何法盛《晉中興書》云：「程據為太醫令。（晉）武帝初受魏禪，改元為太始，而據貢雉頭裘，帝以奇伎異服，典禮所禁，焚之於殿前。據以醫術承恩，出入禁闥，因為賈后合巴豆杏子丸，害愍懷太子，遂就戮焉。」[100]賈后為晉惠帝之后妃，因愍懷太子非其所生，故毒殺之。嘗藥制度的存在，正證明這一類謀殺案件在宮廷中的普遍性。宮廷設有嘗藥制，以防範毒殺，一般人只能學習解毒之法以自求多福。葛洪的《肘後方》云：

> 諸饌食直爾，何容有毒，皆是假以毒投之耳，既不知是何處毒，便應煎甘草薺苨湯治之。漢質帝食餅、魏任城王啖棗，皆致死，即其事也。[101]

經由毒藥謀殺政治對手絕不只許平君一例，恰恰相反，它幾乎貫穿了整個中國宮廷史；「謀殺」是一種宮廷理性，或者是在法律、道德之外的「潛規則」。

換言之，要瞭解傳統中國宮廷的政治操作，除了檯面的法令規章，同時也需要一個潛藏的醫療（技術）史作為背景。[102]

現代越劇《漢宮怨》中，許皇后與霍光女霍成君情同姊妹；霍成君是一個天真無邪的角色，還為許皇后嘗藥，處處與母親作對。許后遺言：「彌留間，我力薦成君為新后；助皇上，保皇兒，雙重擔子一肩挑……」[103]編劇顯然缺乏中國醫學史的知識，其中有關毒藥的段落大多失誤。

98 沈欽韓，《漢書疏證》（上海：上海世紀出版公司、上海古籍出版社影印，二〇〇六），卷三五，頁二〇七。

99 陳可冀、李春生主編，《中國宮廷醫學》，頁六四。

100 何法盛，《晉中興書》，收入黃奭輯，《黃氏逸書考》（二十九）（台北：藝文印書館影印，一九七一），頁二四。

101 尚志鈞輯校，《補輯肘後方》（合肥：安徽科學技術出版社，一九九六），頁四〇七六。另參見王利器，《葛洪論》（台北：五南出版公司，一九九七），頁一一三—一一八。

102 曹操即：「習啖野葛至一尺，亦得少多飲鴆酒」。人平日食用少量的毒品，可以增加抵抗力，同時也熟悉毒藥的氣味，以防他人下毒。見《曹操集》，頁二一七。又，宋・蔡絛，《鐵圍山叢談》：「政和初，上始躬攬權綱，不欲付諸大臣，因述藝祖故事，御馬親巡大內諸司務，在奉宸庫古親涎事中。又大內後拱宸門之左，對後苑東門，有一庫無名號，但謂之苑東門庫，乃貯毒藥之所也。外官一員共監之，皆二廣、川、蜀每三歲一貢。藥有七等，野葛、胡蔓皆與，鴆乃在第三，其上者鼻嗅之立死。於是親筆為詔，謂「取會到本庫稱，自建隆以來不曾有支遣，此皆前代殺不庭之臣，藉使臣果有不赦之罪，當明正典刑，豈宜用此。」清・鄒弢，《三借廬筆談》卷八〈毒藥〉：「陸放翁《避暑漫鈔》內言，宋毒藥庫藥共七等，用以殺不廷之臣，鴆毒則在第三，其上更有手觸鼻嗅而立死者，不知何藥。按南墨利加諸島，有毒木，人近其影即死，手觸其枝葉亦死。」以上，蔡絛，《鐵圍山叢談》（北京：中華書局，一九八三），頁一八—一九；鄒弢，《三借廬筆談》，收入《筆記小說大觀二十八編》（台北：新興書局，一九七九），頁五九五五。

103 顧錫東，《漢宮怨》，頁三一—三二。

「第一親家」淪亡記

許平君皇后謀殺案整個故事涉及內線交易、政出私門、寵愛妻孥及司法忌憚權貴等宮廷戲碼。針對論文一開始所提出的兩個問題，我的答案是：附子真能殺人，這一類毒藥在古代是毒殺人類（與動物）最常使用的毒藥。[104]其次，為了通過宮中嘗藥的檢查，淳于衍使用丸劑，並將附子毒丸混入大醫大丸，成就了完美的謀殺。她善用其醫藥知識，在中國宮廷謀殺史寫下足以傳頌的一頁。

許皇后崩。西定生說：「事件當時並未發覺，不久，霍光的女兒成君按照其母之願望入宮，本始四年三月，被冊立為皇后。」[105]詎料，宣帝卻立許皇后之子為太子，霍顯為此震怒，命其女霍成君毒殺皇太子：

上立許后男為太子，昌成君者為平恩侯。顯怒恚不食，嘔血，曰：「此乃民間時子，安得立？即后有子，反為王邪！」復教皇后令毒太子。皇后數召太子賜食，保阿輒先嘗之，后挾毒不得行。[106]

霍顯故技重施，但這一次沒有機會對太子下毒。隨後宣帝親政，誅滅霍氏一族，「霍皇后廢後，上憐許太子早失母，幾為霍氏所害，於是乃選後宮素謹慎而無子者，遂立王婕妤為皇后，令母養太子。自為后後，希見無寵。」[107]這位王皇后只是宣帝為了保護自己兒子而立。換言之，許

皇后一案前後牽連五個女人——女人何苦為難女人？

宣帝不是一個不記仇的庸君。他忘不了初立之時，三朝老臣霍光給予他有如「芒刺在背」的痛苦。而霍氏一族當時在朝中佔據要職，互為奧援，盤根錯節，難以撼搖。有訓練的忍是一種陰狠。一待霍光病死，宣帝即展開一波波復仇的計劃；首先削奪尚書的特權，[108]接著再削奪霍氏一族的兵權。史書云：

> （霍）顯曰：「丞相（魏相）數言我家，獨無罪乎？」山曰：「丞相廉正，安得罪？我家昆弟諸婿多不謹。又聞民間讙言霍氏毒殺許皇后，寧有是邪？」顯恐急，即具以實告山、雲、禹。山、雲、禹驚曰：「如是，何不早告禹等！縣官離散斥逐諸婿，用是故也。此大事，誅罰不小，奈何？」[109]

於是，霍禹等決定謀反。宣帝挾嫌報復非常徹底，屠殺霍氏一族達數千家。許皇后謀殺一案，從兩個女人之間的祕密最後成了民間的蜚短流長。

---

104 杉山二郎、山崎千夫，《毒の文化史》，東京：學生社，一九九四年，頁二〇二—二〇四。

105 西定生，〈武帝之死〉，收入《日本學者研究中國史論著選譯》（北京：中華書局，一九九三），頁六一四。

106 《漢書》卷九十七，〈外戚傳〉，頁三九六八。

107 《漢書》卷九十七，〈外戚傳〉，頁三九六九。

108 柳詒徵，〈漢之尚書〉，收入氏著，《國史要義》（台北：台灣中華書局，一九五七），頁三六—四九。「領尚書事」指重臣兼管尚書之意。此外，又有省尚書事、視尚書事：「省」、「視」都有兼顧之意。西漢主尚書者非尚書令，而是領尚書事的貴戚或大臣。

109 《漢書》卷六十八，《霍光傳》，頁二九五四。

一部漢代政治史即「婦女史」。[110]不僅霍顯企圖左右政局，事實上漢室政治的權力核心始終掌握在婦人之手。[111]宣帝固然誅滅霍氏一族，同時又重用外戚許氏、史氏家族。而《漢書》除有〈外戚傳〉以外，又有〈元后傳〉，[112]顯示了西漢中晚期政局的走向。揚雄《法言》評及霍光：「始元之初，擁少帝之微，摧燕、上官之鋒，處廢興之分，堂堂乎忠，難矣哉！至（霍）顯，不終也。」[113]明言霍光為德不卒。這裡表揚他擁立昭帝，挫敗燕王旦、上官桀等之大功，卻包庇妻子霍顯罪過。學者認為，這是揚雄針對另一個外戚重臣王莽而發的議論。[114]西漢的國運走到這個地步，彷彿強弩之末，終於亡於「貴婦人團」之手。

110 Michael Loewe 說，漢代政治史的模式「表現在涉及后妃及其親屬的恩寵、權力和特權的事情上」。又說整個帝國「態度或政策的變化往往與后妃的命運以及她們家屬的運氣有關」。見崔瑞德、魯惟一編：《劍橋中國秦漢史》（北京：中國社會科學出版社，一九九二），頁一二二、一二六。

111 徐復觀，《兩漢思想史》卷二（台北：台灣學生書局，一九九三），頁四五六。

112 《漢書・元后傳》為元帝皇后、王莽之姑王政君及其外家之歷史。元后先後歷元、成、哀、平四代皇帝，長達六十餘年，一直到王莽篡漢成功。《漢書》止於王莽地皇年間（二〇—二三），其篡漢的權力基礎與元后及其家族（五將十侯）有關。

113 汪榮寶，《法言義疏》（北京：中華書局，一九九七），頁三八二。余英時先生說：「漢代外戚大概以孟子『貴戚之卿』自許，故數易君位。」見氏著，《歷史與思想》（台北：聯經出版事業公司，一九七六），第六八頁。

114 徐復觀，《兩漢思想史》卷二，頁五三四。

傳統家庭的衝突與化解方術

何謂「婦人媚道」？何種處境的女性較常使用「媚道」？「媚道」在漢代方技知識的版圖佔著何種位置？

據錢鍾書先生考釋，「媚道」係一種可以使人失寵遭殃，亦可以使己承恩致福的婦人厭魅方術。漢代「媚道」個案集中於皇室后妃的史料之中。後宮后妃競爭，妻妾「爭寵」、「求子」為當時家庭衝突之根源。

為求人主專寵，使己承恩致福，宮中女子便流行「媚道」之術。見諸史傳，使用媚道方術的婦人，多是失寵、無子者。然用方術轉移丈夫情愛，操縱家庭人際關係，化解自我失寵的困境，即是「妒婦」，連同其所用的求愛方術也被貶為「邪」術。

「媚道」大致包括媚術與媚藥兩部份。從馬王堆醫書〈雜禁方〉、《醫心方・相愛方》的內容來看，媚道是夫妻關係的實際技術，包括解決可能破壞夫妻關係的「淫」、「妒」等問題。媚道在方技之學中殆屬房中術。按「房中」分兩系。簡言之，「養陽」與「養陰」。婦人媚道為古房中之學的一支，可以定義為「御男子之術」。

妒婦與媚道

女性性妒，此古方技家言。《千金方》有云：「女人嗜欲多於丈夫」，「慈戀愛憎，嫉妒憂恚，染著堅牢，情不自抑，所以為病根深，療之難瘥」。[1]女性為病之深，即嫉妒丈夫納妾嫖妓。此類女性，傳統社會名之曰「妒婦」。妒婦抗議丈夫不忠有術，即媚道也。

漢代「媚道」個案集中於王室后妃的史料之中。後宮后妃競爭，「爭寵」與「求子」似是其最熱中之事。一個女子進入宮闈，當然希望得到皇帝寵愛，得到寵愛之後，更冀人主能夠專寵；另一方面，則盼望生個兒子，進一步設法讓自己的兒子立為太子，以鞏固其本身地位。但在當時后妃制度下，受到皇帝寵幸已是不易之事，更何況是冀圖皇帝專愛一人。《後漢書・皇后紀》有云：「崇替去來之甚者，必唯寵惑乎」？[2]皇帝恩情易於移轉，生子與否更非人力所能決定。闈帷之妻妾「爭寵」、「求子」，正是上述所說家庭衝突之根源。為求人主專寵，使己承恩致福，宮中女子便流行「媚道」之術。

案例一：栗姬與景帝諸美人爭寵事。栗姬，景帝妃。生子榮，前四年（公元前一五三年）立為皇太子。後為館陶長公主嫖及諸美人所譖，景帝日漸疏遠。

七年，大行（禮官）奏請立為皇后，觸怒景帝，案誅大行，廢太子為臨江王。[3]關鍵人物是長公主嫖。嫖，文帝女，景帝姊，武帝姑母。初為堂邑侯陳午妻。其女阿嬌後為武帝皇后。[4]其中，長公主嫖譖告之始末，見《史記・外戚世家》：

長公主嫖有女，欲予（太子榮）為妃。栗姬妒，而景帝諸美人皆因長公主見景帝，得貴幸，皆過栗姬。栗姬日怨怒，謝長公主，不許。長公主欲予王夫人，王夫人許之。長公主怒，而日讒栗姬短於景帝曰：「栗姬與諸貴夫人幸姬會，常使侍者祝唾其背，挾邪媚道。」景帝以故望之。[5]

這裡的王夫人即王娡，因長公主嫖之助後立為景帝皇后，其子亦為太子。而栗姬即因得罪長公主嫖，鬱抑以終。上文寫栗姬之「妒」，因諸美人借長公主之力得以親近景帝，得寵「皆過栗姬」。栗姬妒火中燒（「日怨怒」），王夫人大概頗識栗姬與長公主的心結。栗姬終被長公主密告施行「媚道」。

被控施行媚道，無異被判死罪。按清人沈家本考證，媚道為「漢時宮禁」，「亦左道之一端」；所謂「左道」，如當時巫蠱及俗禁之流。[6]尤其施術的對象又是皇帝的時候，往往被冠以

1 孫思邈，《千金方》（北京：華夏出版社，一九九三），頁一四。
2 《後漢書》（台北：洪氏出版社影印本，一九七八），頁四〇四。
3 栗姬事見《史記》卷四十九〈外戚世家〉，《漢書》卷九十七〈外戚傳〉。
4 館陶長公主事見《史記》卷四十九〈外戚世家〉，《漢書》卷九十七〈外戚傳〉、卷六十五〈東方朔傳〉。關於館陶長公主，邢義田先生有極細膩的描寫，見氏著〈漢武帝生命中的幾個女人〉（《歷史月刊》，一九九八，一二一期）。
5 《史記》（台北：鼎文書局影印本，一九八四），頁一九七六。
6 沈家本，《歷代刑法考》（北京：中華書局，一九八五），頁一四三〇—一四三一。另沈氏〈唐死罪總類〉有云：「直求愛媚而厭減，若涉乘與者。」見氏著，《歷代刑法考》，頁一二五五。

「不道」罪名。[7]上面引文「祝唾其背」的「其」或指「諸美人」，也可能係指景帝。學者將此句與下面「媚道」連讀，以為「媚道」即咒術。[8]

又參與媚道者，除栗姬外，又有「侍者」，身份不明。此案既是長公主「讒栗姬短」，可見「挾邪媚道」者或是長公主及親近她的美人所為也未必。媚道既是漢時宮禁，後宮競爭，彼此控訴譖告疑是常事。

案例二：陳嬌與衛子夫爭寵事。如上所述，陳嬌為長公主嫖之女，武帝因長公主之力得立為太子，並立嬌為妃。後武帝即位，立為皇后，擅寵，然十餘年無子。史書云：「陳皇后求子，與醫錢凡九千萬，然竟無子」。[9]

而與陳嬌爭寵的衛子夫，初為平陽公主（即前王娡之長女）家謳者。武帝至公主家，見而悅之，遂得幸。後「復幸，遂有身，尊寵日隆」，「子夫後大幸，有寵，凡生三女一男」。[10]相對無子的陳皇后，無疑是極大的挑戰。陳嬌聞子夫有寵，曾多次以死相抗。失寵、無子，陳嬌終於走上使用媚道一途。要之，在「妒」。

《漢書．外戚傳》載：

> 初，武帝得立為太子，長主有力，取主女為妃。及帝即位，立為皇后，擅寵驕貴，十餘年而無子，聞衛子夫得幸，幾死者數焉。上愈怒。後又挾婦人媚道，頗覺。元光五年，上遂窮治之，女子楚服等坐為皇后巫蠱祠祭祝詛，大逆無道，相連及誅者三百餘人。楚服梟首於市。使有司賜皇后策曰：「皇后失序，惑於巫祝，不可以承天命。其上璽綬，罷退居長門宮」。[11]

陳嬌「挾婦人媚道」與前案不同，似非完全出於他人譖告，而且似有跡象敗露可循（故云「頗覺」）。但武帝沒有馬上處置，直到元光五年武帝「遂窮治之」。漢代「巫蠱之禍」，此最先矣。[12]「巫蠱」、「媚道」與「祝詛」，有學者推測三者是性質相近的方術。[13]也有學者進一步將「巫蠱」與「媚道」等同起來，認為媚道即詛咒衛子夫「以達害死其人之目的」，另一方面供奉「毒蟲」迷亂武帝，使其回心轉意。[14]媚道是否為供奉「毒蟲」，史書並無明據；而其中是否有詛咒人至死的內容，亦有待進一步驗證。姚祖恩評曰：「挾媚道而不能得主，此其道誣矣。正是欲加其罪何患無辭耳」。[15]本案既是後宮鬥爭，陳嬌所獲「巫蠱」之罪名未必與獲罪的真正原因有關。[16]陳嬌案株連多達三百餘人，不可能人人皆與媚道有染。

值得注意的是，「蠱」在古代涉及房中。柴萼《梵天廬叢錄》引張衡〈思元賦〉「咸姣麗以

7 王健文，〈西漢律令與國家正當性——以律令中的「不道」為中心〉，《新史學》三：三（一九九二）。

8 林富士，《漢代的巫者》（台北：稻鄉出版社，一九八八），頁七八—八〇。

9 《史記》，頁一九八〇。陳皇后事見《史記》卷四十九〈外戚世家〉，《漢書》卷九十七〈外戚傳〉。

10 衛皇后事見《史記》卷四十九〈外戚世家〉，《漢書》卷九十七〈外戚傳〉、卷五十五〈衛青霍去病傳〉。

11 《漢書》（台北：洪氏出版社影印本，一九七五），頁三九四八。

12 參見蒲慕州，〈巫蠱之禍的政治意義〉，《中央研究院歷史語言研究所集刊》五七：三（一九八六）；方詩銘，〈西漢武帝晚期的「巫蠱之禍」及其前後〉，《上海博物館集刊》四（一九八七）。

13 Donald Harper, *The "Wu Shih Erh Ping Fang": Translation and Prolegomena* (Ann Arbor: University Microfilms International, 1982), pp. 75-76, 141.

14 童煦，《中國后妃列傳》（北京：工人出版社，一九八七），頁四七。

15 姚祖恩，《史記菁華錄》（台北：聯經出版公司校印，一九八二），頁六五。

16 蒲慕州，〈巫蠱之禍的政治意義〉，《中央研究院歷史語言研究所集刊》五七：三，頁五三六。

蠱媚兮，增嫮眼而娥眉」，女惑男如蠱媚，「房中亦有蠱」。[17]清儒沈欽韓《漢書疏證》考證陳嬌「挾婦人媚道」案，有云：

《周官．內宰》「禁其奇邪」，鄭（玄）云：「若今媚道。」賈（公彥）氏云：「鄭舉漢法證經。」《列女傳》夏姬「美好無匹，內挾伎術，蓋老而復壯者」，此類也。《嶺表錄異》：「紅飛鼠多出交趾及廣管瀧州。背腹有深毛茸茸，惟肉翼淺黑色，多雙伏紅蕉花間。采捕者若獲一，則一不去。南中婦人皆買而帶之，以為媚藥」。[18]

沈氏的考證重點有兩方面：

一、鄭、賈兩氏經師的媚道觀。鄭玄以媚道為「奇邪」，恐怕也代表了漢人對媚道的普遍評價。而賈《疏》原文云：「案《漢書》漢孝文時婦人蠱惑媚道，更相咒詛，作木偶人埋之於地。漢法又有宮禁，云敢行婦道者若然。媚道謂妖邪巫蠱以自銜媚，故鄭舉漢法證經『奇邪』也。《漢制考》『蠱』作『術』」。[19]賈氏亦以為媚道乃「妖邪」。媚道又名「婦道」，見諸史載多是宮廷婦女爭寵「相咒詛」所用。然就技術來說，媚道似沒有限制男性不能用之，只能說婦人常用。《漢書》云董賢「善為媚以自固」，此「為媚」未知所指，但史書云「柔曼之傾意，非獨女德，蓋亦有男色焉」。[20]按非獨女以色媚，男色亦有爭寵求幸之心，此所謂「男寵」也。

至於媚道是否類巫蠱「作木偶人埋之於地」，無法確定。木偶人在古方術中具備多種功用，陳槃先生考之甚詳。[21]在形式上，媚道若干內容或曾用及木偶人，但如學者所指出：巫蠱之

「蠱」或泛指一切可以使人致「病」或「死」的媒介物，[22]在性質上疑與媚道不同。按蠱道假鬼神之事，古人在必殺之科。

若從《漢制考》之例，「巫蠱」疑為「巫術」也。

二、沈欽韓以為媚道包括媚術與媚藥兩部份，並舉《列女傳》、《嶺表錄異》為證。根據李零對「媚道」的定義：「所謂『媚道』，其中既有『藥』也有『術』，更是常常把二者結合在一起。」[23]筆者同意二氏之說。

以「尤物」鄭穆公之女夏姬為例，[24]在漢人的心目中，夏姬「內挾伎術，蓋老而復壯者，

17 柴萼，《梵天廬叢錄》（台北：禹甸文化事業公司影印本，一九七六），卷三十二，〈蠱〉條。又白川靜，〈媚蠱關係字說——中國古代における呪術儀禮の一面〉，收入氏著，《甲骨全文學論集》（京都：朋友書店，一九九六）。

18 沈欽韓，《漢書疏證》（光緒二十六年孟冬浙江官書局刊本），卷三五，頁五三。

19 沈家本，《歷代刑法考》，頁一四三一——一四三二。

20 《漢書》，頁三七三三、三七四一。

21 陳槃，《漢晉遺簡識小七種》（台北：中央研究院歷史語言研究所專刊之六十三，一九七五），冊上，頁五六——六三。

22 蒲慕州，〈巫蠱之禍的政治意義〉，頁五一七。另參見李卉，〈說蠱毒與巫術〉，《中央研究院民族學研究所集刊》九（一九六〇）；李約瑟、魯桂珍，〈中國古代的疾病記載〉，收入潘吉星編，《李約瑟文集》（瀋陽：遼寧科學技術出版社，一九八六）；瀧川政次郎，〈蠱毒の源流とその傳播〉，收入《福井博士頌壽紀念：東洋文化論集》（東京：早稻田大學出版社，一九六九）；詹鄞鑫，〈毒蠱初探〉，《學術集林》卷三（上海：上海遠東出版社，一九九五）。

23 李零，《中國方術考》，頁四二四。

24 杜正勝，《古代社會與國家》（台北：允晨文化公司，一九九二），頁九三六——九三九。

三為王后，七為夫人，公侯爭之莫不迷意」。[25]所謂「伎術」，陳槃指出，「伎術」與「方技」互文，義同於「方」。[26]就《漢志》的分類，近於「房中」之流。沈欽韓《疏證》所謂「此類也」，即指「伎術」或為媚道也。

而媚道又有「藥」，所謂「媚藥」，[27]後世近於春方。沈氏舉紅飛鼠背腹之毛「帶之」求愛。此事亦見《北戶錄》，柴萼《梵天廬叢錄》的〈媚藥六則〉也收。[28]這種服藥方式，如李豐楙所說，「大多偏於服佩、外服之用，作服食的較少」。[29]把媚道等同於「祝詛」恐不完備。尤值措意的是，媚藥取材似有象徵性，如紅飛鼠獵者「若獲一，則一不去」，其性雙伏，至死不離，喻夫妻相愛也。[30]錢鍾書引班固《漢孝武故事》陳嬌事有云：

> 然（陳）皇后寵益衰，嬌妒滋甚，女巫楚服，自言有術，能令上意回，晝夜祭祀，合藥服之。[31]

此事疑為演義，但說陳嬌寵衰妒滋，大致合乎當時所謂「妒婦」心境。「能令上意回」一句，頗能點明媚道之旨。其中，「合藥服之」的「服」字，不必硬解為吞食，或有可能是如劉恂《嶺表錄異》之例。這種求愛媚術的根源很早。

《左傳》宣公三年：「初，鄭文公有賤妾，曰燕姞，夢天使與己蘭，曰：『余為伯鯈。余，而祖也。以蘭有國香，人服媚之如是。』即而文公見之，與之蘭而御之，辭曰：『妾不才，幸而有子。將不信，敢徵蘭乎？』公曰：『諾。』生穆公，名之曰蘭」。[32]此處提及婦人佩蘭，[33]便使人喜愛。燕姞得接寵，是文公偶與蘭而幸之，與婦人先佩服以求愛似不同。[34]不過，《山海經・

中山經》確載有「人服媚之如是」的藥草：「又東二百里，曰姑媱之山。帝女死焉，其名曰女屍，化為䔄草，其葉胥成，其華黃，其實如菟丘，服之媚於人。」郭璞云：「為人所愛也；一名荒夫草」。[35]聞一多雖然認為此草即如《左傳》宣公三年「人服媚之」之事，[36]但仍無法證明䔄草與房中有涉。而《山海經》所謂「服之媚於人」，即佩帶䔄草可以為人所愛。

進一步的材料是宋玉的〈高唐賦〉。此賦將佩服䔄草與房中雲雨之事有所繫聯。茲據陳夢家校本抄錄原文如下：

---

25 王照圓，《列女傳補注》（台北：台灣商務印書館，一九七六），頁一三六。

26 陳槃，《古讖緯研討及其書錄解題》（台北：「國立」編譯館，一九九一），頁一八三。

27 關於媚藥，見山田憲太郎，《スパイスの歷史》（東京：法政大學出版局，一九九五），頁一七一—一八〇，〈媚藥と香料〉一節。

28 柴萼，《梵天廬叢錄》卷三十二，〈媚藥六則〉，頁二一。紅飛鼠原文見魯迅校勘，《嶺表錄異》（廣州：廣東人民出版社，一九八三），頁二四。

29 李豐楙，〈服飾、服食與巫俗傳說〉，收入《古典文學》（台北：台灣學生書局，一九八一），冊三，頁七七。

30 藥物的象徵意義，見張拙夫，《中國本草學》（台北：中國醫藥研究所，一九八七）頁二五—二六、二〇九、三一六。

31 錢鍾書，《管錐編》（北京：中華書局，一九七九）第一冊，頁二九七。

32 楊伯峻，《春秋左傳注》（北京：中華書局，一九九〇）頁六七三。

33 于景讓，〈「蘭」字解〉，《大陸雜誌》八：八（一九五四），頁二二八—二二九。

34 李零認為此條與媚道有關，見氏著，《中國方術考》，頁三七七—三七八。

35 袁珂，《山海經校注》（台北：里仁書局，一九八二），頁一四二—一四三。相關藥物有荀草、枏木等，見伊藤清司，〈中國古代妊娠祈願に關する咒的藥物——〈山海經〉の民俗學的研究〉，《中國學志》七（一九七三），頁三七—四六；《中國の神獸、惡鬼たち：山海經の世界》（東京：東方書店，一九八六），頁一三二—一三四。

36 聞一多說見陳夢家，〈高禖郊社祖廟通考〉，《清華學報》一二：三（一九三七），頁四六八。

> 昔者楚襄王與宋玉游於雲夢之臺。望高唐之觀，其上獨有雲氣，崪兮直上，忽兮改容，須臾之間，變化無窮。王問玉曰：「此何氣也？」玉曰：「昔先王嘗游高唐，怠而晝寢，夢見一婦人曰：『我帝之季女，名曰瑤姬，未行而亡，封於巫山之臺，精魂依草，寔為莖芝，服而媚焉，則與夢期。妾巫山之女，高唐之姬。聞君游高唐，願薦枕席。』王因而幸之。去而辭曰：『妾在巫山之陽，高丘之岨，旦為朝雲，暮為行雨。朝朝暮暮，陽臺之下，旦朝視之。』如言，故立廟號曰朝雲」。[37]

此賦所載，前段記朝雲之觀獨有雲氣與《漢武故事》關於拳夫人的軼事頗類（詳下節）。之後，敘楚王幸瑤姬，其中有芝草「服而媚焉，則與夢期」，學者或云：此「高禖會合男女」之祭儀，而「䔄草即野合時媚人之草」，[38]而後世祭禖又與求子有關。[39]換言之，貫串此賦的主題是媚藥、房中與求子。而神女／䔄草／行房與後世房中術素女／媚藥／合氣交接的「依託」[40]傳統似可繫聯。古代房中術的根源之一，也應與類似求愛、求子的祭儀有關。筆者懷疑，若干性愛技術或藥物可能便是由這一類祭儀發展而來。[41]

案例三：許皇后、班倢伃與趙飛燕姊妹爭寵事。許皇后即成帝皇后。她自為妃至即后位，得成帝寵，有一子一女，皆失。後太后與成帝諸舅既為繼嗣憂，又時有災異，諸大臣皆謂罪在後宮，許皇后漸失寵。其姊平安剛侯夫人謁祝詛後宮有身者，事跡敗露，誅死。許皇后則廢處昭臺宮。[42]成帝在許皇后失寵時，寵愛趙飛燕、趙合德姊妹，二人專寵十餘年，率皆無子。飛燕為求子，多私通侍郎及宮奴多子者。而合德嬌媚不遜，後宮有子者皆被其所殺。[43]鴻嘉三年趙飛燕譖告許皇后、班倢伃祝詛後宮。《漢書・外戚傳》云：

……久之，（許）皇后寵亦益衰，而後宮多新愛。后姊平安剛侯夫人謁等為媚道祝

37 陳夢家，〈高禖郊社祖廟通考〉，頁四四五。

38 陳夢家，〈高禖郊社祖廟通考〉，頁四四六—四五九。另參見孫作雲，〈九歌山鬼考〉，《清華學報》一一：四（一九三六），頁九八七—九九〇；聞一多，〈高唐神女傳說之分析〉，收入《聞一多全集》（台北：里仁書局影印本，一九九三），冊一，頁八一—一〇七；蔡大成，〈楚巫的致幻方術——高唐神女傳說解讀〉，收入馬昌儀編，《中國神話學文論選萃》（北京：中國廣播電視出版社，一九九四），下冊，頁五八〇—五九一；褚斌傑，〈宋玉〈高唐〉、〈神女〉二賦的主旨及藝術探微〉，《北京大學學報》一九九五：一，頁九三—九九。

39 詳聞一多說，見〈高禖郊社祖廟通考〉，「跋」，頁四六五。

40 李零，《中國方術考》，頁二五一—二八。

41 以往考察房中術的起源，或有以為源於「宮闈祕法」；或持外來說，認為其術與印度有關係；也有學者則將房中歸為晚周神仙家的一個支派。若由媚道角度來看，房中術似與求子、求愛（偶）的祭儀有密切關聯。漢代出土的若干圖像，如山東平陰孟莊漢墓石柱的「祕戲圖」也只有往這方面考釋才能得其解的。房中乃宮闈祕法之說，見李豐楙，《不死的探求：抱朴子》（台北：時報文化出版公司，一九八七），下冊，頁二八六。高羅佩特別提到中國房中術的某些技術（「回精術」）與印度佛教金剛乘和性力派密教經咒的關係。見氏著，《中國古代房內考》，頁三六三—三八四。松平いと子譯，《古代中國の性生活》（東京：せりか書房，一九八八），頁四三九—四六四，〈イソドおよび中國の性的神祕主義〉。而蒙文通指出，古之仙道有三：行房、藥餌、寶精。就地域來看，燕齊求藥、吳越行氣、秦行房中也。見氏著，〈晚周仙道分三派考〉，收入《古學甄微》（成都：巴蜀書社，一九八七），頁三三五—三四二。不過蒙文通認為房中起於晚周是對的。許地山說房中起於漢代偏晚，見氏著，《道教史》（台北：久大文化公司，一九八七），頁二二〇。至於孟莊「祕戲圖」的討論，見劉敦願，〈漢畫像石上的飲食男女——平陰孟莊漢墓石柱祭祀歌舞圖像分析〉，《故宮文物月刊》一二：九（一九九四），頁一二二—一三五。相關討論見劉敦願，〈中國古代有關農業的「孕育儀式」及其他〉，《民間文學論壇》一九九一：四；楊泓，〈中國古文物中所見人體造型藝術〉，《文物》一九八七：一；宋兆麟，〈生育巫術對藝術的點染〉，《文博》一九九〇：四。

42 許皇后事見《漢書》卷九十七〈外戚傳〉；又其姊許靡事見《漢書》卷九十三〈佞幸傳〉。

43 趙皇后、趙合德事皆見《漢書》卷九十七、卷九十七〈外戚傳〉。

詛後宮有身者王美人及鳳等，事發覺，太后大怒，下吏考問，謁等誅死，許后坐廢處昭臺宮。[44]

又云：

班婕妤及許皇后皆失寵，稀復進見。鴻嘉三年，趙飛燕譖告許皇后、班婕妤挾媚道，祝詛後宮，詈及主上。許皇后坐廢，考問班婕妤，婕妤對曰：「妾聞『死生有命，富貴在天。』修正尚未蒙福，為邪欲以何望？使鬼神有知，不受不臣之愬；如其無知，愬之何益？故不為也。」上善其對，憐憫之，賜黃金百斤。[45]

被人譖告「為媚道」的共三人：許皇后、其姊平安剛侯夫人、班婕妤。僅班婕妤善終。她答辯亦稱媚道「邪」術，「故不為也」。但如按上案相關考證，媚道求相愛，「能令上意回」，此何罪之有？關鍵在「妒」。此為人主之所惡。

引文云「祝詛後宮有身者」，亦無疑奪人主所愛、絕皇室繼嗣。所謂「及主上」恐未必。如巫蠱致皇帝「死」或「病」（當然，也不是所有媚道案都與巫蠱有涉），罪在用方術操作人主愛情之轉移。

案例四：將陵侯史子回「以宣帝大母家封為侯」，「子回妻宜君，故成王孫，嫉妒，絞殺侍婢四十餘人，盜斷婦人初產子臂膝以為媚道。為人所上書，論棄市。子回以外家故，不失侯」。[46]此事記載過於簡略。宜君絞殺侍婢之因，或侍婢與將陵侯有姦情。其妒性大發，所殺侍婢凡四十餘人。至於「盜斷婦人初產子臂膝」，疑為製藥。大概可以推測宜君跟前述其他女性一樣，不僅是失寵而且無子。此兩者乃傳統婦人之奇辱。

案例五：竇皇后與宋貴人爭寵事。竇皇后是東漢章帝皇后。章帝聞其有才色，因與其妹同選入宮。後因無子而嫉妒生子的宋貴人，誣其媚道，迫其自殺。[47]宋貴人之所以為竇皇后所譖即在其子劉慶為太子。後劉慶亦被廢。[48]《後漢書・皇后紀》云：

> （竇皇后）寵幸殊特，專固後宮。初，宋貴人生皇太子慶，梁貴人生和帝。后既無子，並疾忌之，數閒於帝，漸致疏嫌。因誣宋貴人挾邪媚道，遂自殺，廢慶為清河王。[49]

又，同書〈章帝八王傳〉云：

> 竇皇后寵盛，以貴人姊妹並幸，慶為太子，心內惡之，與母比陽主謀陷宋氏。外令兄弟求其纖過，內使御者偵伺得失。後於掖庭門邀遮得貴人書，云「病思生菟，令

44 《漢書》，頁三九八二。
45 《漢書》，頁三九八四。
46 《史記》，頁一〇六五。
47 竇皇后事見《後漢書》卷十《皇后紀》。
48 宋貴人事見《後漢書》卷十《皇后紀》。
49 《後漢書》，頁四一五。

家求之」，因誣言欲作蠱道祝詛，以菟為厭勝之術，日夜毀譖，貴人母子遂漸見疏。[50]

竇皇后謀陷宋貴人是集體行動，「外令兄弟求其纖過，內使御者偵伺得失」。章帝也因此漸與貴人疏嫌。不過要將宋貴人母子勢力徹底根除，必定要設法加上「祝詛」、「巫蠱」、「媚道」等大逆無道之罪。所以，「欲作蠱道祝詛」之罪恐是誣告。就常理而言，操作這些求愛方術的人卻自陳是行「巫蠱」似不可能。「巫蠱」之罪恐怕是誣陷者所加的。當然媚道亦是宮禁，要人伏罪必有確證。

有意思的是，宋貴人書「病思生菟，令家求之」竟成竇皇后謀陷的證據。「思生菟」，何罪之有？按「菟」通「兔」，疑即菟絲、菟邱，一名唐蒙。《詩》「爰宋唐矣」，即刺男女相奔。其與女蘿相類，皆附木而生，可入藥。張隱庵以為菟絲子：「兔乃明月之精，故久服明目。『陰精所奉，其人壽』，故輕身延年。」陳修園以為菟絲：「久服，腎水足則目明，腎氣壯則身輕。」此藥可生用或製用，《本草新編》云：「亦可一味專用」，媚藥多採此入藥。[51]陰太山《梅圃餘談》載菟絲為房中媚藥也。[52]而若干辭書則指菟絲即前述䔄草。[53]

貴人所「病」為何？病人主「漸致疏嫌」也。失寵婦人歷來必行媚術以自銜媚，史跡斑斑可考，宋貴人豈能例外？菟絲媚藥即是明證。加上竇氏集團「日夜毀譖」，終於如竇后所願逼死宋貴人。

以上五則案例，總結有二方面：第一，所有個案使用媚道者皆為婦女，而且大多是家庭中失寵、無子（或以上兩者兼有）的婦女。事實上，「爭寵」、「求子」正是傳統家庭衝突之源。使用媚道者，無論其「挾媚道」是真是假，譖告構陷者卻都是來自與其爭寵的家庭女性成員。五則案例雖出於宮廷鬥爭，想必當時貴族豪強的婦女彼此謀陷的情況相近。第二，史書云：「女以媚道求主」。[54]婦人未必失寵無子時方用之。若按沈欽韓、錢鍾書、李零等人所釋，媚道求寵致福，當具正面的效果（至少就使用媚道的當事人是如此）。但也可能成為嫉妒者（妒為七出之一）操縱家庭人際關係、展示權力的一種方術。鄭、賈等經師故稱之為「奇邪」或「妖邪」，史書亦評為「挾邪媚道」。方術的性質與社會功能，往往因方術傳授者與使用方術者身份等因素而變動不居。亦即，非術有正邪，在人之嗜欲善變也。筆者將在下節討論此課題。

性別與技術：釋「挾邪媚道」

媚道大致包括媚術與媚藥兩部份。史書雖載媚道案例，但其終非技術書籍，媚道內容不明。

50 《後漢書》，頁一七九九。

51 見黃傑熙，《本草三家合注評釋》（太原：山西科學技術出版社，一九九五），頁四六—四七；鄭積隆，《古今藥方縱橫》二輯（北京：人民衛生出版社，一九九四），頁三二一—三二七。

52 柴萼，《梵天盧叢錄》卷三十二，〈媚藥六則〉引。

53 《廣韻・笑韻》：蓔草「兔絲也；又帝女花也」；《集韻・嘯韻》：蓔「藥草，菟絲也；一曰玉女」。

54 《後漢書》，頁九五六。

馬王堆房中養生書〈雜禁方〉，裘錫圭指出：「本篇簡文的內容至少一半屬於媚道的範圍」。[55]李零亦同意〈雜禁方〉內容涉及「媚道」，此「半數文字涉於房中」。[56]而兩人都認為媚道是婦人所用。筆者同意此說。但理解上或有不同。

過去有若干學者利用《醫心方・相愛方》的內容對〈雜禁方〉進行考注。以下，筆者循此線索略作補充與闡釋。再者，借此解讀漢代媚道的史料，尤其特別著重性別與媚道這門技術的關係。先說〈雜禁方〉的簡文繫聯問題。

〈雜禁方〉的釋文如下。其中，異體字、假借字在釋文中隨文注出，外加（）號。暫時無法補出的殘缺字，以□表示。釋文前標明整理後的編號，並注明〔簡〕之記號：

〔簡一〕又（有）犬善皋（嗥）於亶（壇）與門，（涂）塗井上方五尺。夫

〔簡二〕妻相惡，涂（塗）戶樞方五尺。欲微貴人，（塗）

〔簡三〕門左右方五尺。多惡薨（夢），涂（塗）床下方

〔簡四〕七尺。姑婦善斲（鬥），涂（塗）戶方五尺。嬰兒

〔簡五〕善泣，涂（塗）琇上方五尺。

〔簡六〕與人訟，書其名直（置）履中。

〔簡七〕取兩雌隹尾，燔冶，自飲之，微矣。

〔簡八〕取東西鄉（向）犬頭，燔冶，歙（飲）。夫妻相谷（隙），

〔簡九〕取雄隹左蚤（爪）四，小女子左蚤（爪）四，以鍪熬，並

〔簡十〕冶，傳，人得矣。

〔簡十一〕取其左麋（眉）直（置）酒中，飲之，必得之。[57]

全篇分為兩大段：一至六簡為一段，七至十一簡為另一段。筆者參考裘錫圭對簡文標點、繫聯的考慮，則簡七至十一涉及媚道的釋文或許有另外一種排列方式：

取東西鄉（向）犬頭，燔冶，飲夫妻相去。取左麋（眉）直（置）酒中，飲之，必得之。取雄隹左蚤（爪）四，小女子左蚤（爪）四，以鍪熬，並冶，傳人，得矣。取兩雌隹尾，燔冶，自飲之，微矣。

上面簡文的關鍵字是「微」。「欲微貴人」〔簡二〕的「微」，帛書整理小組說：「讀為媚，取悅。」裘錫圭以為「微矣」的「微」也應讀為「媚」。「媚」從「眉」，李零認為簡文中「門楣」、「左眉」似取「媚」之諧音。《儀禮・少牢饋食禮》「眉壽萬年」，鄭玄注：「古文眉為微」。《左傳》莊公二十八年：「冬築郿」，《公羊》、《穀梁》同年「郿」作「微」。是古「眉」、「郿」通「微」之例。裘錫圭說：簡七至十一所載「是妄圖以巫術取得人歡心的一種迷信方法，在漢代女子中頗為流行」。[58]

55 裘錫圭，《馬王堆醫書釋讀瑣議》，頁五二八。

56 李零，《中國方術考》，頁三七七。

57 《馬王堆漢墓帛書〔肆〕》，頁一五九。另外一種釋文見周世榮，〈長沙馬王堆三號漢墓竹簡〈養生方〉釋文〉，《長沙馬王堆醫書專刊》二輯（一九八一），頁一〇。

58 裘錫圭，《馬王堆醫書釋讀瑣議》，頁五二八。

不過，如錢鍾書所釋，媚道可使己承恩，也可使人失寵。〈雜禁方〉媚道簡文亦然。有「飲夫妻相去」的方術（即此方可以致使夫妻不和），也有「微」（媚）、「必得之」、「得矣」的方術。上一節論及媚道取材具有夫妻相愛或相憎的象徵意義，沈欽韓《疏證》已有舉證。〈雜禁方〉媚道方術，「夫妻相去」方取「東西向犬頭」，一東一西，喻分離；「欲微貴人」方取「兩雌隹尾」、「眉」、「雄隹左爪」、「小女子左爪」，示相愛也。凡此，類似取紅飛鼠背腹之毛「帶之」求愛。

目前性質與〈雜禁方〉相近、體例較完整的材料是《醫心方．相愛方》。[59]「相愛」即「媚」也，有取悅之意。李零《中國方術概觀．房中卷》輯錄《醫心方．房內》全文，亦將〈相愛方〉列入房中之部。[60]茲先抄錄〈相愛方〉內容如下：

(1)《千手觀音治病合藥經》曰：若有夫婦不和如火水者，取鴛鴦尾於大悲像前咒一千八十偏（遍），身上帶彼，是終身歡喜相愛敬。

(2)《龍樹方》云：取鴛鴦心陰乾百日，繫在臂，勿令人知，即相愛。

(3)又云：心中愛女無得由者，書其姓名二七枚，以井花水東向正視，日出時服之，必驗。密不傳。

(4)《如意方》云：令人相愛術：取履下土作三丸，密著席下，佳。

(5)又方：戊子日，取鵲巢屋下土燒作屑，以酒共服，使夫婦相愛。

(6)又方：取婦人頭髮廿枚燒，置所眠床席下，即夫妻相愛。

(7)《靈奇方》云：取黃土酒和，塗帳內戶下方圓一寸，至老相愛。
(8)又方：取豬皮並尾者，方一寸三分，納衣領中，天下人皆愛。
(9)又方：取灶中黃土，以膠汁和著屋上，五日取，塗所欲人衣，即相愛。
(10)又方：庚辛日取梧桐木東南行根長三寸，克（即刻）作男人，以五色綵衣之著身，令親疏相愛。
(11)《枕中方》云：老子曰：欲令女人愛，取女人髮廿枚燒作灰，酒中服人，甚愛人。
(12)又云：五月五日，取東引桃技，日未出時作三寸木人，著衣帶中，世人語貴，自然敬愛。
(13)又云：夫婦相憎之時，以頭髮埋著灶前，相愛如鴛鴦。
(14)又云：家婦不為夫所愛，取床席下塵著夫食，勿令知，即敬愛。
(15)又云：孔子曰：取三井花水作酒飲，令人耐老，常得貴人敬念。復辟兵、虎、狼。
(16)又云：人求婦難，取雄雞毛二七枚，燒作灰末，著酒中服，必得。
(17)《龍樹方》云：取鴛鴦心陰乾百日，繫左臂，勿令人知，即相愛（此條重出，見

59 關於《醫心方》，參看潘桂娟、樊正倫，《日本漢方醫學》（北京：中國中醫藥出版社，一九九四），頁一五。近有《醫心方の研究》（大阪：オリエント出版社，一九九四）一書可以進一步參閱。
60 李零，《中國方術概觀・房中卷》（北京：人民中國出版社，一九九三），頁一四〇—一四三。

第(2)條〕。

(18)又云：心中愛女無得由者，書其姓名二七枚，以井花水東向正視，日出時服之，必驗。密不傳〔此條重出，見第(3)條〕。

(19)《延齡經》云：取未嫁女髮十四枚為繩帶之，見者，腸斷。

(20)又方：取雄雞左足爪，未嫁女右手中指爪，燒作灰，敷彼人衣上。

(21)又方：取己爪、髮作灰，與彼人飲食中，一日不見如三月。

(22)又方：蜘蛛一枚，鼠婦子十四枚，上置瓦器中陰乾百日，以塗女人衣上，夜必自來。

(23)《陶潛方》云：戊子日書其姓名著足下，必得。

(24)《如意方》云：令人相憎術，取馬髮、犬毛，置夫婦床中即相憎。

(25)又云：令人不思術：遠行，懷灶土，不思故鄉。

(26)《靈奇方》云：以桃枝三寸書其姓名埋四會道中，即相憎。

(27)《如意方》止淫術：三歲白雄雞兩足距燒末，與女人飲之，淫即止。

(28)又云：欲令淫婦一心方；取牡荊實與吞之，則一心矣。

(29)又云：陽符，朱書之入心。陰符，此欲絕淫情，入腎，朱書之，可服。

(30)又云：驗淫術：五月五日若七月七日取守宮，張其口，食以丹，視腹下赤，止罌中，陰乾百日出，少少冶之，敷女身。拭，終，不去。

若有陰陽事便脫。（注也）曰：守宮，蝘蜓也，牝牡新交，三枚良之。

(31)又方：白馬右足下土，著婦人所臥席床下，勿令知，自呼外夫姓名也。

(32)《延齡經》云：療奴有奸事自道方；以阿膠、大黃磨敷女衣上，反自說。

(33)《如意方》云：止妒術：可以牡蕙苡二七枚與吞之。（牡蕙苡，相重者是也。）

(34)又方：其月布裹蝦蟆一枚，盛著甕中，蓋之，埋廁左則不用夫。

(35)《靈奇方》云：解怒；埋其人髮於灶前入土三尺，令不怒。

(36)《延齡經》云：療奴惡妒方；取夫腳下土燒，安酒中與服之，取百女亦無言。

以上共三十六條，引書七種。首先，篇題「相愛」，旨在夫婦如何相愛、家庭如何和睦，「相愛方」提供四方面的技術：一、第(1)至(23)條，如「使夫婦相愛」、「至老相愛」，其方能使所愛之人「一日不見如三月」、「夜必自來」〔第(21)、(22)條〕。二、第(24)至(26)條，令人相憎術，篇題既云「相愛」，何以有「相憎」方，大概為使夫（或妻）專寵己一人，故令可能危害己者與夫（或妻）相憎。當然也有用此方令他人夫婦相憎，而藉以奪愛〔第(24)條〕。換言之，這也可以用來治己愛之人移情別意。上一節人主所忌惡者，大約是這一類的方術。三、第(27)至(32)條，用以止淫、驗淫。其中守宮一條〔第(30)條〕亦見馬王堆房中書〈養生方〉之中。[61]而防淫的對象，是

61〈養生方〉的原文為：「戲：□□者，取守〔宮〕，□以□□□甚，已，貍（埋）灶口下，深□□□○□□水染其汁，以染女子辟（臂）。女子與男子戲，□即被柀（破）缺；□臥，即去。取守宮置新甗（甕）中，而置丹甗（甕）中，令守宮食之。須死，即治，□畫女子臂若身。節（即）與〔男子〕戲即不明；□」。見《馬王堆漢墓帛書〔肆〕》，頁一〇四—一〇五。

家中的妻妾，方中稱為「淫婦」（第(28)條）。當時的女性活動範圍不大，主要即是寢房之內，家中的奴也是驗淫的對象（第(32)條）。四、第(33)至(36)條，是止妒、解怒之方。要之，妻妾若失寵不可嫉妒，家奴看主人「取百女」有怒，誠家庭之亂源（第(36)條）。這裡的「奴」既與「夫」而非「主人」對稱，或可視為女性的卑稱（第(32)條中的「獠奴」方亦然）。

上引諸方，第(20)條與馬王堆〈雜禁方〉「取雄隹左蚤（爪）四，小女子左蚤（爪）四，以鍪熬，並冶，傅人，得矣」，完全相同。另，〈相愛方〉若干方確與祝咒有關（例如第(1)條）。而賈公彥所說「作木偶人」見於第(10)、(12)條，但性質恐與「巫蠱」不完全相同。

〈相愛方〉中象徵夫妻相愛的物品也一再被使用，如「鴛鴦尾」、「鴛鴦心」、「鵲巢」、「桃枝」等（(1)、(2)、(5)、(12)、(17)條）。而被使用最多的象徵物，是採用求愛對方的毛髮、指爪。[62]這些物具取之不易。按媚道多密不傳（第(3)條），施行之時亦暗中作法，如「密著席下」、「塗帳內戶下」等（第(4)、(7)條）。因此，他人若要誣言謀陷，誠非易事。

其次，〈相愛方〉在技術上包括「媚藥」（第(30)、(32)、(33)條）與「媚術」，後者用〈相愛方〉的術語有「令人相愛術」、「令人相憎術」、「令人不思術」、「止淫術」、「驗淫術」、「止妒術」（第(4)、(24)、(25)、(27)、(30)、(33)條）。而施行方術的場所則以「寢」、「房」之內最明顯，例如，「置所眠床席下」、「塗帳內戶下」、「取灶中黃土」、「以埋著灶前」、「取床席下塵」、「著婦人所臥席床下」、「埋其人髮於灶前」（第(6)、(7)、(9)、(13)、(14)、(25)、(31)、(35)條）。這些特色皆已見於〈雜禁方〉。

篇題雖名「相愛」，但男性所愛與女性所愛似有差別。女性求夫妻好合，「嫁婦不為夫所愛」〔第(14)條〕則期夫愛。男性「取百女」〔第(36)條〕，篇中所見有「心中愛女無得由」、「欲令女人愛」、「人求婦難」、求「未嫁女」、求「女人」〔第(3)、(11)、(16)、(18)、(19)、(20)、(22)條〕，在生子廣嗣的背景下，男性多有新歡。[63]其中，〈相愛方〉第(19)條至(22)條乃男性為求未嫁之女而施術，凡此，或為求未嫁女為妻為妾，或為遂其私通之圖，或為求御女養生之用。無論如何，舊愛之本分即是不妒、不怒、不爭。就算在家失寵，也要「一心」〔第(28)條〕不變。否則便是「淫婦」。倘進一步嫉妒爭寵，奪夫所愛，則「挾邪媚道」、罪不可逭。故漢代列「媚道」為「宮禁」，恐亦為貴族豪強之家所惡。其實，媚道亦包含驗淫、止妒諸方，卻從未見任何男子因使用類似方術（也是為了「相愛」的理由）被誣言「挾邪媚道」而見諸史傳。由〈相愛方〉部份方術來看，男性竟與家奴吃醋，妒性尤甚於婦女。一般皆以為求愛方術都是婦人所用。但江陵九店五十六號墓竹簡即云「男必𢼸（美）於人」。[64]按微是𢼸之俗體，微、媚即相悅、相愛之意。不過，女性媚人求「敬愛」〔〈相愛方〉第(14)條〕，男性媚人求「一心」〔同左，第(28)條〕。男女對「相愛」所需所知，差異不可謂不大。

從〈雜禁方〉、〈相愛方〉的內容來看，媚道是和合夫妻關係的實際技術，包括解決可能破壞夫妻關係的「淫」、「妒」等問題。不過，實際應用上，男性似偏重「止淫」、「驗淫」或「止妒」的方術，女性在當時處境則對「令人相愛術」、「令人相憎術」需求較多。杜正勝、裘

---

62 參見江紹原，《髮鬚爪——關於它們的風俗》（上海：上海文藝出版社影印本，一九八七）。

63 江曉原，《性張力下的中國人》（上海：上海人民出版社，一九九六），第二章，〈多妻、人欲、子嗣與房中術〉。

64 湖北省文物考古研究所編，《江陵九店東周墓》（北京：科學出版社，一九九五），頁五〇八。此條材料承李零先生示知，謹致謝忱。

錫圭、李零等學者皆將媚道列入房中。按《抱朴子・微旨》述及當時各種「房中之事」，據說房中術的功能之一是「移災解罪，轉禍為福」，[65]可見房中術不是只有性技巧或性技術。若由媚道這一面來看，房中術確有「移災」、「轉禍」之效，特別對失寵、無子的婦人更是如此。

《漢武故事》載趙婕妤（拳夫人）的軼事如下：

上（漢武帝）巡狩過河間，見有青紫氣自地屬天。望氣者以為其下有奇女，必天子之祥。求之，見一女子在空館中，姿貌殊絕，兩手一拳。上令開其手，數百人擘莫能開，上自拔，手即申。由是得幸，為拳夫人。進為婕妤，居鉤弋宮。解黃帝素女之術，大有寵，有身，十四月產昭帝。[66]

空館之上獨有青紫氣，此類楚王之遇高唐神女。據上文，拳夫人精通房中術，「有寵」、「有身」，正房術媚道之旨也。就此，房中術或不能稱「御婦人之術」，而是「御男人之術」。漢代以下資料可證。

所謂「房中」，當然不可能只限於有些學者所謂「性場所」。[67]「房中」有「女人」之意。[68]在家庭空間格局中，相對於「堂」而言，「寢」、「房」較為隱私；內外有別，「主婦活動範圍主要在房」。[69]故「房中」或稱「房內」。

夫稱妻為「內」。「內」又有行房之意。周代有房中樂，至秦名曰「壽人」，有教化之意。魏繆襲以為房中樂旨在風天下、正夫婦。[70]房中技術適用的對象應是夫妻。

中古以前房中文本亡佚殆盡。[71]近年出土馬王堆房中書七種，讓我們得以瞭解早期房術的具體內容。[72]根據筆者的研究，馬王堆房術有以下幾種內容：

(1)「樂而有節」的性技術。(2)處理性交、生育所產生「污穢」的技術。傳統醫學「婦」、「幼」尚未獨立成科之前，這方面的知識基本上集中在「房中」。(3)美容方。[73](4)媚藥與媚術，男女通用。如果房術以性技術為其主要核心，則包括行房之前的求愛、求悅方術及之後生育婦幼養護的技術。[74]過去學者所強調的房中補益之術，在馬王堆房中書也是雙方面的。[75]籠統地說，房

---

65 王明，《抱朴子內篇校釋》（北京：中華書局，一九八八），頁一二八。

66 魯迅，《古小說鈎沉》（台北：盤庚出版社，一九七八），頁三四九。

67 王樹岐、李經緯、鄭金生，《古老的中國醫學》（台北：緯揚文化有限公司，一九九〇），頁八一。

68 李零，《中國方術考》，頁三五六。

69 杜正勝，《古代社會與國家》，頁七七三—七七四。

70 臺靜農，〈兩漢樂舞考〉，《文史哲學報》1（一九五〇），頁二七三。

71 李零，《中國方術考》，頁三五七—三六二。

72 李零，《中國方術考》，頁三七〇—三七九。關於《漢志》中對「房中」的討論，見張顯成，《先秦兩漢醫籍用語研究》（成都：四川大學中文系博士生論文，一九九五），頁六—七。

73 馬王堆〈養生方〉及《醫心方・房內》皆有「去毛」之方。

74 筆者在《馬王堆方技書研究》分析馬王堆房中書所有文本的內容。

75 例如，《合陰陽》云：「昏者，男之精壯；早者，女之精責（積）。吾精以養女精，前脈皆動，皮膚氣血皆作，故能發閉通塞，中府受輸而盈。」見《馬王堆漢墓帛書（肆）》，頁一五六。又李零認為馬王堆房中書已經具備後世房中書的所有要點，例如：(1)九淺一深之術；(2)還精補腦之術；(3)多御少女，而莫數寫（瀉）精。但李零所舉材料似不充分。他引用馬王堆「牝戶圖」與《醫心方》卷二十八〈房內〉、《素女妙論・淺深篇》比對。認為馬王堆房中書可能有「女有九宮」的思想。唯馬王堆記載牝戶名詞，有三個系統：〈養生方〉云：「一曰雲石，二曰拈瓠，三曰濯昏，四曰伏□，五曰□□」，又云：「〔笄〕光、臭鼠、□□、麥齒、谷〔實〕、赤朱（珠）、〔琴〕弦、付□」；〈天下至道談〉云：「一曰笄光，二曰封紀，三曰調瓠，四曰鼠婦，五曰谷實，六曰麥齒，七曰嬰女，

中術的性質或可用「求愛」與「乞子」言之。即前述所謂「有寵」、「有身」之術。

馬王堆房中書雖然沒有直接說明這些「求愛」與「乞子」技術以誰為說話對象，但猶有若干線索可循。例如，求子：

> 求子之道：求九宗之草，而夫妻共以為酒，飲之。〈胎產書〉[76]

「九宗之草」不識，大概近於蓄草、菟絲，恐亦是媚藥之流。又，《十問》之中，禹問於師癸曰：「明耳目之智，以治天下，上均湛（沉）地，下因江水，至會稽之山，處水十年矣。今四枝（肢）不用，家大（亂），治之奈何？」後師癸授之以房中術，「家乃復寧。」[77]換言之，這套技術得以運作是依附在當時家庭制度之上。過去荷蘭學者高羅佩（R. H. van Gulik）研究中國早期房中術已經注意到必須以當時「家庭制度為背景來加以考慮」。[78]杜正勝先生也提議把房中放在家族史的脈絡考慮，從「求子」、「求愛」技術「探求比較全面的家族史」。[79]

馬王堆房中書雖如上述多系發展，但在家庭中實際操作，男性當偏重性技術、房室養生的一面，女性則較多使用求愛媚道、求子產育的一面。事實上，這兩方面的技術存在緊張性。男性不管是為求廣嗣，或視女性為「鼎器」而多多御女，女性「相愛」、「相憎」的方術對其達成上述目的確有妨礙。換言之，從性別角度來看，漢代房中分兩系。

房中分兩系之說，早見於岡西為人《宋以前醫籍考》。[80]按《漢志》載房中八家：《容成陰道》二十六卷、《務成子陰道》三十六卷、《堯舜陰道》二十三卷、《湯盤庚陰道》二十卷、

《天老雜子陰道》二十五卷、《天一陰道》二十四卷、《黃帝三王養陽方》二十卷、《三家內房有子方》十七卷。[81]前六家屢言「陰道」一派，後二家言「養陽」、「有子」為另一派。後者疑有婦人房術書也。

西漢傳房術者系譜不明。東漢傳房術者殆三派，一是傳容成之術，主要有甘始、左慈、冷壽光、東郭延年、封君達等人；二是傳彭祖之術，此派重采女交接之道，兼治地仙；三是傳玉子之道，這一派較特殊，師徒多是女性，如玉子、天門子、北極子、絕洞子等人。另太陽子是玉子親

八曰反去，九曰何寓，十曰赤（繳），十一曰赤豉九，十二曰（磲）石」（見《馬王堆漢墓帛書（肆）》，頁一一七、一一八、一六六）。這三套術語之間的關係為何，並不清楚。再如李零引〈養生方〉：「食脯四寸，六十五」、「欲廿用七最（撮），欲十用三最（撮）」、「食脯一寸勝一人，十寸勝十人」等以為有「多御」之說，不確。按上述諸條只是言藥力，與後世「擇鼎」之說疑不類。李零說見〈馬王堆房中書研究〉，《文史》三十五輯（一九九二），頁四二—四三；〈高羅佩與馬王堆房中書〉，收入《馬王堆漢墓研究文集》（長沙：湖南出版社，一九九四），頁一四六—一四七。東漢以下房中術的發展見以下各書的討論：陳國符，〈南北朝天師道考長編〉，收入氏著，《道藏源流考》（北京：中華書局，一九八九），頁三六五—三六九，〈房中〉條；朱越利，〈《養性延命錄》考〉，《世界宗教研究》一九八六：一，頁一一一—一一三；李豐楙，〈《老子想爾注》的形成及其道教思想〉，《東方宗教研究》新一期（一九九〇），頁一六三—一六七；籐原高男，〈房中術と老子注〉，《東方宗教》三七（一九七一），頁七一—七二；大淵忍爾，〈五斗米道の教法について〉（下），《東洋學報》四九：四（一九六六），頁九七、一〇二；〈《笑道論》譯注〉，《東方學報》（京都）六〇（一九八八），頁五一九、六二九—六三一等。

76 《馬王堆漢墓帛書（肆）》，頁一三九。

77 《馬王堆漢墓帛書（肆）》，頁一六七。

78 高羅佩著，李零、郭曉惠譯，《中國古代房內考：中國古代的性與社會》（台北：桂冠圖書有限公司，一九九一），頁一六三。

79 杜正勝，《作為社會史的醫療史》，頁一二七—一二八。

80 岡西為人，《宋以前醫籍考》（台北：古亭書屋影印，一九六九），頁一三九九。

81 陳國慶，《漢書藝文志注釋彙編》（台北：木鐸出版社影印，一九八三），頁二三〇—二三一。

友和弟子、太陽女朱翼是絕洞子弟子、太陰女嬴金是太陰子弟子及治玉子之術的太玄女顓和。[82]女性解房術大概不成問題，上一節的女巫楚服即是此道中人（房術「依託」傳統，導師也多是女性，如玄素之女）。

而以女性為主，傳玉子之道的這一派所傳內容為何？恐怕與男性為主傳容成、彭祖「遲久固精」之術不完全相同。或近於上述「養陽」、「有子」之術。

中古房術書《玉房祕訣》論「養陽」、「養陰」：

沖和子曰：養陽之家，不可令女竊窺此術，非但陽無益，乃至損病。所謂利器假人，則攘袂莫擬也。[83]

又云：

沖和子曰：非徒陽可養也，陰亦宜然。西王母是養陰得道之者也，一與男交而男立損病，女顏色光澤，不著脂粉，常食乳酪而彈五弦。所以和心繫意，使使（「使」字誤重）無他欲。又云：王母無夫，好與童男交，是以不可為世教。[84]

引文中之陰陽，喻男女也。從中流露的性別意識尤值得玩味。「陽可養也，陰亦宜然」。即不僅男性可用房術來養生，女性亦然。唯房術「利器」，不可假人，不可令女性知之。女性知之，便是「不可為世教」。女知此術，「一與男交而男立損病」；反之亦然也。但就此，可知男性有意壟斷房術。後世男性房術書往往喻男女房室為戰場，以為「女人自然有不戰而勝，以靜待動的手段。男子一見女人的牝戶開張，先神魂不定，不待戰有幾分敗勢，又自己靈根發作的，頭上如明鏡一般，一入爐，行動不及數合，就便輸了」。[85]男性恐懼戒慎之心可見一般。要之，不可令女竊窺此術，否則男性非損即病。

所以，求愛方術除了留下高唐神女一段傳說神話之外，「奇邪」、「妖邪」便是其最終的歷史評價。傳婦人房術的一支，大抵只是口耳相傳，而傳容成、彭祖之術多少還留下若干文本。這恐怕也是較不利當時女性之處。傳統女性若擁有書寫、詮釋權，本章一開始引用《千金方》的文字或許變成「丈夫嗜欲多於女子，慈戀愛憎，嫉妒憂恚，染著堅牢，情不自抑」。

何謂「婦人媚道」？何種處境的女性較常使用「媚道」？「媚道」在漢代方技知識的版圖佔著何種位置？

錢鍾書以為，媚道是一種可以使人失寵、使己承恩的婦人方術。此說證之於〈雜禁方〉與〈相愛方〉的內容，基本相符。而見諸史傳，使用媚道方術的婦人，多是失寵、無子者。然用方術轉移丈夫情愛，操縱家庭人際關係，化解自我失寵的困境，即是「妒婦」，連同其所用的求愛方術也被貶為「邪」術。史書名為「挾邪媚道」。

「房中」分兩系。簡言之，「養陽」與「養陰」。婦人媚道為古房中之一支，可以定義為

82 李零，〈戰國秦漢方士流派考〉，《傳統文化與現代化》一九九五：2，頁四二。其中傳玉子之術的一派，另見詹石窗，《道教與女性》（上海：上海古籍出版社，一九九一），頁一〇六—一一五。

83 丹波康賴編撰、沈澍農主編，《醫心方校釋》（北京：學苑出版社，二〇〇一），頁一七一五—一七一六。

84 丹波康賴，《醫心方校釋》，頁一七一七。

85 宋書功編，《中國古代房室養生集要》（北京：中國醫藥科技出版社，一九九一），頁四四七。

「御男子之術」（這是對傳統界說房中術的顛倒）。這種技術或被稱為「相愛」之方，但卻在實際應用上被賦予「挾邪」之名，何以如此？媚道，利器也。不可令婦人窺視竊用，借此奪男子之所愛，專固一己在家庭之地位。

最後，藉著本章討論媚道的具體內容，我們或許可以稍稍反省房中術性質。房中術之旨有四：曰「宜家」（求愛）、「廣嗣」（求子）、「養生」與「成仙」。從源頭說，前兩項在房中術應該佔有很重的比率。到馬王堆房中書成書的年代，各種養生論興起，[86]房中術吸收各種方技，特別凸出這方面的內容。至於成仙，至少在馬王堆佚籍並不明顯。之後，道教納進房中術，採補練養之道得到極致的發展。而求愛、求子之術卻在房中術日漸萎縮，另在鬼神雜術、[87]醫學婦、幼科[88]中求精益。至近世，房中術脫離上述脈絡，留下房室技巧而與享樂縱慾相結合。[89]如果上述基本線索可循的話，我們似應重新評估房中術在不同時代的定位，及其內容變化的軌跡。[90]

---

86 杜正勝，〈從眉壽到長生——中國古代生命觀念的轉變〉，《中央研究院歷史語言研究所集刊》六六：二（一九九五），頁三八三—四八七。

87 例如，方以智《物理小識》卷十二〈鬼神方術類〉便收了「至人思術」。見氏著，《物理小識》（台北：台灣商務印書館，一九七八），頁二八三。

88 李建民，〈馬王堆漢墓帛書「禹藏埋胞圖」箋證〉，《中央研究院歷史語言研究所集刊》六五：四（一九九四）的附錄一。

89 李零，《馬王堆房中書研究》，頁四四。

90 詳筆者論文〈馬王堆方技書研究〉。按鄭培凱曾指出：「漢代房中術之類，不齒於士大夫主流，卻是以衛生保健（生理、生殖範疇）為其立論基礎的。」又說：「戰國兩漢期間，流行保健養生的討論，有許多直接論述性事的房中術著作，採用一種醫學衛生的態度，與男女相悅相戀的情況有所不同的。」見《當代》一一（一九八七），頁一一—一二；《當代》一六（一九八七），頁五一。又如，張維安以為「庸俗化道家」所傳播的「性知識」至今仍普遍支配中國人的性活動，見氏著，〈生活世界與兩性關係〉，《婦女與兩性學刊》五（一九九四），頁一二二—一二五。

想像身體

唐代「肺石」的身體想像

長安故宮闕前，有唐肺石尚在。其制如佛寺所擊響石而甚大，可長八九尺，形如垂肺，亦有款志，但漫剝不可讀。按《秋官．大司寇》以肺石達窮民」。原其義，乃伸冤者擊之，立其下，然後士聽其辭，如今之撾（音抓）登聞鼓也。所以肺形者，便於垂。又，肺主聲，聲所以達其冤也。[1]——胡道靜、金良年，《夢溪筆談導讀．唐肺石》

肺石直訴之制，最早見於《周禮・秋官・大司寇》。[2]相傳古代有怨訴而無告的人，站在外朝門的赤色之石三天之久，朝士即接受他們告辭而上達王者與蒙宰，並將地方官吏處治。[3]以上引文，是北宋沈括的筆記，所記的是「唐肺石」，與古典《周禮》形制有不同之處，即唐肺石像擊登聞鼓類似，[4]而且其形如垂肺，如佛寺的響石，敲擊而有聲。

「直訴」制是古代皇權接觸人民隱情最直接的方式。唐代肺石形制的變化即同於登聞鼓，顯示皇帝統治形式的轉變。日本漢學家內籐虎次郎所提出的「唐宋變革」論，特別強調宋代君主的專制獨裁。美國學者包弼德（PeterBol）也同意君主權力的變化是唐宋時期政治制度的核心。[5]內籐學說並無涉及直訴制度。

現代法制史學者徐朝陽的《中國古代訴訟法》以「肺石」為課題，指出訴訟需先立於肺石三天有所限制之原因，「實則非常之上訴是也」。[6]陳顧遠以為：「直訴為訴訟非常程序，為伸冤最後方法，故須出於赤誠，不為妄訟，並須持以敬慎，不為輕瀆，此歷代雖許直訴之事，而又予

1 胡道靜、金良年，《夢溪筆談導讀》（成都：巴蜀書社，一九八八），頁二五二—二五三。又胡道靜，《夢溪筆談校證》（上海：上海古籍出版社，一九八七），頁六三四。清・凌揚藻《蠡勺編》有〈肺石〉一條，有半數篇幅直接抄錄《夢溪筆談》文。見清・凌揚藻，《蠡勺編》（台北：世界書局，一九八四），頁八三—八四。《蠡勺編》一書，亦見掌故大家高伯雨隨筆《聽雨樓叢談》的引用。見高伯雨，《聽雨樓叢談》（香港：香港南苑書屋，一九七九），頁二四。另參見陳璽，《唐代訴訟制度研究》（北京：商務印書館，二〇一二），頁一三〇—一六八。

2 《周禮》的成書時代，以張舜徽之說較當：「此書原名《周官》，是戰國時人裒集列邦設官分職制度，編為一部有系統之《官制彙編》。由於取材非一地，故彼此多牴牾。一部《官制彙編》而名為《周禮》，周乃周備之意，禮謂制度也。」見張舜徽，《舊學輯存》下（濟南：齊魯書社，一九八八），頁一八七三。

3 關於《周禮》「立於肺石三日」，林尹解釋：「在肺石上站三天」。見林尹，《周禮今注今譯》（台北：台灣商務印書館，一九七九），頁三六六。徐復觀有相同的說法。見徐復觀，《周官成立之時代及其思想性格》（台北：台灣學生書局，一九八〇），頁一四七。關於《周禮》法律史料，見焦祖涵，《中國法理學》（台北：三民書局，一九六七），頁三五—五一。溫慧輝認為，這種直訴制係先「擊打肺石」，而後站在肺石上三日。此說與《周禮》經文不合；且以「唐肺石」來理解古禮。見溫慧輝，《周禮・秋官與周代法制研究》（北京：法律出版社，二〇〇八），頁二一四。可商。

4 古代直訴有三：登聞鼓、上表與邀車駕。肺石僅具其名，或以上述三法取代之。見郝鐵川，《經國治民之典——《周禮》與中國文化》（開封：河南大學出版社，一九九五），頁一三八—一三九。另參見陳登武，《從人間世到幽冥界——唐代的法制、社會與國家》（台北：五南出版公司，二〇〇六），頁九—四七。

5 詳見王化雨，〈「唐宋變革」論與政治制度史研究——以宋代為主〉，收入李華瑞主編，《「唐宋變革」論的由來與發展》（天津：天津古籍出版社，二〇一〇），頁一七一—二一〇。

6 現代中國古代訴訟法史的開山之作，為徐朝陽的《中國古代訴訟法》（商務印書館，民國十六年）及《中國訴訟法溯源》（商務印書館，民國二十二年）。兩書皆涉及「肺石」之制。點校本，見徐朝陽，《中國古代訴訟法》（北京：中國政法大學出版社，二〇一二），頁一一二—一一三。

以限制也。」[7]筆者舊作〈肺石解〉一文，指出《周禮》的肺石直訴制只能從去古未遠的漢代尋找類似的制度；並認為漢代有冤上訴可直接擊鼓言事例，不必先站於肺石三日之久。[8]彭林甚至以為，《周禮》「肺石之設，於史無徵。作者杜撰此制，顯然是設想建立一種開明的法律體系，使人人有向上控告或申訴的權利。」[9]

《周禮》與《管子》皆為「齊學」。呂思勉先生以為「古書所言制度，非古代的事實，而為學者所虛擬的方案，理極易明，無待辭費。然思想亦必有事實為背景」。[10]他主張研究古史，應以周、秦為界；治先秦史者，必用「特殊的方法」，即重視經學注解及相關子書所載之紀錄。

這種地方官吏不通報，而人民得以非常申訴的精神應有所本。《管子・大匡》：「凡庶人欲通鄉，吏不通，七日，囚。士欲通，吏不通，五日，囚。貴人子欲通，吏不通，三日。」[11]凡庶人要與本鄉交涉，地方官不予通報者，過七天處以囚禁。以此類推。[12]而官吏有冤不伸，亦得於宮廷路門外擊鼓，見《周禮・夏官・太僕》。擊鼓及前述的肺石皆直訴之制。錢玄說：

按先鄭（鄭眾）以為此窮者為窮冤失職之人，自至路寢門擊鼓，與〈大司寇〉在肺石之窮民為兩事。後鄭（鄭玄）以為二者為一事。衡諸事理，以先鄭（鄭眾）之說長。蓋平民不能入宮擊鼓，故有坐肺石之事；官吏及貴族則可以入宮，故有入宮擊鼓之事。[13]

平民直訴制為站「肺石」、不能入宮，而官吏及貴族等直訴則可入宮擊鼓。兩者有別。然漢代平民亦可擊鼓，而肺石制度「登聞鼓化」，申冤者亦可擊之。宋王溥《唐會要》卷六十二〈御史臺・雜錄〉，武則天垂拱元年（六八五年）：

> 其年二月制，朝堂所置登聞鼓，及肺石，不須防守；其有搥鼓、石者，令御史受狀為奏。[14]

上文，既言「搥鼓、石」，可見登聞鼓、肺石兩者如前述沈括所說的皆可擊之。先討論登聞鼓，南宋初張淏《雲谷雜記》有〈登聞鼓〉一條：

---

7 陳顧遠，《中國法制史》（上海：商務印書館，一九三四），頁二四四。

8 李建民，〈肺石解〉，《大陸雜誌》八十三卷一期（一九九一），頁二七—四一。筆者以為肺石保有先秦神判巫術風俗之遺留。另參見，吳榮曾，〈試論先秦刑罰規範中所保留的氏族制殘餘〉，《中國社會科學》一九八四年三期，頁二〇七—二一〇。

9 彭林，《周禮主體思想與成書年代研究》（北京：中國社會科學出版社，一九九一），頁九八。《周禮》制度，未必與後世禮制一一對應。然柳詒徵以為，《周禮》風俗「必皆古代所有之事，始於官制、官規中臚舉而制裁之。」見柳詒徵，〈從〈周官〉觀其時社會〉，收入陳其泰等編，《二十世紀中國禮學研究論集》（北京：學苑出版社，一九九八），頁三七三—三七九。呂思勉則舉例，《周官》治民之法等「皆可以秦、漢事相明」。見呂思勉，《史通評》（台北：台灣商務印書館，一九六七），頁五八—五九。

10 呂思勉，〈中國史籍讀法〉，收入氏著，《史學四種》（上海：上海人民出版社，一九八一），頁八七。

11 《大匡》係齊國官書。見趙守正，《管子注譯》（南寧：廣西人民出版社，一九八二），頁一七二。

12 金春峰指出，《周官》對官吏的瀆職有規定。見金春峰，《周官之成書及其反映的文化與時代新考》（台北：東大圖書公司，一九九三），頁七二—七五。

13 錢玄，《三禮通論》（南京：南京師範大學出版社，一九九六），頁四二六。《周禮》載不同身份，適用不同法律。見陳連慶，〈《周禮》中的刑事法規及其階級實質〉，《古籍整理研究學刊》一九八六年三期，頁一一—一九。

14 王溥，《唐會要》（北京：中華書局，一九九〇），頁一〇八六。

予按：《世說》晉元帝時，張闓私作都門，早閉晚開，群小患之，詣州府訴，不得理，撾登聞鼓。又《晉・范堅傳》，邵廣二子撾登聞鼓乞恩。又《後魏・刑罰志》，世祖闕左懸登聞鼓，人有窮冤則撾鼓，公交車上奏其表。又《隋・刑法志》，高祖詔四方有枉屈詞訟縣不理者，令以次經郡及州省，仍不理，乃詣闕申訴，有所未愜，聽撾登聞鼓。是登聞鼓其來已久，非始於唐也。呂不韋《春秋》，堯置欲諫之鼓。《鬻子》禹治天下，門懸鐘鼓鐸磬而置鞀為銘於簨簴，曰，教寡人以獄訟者揮鞀。二事當為登聞鼓之始。[15]

張淏的考證重點有兩方面：第一，登聞鼓盛於魏晉南北朝；第二，傳說時代堯、禹等帝王時代，即借由鼓等不同樂器，聆聽人民的聲音。《鬻子・上禹政》提到禹以「五聲」圖治：

禹之治天下也，以五聲聽。門懸鐘、鼓、鐸、磬而置鞀，以得四海之士。為銘於簨簴曰：教寡人以道者擊鼓，教寡人以義者擊鐘，教寡人以事者振鐸，語寡人以憂者擊磬，語寡人以獄訟者揮鞀。[16]

這種勤求民隱的治理方式，借用徐朝陽的話，充滿「自由心證主義」的色彩。[17]簨簴是懸掛鐘的木架子。鞀是小鼓，鼓、鐸、磬也是樂器，以敲擊樂器的形式，申訴於君上，通達壅蔽。統治者具有天賦的聽覺是理想中的君主。[18]聆聽的政治是古代中國政治身體的核心觀念。[19]因此，「肺石」由立其上三日，至唐代如沈括所記的長安故宮闕前之形制，也可擊之有聲。地質學家章鴻釗認為「石亦往往有聲」：

> 古人辨玉以聲，其說今已不傳，石亦往往有聲，而能詳之者尤鮮。竊嘗考之：《周禮》大司寇以肺石達窮民；沈括《夢溪筆談》云：長安故宮闕前有唐肺石尚在，其制如佛寺所擊響石而甚大，可長八九尺，形如垂肺，亦有款識。所以肺形者，肺主聲，聲所以達其冤也。余嘗於友人處見肺石一，長僅尺許，擊之亦有聲，驗之即灰石也。此與古人肺石其用不同，而取有聲為義則一。[20]

章鴻釗「有聲為義」的解讀，只適用於唐代肺石，而與《周禮》肺石原文及注解不合。從肺石的顏色到形狀、聲音的引申，是一種擴張的身體（dilated body）在司法申訴的表達形式；由象徵進一步更直接的陳述。

唐代肺石制除「聲音化」以外，另一變化為「告密化」。南朝梁武帝蕭衍在初登皇位的天監元年頒布詔令以廣開言路，其一：「在『謗木』和『肺石』旁邊，設置人民可以投遞意見的木

15 張淏，《雲谷雜記》（北京：中華書局，一九五八），頁八八。

16 張京華，《鬻子箋證》（上海：華東師範大學出版社，二〇一二），頁五一。

17 徐朝陽，《中國古代訴訟法》（點校本），頁三二—三六。

18 周勳初，〈聖人解〉，收入氏著，《韓非子札記》（南京：江蘇人民出版社，一九八〇），頁三〇八—三一五。

19 Angus Fletcher, *Allegory: The Theory of a Symbolic Mode* (Ithaca: Cornell University Press, 1964), p. 71.

20 章鴻釗，《石雅》（上海：上海古籍出版社，一九九三），頁二二五。

匱」。[21]早期的肺石製以言辭陳述為主，梁代則採書狀審理。《南史・武帝紀》分別稱為「謗木函」、「肺石函」。[22]尚秉和《歷代社會風俗事物考》：「立肺石三日，言赤心不妄告也。」、「肺石至六朝仍有。」[23]不過，肺石函與「肺石」不同；後者是可立人之石，而前者是信箱。從梁武帝的「肺石函」，至唐武則天設置密「匭」（音軌，箱）制，性質又為一變。

趙翼《廿二史札記・武后之忍》敘武后之統治：「稱制後欲立威以制天下，開告密之門，縱酷吏周興、來俊臣、丘神績等起大獄，指將相俾相連染，一切按以反論，吏爭以周內為能，於是誅戮無虛日。」[24]武則天將直訴制與「告密」互連接，不只是為維護其個人政權，且下開君主「間接統治」的先河。

唐代封演《封氏聞見記》詳於唐代典章制度，〈匭使〉一文指出梁武帝肺石函，即「今之匭也」：

> 梁武帝詔於謗木、肺石旁各置一函，橫議者投謗木函，求達者投肺石函，則今之匭也。初，則天欲通知天下之事，有魚保宗者，頗機巧，上書請置匭以受四方之書，則天悅而從之。徐敬業於廣陵作逆，保宗曾與敬業造刀車之屬，至是為人所發，伏誅。（魚）保宗父承曄，自御史中丞坐貶義州司馬。天寶中，玄宗以「匭」字聲似「鬼」，改匭為獻納使，乾元初，復其舊名。[25]

「匭」是一個方形的銅信箱，分四格，頂上皆有縫隙可供進諫告密者投函。也就是一種檢舉信箱。[26]魚保宗為建議設置及檢舉之第一人。設置時間，比肺石晚一年。「匭」使則是蒐集各種情報的官員或私人法官。「匭」制鼓勵人民官吏黑函告密，[27]係武后恐怖政治的一環。

告密的「匭」制之例，見於漢代官吏王溫舒、趙廣漢等案例。漢武帝時酷吏王溫舒，「吏苛察，盜賊惡少年投缿購告言奸」，即鼓勵告密。「缿」者，《史記集解》引徐廣的說法：「如今之投書函中。」[28]投書函，就是檢舉信箱或告密信箱。韓兆琦《史記：評注本》解釋：「即今之『揭發檢舉箱』。」[29]另外，漢昭、宣帝時期，潁川郡（河南禹縣）太守趙廣漢也有類似鼓勵告密的做法，「教吏為缿筩，及得投書，削其主名，而托以為豪桀（傑）大姓子弟所言，其後強宗大族家家結為仇讎，奸黨散落，風俗大改。」所謂「缿筩」者，施丁《漢書新注》解釋：「形似筩的密告箱。」[30]趙廣漢利用密告信，間離豪強，互相揭發。

---

21 高其邁，《隋唐刑法志注釋》（北京：法律出版社，一九八七），《前言》，頁七。

22 清・朱銘盤，《南朝梁會要》（上海：上海古籍出版社，一九八四），頁四七八—四七九、五四二。

23 尚秉和，《歷代社會風俗事物考》（長沙：岳麓書社，一九九一），頁二五五。

24 趙翼，《廿二史札記》（南京：江蘇古籍出版社，二〇〇八），頁二七六。

25 封演，《封氏聞見記》（瀋陽：遼寧教育出版社，一九九八），頁一七。尚秉和書亦引用此書。又見明・張岱，《夜航船》（北京：中華書局，二〇一二），頁二二二。

26 林語堂認為「匭」制是中國第一個「間諜組織」。銅信箱所收的告密信有時是判官派人所寄出。林語堂，《武則天傳》（台北：風雲時代公司，一九八九），頁一一七—一一九、頁一二二。另參見王滌武，《武則天時代》（莆田：廈門大學出版社，一九九一），頁二一三—二四八。中國司法的「非程序性」是其主要的特色之一。關於匭制，參見符慶如，〈武則天行「銅匭制」考略〉，《史學月刊》一九九〇年二期，頁一一三—一一四。

27 蘇童有想像的「匭」制復原圖，並理解此銅箱「一物多用」。見蘇童，《武則天》（台北：麥田，一九九四），頁一四四—一四五。

28 司馬遷，《史記》（台北：鼎文書局，一九八一），頁三一五〇。

29 韓兆琦等，《史記：評注本》（長沙：岳麓書社，二〇〇四），頁一六七〇。

30 施丁主編，《漢書新注》（西安：三秦出版社，一九九四），頁二一八六—二一八七。

武則天的密匭制度，與漢代王溫舒、趙廣漢設檢舉信箱制立意相承一脈，而與《周禮》肺石無關。匭制為祕密受理。呂坤《實政錄・民務》論及吏治建議「投櫃之法」：「凡知人詭隱奸弊而不敢明發者，許詳開事跡，夜間投入櫃中。掌印官五日一開，亦於夜間親自收取。凡見人投櫃，或掌印官開櫃，左右之人俱要迴避，不許窺竊，庶人無所畏忌，而樂於投，奸弊無不得矣。」[31]這種制度源自漢代的告密箱，呂坤視為善政。曾任翰林學士的桂萼追溯「肺石」之制，並主張檢舉統治的必要：「按登聞鼓投詞即古設肺石以達窮民之制，其司鼓官即古之朝士，職主通壅蔽而已。今乃不然。合乞嚴為禁約，不許聽三法司原問官囑托立案，則冤抑之民受寬恤之恩矣。或曰：嚴司鼓之禁有說乎？臣曰：國朝設登聞鼓，令匹夫匹婦皆得自盡，原問官不敢偏私，三法司不得扶同，所以通壅蔽也。近者軍民有犯，原問官恐其執辨，則預囑司鼓官為之立案，是登聞鼓之設，本為通壅蔽今反為壅蔽之所矣。」[32]嚴立鼓禁，另設告密管道，以通壅蔽。

肺石制仿自古典《周禮》之理想。孫詒讓《周禮政要・達情》以為肺石制與近代西方法制精神相近：「西國民氣最伸，自官吏以逮庶人，皆得親見國主自陳。」[33]孫氏之說，是以現代解釋中國古代情境，並不確實。肺石制度可約分為四期。以周、秦為界，漢代有「詣闕」案例。六朝時由站肺石，改為投書函。至唐代肺石的變化有二：一是肺石聲音化，一是密告化。前者，是一種制度的復古；後者，則是傳統中國統治有效技術的一個主要傾向。[34]唐肺石的司法變制，顯示著對官僚階層更為直接的控制。

唐代直訴制多元並存。其中唐中葉起「密告」一支針對官僚階層，顯示皇權對人民統治方式的重大變化。日本明治大學教授岡野誠〈從中國法史學的觀點來看時代區分論〉將中國帝制統治分為前後兩期，前期為「直接統治」，後期為「間接統治」。他說君主間接統治的特色：「皇帝統治官僚階層（其主要構成者被稱為官戶、形勢戶等階層），而官僚階層再以地主的身份統治人民」[35]。因此，直訴制一方面是對人民伸冤的限制趨嚴，一方面為更有效統治官僚階層而密告之「制度化」。這是對廣土眾民管理的必要，同時也必然逐漸強化君主權力。

31 呂坤，《呂坤全集》（北京：中華書局，二〇〇八），中冊，頁一〇一八。
32 陳子龍，《明經世文編》（北京：中華書局影印，一九八七），頁一八二八。
33 孫詒讓，《大戴禮記斠補（外四種）》（北京：中華書局，二〇一〇），頁三五二。
34 余華青，《權術論》（西安：陝西人民出版社，一九九〇），頁一八九。
35 岡野誠，〈從中國法史學的觀點來看時代區分論〉，收入戴建國主編，《唐宋法律史論集》（上海：上海辭書出版社，二〇〇七），頁七。

中國方術史上的「形影觀」及技術

中古方術家發明一種炙影術。唐人段成式《酉陽雜俎・廣知》云：「近有人善炙人影治病者。」[1]這一類方術大多祕傳其技，近似於禁方，實際操作的技術細節已難以考查。[2]炙炙人影可以治病，似乎是建立在人影與身形之間可以相互感通之上。

形與影

古代生命觀的論述，形與神是一對重要的觀念。[3]一般成說，形為神宅，神為形主，形與神俱，得盡天年。[4]此外，形與影也是另一對重要概念。[5]不過，以《內經》來說，仍以形神的討論為主。涉及形影者，例如《靈樞・外揣》云：「日月之明，不失其影」、「影之似形」，[6]這主要是假形影關係闡發人的身體內外是密切相關、相互影響的。醫者掌握患者外在的表現，以度其內在的機理。而醫書所謂的「內外」，內指人的筋骨臟腑，外指人的皮毛膚肉。換言之，人體內外的邊界是以其皮毛膚肉為界限的。[7]

「日月之明，不失其影」，人影係因身形擋住光所產生的。而《墨經》中已經就光影的脈絡討論因光成影之理。然《墨經》的景之誼有：（一）影；（二）光（光度、照度）；（三）像。[8]按墨子所論，以光源直射者為光，其為物所反耀或迫蔽者謂之景。要之，影者總攝明暗二義也。[9]而「光景之景」，《顏氏家訓・書證》徵引前代字書，亦云：「凡陰景者，因光而生，故即謂為景。《淮南子》呼為景柱，《廣雅》云：『晷柱掛影。』並是也。至晉世葛洪《字

1 段成式，《酉陽雜俎》（台北：漢京，一九八三），頁一〇八。

2 李建民，〈中國古代「禁方」考論〉，《中央研究院歷史語言研究所集刊》六十八本1分（一九九七）。

3 杜正勝，〈生死之間是連繫還是斷裂？——中國人的生死觀〉，《當代》五十八期（一九九一），頁四〇—四一；〈形體、精氣與魂魄——中國傳統對「人」認識的形成〉，《新史學》二卷三期（一九九一），頁一—六五。

4 蔡璧名，《身體與自然——以〈黃帝內經素問〉為中心論古代思想傳統中的身體觀》（台北：台灣大學出版委員會，一九九七），頁一〇一—一一五。

5 《尚書・大禹謨》：「禹曰：惠迪吉，從逆凶，唯影響。」傳：「吉凶之報告，影之隨形，響之應聲，言不虛。」《史記・淮南王安傳》：「下之應上，猶影響也。」這裡的影是形影之意。《漢書・董仲舒傳》即云：「夫善惡之相從，如景鄉之應形聲也。」影與形是一對觀念。見趙帆聲，《古史音釋》（開封：河南大學，一九九五），頁五二一。又例如，陶淵明有〈形影神〉詩。見逯欽立校注，《陶淵明集》（台北：里仁，一九八五），頁三五—三八；逯欽立，〈形影神詩與東晉之佛道思想〉，《中央研究院歷史語言研究所集刊》十六本（一九四七）。〈形影神〉詩，歷代文士和者甚多，見周密著，朱菊如等注，《齊東野語校注》（上海：華東師範大學，一九八七），頁一六四—一六五。

6 牛兵占等，《中醫經典通釋：黃帝內經》（石家莊：河北科學技術出版社，一九九四），頁一一一；關於《內經》的討論，見廖育群，《岐黃醫道》（瀋陽：遼寧教育出版社，一九九二），頁五一—七六。

7 《太素・陰陽雜說》云：「夫言人之陰陽，則外為陽，內為陰。」楊上善云：「皮毛膚肉，在外為陽。筋骨藏腑，在內為陰。」見楊上善，《黃帝內經太素》（台北：文光，一九八一影印），頁四三。

8 譚戒甫，《墨經分類譯注》（台北：崧高，一九八五），頁六四—八四。進一步的研究，參見 A. C. Graham and Nathan Sivin, "A Systematic Approach to the Mohist Optics", in Shigeru Nakayama and N. Sivin (eds.), *Chinese Science* (Cambridge, MA: MIT Press, 1973), pp.105-152. 對於中國光學傳統，Sivin 用了一個很有意思的名詞 Shadowoptics。

9 樂調甫，〈墨子科學〉，《國學彙編》（濟南：齊魯大學文學院，一九三二），第一冊，頁九。

苑》，傍始加彡，音於景反。」[10]根據顏之推的考證，景作影始於葛洪《字苑》。事實上，《漢張平子碑》即有影字，漢末已有，葛洪採集而成，非自創也。[11]影因光而生，《莊子・漁父》所以說「處陰以休影」，亦即沒有了光，影自然消失無跡。

不過，方術意義下的「影」[12]之誼似乎比上述所說更為複雜。人類學者列維—布留爾（Levy-Bruhl）認為：「中國人擁有與生命和可觸實體的一切屬性互滲的影子的神祕知覺，他們不能把影子想像成簡單的『光的否定』。」[13]人有影，物有影，那麼兩者的差別何在？或者說，人影有哪些特質？

《莊子》的《齊物論》與《寓言》載罔兩問影的故事，文字稍異而義同，旨在言「無待」。《莊子・寓言》云：

> 眾罔兩問於影曰：「若向也俯而今也仰，向也括而今也被髮，向也坐而今也起，向也行而今也止，何也？」影曰：「叟叟也，奚稍問也？予有而不知其所以。予，蜩甲也？蛇蛻也？似之而非也。火與日，吾屯也；陰與夜，吾代也。彼吾所以有待邪？而況乎以有待者乎！彼來，則我與之來；彼往，則我與之往；彼強陽，則我與之強陽。強陽者，又何以有問乎！」[14]

上面引文，重點有四：(1)影是複數。陸德明《經典釋文》引向秀之說以為「罔兩」為「景之景」。王先謙云：「影外微陰甚多，故曰『眾罔兩』。」[15]這種信仰中古道者有所繼承與發揮。例如，「道士郭采真言，人影數至九」，「九影各有名，影神：一名右皇，二名魍魎，三名洩節樞，四名尺凫，五名索關，六名魄奴，七名灶吆（吆，一曰哆）……八名亥靈胎，九（魚全食不辨）。」[16]其中九名之中魍魎與《莊子》罔兩同，按罔兩據《說文》解作「山川之精物」，[17]影名為何為魍魎值得玩味（詳下一節）。(2)影因光而顯。故云：「火與日，吾屯也；陰與夜，吾代也」。(3)影不離形。上述神為形主，在形影的主客關係則恰恰相反。莊生借「蜩甲」、「蛇蛻」為喻，人影如同蟬所脫的殼、蛇所蛻的皮。影似形而非形。不過，蟬殼蛇皮曾經是蛇蟲的一部份。換言之，僅有火、日之光，影亦不會憑空產生。(4)影可能脫離形，形與影彼此獨立，影不待於形，物各自然，故言「無待」。人們常說形影不離，但《莊子》寓言影不完全依附人體，如知了脫的殼，蛇所蛻的皮，影似乎也可以脫離身形而獨存。影似形又可與形分離的特點對方術操作尤其重要，或者說，影可能脫離形是後來方術的進一步發展。

---

10 王利器，《顏氏家訓集解》（北京：中華書局，一九九三），頁四三〇。又，宋人王觀國以為古之景概謂日影也。《詩》：「高山仰止，景行行止。」鄭氏箋曰：「景，明也。」復景寖有仰慕之意。以上，見王觀國，《學林》（北京：中華書局，一九八八），頁三二三—三二四，〈景〉條。又白川靜，《說文新義》（神戶：白鶴，一九七一），卷七，頁九—一〇。

11 王利器，《顏氏家訓集解》，頁四三二。

12 王叔岷，《莊子校詮》（台北：中央研究院歷史語言研究所，一九八八），下冊，頁一二三九。

13 列維・布留爾，《原始思維》（*Primitive Mentality*）（北京：商務印書館，一九八七），頁四七：又，弗雷澤，《金枝：巫術與宗教之研究》（台北：桂冠，一九九一），頁二九〇—二九六。

14 王叔岷，《莊子校詮》中冊，頁一一〇六。關於道家論「有」、「無」的初步討論，見馮友蘭，〈先秦道家哲學主要名詞通釋〉，《中國哲學史論文二集》（上海：上海人民出版社，一九六二），頁一九八—二〇五。又，罔兩問影的討論，見洪震寰，〈光學史札記〉，《科技史文集》十二輯（一九八四），頁一〇一—一〇二。

15 引自王叔岷，《莊子校詮》中冊，頁一一〇六。

16 段成式，《酉陽雜俎》，頁一〇八。

17 陳鼓應，《莊子今注今譯》（台北：商務印書館，一九八七），頁一〇一。

再者，形影關係的「影」略近於形神關係中的「神」。聞一多釋《莊子》之「罔兩」有云：「此人之神，莊子謂之真君。」[18]上述影之總名有所謂「影神」，其一曰「魄奴」，魄近於形，魄之奴即影也。據《漢書・外戚傳》載：

上（漢武帝）思念李夫人不已，方士齊人少翁言能致其神。乃夜張燈燭，設帷帳，陳酒肉，而令上居他帳，遙望見好女如李夫人之貌，還幄坐而步。又不得就視，上愈益相思悲感。[19]

「李夫人之貌」，疑方士借燈火取影也，故「夜張燈燭，設帷帳。」漢武帝只能遠觀其人影，不得近視。欒調甫〈墨子科學〉一文以前述《墨經》轉光之理解釋方士少翁之術：

按其（李夫人）夜致者，以鬼為陰物，而便於行術也。張燭設帷者，借燭之光，致鬼之影以見於帷也。其術：蓋先造鬼像，隱附鏡面，持鏡向燭，使承燭光，轉射至帷，乃得二光。像處回光之力既弱，轉射之度亦微，則其射處原有燭之一光，不敵旁比二光之明，而以明暗相夾成影，即其召致之鬼也。由是從動其鏡，影即隨以改為，立而望之，遂姍姍其來遲。少翁蓋竊墨子轉光之理，以行致鬼之術。[20]

少翁之術與《墨經》光學之間的關係，如上引文所述，是欒氏個人之推測「鬼之影」或即成語所謂的「鬼影幢幢」的「鬼影」，是意指鬼也有其影，抑或指鬼近於影而「鬼影」者是一專稱？從欒調甫的解釋，古代光學、方術與「迷信」之間是相斥不容的觀點，在上述討論脈絡，彼此可以進一步對話的空間似乎多了一些。

另外，致李夫人之神的方術，又見於《漢書‧郊祀志》、桓譚《新論》、《論衡‧自然篇》、干寶《搜神記》、王嘉《拾遺記》等，後人以為其為「影戲」之濫觴。宋人高承略改《漢書》原文，有云：「故老相承，言影戲之原，出於漢武帝李夫人之亡，齊人少翁言能致其魂，上念李夫人無已，乃使致之。少翁夜為方幃，張燈燭，帝坐他帳，自幃中望見之，彷彿夫人像也，蓋不得就視之。由是世間有影戲。」[21]李夫人彷彿之像，倘恍奇怪，似影，魂也。[22]根據孫楷第

18 聞一多，〈莊子章句‧齊物論〉，收入《莊子研究》（上海：復旦大學出版社，一九八六），頁四八六。按道經有所謂「景神」，Kaltenmark以為在道教「景」有時候就是一處天上或身內的光明之地，近於竟或境。景也是影，亦猶京可以訓為大之誼。見Max Kaltenmark,〈「景」與「八景」〉，收入《福井博士頌壽紀念東洋文化論集》（東京：早稻田大學，一九六九），頁一一四七—一一五四。

19 《漢書》（台北：洪氏，影印北京中華書局點校本），頁三九五二。這一類的召魂術，後世多矣。見澤田瑞穗，《中國的咒法》（東京：平河，一九九二），頁一四四—一五六。

20 欒調甫，《墨子科學》，頁一二。方孝博，《墨經中的數學和物理學》（北京：中國社會科學出版社，一九八三），頁八三—八四。

21 高承，《事物紀原》（台北：中華書局，一九八九），頁四九五。關於影戲的討論，見顧頡剛，〈中國影戲略史及其現狀〉，《文史》十九輯（一九八三），頁一〇九—一三六；江玉祥，〈中國影戲探源〉，《民間文學論壇》二期（一九八八），頁八五—九二。

22 靈魂即為人影的信仰，在民族志或人類學田野調查並不難找到類似的資料，見Maria Leach (ed.), *Standard Dictionary of Folklore, Mythology, and Legend* (New York: Funk and Wagnalls Publishing Company, 1972), pp. 1000-1001, "shadow"條；朝倉治彥、井之口章次等編，《神話傳說辭典》（東京：東京堂，一九七四）頁一二八—一二九，〈影〉條；汪寧生，〈古代特殊葬俗叢考〉，《故宮文物月刊》十五卷八期（一九九七），頁一〇五。

〈近代戲曲原出宋傀儡戲影戲考〉的考證，影戲初藝者只設圖像講說，所以或於白晝行之。由供像改為紙人，後有用彩色皮人為之。又，皮人以線牽引可隨藝人之意而動。[23]換言之，影戲之所謂「影」者，係假借不同素材對「形」的摹擬。

映在水或鏡面的身形，古亦曰「影」。[24]馬王堆〈雜療方〉有避蜮方與療蜮蟲蛇蜂螫射方共十四首。[25]蜮，一名射工，又名射影，水蟲也。葛洪《肘後方》亦有不少治中射工毒之方，據說此蟲「以氣為矢」、「含沙射人影便病。」[26]所謂「人影」是人涉水或者「人在岸上，影見水中。」[27]射工能含氣（沙）射人影，甚至人在岸上亦能成疾。何謂疾病？《釋名·釋疾病》云：

> 疾病：疾，疾也，客氣中人急疾也；病，並也，與正氣並在膚體中也。[28]

疾病是客氣（邪氣）與正氣同時留止於「膚體」。也就是說人體是以「膚」為其邊界，不包括影，故云。畢沅《釋名疏證》云：「膚體，指一身而言，扁鵲之所謂腠理、血脈、腸胃、骨髓，皆是。」[29]然就方術的思維，疾病不只是外界邪氣客止於人形，著其身影亦能成病。那麼，方士灸炙人影當可治病。

人影既與其身形相感，古乃有「相影」、「避影」之習俗。《酉陽雜俎》云：「寶歷中，有王山人取人本命日，五更張燈相人影，知休咎。言人影欲深，深則貴而壽，影不欲照水、照井，及浴盆中，古人避影亦為此。」[30]古人避影的心態大概與上述涉水避蜮是類似的。

再者，《後漢書·朱浮傳》云：「引鏡窺影，何施眉目？」[31]鏡中人的身形亦曰「影」。揚雄《太玄》以一、六之數所配諸事物，水、鏡二者是同類。古亦以水為鏡。《尚書·酒誥》：

「人無於水監。」監者鑑也，即鏡。《三國志》注引《襄陽記》：「司馬德操為水鏡。」這裡的「水鏡」，即以水為鏡之意。[32]不論以銅或水為鏡，許多道教方術皆與鏡有關。[33]舉例來說，《抱朴子・地真》所載錄的各種「分形」之術，修此術者對鏡存思，鏡中自己的形象為「影」，

23 孫楷第，〈近代戲曲原出宋傀儡戲影戲考〉，《民俗曲藝》二十三—二十四期（一九八三），頁一七七。關係論文，參見羅錦堂，〈傀儡戲的由來〉，《大陸雜誌》四十一卷十二期（一九七〇），頁三六七—三六九；譚家健，〈中國古代的「機器人」〉，《文史哲》四期（一九八六），頁一九—二四。

24 一六四〇年閔齊伋刊印《西廂記》版畫，其中一幅即有表現張生的影子，一由光映在牆上，另一則映在水面之上。關於張生的雙影版畫的討論，見Wu Hung, *The Double Screen: Medium and Representation in Chinese Painting* (London: Reaktion Books, 1996), pp. 243-259。中國藝術品上的人物畫並無表現人影的傳統。

25 馬王堆漢墓帛書整理小組編，《馬王堆漢墓帛書〔肆〕》（北京：文物出版社，一九九五），頁一二七—一二九；馬繼興，《馬王堆古醫書考釋》（長沙：湖南科學技術出版社，一九九二），頁七六九—七七八。

26 尚志鈞，《補輯肘後方》（合肥：安徽科學技術出版社，一九九六），頁三九一。

27 參見蕭璠，〈漢宋間文獻所見古代中國南方的地理環境與地方病及其影響〉，《中央研究院歷史語言研究所集刊》六十三本一分（一九九三），頁八四、一三八—一四五。

28 參見余巖，《古代疾病名候疏義》（台北：自由，一九七二），頁一九五—一九六。關係論文，見福永光司，〈原氣と病氣——中國古代の生命の哲學〉，《思想》八百一十四號（一九九二），頁四—一九。

29 畢沅，《譯名疏證》（台北：廣文，一九七九影印），頁六二。

30 段成式，《酉陽雜俎》，頁一〇八。

31 《後漢書》（台北：洪氏，影印北京中華書局點校本），頁一一三八。

32 參見劉韶軍，《太玄校注》（武昌：華中師範大學，一九九六），頁二四〇—二四二。

33 福永光司，〈道教における鏡と劍——その思想の源流〉，《東方學報》四十五冊（一九七三），頁五九—一二〇；多賀浪砂，〈中國「鏡」說話考〉，《干寶搜神記の研究》（東京：近代文藝社，一九九四），頁一七五—一九二。K. E. Brashier, "Longevity Like Metal and Stone: The Role of the Mirror in Han Burials", *Toung Pao LXXXI*（1995）, pp. 201-229。

師言：「守一兼修明鏡，其鏡道成則能分形為數十人，衣服面貌，皆如一也。」[34]另有「含影藏形」之術，宋人張君房《雲笈七籤》中輯錄多矣。[35]例如，「分身作影人，長三四寸許」，「令影人取天邊元空太和之氣」，[36]是影人即分身也，其為煉養之家意念中人之影像，殆非真人。[37]又如，晉人張華《博物志・雜說下》：「婦人妊娠未滿三月，著婿衣冠，平旦，左繞井三匝，映詳影而去，勿反顧，勿令人知見，必生男。」又，《異苑》作「映井水詳觀影而去，勿反顧，勿令婿見，必生男。」[38]婦人穿著男裝映井影以求生男。江紹原對這段材料的解讀有云：「想生男的婦人，其行為尤妙：她竟希圖為胎兒製造一個男魂。」[39]性別未定的胎兒，[40]經由上述的程序，轉胎成男。

第三，鬼神圖像亦日「影」。《南史・長沙宣武懿傳》載梁臨汝侯猷與吳興楚王神交通，有云：

> 藻弟猷，封臨汝侯，為吳興郡守。個性倜儻，與楚王廟神交，飲至一斛。每酹祀，盡歡極醉，神影亦有酒色，所禱必從。後為益州刺史，侍中，中護軍。時江陽人齊苟兒反，眾十萬攻州城，猷兵糧俱盡，人有異心。乃遙禱請救。是日有田老逢一騎浴鐵從東方來，問去城幾里，曰「百四十」。時日已晡，騎舉稍曰：「後人來，可令之疾馬，欲及日破賊。」俄有數百騎如風，一騎過請飲，田老問為誰，曰：「吳興楚王來救臨汝侯。」當此時，廟中請祈無驗。十餘日，乃見侍衛土偶皆泥濕如汗者。是日，猷大破苟兒。[41]

上引文吳興楚王神像的「酒色」之態及其旁「侍衛土偶皆泥濕」。這些神像亦稱「影」。

綜合上論，人「影」係不同媒介或素材對身「形」的摹擬、複製或再現。從光影、鏡影到圖影，在方術的脈絡，身體的邊界越過皮膚一層層的擴大。在此，影等於形，或是影是分身、

34 王明，《抱朴子內篇校釋》（北京：中華書局，一九九八），頁三二五—三二六。

35 張君房，《雲笈七籤》（北京：華夏出版社，一九九六），頁三一三—三一四。

36 張君房，《雲笈七籤》，頁一九七。

37 呂光榮，《中國氣功辭典》（北京：人民衛生出版社，一九八九），頁四五九。關於意念中人之影像曰「影」，參見南方熊楠，〈影の神祕〉，《南方熊楠全集》（東京：平凡社，一九七一）卷二，頁五三三—五三四。

38 范寧，《博物志校證》（台北：明文，一九八四），頁一〇九—一一二。

39 江紹原，〈影〉，《語絲》一百一十七期（一九二七），頁二。江紹原亦把中國的「影觀」理解為animism。

40 胎兒性別的決定在中國古方術書以三月為界，見李建民，《馬王堆漢墓帛書「禹藏埋胞圖」箋證》，《中央研究院歷史語言研究所集刊》六十五本四分（一九九四），頁七五三—七五七。

41 《南史》（台北：鼎文，影印北京中華書局點校本），頁一二六九。中古佛教寺院有寫真肖像與圖贊寫作的傳統。例如：唐五代敦煌流行生前預寫又供死後祭奠的肖像，稱「真影」、「繪影」、「影」等。唐人獨孤及說肖像「若分形於鏡」，是影類人之「分形」也。而佛影即佛像。供奉高僧或禪師肖像的地方曰「影堂」，影即圖像也。見姜伯勤，《敦煌藝術與禮樂文明——敦煌心史散記》（北京：中國社會科學出版社，一九九六），頁七七—九二。另參見陸錫興，〈影神、影堂與影輿〉，《中國典籍與文化》二期（一九九八），頁五〇—五四；小林太市郎，〈高僧崇拜と肖像の藝術——隋唐高僧像序論〉，《佛教藝術》二十三號（一九五四），頁三—三六，其中有〈唐人詠影堂詩〉；中村元，《圖說佛教語大辭典》（東京：東京書籍，一九八八），頁六五二；Deborah A. Sommer, "Icons of Imperial Ritual in the Ming Dynasty", *Paper Presented at Conference on State and Ritual in East Asia* (Paris, June 28th-July 1st, 1995)；小杉一雄，〈肉身像及遺灰像の研究〉，收入《日本・中國ミイラ信仰の研究》（東京：平凡社，一九九三），頁二七七—三一〇等關係論文。

42 古代生命觀的脈絡、影具有「陰影」與「映像」二重意義，見碓井益雄，《靈魂の博物志——原始生命觀の體系》（東京：河出，一九八二），頁一二七—一三七。

分形。[42]而且，影近於人的神或魂。炙影術便是建立在操作人的分身或分形之上。至於炙影術的「影」是確指上述何種性質層次的「影」（光影、鏡影或圖影），並不可知。

形影與死生

以上論及方術操作意義下的「影」。每個人都有影，影不離形。但人影在某些情況也可以脫離身形，影不附形。《莊子・徐無鬼》云：「影之守人也審。」也就是說，人影若緊守著身形即安定。審者，郭嵩燾曰：「審者，無外馳也。」人之形與影「自然相附，故定也」。[43]那麼影若不守人、外馳不定則如何？方術史的脈絡有五類存形無影的人：

第一類是老翁生子無影。相傳老人精氣衰竭，其生之子無影。換言之，影的有無與人的精力盛衰有關。漢人應劭《風俗通義・折當》記載陳留有一富翁，年九十無子，娶田家女為妾，一行交接即氣絕。後田家女生一男，富翁女誣其淫佚得子，雙方爭財數年不得解。

> 丞相邴吉出殿上決獄，云：「吾聞老翁子不耐寒，又無影，可共試之。」時八月，取同歲小兒，俱解衣裸之，此兒獨言寒，復令並行日中，獨無影。大小歎息，因以財與兒。[44]

可見在當時人的觀念裡，人老年所得之子體質較弱，畏寒且日中無影。這種老人之子無影的信念，歷代總有人深信不疑。明人方以智《物理小識》引述唐代的筆記，並提出自己對人影的見解：

唐張鷟《耳目記》柳州曹泰八十五生子曰曾，日中無影，曾年七十方卒。張孟奇言今不驗，則遂有帷薄之疑。又言腎囊下筋，謂之影。智以為甚言其精衰耳。老人亦有強於後生者，或曰一歲中，其影彷彿，及長，血氣自旺，則與人同。[45]

張孟奇言「腎囊下筋，謂之影」，大概是人影觀的新發展。不過，把影與人生命的強弱聯繫起來，則是傳統中國方術思想一致的觀念。方以智解釋：老人之子無影只是剛出生不久如此，俟小兒血氣稍旺則與常人無異。

第二類是五月上屋失魂的人。俗人月諱，《荊楚歲時記》、《問禮俗》、《酉陽雜俎》都有禁忌五月上屋之俗。五月俗稱惡月，多禁忌。按董勛《問禮俗》載：或問董勛曰：「俗五月不上屋，云五月人或上屋，見影，魂便去。」勳答曰：「蓋秦始皇自為之禁，夏不得行，漢魏未改。」這是一則與人影有關的疾病。人上屋見影而失魂，醫學史家范行準說此疾為「中暑」，但又懷疑「五月非酷熱天氣，何以禁其上屋？為不可解耳。」[46]

43 王叔岷，《莊子校詮》中冊，頁九八二、九八六。
44 王利器，《風俗通義校注》（台北：漢京文化，一九八三），頁五八七。
45 方以智，《物理小識》（台北：商務印書館，一九七八），頁八五。
46 王毓榮，《荊楚歲時記校注》（台北：文津出版社，一九八八），頁一五二；宋金龍，《荊楚歲時記校注》（太原：山西人民出版社，一九八七），頁六四；范行準，《中國預防醫學思想史》（北京：人民衛生出版社，一九五五），頁三七—三八。

對此疾《酉陽雜俎・廣知》有解釋：

> 俗諱五月上屋，言五月「人蛻」，上屋見影，魂當去。[47]

在上引文雖然並沒有提到人失魂而無影。[48]但為何「見影」則「魂當去」？此處的「人蛻」為其關鍵詞。「蛻」，一般只用在蛇蟲脫換之皮殼。如前引《莊子》的「蜩甲」、「蛇蛻」之類。「人蛻」近於「蛇蛻」，即影似人的外皮。上一節論及影等於形或分形的觀念，日本學者今村與志雄引用《太平御覽》所記載相同的習俗：「言人五月蛻精神，如上屋即自見其形，魂魄則不安矣。」這裡的「形」即人影也。[49]而在五月之時，根據日禁之書，「日長至，陰陽爭，死生分」，[50]人的精神亦處於極度變動之中（所謂「人蛻」、「蛻精神」）。人上屋而失魂，不僅令人聯想到古典禮書所說魂氣屬天與「升屋而號」的招魂禮俗。[51]要之，五月上屋見影，人蛻其影（皮），失魂而病。本章一開始就提到的灸影術到底是治療哪些疾病呢？會不會就是偏向治療與人精神有關的疾病如「祟病」之類？[52]

人影與魂魄有關還有一些旁證。余英時推測中國人原始的生命觀「與月魄的生死有關」。[53]魄誼是「月質」或其所顯的白光，光中之陰為影，那麼作為月影的踞菟便是「死則又育」的魂了。[54]人之影疑可類推之。[55]據考成書於後漢末到東晉時代的《蝦蟆經》便是以一個月內月的生毀「避灸刺」。[56]《蝦蟆經》圖中的兔與蟾蜍，正是月質中的影。它們的生毀變化與人的精神魂魄密不可分。《素問・刺腰痛篇》根據月之圓缺確定針數多寡，王冰云：「月初向圓為月生，月半向空為月死，死月刺少，生月刺多。」[57]人魂魄強弱與月影生毀相應。

「人蛻」之說，並不是比喻性的說法，方士將人體比作蛇蟲之軀，可以把自己的外皮脫去。《論衡・道虛》批評「屍解」神仙之術有極為類似的理解：

---

47 段成式，《酉陽雜俎》，頁一〇四。

48 後世有所謂離影之疾，例如樂鈞《耳食錄》記載鄧乙形影分離，「形立而影或坐，形男而影或女。以問乙，而乙言其所見，則又不同。後數年影忽辭去，自是無影，人呼為鄧無形。」見樂鈞，《耳食錄》（台北：商務印書館，一九七六），卷一，頁三，〈鄧無影〉條。

49 今村與志雄，《酉陽雜俎譯注》（東京：平凡社，一九八一），第二冊，頁二〇九。另，馬昌儀說：「五月人蛻，指的是夏至季節，人上屋，失其影，便和蛇蟬蛻皮一樣，靈魂離體而去。」參見馬昌儀，《中國靈魂信仰》（台北：漢忠，一九九六），頁一三四。

50 《禮記・月令》文，見王毓榮，《荊楚歲時記校注》，頁一五四。《四民月令》云五月「陰陽爭，血氣散」，見石聲漢，《四民月令校注》（北京：中華書局，一九六五），頁四四。

51 李炳海，〈中國上古時期的招魂儀式〉，《世界宗教研究》二期（一九八九），頁一〇七—一一三；木島史雄，〈招魂をめぐる禮俗と禮學〉，《中國思想史研究》十三號（一九九〇），頁三五—六二。

52 李建民，〈祟病與「場所」——傳統醫學對祟病的一種解釋〉，《漢學研究》十二卷一期（一九九四），頁一〇一—一四八。

53 余英時，〈中國古代死後世界觀的演變〉，《明報月刊》九期（一九八九），頁一五。又，陳夢家，〈上古天文材料〉，《學原》一卷六期（一九四七），頁九二—九四。

54 聞一多，《天問疏證》（台北：木鐸，一九八二），頁一一—一二。

55 胡適，〈中國人思想中的不朽觀念〉，《中央研究院歷史語言研究所集刊》三十四本（一九六三），頁七四七—七四八。

56 見阪出祥伸，〈黃帝蝦蟆經について——成書時期を中心に〉，《解題・研究》（東洋醫學善本叢書，第二十九冊）（大阪：オリエント，一九九六），頁一—一六。

57 牛兵占等，《中醫經典通釋：黃帝內經》，頁三六一。

所謂「屍解」者，何等也？謂身死精神去乎？謂身不死得免去皮膚也？如謂身死精神去乎？是與死無異，人亦仙人也；如謂不死免去皮膚乎？諸學道死者，骨肉俱在，與恆死之屍無以異也。夫蟬之去復育，龜之解甲，蛇之脫皮，鹿之墮角，殼皮之物，解殼皮，持骨肉去，可謂屍解。今學道而死者，屍與復育相似，尚未可謂屍解。何則？案蟬之去復育，無以神於復育；況不相似復育，謂之屍解。蓋復虛妄失其實也。[58]

蟬蛻蛇解，王充雖然同意一切殼皮動物丟棄殼皮之後生存「可謂屍解」。但他反對人體變化亦可能如此。[59]王充指出：蟬與復育（蟬的幼蟲）的區別，「神」的存在與否並不能證明。不過，方術家確把人類比作蛇蟲，學道之人煉形已盡，質虛影滅，終要免去體膚，蛻換新生。

第三類無影的人便是仙人。《山海經．大荒西經》云：「壽麻正立無景，疾呼無響。」郭璞云其體質有異於常人，故無影。[60]然壽麻之國在極西，大暑，無乃日落之所乎？又，《列仙傳》載玄俗，河間人，無影。據載河間獻王家老舍人自言：

父世見（玄）俗，俗形無影。王乃呼俗日中看，實無影。[61]

上言因光成影，玄俗日中無影，形氣體質有殊於常人。無影之軀，正養生家所追求的煉形境界。

中國養生似以煉形為主流。中國人好言長生不朽，但多陷於形軀之義。晚周以下，養生之術雖有養神與養形二系，[62]莊老二氏以養形之流非大道之要，故長生者乃與道同久，沒身而不殆。道者既以身為患，生生者近於煉養精氣神之意。但莊書亦可見「我修身二百歲，吾形未嘗衰」之說，近於神仙家。[63]一直到南北朝初，一般人以為道術之士的不死境域乃以煉形為主，不涉心性。[64]由煉形而變化形體，日中無影，長生久視。

《抱朴子》載「身不死得免去皮膚」之術：

(1)《韓終丹法》，漆蜜和丹煎之，服可延年久視，立日中無影。[65]

---

58 黃暉，《論衡校釋》（台北：商務印書館，一九八三），頁三二四。

59 Donald Harper, "Resurrection in Warring States Popular Religion", *Taoist Resources* 5:2 (1994), pp.25-27；又李豐楙，〈神仙三品說的原始及其演變〉，《誤入與謫降：六朝隋唐道教文學論集》（台北：學生，一九九六），頁三三一九二。

60 袁珂，《山海經校注》（台北：里仁，一九八二），頁四一〇。

61 王叔岷，《列仙傳校箋》（台北：中央研究院中國文哲研究所，一九九五），頁一六六。關於《列仙傳》討論，見福永光司，〈劉向と神仙——前漢末期における神仙道教的世界〉，《中哲文學會報》四號（一九七九），頁一一二〇。

62 杜正勝，〈從眉壽到長生——中國古代生命觀念的轉變〉，《中央研究院歷史語言研究所集刊》六十六本二分（一九九五），頁四四六—四四七。

63 王叔岷，《莊子校詮》上冊，頁三九〇—三九二。又，Harold D. Roth, "The Yellow Emperor's Guru: A Narrative Analysis from Chuang Tzu 11", *Taoist Resources* 7:1 (1997), pp. 43-60.

64 陳弱水，《隋唐道教中的心性思想》，「中國思想史上的道教」學術研討會講稿（台北：中央研究院歷史語言研究所，一九九七年八月二十三日）。關於道教的身體技法，見石田秀實，《かざだなのダオ：道教の身體技法》（東京：平河，一九九七）。

65 王明，《抱朴子內篇校釋》，頁八二。

(2)《小丹法》，丹一斤，搗篩，下淳苦酒三升，漆二升，凡三物合，令相得，微火上煎令可丸，服如麻子三丸，日再服，三十日，腹中百病瘉，三尸去；服之百日，肌骨強堅；千日，司命削去死籍，與天地相畢，日月相望，改形易容，變化無常，日中無影，乃別有光也。[66]

煉形而改形，易故為新，成為無影的人，別有光也。此處的「光」疑指人煉形而變化成新的身形。《地鏡圖》云：

人行日月中無影者，神仙人也。與虛合體，故居日月中無影，履霜無跡，火中無影也。[67]

上引文解釋人之所以在日月中無影，乃「與虛合體」之故。[68] 從外表看，煉形得道之人雖徒具其形，但從肉體深層來看，卻渣滓消融殆盡，與氣（虛）合而為一。朱子便說：「人言仙人不死，不是不死，但只是漸漸消融不覺耳。蓋他能煉其形氣，使渣滓都消融了，唯有那些清虛之氣，故能升騰變化。」[69] 業已氣化的身體，在日月光照射之下當然沒有影子。無影之人，無病可生，炙影之術也就無計可施。

不僅氣化的身體沒有影，在新天新地裡，人皆立日中無影。《淮南子・地形》言都廣之地：

建木在都廣，眾帝所自上下。日中無景，呼而無響，蓋天地之中也。[70]

建木是眾帝上下天地之徑。[71]日中者，高誘注云：「日中時日直人上無景晷。」[72]他將「日中」理解為中午太陽剛好照在人頭上，所以沒有影子。「日中」是一特殊時間。如果此說成立，上引《列仙傳》、《抱朴子》的「日中無影」便難以解釋。陳一平說：「古人據『一寸千里』說計算，南二萬里為日之中，彼地日中無影。」[73]此說與高誘注相近，但把時間換成了空間。的確，北迴歸線以南我們都有看到「日中無影」的可能，而且愈南愈常看到這種自然的現象。晉人王嘉《拾遺記》云勃鞮之國境：

---

66 王明，《抱朴子內篇校釋》，頁八六。

67 《地鏡圖》，收入劉永明編，《四庫未收術數類古籍大全》（合肥：黃山書社，一九九五），十集，頁一八一八。參見楊儒賓，〈升天變形與不懼水火——論莊子思想中與原始宗教相關的三個主題〉，《漢學研究》七卷一期（一九八九），頁二二三—二五一。

68 另參見吉川忠夫，〈日中無形——尸解仙考——〉，收入氏編，《中國古道教史研究》（京都：同朋社，一九九一），頁一七五—二一六；大形徹，〈仙の意味の再検討道教とにおける仙の位置付け〉，《平成四、五年度科學研究費補助金研究成果報告書》（大阪：大阪府立大學總合科學部，一九九四）。

69 轉引楊儒賓，《先秦道家「道」的觀念的發展》（台北：台灣大學出版委員會，一九八七），頁一四八、一五二。

70 劉文典，《淮南鴻烈集解》（台北：文史哲，一九八五），卷四，頁五。按「日中無景」亦見於《周髀算經》，初步討論見江曉原、謝筠譯注，《周髀算經》（瀋陽：遼寧教育出版社，一九九六），頁一一—一七；Cristopher Cullen, *Astronomy and Mathematics in Ancient China: The Zhou Bi Suan Jing* (Cambridge: Cambridge University Press, 1996).

71 李豐楙，〈崑崙、登天與巫俗傳統——楚辭巫系文學論之二〉，收入「第二屆中國詩學會議」（彰化：彰化師範大學國文學系主辦，一九九四），本一〇二，頁五。

72 劉文典，《淮南鴻烈集解》卷四，頁五。

73 陳一平，《淮南子校注譯》（廣東：廣東人民出版社，一九九四），頁一九〇。

> 溟海之北有勃鞮之國，人皆衣羽毛，無翼而飛，日中無影，壽千歲，食以黑河水藻，飲以陰山桂脂。憑風而翔，乘波而至。[74]

千歲之人，日中無影。誠如《地鏡圖》所說的，此類乃「神仙人也」。

第四類無影的人是徒有其身形但卻被鬼物所依憑或幻化的人。[75]上一節論及少翁致李夫人之神，魂神的性質類似影，在古人的方術觀念裡影又類似「伏鬼」、「立魅」之流。《荀子・解蔽》：

> 夏首之南有人焉，曰涓蜀梁。其為人也，愚而善畏。明月而宵行，俯見其影，以為伏鬼也；仰視其髮，以為立魅也；背而走，比至其家，失氣而死。[76]

這是一則自己被自己影子嚇死（「失氣而死」）的故事。或者說，影嚇死形。人影與伏鬼大概都具備若有似無、恍惚窈冥的特質吧。形與影之間，孰為真孰為虛，按常人之理，形為真，影為虛。對鬼魅而言，兩者的關係剛好顛倒過來。因為鬼魅精怪可以「託形」，借他人身軀，或幻化為人形，卻不能「變影」。以下中古道書可證。

《抱朴子・登涉》云：

> 萬物之老者，其精悉能假託人形，以炫惑人目而常試人，唯不能於鏡中易其真形耳。是以古之入山道士，皆以明鏡徑九寸以上，懸於背後，則老魅不敢近人。或有

> 來試人者，則當顧視鏡中，其是仙人及山中好神者，顧鏡中故如人形。若是鳥獸邪魅，則其形貌皆見鏡中矣。[77]

鏡照而影徵，映而不藏。上面引文如果用圖示來表達有二：(1)正常的人、仙人或好神→鏡→鏡中的影還是原來的形貌（「故人形」）；(2)精怪邪魅假託人形→鏡→鏡中的影與原來的形貌不同。鏡中的影乃鬼魅之「真形」也。

也就是說，病者被鬼物憑依，醫家要對付的是其「影」而非其形軀。道書正一部的《上清明鑑要經》說得更清楚：

> 百鬼老怪，雖能變形，而不能使影變也。見其形物鏡中，則便消亡退走，不敢為害也。[78]

---

74 王嘉，《王子年拾遺記》（台北：商務印書館，一九七九影印），頁四。羽衣的討論，見小杉一雄，〈神仙の羽衣を論じて鳥毛立女屏風に及ぶ〉，《美術史研究》二十六冊（一九八八），頁一—二一。

75 李豐楙指出：「所謂精怪或物魅的幻惑，部份為精神病態的現象，漢魏以下始用氣亂觀念加以解釋，也能解釋一些當時人不易瞭解的精神狀態。為精怪所惑者多為精神不濟或特殊情況，形成不同程度的幻覺，依據其魅惑的過程，可解釋為人格的分裂現象。」見李豐楙，〈六朝精怪傳說與道教法術思想〉，收入《中國古典小說研究專集・三》（台北：聯經，一九八一），頁三五。

76 《荀子新注》（台北：里仁，一九八三），頁四三一。

77 王明，《抱朴子內篇校釋》，頁三〇〇。物怪的討論，詳見杜正勝，〈古代物怪之研究（上）——一種心態史和文化史的探索〉，《大陸雜誌》一百零四卷一—三期（二〇〇二），頁一—一四、一—一五、一—一〇。

78 轉引福永光司，《道教における鏡と劍》，頁八七。另，李豐楙，〈六朝鏡劍傳說與道教法術思想〉，收入《中國古典小說研究專集・二》（台北：聯經，一九八〇），頁五—一四的分析可參看。

換言之，為鬼物所憑依的人，顧鏡自照，成了無影的人。因我（形）已非我（影），鏡中的影是鬼物精魅的「真形」。從外表看，這一類無影的人只是徒具其形軀，為精怪所幻象。這大概就是《莊子》或是《酉陽雜俎》所記載的影被命名為「罔兩」或「魍魎」的原因。五代譚峭《化書・形影》有云「形以非實，影以非虛」，[79]可為上述的形影觀注腳。

第五類除了仙人之外，現實生活裡每個人都有其影。但中國藝術品上的人物圖像都沒有影。[80]漢代的畫像石與畫像磚刻畫人物固然不易表現光影，但之後的壁畫或絹、紙等素材的畫像，人物也都無其影。那麼，工匠如何在繪畫中表現故事的場面是在夜晚？或者光線明暗是如何在畫面上呈現的？[81]也許，按照上一節筆者對影的界說，這些人物係不同媒介或素材對「形」的摹擬或複製，它們本身即是「影」吧。宋人郭熙《林泉高致》云：「學畫竹者，取一枝竹，因月夜照其影於素壁之上，則竹之真形出矣。」據此，我們不妨說「圖像」（＝影）即是對「真形」的捕捉。[82]

我們借此思考：例如，漢墓中墓主圖像的功能，這些圖像在墓葬中的意義。形與影之間，是否仍具有相互的感通關係？死者的形（肉身）已盡，但影未逝，借由方術的操作使其再生。[83]畫像中描繪的生活，是虛幻，但也真實。

而祭禮中，象徵死者的神主或立尸，[84]在戰國以降逐漸「圖像化」。[85]圖像賦予死者新生。清學士方濬師說：「今之繒衣冠者曰影，為人子孫，歲時伏臘，懸其祖若父影像於堂，相率展拜，亦如生如存之意。」[86]寖至現代，喪禮中所懸掛死者的「遺像」（或可稱為「遺影」），推溯其在方術的脈絡裡則近於人的神或魂了。

上述五類有形無影的人，都關係到生命形軀的毀壞、變化與再生。形影與死生之間，「形」

的生毀可藉由方術對其「影」的操作；反過來說，亦然。

方術要傷害、改造或醫治一個人，也可以由操作該人的「影」下手。而且，方術的驗效也得自當時人對「影」的信仰與恐懼。不錯，杯弓蛇影，單單恐懼就可以置人於死地。病理學家坎農（Walter B. Cannon）對恐懼足以導致人類死亡的生理機能提出經典性的研究。[87]反之，炙影術之所以可能治癒患者，應該也是源自於相同的信念。

---

79 譚峭，《化書》（北京：中華書局，一九九六），頁五。

80 對照來說，羅馬繪畫中的人物就有光影的呈現，見 Roger Ling, *Roman Painting* (Cambridge: Cambridge University Press, 1991)，頁八八的圖九二，頁一二一的圖，頁一二二的圖等。

81 在畫面上描繪「燈」可能是表現光源或夜晚的方式之一，見孫機，《漢代物質文化資料圖說》（北京：文物出版社，一九九一），頁三五二—三五三。

82 山田慶兒，《古代東亞哲學與科技文化》（瀋陽：遼寧教育出版社，一九九六），頁九四。中國方術對「眼睛」或「視覺」的概念也值得注意。例如，宮下三郎，〈禁忌與邪視〉，收入《東洋の科學と技術：藪內清先生頌壽紀念論文集》（京都：同朋社，一九八二），頁二二三—二三七。

83 中國藝術史有「感類」或感應思想，見 Kiyohoko Munakata, "Concepts of Lei and Kan-lei in Early Chinese Art Theory", in Susan Bush and Christian Murck (eds.), *Theories of the Arts in China* (Princeton: Princeton University Press, 1983), pp. 105-131；石守謙，〈「幹惟畫肉不畫骨」別解——兼論「感神通靈」觀在中國畫史上的沒落〉，《風格與世變：中國繪畫史論集》（台北：允晨，一九九六），頁五五—八五。

84 錢玄，《三禮通論》（南京：南京師範大學出版社，一九九六），頁六二一—六二七。

85 見黃汝成，《日知錄集釋》（長沙：岳麓書社，一九九四），頁五二八—五二九；趙翼，《陔餘叢考》（石家莊：河北人民出版社，一九九〇），頁五七〇。錢穆，《靈魂與心》（台北：聯經出版社，一九八四），頁五六。另參見 T. Grifith Foulk and Robert H. Sharf, "On the Ritual Use of Chan Portraiture in Medieval China", *Cahiers d' Extrême-Asie* No. 7 (1993-1994), pp. 149-219。

86 方濬師，《焦軒隨錄・卷八》（北京：中華書局，一九九五），頁三一〇。

87 W. B. Cannon，《軀體的智慧》（北京：商務印書館，一九八二）。

倘若方術史上有所謂身體邊界的問題，則在何種情況之下，身體邊界被擴大、被延展、被重新界定？這種身體邊界的變化與方術操作的關係為何？

或者說，方術對身體的控制，還有身體對方術的抗拒，這二者之間的互動又是什麼？以下是本章的初步結論：

第一，身體的邊界，膚體之外，在方術操作的意義包括「影」。換言之，本章所討論的身體邊界主要是相對於醫家所謂的腠理、血脈、腸胃、骨髓而言。方術與醫學兩者雖然重疊互通之處多矣，但仍然可從術士與醫家對人身體邊界（皮毛與影）的認定予以區別。

第二，「影」是分形與分身。形影感應，方士透過不同媒介、素材所摹擬、複製的「影」，對本主仍然產生作用。人影既無經脈也無腧穴，方士的炙影術極有可能施術於複製人形的模型之上。[88]

方以智《物理小識・人身類・射影炙影》有云：

柯古曰：寶曆中有王山人，取人本命，張燈相人影，知休咎。不欲照水照井，及浴盆中，古人避影，亦為此。蠷螋短狐、蹋影、蠱，皆中人影為害。近有人善炙人影治病者。愚者按，《南史・張邵傳》，後徐文伯祖秋夫，為芻人以針鬼。又有薛伯宗，徙癰疽，為氣封之，徙置柳樹上。《異苑》載，王僕以水澆枯樹，而鄭鮮之女攣遂愈。近日針炙人影者，乃先以指藏毒藥，向人痛處按之，然後炙影，則人膚上痛耳。[89]

柯古即唐人段成式的字。上面引文是方以智對唐代炙影術的理解。他以為炙影術可能如徐秋夫針鬼，是炙在類似「芻人」的圖影（所謂「炙影」）之上。方氏又舉他當時所見的炙影術為例，認為其為方士之騙術。不過，也從他的舉證可知，所謂的炙影是建立在膚體與人影可以相互感應（炙影而膚痛），近於祝由術。當然，我們很難說這一類炙影方術，從唐代到明代是一脈相承不變。但其術傳授世次既不得而考，其間亦絕不知何時，新出炙影術則取而代之。

第三，中國方術史上存有大量「復生」、「換胎」、「借它人軀殼」之術。[90]這種脫胎換骨之術不離方術煉形主流。如前所述，影近似人的神或魂，無論光影或圖影，方術可操作人的陰影或影像以變化身形。籠統地說，傳統中國的魂魄觀具有「身體化」的傾向。[91]

最後，筆者摘錄人類學家許烺光所調查的「打小人」儀式作為本章的結束：

---

88 馬繼興，《針灸銅人與銅人穴法》（北京：中國中醫藥出版社，一九九三），頁五。

89 方以智，《物理小識》（台北：商務印書館，一九七八），頁八三—八四。針芻人以治病的故事，如無名氏撰《湖海新聞夷堅續志》：「徐熙為射陽令，少善醫方，名聞海內。嘗夜聞有鬼呻吟，聲甚淒苦。徐曰：『汝是鬼，何所需？』俄而答曰：『姓斛名斯，家在東陽，患腰病死，雖為鬼而疼痛不可忍。聞君善針，願相救濟。』徐曰：『汝是鬼而無形，云何厝治？』鬼曰：『君但縛芻為人，索孔穴針之。』徐如其言為針腰四處，又針肩三處，設祭而埋之。明日一人來謝：『蒙君醫療，復為設祭，病除飢解，感惠甚深。』忽然不見。」見《湖海新聞夷堅續志》（北京：中華書局，一九八六），頁二三七—二三八。

90 謝肇淛云：「人死而復生者，多有物憑焉。道家有換胎之法，蓋煉形駐世者，易故為新，或因屋宅破壞，而借它人軀殼耳。此事晉唐時最多，《太平廣記》所載或涉怪誕，至史書五行志所言。恐不盡誣也。」見明謝肇淛，《五雜俎》（台北：新興書局，一九七一影印），頁三九七。

91 「身體化」，詳見李建民，《中國古代「掩骴」禮俗考》，頁三四一。王健文，〈「死亡」與「不朽」：古典中國關於「死亡」的概念〉，《成功大學歷史學報》二十二號（一九九六），頁一七七—一七八。

人們可能用鞋底敲打代表小人的黑色紙人，或是用一把小刀或一根針刺進小人的身體，或是將小人撕成碎片。這一切做完之後，所有的東西包括紙錢，都被付之一炬。……在農曆每個月的這三天中（六、十六、二十六號）的任何一天，每一位去香港島有「愛情石」的這個公園的遊客都能夠看到五十或幾百人來參加「打小人」儀式，其中包括賣各種便當、供香和其他所需物品的小販。每遇這樣的日子，整個公園如同一個小規模的公共集市，一個充斥著巫術魔法的集市。92

在人們對「影」（陰影或影像）逐漸失去信仰與恐懼的今天，巫術與魔法的集市為何還有顧客流連？針刺黑色紙人的儀式又存有何種意義？

灸影術大概也可以界說為儀式性醫療。那麼，在現今醫學裡，圖像與儀式是否可能扮演更積極的角色？

92 許烺光，《驅逐搗蛋者：魔法、科學與文化》（台北：南天，一九九七），頁一五一——一五二。

十七世紀臟腑圖說的身體觀

八月十五，晴。請陳懿卜、吳太寧、德符、吳仲飛、胡仲修落成快雪堂，……日間得董玄宰書，已寓昭慶，以病瘧索觀《證治準繩類方》。——馮夢禎《快雪堂日記》[1]

「醫儒」施沛及其著述

萬曆三十二年八月十五日，歸隱西子湖畔的士人馮夢禎建造的別墅「快雪堂」落成。當天，馮的友人一代山水畫大師董其昌[2]在杭州昭慶寺養病，並致函欲借王肯堂的醫著。類似董其昌這樣的文人，為了自療目的而閱讀醫書不是特例。顧起元在《客座贅語》便提到嘉靖年間的一位進士馬璧，生平清介，好菊花，「秋時花發，召客宴賞累日，自餘閉門晏坐，

1 馮夢禎，《快雪堂日記》（南京：鳳凰出版公司，二〇一〇），頁二一一。

2 關於董其昌，見 Nelson I. Wu, "Tung Ch-ichang (1555-1636): Apathy in Government and Fervor in Art", in Arthur F. Wright and Denis Twitchet (eds.) *Confucian Personalities* (Stanford: Stanford University Press, 1962) pp. 260-293.

間讀醫書，訂藥品，意泊如也」。[3]可見這位士人是懂醫學的。有些士人更撰述醫書，楊士奇的《東里文集》為禮部尚書胡源潔的醫書作序文，文中敘述其「閒暇兼用意於醫，得一藥一方之良，手自錄之，蓋以試皆驗，以施濟亦博矣。所集錄既富，永樂中嘗具表以進，特被獎賚。其書析若干門，凡若干方，總名曰《易簡》」。[4]醫學為儒學之流亞，是宋代以來的風氣。[5]本章一開始所徵引的《快雪堂日記》所見，馮夢禎對醫學即頗為留意，而且與同時代的名醫繆仲淳有甚為密切的交往，馮夢禎的日記常有倆人討論醫事的紀錄，足見馮的醫學素養。[6]傳統中國社會中廣義的「醫者」，未必以行醫餬口；有不少士人日常生活訂藥品、輯醫方、療人養生，以醫為副業。[7]

本章討論明末施沛的一本著作《藏府指掌圖書》。關於施沛的生平，史料簡略。他是上海松江人，為南京國子監生，[8]著《南京都察院志》四十卷。曾任南昌府司。天啟年初為河南廉州通判，後調任欽州。[9]醫學史家李鼎指出，施沛是「兼通醫」的士人。[10]從施沛的著作裡，可以知道他與上海名醫秦昌遇[11]、李中梓[12]等交往[13]。目前沒有充分證據證明施沛是一位持醫謀生的醫者。過去學者在討論「儒醫」的課題，已經注意到科考失敗、仕進不順的士人，轉求醫業以維持生計的現象。[14]但也有科第簪纓，常在仕途，而精於醫學，不以醫為謀生之途的所謂「醫者」類型。[15]因此，與其說施沛是「儒醫」，倒不如說他是兼通醫學的「儒」者（士大夫、官僚）。施沛跟上述撰寫《易簡方》的胡源潔身份相似，皆有官祿，只不過前者著作更為豐富。

其次，施沛的著述在中土大多散佚。其中，《脈微》、《經穴指掌圖書》、《祖劑》、《雲起堂診籍》四種，都是孤本，一般人罕見、流傳不廣。另外，施沛的其他著述如《素問逸篇》、

3 顧起元，《客座贅語》（北京：中華書局，一九八七），頁二三五。

4 楊士奇，《東里文集》（北京：中華書局，一九九八），頁八九。

5 陳元朋，《兩宋的「尚醫士人」與「儒醫」——兼論其在金元的流變》（台北：台灣大學出版委員會，一九九七）。

6 馮夢禎，《快雪堂日記》，頁一二六、頁一八三。又褚玄仁，《繆仲淳先生年譜》一文多取材馮氏的《快雪堂集》、《快雪堂日記》、《快雪堂尺牘》；可見馮、繆兩人交往密切。見李順保、諸玄仁編注：《繆仲淳醫書全集》（北京：學苑出版社，二〇〇〇），頁八四五—八六〇。明代士人與醫者的交往，參見塗豐恩：《從徽州醫案看明清的醫病關係（一五〇〇—一八〇〇）》，台北：台灣大學文學院歷史學研究所碩士論文，二〇〇八，頁一六—二二。

7 宋代出現大量非專業人士的醫著，見閻瑞雪：〈宋代醫學知識的擴散〉，《自然科學史研究》二十八卷四期（二〇〇九），頁四七六—四九一。

8 明代的「監生」或「太學生」都可以用銀子買到。見余英時：《知識人與中國文化的價值》（台北：時報文化出版公司，二〇〇八），頁二四四。

9 鄭金生主編，《海外回歸中醫善本古籍叢書（第十二冊）》（北京：人民衛生出版社，二〇〇三），頁五九一。

10 李鼎，《藏府經穴指掌圖、十四經合參評注》（上海：上海科學技術出版社，二〇〇七），頁一。

11 李經緯主編，《中醫人物詞典》（上海：上海辭書出版社，一九八八），頁四八二。

12 李經緯主編，《中醫人物詞典》，頁二二〇—二二一。

13 鄭金生主編，《海外回歸中醫善本古籍叢書（第十二冊）》，頁五九一。

14 陳元朋：《兩宋的「尚醫士人」與「儒醫」》，頁一六二—一七五。

15 例如，周學海（一八五六—一九〇六年）著有大量醫籍，其為進士出身、先使就任浙江候補知府、江南揚州府糧捕等多項官職。沒有史料顯示周學海專以醫術謀生，雖然他有為僚友及平民看診的相關紀錄。重要作品如《形色外診簡摩》。見鄭洪新主編：《周學海醫學全書》（北京：中國中醫藥出版社，一九九九）。我讀周一良的自傳，得知周學海是其祖父：「他長期在揚州做候補道，但興趣似不在仕宦，而把精力用於研究醫學以及撰著和校刻醫書上。」見周一良，《畢竟是書生》（北京：北京十月文藝出版社，一九九八），頁四。另外，薛福辰、汪守正有官職、也精於醫學。徐一士說：「二人雖精於醫，而經歷政途，醫事因非其本業，一生事跡亦不限於醫」。見徐一士，〈一士類稿〉，收入《近代稗海》第二輯（成都：四川人民出版社，一九八五），頁二二二。

《藏府指掌圖書》、《脈微》、《醫醫》、《說療》等，[16]都見於日本國立公文書館內閣文庫，在中國失傳已久。馬繼興在他的《中醫文獻學》提及《藏府指掌圖書》時，也說：「此書已佚」。[17]

本章討論這本新發現的十七世紀中葉的臟腑圖籍。作者如何獲得人體內臟的知識？如何運用這些知識？以及「如何觀看」書中的臟腑圖像？透過《藏府指掌圖書》，我們將指出，中國醫學解剖相關知識有著持續內在化的傾向；而這種傾向與宋代以來若干專科技術如針灸、外科手術日趨保守、沒落的發展史，是一致的。[18]

圖像與經典的關係

《藏府指掌圖書》（以下簡稱《指掌圖》）的「藏府」又作「臟腑」，意指人體內的五臟、六腑等內臟。「指掌」者，猶指之於掌，意指使用這類簡便的手冊可以對內臟解剖、生理及病理等一覽無遺。而「圖書」是內臟的圖譜；古人左圖右書，書往往說明圖義。如《隋書・經籍志》著錄醫藥之書，有《明堂孔穴圖》、《本草圖》、《黃帝明堂偃人圖》、《針灸圖經》、《十二人圖》、《黃帝十二經脈明堂五藏人圖》、《治馬經圖》、《馬經孔穴圖》、《引氣圖》、《道引圖》等。[19]這些都是專門之學。

《指掌圖・凡例》說明該書臟腑圖的三個主要來源：

世傳有《內照圖》，謂為漢華元化所作，其「論理人形，列別藏府」，頗為簡明。但相傳既久，未免為後人所亂。余得宋時楊介所繪《存真圖》原本及王海藏《大法》等書，互相參考，而一軌於《靈》、《素》，纂為是編，與他集迥別，覽者辨之。[20]

上述三書皆有圖及文，施沛以《內經》（《靈樞》、《素問》）作為文字考證的最後依據。以下即介紹《內照圖》等三書。

首先，《內照圖》如上引文依託華佗所作。但該書在流傳過程幾經改易，早非華佗弟子及傳人之舊。我們今天所讀到的傳本是《玄門脈訣內照圖》這個系統。一〇九五年沈銖根據一〇四八年吳簡主持繪製的《歐希范五臟圖》改繪原書的圖像。接著，一二七三年孫煥又根據一一〇六年楊介的《存真圖》再一次修正書中的臟腑圖。這個傳本保存著宋代楊介在圖側的注文。[21]

16 這些書收入鄭金生主編，《海外回歸中醫善本古籍叢書（第十二冊）》。

17 馬繼興：《中醫文獻學》（上海：上海科學技術出版社，一九九〇），頁一四一。

18 參見 Angela K. Leung, "Medical Learning from the Song to the Ming," in Paul Jokov Smith and Richard von Glahn (eds.) *The Song-Yuan-Ming Transition in Chinese History* (Cambridge: Harvard University Asia Center, 2003), pp. 374-398.

19 張舜徽：《愛晚廬隨筆》（長沙：湖南教育出版社，一九九一），頁五六六—五六七。

20 鄭金生主編，《海外回歸中醫善本古籍叢書（第十二冊）》，頁五九八。

21 馬繼興，〈《華佗內視》源流初探〉，收入中國中醫研究院編，《中國中醫研究院三十年論文集》（北京：中醫古籍出版社，一九八六），頁四四七—四五一。高文柱認為，《內照圖》「保留了華佗遺意還是可信的」。見高文柱：《跬步集：古醫籍整理序例與研究》（北京：中華書局，二〇〇九），頁四一九。

其次，是《存真圖》「原本」。這是北宋崇寧年間泗州府殺犯人時，太守李夷行遣醫者及畫工所繪、楊介加以校對附益所得。在《內照圖》中，看到部份《存真圖》的內容。但對施沛來說似乎並不完整，他所取得的《存真圖》「原本」從何而來？

北宋《存真圖》書成以後，未見刊行。一直到南宋晁公武《郡齋讀書志》始載楊介《存真圖》一卷，其餘未見同時代任何書籍引用，[22]其傳抄流傳系譜不清楚。現在所見，對《存真圖》的大量引述都是明清時代的醫書，這是中醫歷代臟腑圖譜最主要的一支。論者指出：「明清諸多臟腑圖與內景圖均以《存真圖》為藍本，或原圖引用，或衍化成新圖，影響長達七百餘年。」[23]

再次，王海藏《大法》。王海藏即元代名醫王好古。他以進士官本州（趙州）教授兼提舉管內醫學，其學說對「傷寒內感三陰經」（太陰、少陰、厥陰）的陰證有所發揮。[24]所謂的《大法》，或作《醫家大法》，此書傳本又名為《伊尹湯液仲景廣為大法》。這本書在中土也已失傳。盛增秀主編的《王好古醫學全書》沒有收錄此書。[25]王好古這本附有臟腑圖的著作，亦見於日本國立公文書館內閣文庫的皮藏。該書一共收錄臟腑圖九幅。[26]

從《指掌圖・凡例》所提供的線索來看，北宋的《存真圖》是日後所有臟腑專著的共同來源，包括《內照圖》與《伊尹湯液仲景廣為大法》二書在內。經學者比對，本章所討論的《指掌圖》更形近王好古的書；「《臟腑指掌圖書》的圖雖然與《醫家大法》更接近，但文字上，也相去甚遠。」[27]施沛的書在圖論部份大多抄錄《內經》原文（詳本章第三節）。

《指掌圖》有二十二幅圖示。按書中論述秩序如下：(1)《內景全圖》、(2)《內景正面圖》、(3)《內景背面圖》、(4)《肺臟圖說》、(5)《心臟圖說》、(6)《心主圖說》、(7)《脾臟圖說》、

(8)《肝臟圖說》、(9)《腎臟圖說》、(10)《胃腑圖說》、(11)《小腸圖說》、(12)《大腸圖說》、(13)《膽腑圖說》、(14)《膀胱圖說》、(15)《三焦圖說》、(16)《肺以下左側圖說》、(17)《肺以下右側圖說》、(18)《五臟系與心相通圖說》、(19)《氣海膈膜圖說》、(20)《脾胃包絡圖說》、(21)《大小腸會為闌門圖說》、(22)《命門圖說》。其排列先後，是先五臟、後六腑。特別值得一提的是，《指掌圖》的(16)、(17)兩圖，對照《內照圖》在書中第三圖，題「肺側圖」，只有一圖（右側），而《指掌圖》有左側、右側兩圖。在《內照圖》有一段圖說：

> 肺以下，右側可見心繫，繫於脊髓，下通於腎。其心之繫有二，一則上與肺相通，一則自心入於肺兩大葉之間，曲折向後，並脊膂細絡相連，貫通脊髓，而與腎系相通。其下則見於第四圖。[28]

22 李鼎，〈宋代解剖《存真圖》的來龍去脈〉，《上海中醫藥雜志》一九九八年九期，頁三八—三九。孫猛說：「《存真圖》一卷，按是書已佚，然明施沛撰《藏府指掌圖書》，尚得以參考。」見孫猛，《〈郡齋讀書志〉校證》（上海：上海古籍出版社，一九九〇），頁七一八。

23 靳士英、靳樸，〈《存真圖》與《存真環中圖》考〉，《自然科學史研究》十五卷三期（一九九六），頁二八〇。

24 王好古的生平、學術，見李大鈞、吳以嶺主編，《易水學派研究》（石家莊：河北科學技術出版社，一九九三），頁一一六—一七六。

25 盛增秀主編，《王好古醫學全書》（北京：中國中醫藥出版社，二〇〇五）。本書收入《湯液本草》、《陰證略例》、《此事難知》、《海藏斑論萃英》、《醫壘元戎》。

26 王好古，《伊尹湯液仲景廣為大法》，日本國立公文書館內閣文庫藏本。

27 鄭金生主編，《海外回歸中醫善本古籍叢書（第十二冊）》，頁六三一。

28 高文鑄主編，《華佗遺書》（北京：華夏出版社，一九九五），頁一八四。

此段文字，也見於《指掌圖》之中；學者認為是北宋時「楊介原文」。[29]所謂的「第四圖」應指「右側」圖在《存真圖》原來的排列圖號。在《指掌圖》此圖在第(17)圖，而第(16)圖《肺以下左側圖說》疑非原《存真圖》所有，是後人增補的。不過整體來看，《指掌圖》與《存真圖》大部份的圖像是相同的。

《指掌圖》的一開頭，就強調臟腑的「位次」（部位與次第）及人體有三大定點作為閱讀這些圖像的具體標示——膈膜、肚臍與背脊骨：

> 五臟者，心、肝、脾、肺、腎也。六腑者，小腸、大腸、膽、胃、膀胱、三焦也。肺最居上，為臟之華蓋，「六葉兩耳」，「主藏魄」。心在肺下，其體半垂，如未開蓮華，上「有七孔三毛」，「主藏神」。心下為鬲，鬲下有胃，主藏水谷。胃傍有肝，「左三葉右四葉」，「主藏魂」。「膽在肝之短葉間」，有「精汁三合」。胃上有脾，主藏意，胃下為腹，小腸「左回迭積十六曲」，大腸「當臍，右四十六曲」，主傳溲便。二腸之下為臍，臍下為膀胱，主藏溺。背脊骨下七節之傍有二腎，「左者為腎，右為命門」。[30]

按施沛在上文的提示，以「鬲」、「臍」、「背脊骨」來看《指掌圖》的《內景全圖》就一目了然。以下的圖示是以上述引文所繪製：

（上焦）	肺 心	膈膜
（中焦）	脾	
	胃	
	肝	
	膽	
	小腸	
	大腸	腹臍
（下焦）	膀胱	

上述對人體三分的區隔，以「膈」、「臍」為界，亦見於「三焦」（上焦、中焦、下焦）這個系統臟器。[31]而在《指掌圖》中對五臟、六腑的標示，背脊骨更扮演重要角色：

(1)肺臟 附著於脊之第三椎。

(2)心臟 附著於脊之第五椎。

(3)脾臟 附著於脊之第十一椎。

(4)肝臟 其繫上著於脊之第九椎。

(5)腎臟 在脊之十四椎。

29 鄭金生主編，《海外回歸中醫善本古籍叢書（第十二冊）》，頁六三〇。

30 鄭金生主編，《海外回歸中醫善本古籍叢書（第十二冊）》，頁六〇一—六〇二。

31 關於「三焦」的討論多矣。見凌耀星，《凌耀星內經講稿》（北京：人民衛生出版社，二〇〇八），頁一五六—一六二。

(6)胃 在脊之第十二椎旁。
(7)小腸 在脊之第十八椎。
(8)大腸 在脊之第十六椎。
(9)膽 在脊之第十椎旁。
(10)膀胱 在脊之第十九椎下。
(11)三焦 在脊之第十三椎下。[32]

這些椎骨，都是由項骨往下計算。由此再看《指掌圖》的《內景全圖》，腎臟在脊之十四椎，若由肛門（或作魄門）倒數為第七節。脊骨一共有二十一椎。以背脊骨為中軸線，上有「髓海」，下有二腎（左為腎、右為命門），這條中軸線是人體生命能量的核心區。《指掌圖》書的最後以《命門圖說》、《髓海說》、《血海說》三篇結尾有深意在其間。

《指掌圖》留心古典醫書《內經》等「四海」的學說。所謂海，是比喻人體中能量及物質彙集最多的幾個核心區域。《靈樞・海論》：「人有髓海，有血海，有氣海，有水谷之海」。[33]髓液充滿於腦，所以有髓海之稱。奇經八脈的衝脈，是氣血的源頭所在。施沛的另一本書《經穴指掌圖書》（與《藏府指掌圖書》同年刊行）說：「任、督、衝三脈，皆起中極之下，胞宮之所，而出於會陰，蓋一源而分為三歧也。」[34]衝脈與任、督二脈都是源於人體下焦、近於胞宮之處。而胸部的膻中是宗氣積眾之所，為氣海。最後，胃的功能受納食物，保水谷之海。以上是人體的四大中樞區。《指掌圖》特別提到這些核心區域，[35]如髓海以背脊為主，「脊骨中髓，上至於腦，下至於尾骶」。髓液上下流通，而且與其他內臟有聯繫。[36]

無論是敘述臟腑位次或人體「四海」，施沛都是選擇醫學古典及其對經文的理解，用他自己的話即是「一軌於《靈》、《素》」；相對來說，圖像的變化不大。不同時代的臟腑專著《內照圖》、《醫家大法》及本章討論的《指掌圖》，都以北宋的《存真圖》為主。不僅如此，作者對古典醫書某些經文段落的選擇及解釋，有時候會改繪既有的臟腑圖像。因此，醫經還具有《指掌圖・凡例》所說「正誤」的功能。舉例來說，施沛以為歷來「膀胱無上口」之說，是錯誤的。[37]他在書中所繪的膀胱圖，是一個圓球形，左下連一管路，上下皆有口。這是中醫臟腑學說一大公案——膀胱有無上口？由膀胱圖爭議的具體例子，可以瞭解圖像與經典之間的互動關係。

《內經》無膀胱解剖的具體描述。《難經・四十二難》首次提及膀胱的重量、外形及貯尿的功能：「膀胱重九兩二銖，縱廣九寸，盛溺（同尿）九升九合。」[38]至於尿液的生成及人體水液代謝的過程，《素問・靈蘭祕典論》以「氣化」來解釋，這也是閱讀經典的人各有體會的分歧之

32 鄭金生主編，《海外回歸中醫善本古籍叢書（第十二冊）》，頁六〇七—六一八。
33 河北醫學院，《靈樞經校釋》（北京：人民衛生出版社，二〇〇九），頁四一一。
34 鄭金生主編，《海外回歸中醫善本古籍叢書（第十二冊）》，頁六七七。
35 鄭金生主編，《海外回歸中醫善本古籍叢書（第十二冊）》，頁六一四、六二二、六二六—六二七。
36 鄭金生主編，《海外回歸中醫善本古籍叢書（第十二冊）》，頁六二六。
37 鄭金生主編，《海外回歸中醫善本古籍叢書（第十二冊）》，頁五九八。
38 高丹楓、王琳校注，《黃帝八十一難經》（北京：學苑出版社，二〇〇八），頁一三四。

處：「膀胱者，州都之官，津液藏焉，氣化則能出矣。」[39]這裡津液不只是「尿液」，通過氣化的作用使津液有所轉化、尿液方能排出。然「氣化則能出」是否經由可見的管道？

與施沛交遊的同時代名醫李中梓在《醫宗必讀》繪有圓球形的膀胱圖只有下口，圖旁之文：「溺之所出，下聯前陰」。他說，膀胱「居腎之下，大腸之前，有下口，無上口，當臍上一寸水分穴處，為小腸下口，乃膀胱之際，水液由此別迴腸，隨氣泌滲而下，其出其入，皆由氣化，入氣不化，則水歸大腸而為洩瀉；出氣不化，則閉塞下竅而為癃腫。後世諸書，有言其有上口無下口，有言上下俱有口者，皆非。」[40]李中梓的見解是，膀胱沒上口，尿液從小腸的下口沁滲而出，主要藉由氣化之作用。[41]看《指掌圖》的第(12)圖《闌門水谷泌別圖》中，也就是小腸之下口「闌門」之處，有「分水（一作水分）穴」，循下焦滲入膀胱。[42]

施沛對經典的理解與李中梓不同：

> 《靈樞經》：「下焦者，別迴腸，注於膀胱而滲入焉。故水穀者，常並居於胃中，成糟粕而俱下於大腸，而成下焦。滲而俱下，濟泌別汁，循下焦而滲入膀胱焉。」
>
> 《難經》曰：「下焦者，當膀胱上口，主分別清濁。」[43]

第一條史料，出自《靈樞‧營衛生會》。下焦將人體內水液經精細過濾，分別清濁，清者即滲入膀胱，濁者即歸入大腸。[44]第二條史料，典出《難經‧三十一難》，文中「當」字指「對著」的意思，也就是下焦對著膀胱的「上口」。[45]所以，施沛把膀胱圖繪有上口。

不過，相同的經文，因人而異而有完全不同的解釋。約生活於明代正德、嘉靖的醫家何柬在戰場上累積醫學經驗，曾親自觀察敵屍，「余先年精力時，以醫隨師征南，歷剖賊腹，考驗腑臟」。[46]他基本上相信醫經所描述的臟腑紀錄；《難經》的「膀胱上口，上口非上有口，即上頭地位，不可以辭害意。」[47]何柬理解古醫典與施沛有異，主張膀胱無上口。

明代近三百年，文獻所載的解剖活動屈指可數。[48]四明（寧波）人錢雷也為了膀胱有無上口之謎而從劊子手詢問屍體的資訊。他在《臟腑證治圖說人鏡經》（作者不詳）[49]附錄撰有〈膀胱圖正訛〉一文，涉及古代醫者如何獲取人體知識，相當值得細讀：

---

39 山東中醫學院、河北醫學院，《黃帝內經素問校釋》（北京：人民衛生出版社，二〇〇九），頁一〇一。

40 李中梓，《醫宗必讀》（北京：人民衛生出版社，一九九八），頁三七—三八。

41 張效霞，《臟腑真原》（北京：華夏出版社，二〇一〇），頁一六三。

42 鄭金生主編，《海外回歸中醫善本古籍叢書（第十二冊）》，頁六二四—六二五。

43 鄭金生主編，《海外回歸中醫善本古籍叢書（第十二冊）》，頁六一七。

44 河北醫學院，《靈樞經校釋》，頁二九二—二九三。

45 高丹楓、王琳校注，《黃帝八十一難經》，頁一〇二。

46 鄭金生主編，《海外回歸中醫善本古籍叢書（第四冊）》（北京：人民衛生出版社，二〇〇二），頁四〇五。

47 鄭金生主編，《海外回歸中醫善本古籍叢書（第四冊）》，頁二八一。

48 侯寶璋說：「明清之季，間有作者，唯仍不及宋代之多。且以整個解剖學言之，實極幼稚。」見侯寶璋，〈中國解剖史之檢討〉，《齊大國學季刊》新一卷新一期（一九四〇），頁一六。又，陳垣，〈中國解剖學史料〉，收入氏著，《陳垣早年文集》（台北：中央研究院文哲研究所，一九九二），頁三六五—三六七有關明清解剖活動之史料。陳垣以為中國之醫學解剖為「群盲辨日」、「吾國解剖學之不振」。

49 李鼎，〈《扁鵲鏡經》與《人鏡經》〉，收入氏著：《中醫針灸基礎論叢》（北京：人民衛生出版社，二〇〇九），頁六三七—六三九。

經曰：「膀胱者，州都之官，津液藏焉，氣化則能出矣。」注曰：「位當孤腑，故謂都官，居下內空，善受濕氣，故藏津液。若得氣海之氣，施化則溲便注洩。氣海之氣不及，則隱閉不通，故曰氣化則能出矣。」又《靈樞經》曰：「腎上連肺，故將兩臟。膀胱，孤腑也。」〈營衛生會〉篇曰：「下焦者，別迴腸，注於膀胱而滲入焉。故水穀者，常並居於胃中，成糟粕，而俱下於大腸，而成下焦。滲而俱下，濟泌別汁，循下焦，而滲入膀胱焉，是為溺。」蓋凡食飲之氣，味入於胃，稟脾之運化，而胥為濕氣，若炊甑然，薰蒸布濩，充拓於郛廓之內。輕清者，上而為榮血，為清氣，為津液。剽悍者，為衛氣。濁中濁者，傳入小腸、大腸，而為屎。濁中清者，滲入膀胱而為溺。未入之先，尚是濕氣；既入始化，而成溺矣。稽古之圖，有下口無上口，明滲入而非灌注也。實與小腸不相通。今王履曰：「胞居膀胱之內，有上口無下口，津液既盛於胞，無由自出。必因氣而後漸浸於胞外，積於胞下空處，遂為溺出前陰。」訛也，其訛始於王冰之注，引胞移熱於膀胱，更以胞痺之證證之。故履因之，增繪一胞，遂謂上口，直受闌門之泌別，不思滲入之義。經言無上口，履言有上口，又改滲入為滲出。胞既出，溺乃由何道以出前陰，是又有下口也。然則上下皆有口乎？且胞本胞胎之胞，錯認為尿脬之脬，卻仍牽合而傳會，（王）履以胞、膀胱聯而為一，若有熱何待於移？移者，由他臟移至之。謂是履與（王）冰語相矛盾矣。《靈樞》著臟腑纖悉靡遺，如果有胞居中，何乃遺此一腑也。孤腑可有二乎？違戾聖經疏甚！余前於嘉靖三十六年，適總憲梅林胡公戮倭於東教場，命劊子手取心治之，與眾將士同食，時中軍戴翔海居停余家，因得從劊子手逐一檢視，以證疇昔之惑。果無上口，又無胞居，但有一管直達前陰而出溺。其精管，循腰脊，繞大腸之右，而合出於前陰，但精管在溺管之下爾，乃予所目擊者，故敢絕群疑而證經旨，夫豈好辯哉！50

由上可知，膀胱有無上口約有三說：「有下口無上口」、「有上口無下口」、「上下皆有口」。錢雷以「目擊」屍體的經歷而持膀胱「無上口」之說，「但有一管直達前陰而出溺」（即有下口）。錢雷質疑王冰、王履對醫經的解釋，如胞有胞胎、尿脬二義等。引文中提到的「古之圖」，疑即是《存真圖》？他引用的醫學經典也與施沛相彷彿，但答案不同。在明清有關膀胱各種大同小異圖像（上口、下口之有無）始終沒有定論。

膀胱上口有無有所爭議、連其有無下口也成問題。生於十六世紀上半葉的李梴《醫學入門》認為膀胱「無出竅也，資氣海以施化，府名津液；膀胱以虛受水，為津液之腑。有上竅而無下竅，得氣海之氣施化，則溲便注瀉；氣海之氣不足，則祕隱不通。」51 膀胱有上口，即前述闌門滲出之處；而其無下口尿液如何排出？大概也是由氣化滲泌而出。有些臟腑圖像，如明代張世賢的《圖注八十一難經》所繪的膀胱即不特別標示通道（上下口），主要即依據氣化說來解釋尿液

50 王宗泉原著，錢雷附錄，《臟腑證治圖說人鏡經》（海口：海南出版社影印，二〇〇〇），頁七九，〈人鏡經附錄〉。
51 李梴，《醫學入門》（北京：中國中醫藥出版社，一九九九），頁六九。

生成出入。[52]

傳統中醫的人體水液吸收及尿液排泄過程的解釋有其侷限。這同時受限於當時解剖實驗的困難及侷限，靳士英說：「五臟圖對腎與膀胱間的聯繫、輸尿管均未能發現繪出，而以小腸闌門分水滲於膀胱解釋，可能因輸尿管纖細並在腹膜後位有關。」[53]因此，何柬、錢雷乘刑戮之際考視人體內臟立說，亦未能成為主流之一。[54]

總的來說，施沛《指掌圖》的圖像來源以北宋《存真圖》為主；圖像在其他各種臟腑專著變化不大。圖像細微的改定，與醫者選擇醫學經典不同的經文，同時以意去取，有著密切關係。[55]《指掌圖・凡例》說得好：「聖賢垂法，本自顯著，後人議論不一。」[56]

以下是《指掌圖》圖譜的想像的流傳系譜：[57]

在上面的臟腑系譜可分三期，宋、元、明清，其中元代的《內照圖》、《醫家大法》是個關鍵點，也就是北宋出現的臟腑圖譜的應用及解釋從此以後有內傾的轉向（詳下）。如《內照圖》大量引用道家內煉的典籍，如《內丹要訣》：「至人漱煉，唯服此藥。」[58]而《醫家大法》類似，出現「陰歸陽化，是以還元。至虛至靜，道法自然，飛昇而仙矣」[59]的調攝境界。到施沛《藏府指掌圖書》一開始即強調：「若能存神修養，克己勵志，其道成矣，不止為醫也。」[60]作者著書旨意已呼之欲出；這條主軸在本章的第四節將進一步有所闡釋。

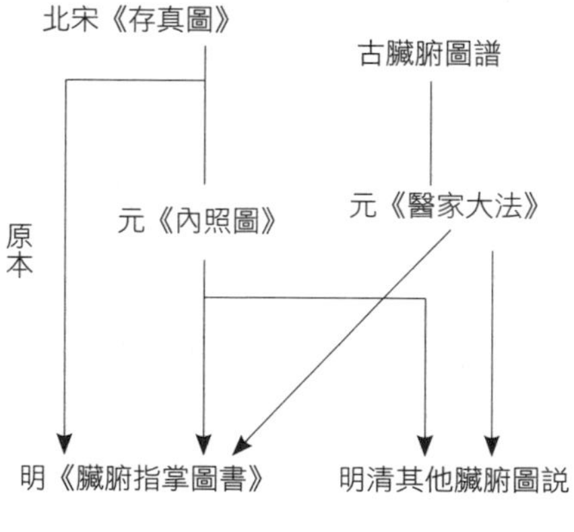

謝觀指出，中國醫學有三個獨立又關係緊密的傳統：器械、圖譜、典籍：「書雖但存其粗，圖與器未嘗不精，正因精者必求之於圖與器，書遂不妨但舉其大要也。」[61]事實上，中醫「圖」與「器」的傳統顯為粗略，而書的傳統相較而言則日益發達。中醫臟腑知識生產的模式彷彿是同

52 王樹權，《圖注八十一難經譯》（北京：中國中醫藥出版社，二〇一〇），頁一一五。晚至民國，各家仍用氣化解釋人體之生理。秦伯未即說：「凡人鼻吸入之天陽，循脊而下，八府下氣海，以助命門真火，蒸發膀胱之水，化而為氣。」（見《生理學講義》）

53 靳士英，〈五臟圖考〉，《中華醫史雜誌》二十四卷二期（一九九四），頁七五。

54 王清任的《親見改正臟腑圖》中，膀胱圖仍然是有下口無上口，「他以為水液的吸收和排泄過程，是水在胃中通過『津門』吸收，從『津管』下入水道（大網膜內），再從出水道，滲入膀胱而為尿。」王懷義，《醫林改錯發揮》（太原：山西科學技術出版社，一九九九），頁二三。

55 例如，張介賓的《內景圖》畫出「子宮命門」（與腎有所分別）、「精道」、「溺孔」、「魄門」不同孔道分別標示。這與他對道經（《黃庭經》）與醫經的理解有關。他說：「夫所謂子戶者，即子宮也，即玉房之中也，俗名子腸。居直腸之前，膀胱之後，當關元氣海之間，男精女血，皆存乎此，而子由是生。故子宮者，實又男女之通稱也。道家以先天真一之炁藏乎此，為九還七返之基，故名之曰丹田。醫家以沖任之脈盛於此，則月事以時下，故名之曰血室。」（《類經附翼．卷三．求正錄》）子宮是男女之通稱。在女性，「子宮之下有一門，其在女者，可以手探而得，俗人名為產門。」命門與腎相關，有管絡相連。張介賓受內丹經典啟發，同時也發展理學的陰陽觀（如〈大寶論〉、〈真陰論〉等）。參蕭漢明，〈張介賓醫學哲學簡論〉，收入宋志是主編，《明代思想與中國文化》（合肥：安徽人民出版社，一九九四），頁二七七—二九九。

56 鄭金生主編，《海外回歸中醫善本古籍叢書（第十二冊）》，頁五九八。

57 詹苡萱，《以宋代解剖圖〈歐希范五臟圖〉、〈存真圖〉看中國解剖學的發展》（新竹：清華大學歷史研究所碩士論文，二〇〇九），頁九〇。

58 高文鑄主編，《華佗遺書》，頁一七一。

59 王好古，《伊尹湯液仲景廣為大法》，卷一，頁二一。

60 鄭金生主編，《海外回歸中醫善本古籍叢書（第十二冊）》，頁六〇一。

61 謝觀，《中國醫學源流論》（福州：福建科學技術出版社，二〇〇三），頁六八。

晶型的（isomorph），幾部經典如《內經》等成為醫家想像創作的源泉。我們解讀中醫圖像的傳統與意義離不開這個結晶體之上。

「藏象精神」：《指掌圖》的脾臟與《雲起堂診籍》病案試析

《藏府指掌圖書》論述人體臟腑的生理、病理等，其核心內容是「臟象」。臟腑包含五臟六腑的實體及其在人體表如面、毛、髮、爪、唇等的變化所觀察的生命表現。《素問・五臟生成篇》：「五臟之象，可以類推」。[62]因此，五臟在治病臨床所在意的是「象」。王冰（約七一〇—八〇五年）解釋說：「象謂氣象也，謂五臟雖隱而不見，然其氣象性用，猶可以物類推之。」換言之，人體內臟是不可見的，或觀察解剖內臟也非必要，因為形見於外，有「像」可憑。[63]

臟腑的臟多作「藏」者，意思為何？巫鴻在討論中國墓葬文化的「觀看」有一段富有啟發的說法：「中國墓葬文化不可動搖的中心原則是『藏』，即古人反覆強調的『葬者，藏也，欲人之不得見也』。這個『不得見』的原則和以『觀看』為目的的美術傳統截然不同，我們因此也就不能把現代美術史中的視覺心理學和一般性再現的理論直截了當地拿過來解釋墓葬藝術。」[64]墓葬的「藏」與臟腑之為「藏」也有類似之處。施沛在《指掌圖・凡例》說：「藏府之在胸腹，猶匣匱之藏禁器。非經神聖論列，豈能洞見隔垣？」[65]中醫臟腑知識的傳統缺乏「眼見為憑」的強烈欲求。現代「再現」的理論同樣不適合用來解釋中醫的內臟圖像。

《指掌圖》的脾臟便是瞭解中醫「藏象」的具體例子。《指掌圖・脾臟圖說》說脾臟的「形似馬蹄」，接著又說「一曰：形如刀鐮。」[66]為什麼同一個臟器會「形似」兩種不同的東西？施沛《指掌圖》的脾圖，是為狹長形、上下圓形之狀。無論如何，這幅脾圖所示完全不像馬蹄之形。如果我們比較，與施沛同時的李中梓《醫宗必讀》收錄的脾圖，也是長條形，上圓而下稍方正，而且文字說明只取一說：脾「形如刀鐮」，[67]不並舉馬蹄說。可以推測繪成長條而頭尾近圓形是「刀鐮」之形。這就跟上一節膀胱有無上口的爭議相同，脾臟形似何物也始終沒有定論。

李梴的《醫學入門》說：脾臟「形扁似馬蹄，又如刀鐮。」（《醫學入門・內集・卷一・臟腑》）[68]不像前述李中梓只取刀鐮說，李梴二說皆取；而問題出在這個「又」字，也就是脾臟如何能夠又似馬蹄又似刀鐮？這種協調二種舊說的「考證」方法，與解剖實測無關。周振武《人身通考》（一八八二年）也採此途徑：脾「形扁似馬蹄（古蹄字），又如刀鐮。」[69]李鼎解釋《指掌圖》的畫法：「『形似馬蹄』；是指脾的扁圓形狀；而『形如刀鐮』，似指長而呈三稜形狀的

62 山東中醫學院、河北醫學院，《黃帝內經素問校釋》，頁一二八。
63 參見張燦玾，〈《內經》臟腑學說概述〉，收入氏著，《張燦玾醫論醫案纂要》（北京：科學出版社，二〇〇九），頁一四八—一五〇。
64 巫鴻，《美術史十議》（北京：三聯書店，二〇〇八），頁八六。
65 鄭金生主編，《海外回歸中醫善本古籍叢書（第十二冊）》，頁五九八。
66 鄭金生主編，《海外回歸中醫善本古籍叢書（第十二冊）》，頁六一一。
67 李中梓，《醫宗必讀》，頁三三。
68 李梴，《醫學入門》，頁六三。
69 周振武，《人身通考》（北京：人民衛生出版社，一九九四），頁三六。

胰。」、「古人所畫脾的形象都是呈狹長形而圓頭圓尾，似反映這個混合概念。」[70]沒有任何史料顯示，施沛有解剖或相關的屍體觀察的紀錄，他所繪製的脾臟圖是調和文獻二說而以非再現的方式來表達。歷來脾臟圖呈扁圓形、而非長條形，唐代九世紀女道士胡愔《黃庭內景五臟六腑圖》的脾圖稍早，很值得注意。[71]

傳統中醫的「脾」與現代醫學的脾臟，沒有可以彼此匯通之處。中醫將脾視為消化器官，而現代醫學的脾臟屬於「循環系」，是淋巴器官，可以吞噬、消滅血液中之異物、病菌及衰亡的紅細胞；解剖形態，「略呈扁橢圓形」，[72]也就是與中醫的脾圖相去甚遠。中醫的脾的圖像及功能反而比較接近現代醫學的「胰」臟。按一般醫學的常識可知：「胰形態細長。」[73]

中醫脾臟畫法之謎，也是關係如何理解經典的微妙細微之處。黃龍祥以為中國古代醫家其實同時瞭解脾與胰二種臟器；脾是二合一的臟器。他詳細羅列歷來中醫典籍及脾臟圖；從早期《內經》有文無圖，其論脾與胃以膜相連，助胃有消化之功，而病理表現有消化不良、消穀善飢、消渴，與西醫胰臟的功能相似。在《難經・四十二難》描述「脾重二斤三兩，扁廣三寸，長五寸，有散膏半斤，主裹血，溫五臟」。[74]這裡具體指出脾臟的形狀為扁、長，比例為三比五，接近馬蹄形。因此，任何一位醫家或畫工，就算沒有見過脾臟實體，根據《難經》的描述也不可能繪成明代醫家楊繼洲（一五二二—一六二〇年）《針灸大成》的脾圖的比例，[75]即長似刀鐮。而《難經》所載脾臟附近的「散膏」，現存所有的脾圖也從未繪出過。連脾臟的功能，《難經》強調的主裹血也與《內經》主消化大不相同。早期醫經在文字上舛駁不一，也反映在圖像的分歧。

我們將黃龍祥所蒐集的史料彙為一表，以便討論問題真正所在：[76]

史料	判斷原則	馬蹄（脾）	刀鐮（胰）
漢《內經》	位置、顏色、功能		○
漢《難經》	重量、形狀、功能	○	
漢《明堂經》	功能		○
《黃庭內景玉經》	位置、形狀		○
唐《黃庭內景五臟六腑補瀉圖》	位置、顏色、重量		○
五代《煙蘿子內觀經》	形狀、功能		○
北宋《存真圖》	形狀、功能	○	
明《醫貫》	形狀、功能	○	○
清《醫林改錯》	將spleen（脾臟）作胰子，將胰仍稱作「脾」	○	○

史料所見，脾形長似刀鐮佔主流。但關鍵是，北宋《存真圖》的文字描述與《難經》更為接近，只採「馬蹄」形之說。[77]與明清刀鐮說不同。施沛在繪製脾臟圖時，是從他所說的「《存真圖》原本」作為依據，又無法完全將「形如刀鐮」這一系的圖說置之不顧，所以只好畫出的脾圖

70 李鼎，《藏府經穴指掌圖・十四經合參評注》，頁三二—三三。
71 黃龍祥主編，《中國針灸史圖鑑》（青島：青島出版社，二〇〇三），上卷，頁一六六。
72 邱樹華主編，《正常人體解剖學》（上海：上海科學技術出版社，二〇〇七），頁一六六。
73 邱樹華主編，《正常人體解剖學》，頁八六。
74 高丹楓、王琳校注，《黃帝八十一難經》，頁一三三。
75 張縉主編，《針灸大成校釋》（北京：人民衛生出版社，二〇〇九），頁六二〇。
76 黃龍祥主編，《中國針灸史圖鑑》上卷，頁四八—四九。
77 高文鑄主編，《華佗遺書》，頁一七九。

似刀鐮又像馬蹄，近似一個長袋狀的包容器。

施沛書中馬蹄、刀鐮二說所繪的脾圖，與明清同時期獨尊刀鐮說的脾圖主流大同「小異」；這些脾圖畫的如此虛空、缺乏任何內臟的細節，除非我們細讀醫學原典，才能瞭解脾臟的功能、作用。栗山茂久教授對中醫臟腑圖像饒富想像力的詮釋：「中國人體圖解那種奇特的透明感反映出中國人對人體的理解是把人體視為一片空地，一種儲藏器，但（卻）是一種容易喪失多於得到生命力的空地、儲藏器。」[78]中醫五臟作為儲藏器存在，是與「精神」活動及保存密不可分。《指掌圖・脾臟圖說》抄錄大量醫學原典，看似雜亂沒有系統，表達的卻是「藏象精神」的核心觀念：

> 脾藏營，營舍意，《經》曰：脾藏意與智。心有所憶謂之意，意有所存謂之志，因志而存變謂之思，因思而遠慕謂之慮，因慮而處物謂之智。脾愁憂不解則傷意，意傷則悶亂，四肢不舉。中央黃色，入通於脾，開竅於口；口唇者，脾之官。口為成，唇舌為已。脾和則口能別五谷（穀）味矣，脾病者唇黃。脾主肉，久坐傷肉，甘走肉，肉病無多食甘。脾惡濕，濕傷脾，在氣為噫，在液為涎，脾氣虛則四肢不用，五臟不安，實則腹脹，涇溲不利。孫真人曰：脾神名俾俾，主藏營。[79]

上面引文沒有清楚標示醫書的原始出處。例如「心有所憶謂之意」以下一大段，出自《靈樞・本神》，[80]也就是五臟以「神」為本；「神」分宅於其中。施沛在徵引典籍時有一定的格套可循；除了脾臟以外，心、肝、肺、腎等亦然，這些經文關心各個臟器的外在表現及精神活動，並與五行的學說相關：

1. 五臟	心	肝	脾	肺	腎
2. 主臟	神	魂	意	魄	精
3. 五行	火／南／紅	木／東／青	土／中／黃	金／西／白	水／北／黑
4. 屬官	君主之官	將軍之官	倉廩之官	相傅之官	作強之官
5. 其官	舌	目	口唇	鼻	
6. 主	血	筋	肉	氣	骨
7. 外邪	熱	風	濕	寒	
8. 情志	憂惕思慮傷神 憂愁思慮傷心	悲哀動中傷魂 恚怒氣逆傷肝	愁憂不解傷意	喜樂無極傷魄	盛怒未止傷志
9. 在氣	吞	語	噫	欬	欠
10. 在液	汗	淚	涎	涕	唾
11. 神名	呴呴	藍藍	俾俾	鳥鴻	澍澍

五臟「神」因人情志波動、過激而產生位移，也就是離開臟器；所謂的「疾病」有時是精神牽動人體氣血的運作，而不是反之。《素問・舉痛論》：「驚則心無所倚，神無所歸，慮無所定，故氣亂矣。」[81]而人之所以有種種夢境，與臟腑的神的不正常移動（「飛揚」）有關。《靈

78 栗山茂久，〈身體觀與身體感——道教圖解和中國醫學的目光〉，《古今論衡》，三期（一九九九），頁一五四。
79 鄭金生主編，《海外回歸中醫善本古籍叢書（第十二冊）》，頁六一一。
80 河北醫學院，《靈樞經校釋》，頁一三八—一四八。
81 山東中醫學院、河北醫學院，《黃帝內經素問校釋》，頁四〇七。

樞・淫邪發夢》：「正邪從外襲內，而未有定舍，反淫於臟，不得定處，與營衛俱行，而與魂魄飛揚，使人臥不得安而喜夢。」[82]人類對夢的體驗，而且將夢發生的機制與體內的臟神如魂魄有所聯繫，應該早於戰國的氣一元論。[83]亦即，臟器的「精神化」是中醫藏象觀的核心。

上表的第(11)項，施沛抄錄五臟的神名，這些體內的「精神」有神格化傾向；在中醫咒禁療法，掌握外界的鬼神精怪的名字是對其控制的法術。[84]《指掌圖》的五臟神名出自唐孫思邈《備急千金要方》。以下摘錄其中原文：

(1)（心臟）神名呴呴，主藏神，號五神居，隨節應會。

(2)（肝臟）有六童子、三玉女守之，神名藍藍，主藏魂，號為魂臟，隨節應合。

(3)（脾臟）神名俾俾，主藏營（一作意），秩祿號為意臟，隨節應會。

(4)（肺臟）有十四童、七女子守之，神名鳥鴻，主藏魄，號為魄臟，隨節應合。

(5)（腎臟）神名濡濡，主藏精，號為精臟，隨節應會。[85]

五臟有童子、玉女諸神靈守護，而且隨著季節有所變化，有著濃厚的宗教色彩。若從史料先後來看，五臟神名的出現或晚於《內經》、《難經》，但由其來源推溯則恰恰相反。施沛特別注意五臟「精神」及神名的文獻，可能表達《指掌圖》不只是為了一般性的醫療，而是有內養、修煉的目的？約生活在十六至十七世紀的高濂，其《遵生八箋》有〈四時調攝箋〉，養生家逐月修養，五臟與之相應，其中脾圖「脾之狀如神鳳，主藏魂，像如覆盆，色如縞映黃。」[86]脾如覆盆、即倒置的盆，近似馬蹄形；脾之神圖像則繪成鳳鳥（其他各臟之圖也作動物狀）。[87]

中醫（含養生）臟象圖的繪製，重點並不在像不像（特別是執意拿來與近世西醫解剖圖對照比較），而是不同作者（醫家等）為其不同的目的，如考證文獻或個人養生重新改造，是表現而非「再現」。施沛蒐集、編輯歷代臟腑文、圖不是簡單地複製，而是技巧的利用既有的材料「改寫」成為一種個人文本。

《指掌圖》說得非常清楚：「五藏者，神明魂魄志意之所主。」又說：「若能安其神，煉其形，攝生得氣，歸正背偽，出其恍惚，入其玄妙，辨補瀉之理，誕延育之方，可升仙矣。」[88] 這是施沛著書之旨意。而附麗在五臟各式各樣的理論、說法，落實到臨床看病，以脾臟來說只有消化不良等病理的運用，與脾具體什麼形狀、叫何神名並不相干。施沛所遺醫案《雲起堂診籍》錄有萬曆末年的二十九則紀錄，其中關於「脾氣」的病案，可作例證。

---

82 河北醫學院，《靈樞經校釋》，頁四六四。

83 劉文英、曹田玉，《夢與中國文化》（北京：人民出版社，二〇〇三），頁二七〇—二七七、四三五—四四一。討論氣論的論文多矣，最具系統的見杜正勝，《從眉壽到長生——醫療文化與中國古代生命觀》（台北：三民書局，二〇〇五），特別是〈形神篇〉。

84 范家偉，《六朝隋唐醫學之傳承與整合》（沙田：中文大學出版社，二〇〇四），頁七四—七五。又，江紹原，〈呼山水諸精之名〉，收入氏著，《民俗與迷信》（北京：北京出版社，二〇〇三），頁二六—二七。

85 孫思邈，《備急千金要方》（太原：山西科學技術出版社，二〇一〇），頁三七七—五五二。

86 高濂，《遵生八箋》（北京：人民衛生出版社，二〇〇七），頁一二〇。參見江潤祥、關培生，〈論高濂《遵生八箋》之養生思想與服食之修為〉，收入《第二屆中國飲食文化學術研討會論文集》（台北：中國飲食文化基金會，一九九三），頁二三—三七。

87 張其成，〈五臟六腑補瀉圖解說〉，收入王淑民、羅維前主編，《形象中醫——中醫歷史圖像研究》（北京：人民衛生出版社，二〇〇七），頁一七五—一八一。

88 鄭金生主編，《海外回歸中醫善本古籍叢書（第十二冊）》，頁六〇一—六〇二。

《雲起堂診籍》「脾氣」案：

庠友岳閬思病，就予診，告曰：「是脾氣也。少年不宜有此，豈攻伐太過乎？」閬思曰：「然。秋時就試白門，寓僧寮，病食後煩懣；僧教予以棗煨巴豆啖之，每食輒啖，共計不下二百許粒，歸而胸腹䐜脹。醫復投以三棱、蓬朮（建民按：「蓬朮」又作「莪朮」）等。即食不下而腹中作楚，故就子診，幸為療之。」余曰：「巴豆大毒之藥，其性生溫熟熱，大傷脾胃，非年少元氣強旺，無活理矣。」今脈一息再至，藏氣損而寒甚，用理中湯數服，飲食始下；用前方隨時加減，更間服河車八味丸，調理年餘，始得安痊。[89]

這位患者飲食不良曰「脾氣」，又加之以服藥不當，病情轉惡。其間又誤食巴豆。金代名醫李杲《蘭室祕藏》（一二七六年）批評脾胃之病有時不宜用熱藥之類：「若內傷脾胃以辛熱之物，酒肉之類，自覺不快，覓藥於醫，醫者亦不問所傷，付之集香丸、小丁香丸、巴豆大熱藥之類下之。大便下則物去，遺留食之熱性，重傷元氣，則七神不熾。」[90]

醫者又予患者岳氏三棱、莪朮之藥。明代李時珍《本草綱目》引王好古：「三棱、莪朮治積塊瘡硬者，乃堅者削之也。」清代馮北張《馮氏錦囊祕錄》：「蓬朮破氣中之血，三棱破血中之氣，主治頗同，氣血稍別。」[91]但此二藥的藥力沒有發揮，患者甚至吃不下，主要原因是脾氣已弱。明代董宿《奇效良方》（一四四九年）：「原夫宿食為病，由藏氣虛弱，寒在脾胃之間，致穀食不能消化，停積於中也。且舊穀未消，新穀又入，脾氣已弱，不復能克。」[92]因此，施沛改用溫補之劑調理病人，經過年餘，才慢慢康復。

淳于意留下的一則也名為「傷脾氣」的病案，可與上案比較：

> 齊丞相舍人奴從朝入宮，臣意見之食閨門外，望其色有病氣。臣意即告宦者平。平好為脈，學臣意所，臣意即示之舍人奴病，告之曰：「此傷脾氣也，當至春鬲塞不通，不能食飲，法至夏泄血而死。」宦者平即往告相曰：「君之舍人奴有病，病重，死期有日。」相君曰：「卿何以知之？」曰：「君朝時入宮，君之舍人奴盡食閨門外，平與倉公立，即示平曰，病如是者死。」相即召舍人而謂之曰：「公奴有病不？」舍人曰：「奴無病，身無痛者。」至春果病，至四月，泄血死。所以知奴病者，脾氣周乘五藏，傷部而交，故傷脾之色也，望之殺然黃，察之如死青之茲。眾醫不知，以為大蟲，不知傷脾。所以至春死者，胃氣黃，黃者土氣也，土不勝木，故至春死。所以至夏死者，《脈法》曰「病重而脈順清者曰內關」，內關之

89 施沛，《祖劑——附雲起堂診籍》（上海：上海古籍書店影印，一九八三），頁二〇—二一。關於醫案，參見 Charlotte Furth, "Producing Medical Knowledge through Cases: History, Evidence, and Action", in Charlotte Furth, Judith T. Zeitlin, and Ping-chen Hsiung (eds.) *Thinking with Cases: Specialist Knowledge in Chinese Cultural History* (Honolulu: University of Hawaii Press , 2007), pp. 125-151.

90 李東垣，《東垣醫集》（北京：人民衛生出版社，一九九五），頁一五二。

91 吳昌國，《中醫歷代藥論選》（北京：中國中醫藥出版社，二〇〇八），頁六〇。

92 董宿，《奇效良方》（北京：中國中醫藥出版社，一九九八），頁三三五。

病，人不知其所以痛，心急然無苦。若加以一病，死中春，一愈順，及一時。其所以四月死者，診其人時愈順。愈順者，人尚肥也。奴之病得之流汗數出，炙於火而以出見大風也。[93]

上則病案旨在表現淳于意的診斷及其預測能力。他見患者在宮門吃東西，望其面色有病氣，即斷定這人「不能食飲」並且死期不遠。患者之病是「脾氣周乘五藏，傷部而交」，意思是脾臟的病氣已深傳遍五臟，而交錯出現在臉面相應的區域。而脾病的面色發黃，這是中醫臟象五行之說。至於「土不勝木，故至春死」，原理簡單：即五行關係「木克土」，肝屬木並旺於春時，由於春天肝氣疏達，患者的脾（土）若耐受不住的話，就會死於春天。

換言之，脾氣之病證與飲食有關；從早期文獻及醫籍，至明清時代臨床看病，脾的功能主要內容沒有太大變化。清初醫者陳修圓《醫學實在易》摘要古典菁華「脾為土臟，藏意與智，居心肺之下，故從卑。又脾者裨也，裨助胃氣，以化穀也。《經》云：『納穀者昌』，其在此乎。其合肉也，其榮唇也，開竅於口。」[94]脾的功能最核心的還是司飲食；脾功能良好，肌肉豐腴，口唇紅潤，納食多，故曰合肉、榮唇、竅口。這跟施沛的《指掌圖》大費周章廣引群書將脾及其他臟器敘述到「神臟」的層面，迴然有別。

明末嚴振編輯的《循經考穴編》提及醫學之圖像：「圖者像似而已。不過寫夫規模大略，其經權玄妙，固難刻畫拘也。唯能寤寐斯道，而心明手熟，庶不致毫釐千里耳。」[95]以本節的脾圖為例，其脾胰不分，像似馬蹄或刀鐮，雖有差別但不至於影響臨診；看病靠的是長時間的心明而手熟。在《指掌圖》蒐集脾臟的史料，也與實際運用診斷、治療，沒有必然直接關係。那麼，這些只是圖繪「大略」的臟腑圖像即不一定與醫療有關，如何「觀看」及使用《指掌圖》的圖像？我接著即回答本章所提出的第三個問題。

「心目」──《指掌圖》與《素問逸篇》互參

不同的身體觀是否蘊含不同觀看身體的方式？近代中醫張生甫以為中醫的身體是氣化的身體：「蓋愛克司光鏡能照有形之跡象，不能見無形之氣化。以視我國飲上池之水，具洞垣之鑑，能洞燭內體氣體，畢露病情者，其神妙為何如耶。」[96]西醫日新月異的儀器看不見中醫氣化的身體？至於中醫如何觀看，他引用《史記》所載扁鵲的典故，這個「神話式的情節」[97]是說扁鵲飲用一種未直接落地的露水（所謂的「上池之水」）而擁有透視人體的本領：「扁鵲以其言飲藥三十日，視見垣一方人，以此視病，盡見五藏癥結，特以診脈為名耳。」[98]扁鵲能隔牆看人，也

93 王利器主編，《史記注譯（四）》（西安：三秦出版社，一九八八），頁二二二八─二二二九。
94 林郎暉校注，《醫學實在易》（福州：福建科學技術出版社，一九八二），頁一〇─一一。
95 嚴振，《循經考穴編》（上海：上海科學技術出版社，一九六一），頁二〇二。
96 張生甫，《張生甫醫書合集》（天津：天津科學技術出版社，二〇〇九），頁一九八。
97 李伯聰，《扁鵲和扁鵲學派研究》（西安：陝西科學技術出版社，一九九〇），頁九九。
98 王利器主編，《史記注譯（四）》，頁二二一三。

能隔空觀臟。

扁鵲的典故，廣泛地被引用在中醫觀臟的脈絡。明末清初的醫家蔣示吉《望色啟微》：「三代以下，去聖人久遠，醫道漸晦，時有見垣內照者出，人爭異焉，遂以為不可及。嗚呼！其果有異人之目洞見臟腑者乎？」[99]一般醫家都沒有透視臟腑的經驗，卻不能否認扁鵲異人而有異稟。李中梓則認為人體臟腑在聖賢經典明載，習醫之人「廣徵醫籍，博訪先知，思維與問學交參，精氣與《靈》、《素》相遇，將默通有熊氏於靈蘭之室，伯高、少俞對揚問難，究極義理，以為開導，隔垣之視，不足云也。」[100]讀經典者的精神（氣）可與古人相感通，自然而然能見到古賢曾體會到的義理。

觀看《藏府指掌圖書》的二十二幅圖像的讀者該擁有什麼樣「異人之目」？《指掌圖・黃庭內景祕要》明白指出人體內部的能量聚集、活動核心：「子龜鏡焉，道在其中也。」[101]這裡的「鏡」字，有內「照」、觀看的意思。求道者要注目的，在自己而不是他人「子龜」這部位。「子龜」在哪裡？從《指掌圖・命門圖說》，我們找到全書中可與之相呼應的文字：

> **藏各有一，腎獨有兩：左者為腎，屬水；右者為命門，屬火，亦猶北方之蟲，則有龜有蛇。龜，陰物也；蛇，征陽也。所謂陽生於子，火實藏之。**[102]

因此，腎臟（水臟）有二，如「龜」與「蛇」合體（二者皆為水物），而水中有火；人體的陽氣（「征陽」）萌生於此，是養生的核心所在。「子午」，在方位上是南北（中國數術之學的方位是上南下北）；陰陽之氣則如《淮南子・天文》所說「陽生於子，陰生於午」，同時也用子午表述季節、時間的消長、變化。[103]所以，《指掌圖》的「子龜」者，即人體北方部位的「命門」。

施沛用「黃庭內景祕要」來指引讀者如何觀看臟象圖。「黃庭」係《黃庭經》，成書約魏晉之際，為道教上清派典籍。《黃庭經》有「內景」、「外景」二系，前者略早。此書為「內丹」作品，梁丘子《黃庭經注》、董德寧《黃庭經發微》、陳攖寧《黃庭經講義》皆有共識。[104]

「黃庭」在人體何處？眾說不一。北宋張君房《雲笈七籤》務成子注：「脾為黃庭命門。明堂中部，老君居之，所以云『黃庭內人服錦衣也』。自臍後三寸，皆號黃庭命門。」[105]其中，「黃庭內人服錦衣」，出自《黃庭內景經・黃庭章》。意思是以擬人說法，指體內的胎仙匯聚了

---

99 蔣示吉，《望色啟微》（北京：學苑出版社，二〇一〇），頁一三。

100 李中梓，《醫宗必讀》，頁三〇。

101 鄭金生主編，《海外回歸中醫善本古籍叢書（第十二冊）》，頁六〇二。

102 鄭金生主編，《海外回歸中醫善本古籍叢書（第十二冊）》，頁六二五。

103 李建民，《旅行者的史學——中國醫學史的旅行》，頁三六九—三七二。

104 戈國龍，《道教內丹學溯源》（北京：宗教文化出版社，二〇〇四），頁九〇—九四。陳攖寧、常（遵）先等人在上海所提倡的「仙學」，及內外丹活動，見劉迅，〈修煉與救國：民初上海道教內丹、城市信眾的修行、印刷文化與團體〉，收入巫仁恕等主編，《從城市看中國的現代性》（台北：中央研究院近代史研究所，二〇一〇），頁二二一—二四六。

105 張君房，《雲笈七籤》（北京：華夏出版社，一九九六），頁五六。本書輯錄漢魏六朝至北宋初期的道書，尤以上清派特多。其修煉法雖兼採眾家，但已偏向內丹術，例如服氣也從「外氣論」轉向「內氣論」。見中嶋隆藏，〈《服氣精義論》から《幻真先生服內元氣訣法》、《太无先生服氣法》へ〉，收入氏著，《雲笈七籤の基礎的研究》（東京：研文出版社，二〇〇四），頁二九五—三一三。

106 陳立明等，《中國古代養生四書》（濟南：山東友誼出版社，二〇〇一），頁五四二。

臟腑的精氣。《黃庭經》的人體器官，總稱為八景、二十四真，均奉為神，各有名號。[106]「臍後三寸」者，在《難經‧六十六難》中作「臍下腎間」。唐初歙州縣尉楊玄操注解《難經》有關此問，就曾以「神龜」呼吸來理解這個核心區：

丹田者，人之根本也，精神之所藏，五氣之根元，太子之府也。男子以藏精，女子主月水，以生養子息，合和陰陽之門戶也。在臍下三寸，方圓四寸，附著脊脈兩腎之根。其中央黃，左青，右白，上赤，下黑。三寸法三才，四寸法四時，五色法五行。兩腎之間名曰大海，一名溺水，中有神龜，呼吸元氣，流行則為風雨，通氣四肢，無所不至也。[107]

引文的「丹田」，應作「下丹田」。與施沛《指掌圖》強調「子龜」是生命中樞幾乎意思相同的，見於建立中醫史上第一個民間醫學團體「一體堂宅仁醫會」的徐春甫《養生餘錄》：「蓋此身與造化同流，左為腎屬水，右為命門屬火。陽生於子，火實藏之，猶北方之有龜蛇也。」[108]毫無疑問，「子龜」就是「北方之有龜蛇」。徐氏這一段文字，與《指掌圖》幾乎一模一樣的。而徐春甫在《養生餘錄》又說：「攝生者觀於腎之神理，則夭壽之消息亦思過半矣。」[109]

明清時代「命門」的學說及圖像，相較本章前二節討論的膀胱、脾之圖，其多種分歧有過之無不及。[110]舉例來說，活動於明嘉靖、萬曆年間的孫一奎，以「太極」論述命門。他說命門位置在兩腎之間（不是右腎命門）、也非水非火，而只是一種「動氣」或「原氣」。其來源自先天，由父母之精所化生。孫一奎以豆子果實為喻，命門像豆瓣中之根蒂，由此植物生根發芽，生生不息。他說：「命門之義，蓋本於此，猶儒之太極，道之玄牝也。」[111]用前面施沛的話，就是「道在其中」。而孫一奎《醫旨緒餘・命門圖說》的圖像，不僅一點不寫實，而且還相當抽象費解；這幅圖正中畫一個白圓圈，兩旁像豆子果實（兩腎），像我們常見的太極圖，並有文字說明：「此中間動氣，即太極也。」[112]

稍後於孫一奎的趙獻可，他也認為命門彷彿人體內的「太極」。與孫氏不同，趙獻可立意命門為先天水火。他用「真火」、「君火」形容命門的功能及主導性，用「相火」來闡明命門之火的性質。趙獻可《醫貫》的命門圖像，正中也是一個大圓，內書「命門」，左右兩腎，左黑右白。圖下有文字解說：「命門左邊小黑圈是真水之穴，命門右邊小白圈是相火之穴。此一水一火俱無形，日夜潛行不息。兩腎在人身中合成一太極。」[113]換言之，命門圖像並非腎臟的本像。其實，命門圖更接近太極圖的變形。趙獻可說：「夫人受天地之中以生，亦原具有太極之形，在人

107 牛兵占主編，《難經譯注》（北京：中醫古籍出版社，二〇〇四），頁二九五。
108 徐春甫，《養生餘錄》（北京：中國中醫藥出版社，二〇〇九），頁一三三。
109 徐春甫，《養生餘錄》，頁一八四。
110 關於「命門」的討論很多，一個較全面的介紹見蔡友敬，《命門學說之理論與臨床運用》（北京：中醫古籍出版社，二〇〇五）。蒐集歷史「命門」原始史料最齊全的，見楊扶國、齊南主編，《中醫藏象與臨床》（北京：中醫古籍出版社，二〇〇九），頁六七〇—六八一。而「命門」的現代研究，見魯兆麟主編，《中醫各家學說專論》（北京：人民衛生出版社，二〇〇九），特別是第六章，頁九四—一〇五。
111 孫一奎，《醫旨緒餘》（北京：中國中醫藥出版社，二〇〇九），頁六。
112 孫一奎，《醫旨緒餘》，頁五。
113 趙獻可，《醫貫》（北京：人民衛生出版社，二〇〇五），頁七。
114 趙獻可，《醫貫》，頁六。

身之中。」[114]這一水一火之臟，如上說本是氣化「無形」的。圖像形容不足以規約人體腎命功用之運化。這個「臟器」不是客觀可觀察、研究的對象，卻是養生者內在可體驗的實體。

李中梓著《刪補頤生微論》，施沛曾參與這本書初刊（一六一八年）的校對工作；李氏以為命門是人體內北方的一點純陽之氣：「《仙經》曰：『兩個一般無二樣，中間一點是真精。』又曰：『兩腎中間一點明。』夫真精也，明也，即命門相火也。命門乃穴名，而其穴在兩腎中間。蓋一陽生於二陰之間，所以成乎坎而象天之北也。經曰：『少火生氣。』人無此火，生化之源或幾乎息矣。」[115]古典醫書如《難經》的命門之說，被理學化、內丹化的重新塑造。

命門的「生化之源」像是體內藥物，內「火」需要經由呼吸來調節使藥產生變化。施沛在《指掌圖》竟以三篇之多來談司呼吸的臟器：〈鼻口通喉咽說〉、〈喉咽分臟腑說〉、〈喉嚨通五臟說〉[116]。簡言之，施沛提到鼻、口之功用：「鼻為天門，口為地戶」，[117]即以鼻主呼吸，通於天氣；口主津液，通於地氣。

這段文字一模一樣見於《雲笈七籤．調氣法》：「鼻為天門，口為地戶，則鼻納之，口宜吐之，不得有誤。」[118]

然人呼吸是服外氣或內氣？

《雲笈七籤》所收各種修煉法，在〈胎息精微論〉論服食外氣，有五行、八方、四時、日月、星辰等氣，「雖古經所載，然為之者少見成遂」，[119]反之，「凡餌內氣者，用力寡而見功多。」[120]在同書中〈胎息根旨要訣〉也主張服人體內根源的氣，「所謂根本者，正對臍第十九椎，兩脊相夾脊中空處，膀胱下近脊是也，名曰命蒂，亦曰命門，亦曰命根，亦曰精室，男子以藏精，女子以月水，此則長生氣之根本也。」[121]

人服食內氣，使命門的能量與體內其他臟器之氣相互交流、反覆進行。施沛《指掌圖》的具體修煉方法：

> 黃帝敬受靈訣，專精行之，未逾一紀，而神猶先鑑，行氣使心，精步逾玄，含靈契理，入水不溺，入火不焚，氣運於內，神應於外，豈非至真哉！[122]

這裡的「精」、「氣」、「神」（心）等，如果放在「內丹學中，『精氣神』中的『氣』是『煉精化氣』的『氣』，『氣』乃為比『精』更高一層者，『氣』是『精』與『神』的中介。」[123]「精」指的是與命門有關的精華物質、性能量或「生殖之精」（「男子以藏精，女子以月水」）。《指掌圖》說，人若「方人心湛寂，慾念不起，則精氣散在三焦，榮華百骸；及其慾念

115 李中梓，《刪補頤生微論》（北京：中國中醫藥出版社，一九九八），頁一九三。這本書有「內丹化」傾向。書首〈三奇論〉：「三奇者，仙經所謂人有三奇，精氣神也。聖人治未病，則修煉尚矣。」書中〈辨妄論〉及論八味地黃丸等處涉及命門之說，可參。

116 鄭金生主編，《海外回歸中醫善本古籍叢書（第十二冊）》，頁六〇四—六〇七。

117 鄭金生主編，《海外回歸中醫善本古籍叢書（第十二冊）》，頁六〇四。

118 張君房，《雲笈七籤》，頁三六三。

119 張君房，《雲笈七籤》，頁三四四。

120 張君房，《雲笈七籤》，頁三四四。

121 張君房，《雲笈七籤》，頁三四五。

122 鄭金生主編，《海外回歸中醫善本古籍叢書（第十二冊）》，頁六〇二。

123 戈國龍，《道教內丹學溯源》，頁八三。

一起，心火熾然，翕撮三焦精氣，入命門之府，輸瀉而去。」[124]因此在修煉的不同階段，「精」與「神」之間有一轉化、昇華的過程。[125]

司命門之精氣交流最密切的是任、督二脈。施沛《經穴指掌圖書》：任、督、沖三脈都起源於人體「胞宮之所」：

夫人身猶天地也，不知一脈三歧之說，蓋以水經觀之：一脈如黃河，一脈如江漢，此任督也；百川貫河而發源於諸山之涯者，沖脈也。然皆本於星宿海。人身之巔頂即崑崙也；命門，即星宿海也。[126]

對修煉家來說，人體內的「巔頂」（髓海）與「命門」是兩大能量核心區，而任督二脈則是促使能量交流的管路。「星宿海」，據明人齊召南撰的《水道提綱》（一七六一年）以為：「黃河源出星宿海。」[127]張志聰《侶山堂類辨・辨督脈》：「命門乃督脈所入之門。」[128]因此，呼吸—任督—命門即是施沛《指掌圖》主要的臟象活動圖示。李中梓《刪補頤生微論・任督二脈導引祕旨》即詳列當時流行各式各樣的養生法都與任督二脈有關，所謂「種種旁門，豈離任、督。」[129]而大約出生於一五五八年前後的胡文煥在其明代養生學集大成的作品《壽養叢書全集》（一五九二年）中，所收的臟腑圖與施沛《指掌圖》來源相同，主要之一是《內照圖》。

胡文煥蒐集的經脈圖像又以《妊脈為陰海圖》、《督脈為陽海圖》為核心；兩圖的說明：「任督為一身陰陽之海；至人當漱煉上升玉液，為延年之藥。」[130]中醫經脈體系有二：一是十二經脈，一是奇經八脈。前者見於我的《發現古脈》[131]的討論。後者成為明清時代醫家、修煉家共同關注的焦點。出生年代約比《指掌圖》出版略早的醫家陳士鐸的《外經微言》，其體例模仿《黃帝內經》君臣答問，而內容已有學者留心到受內丹修煉影響。[132]通讀全書，其中〈陰陽顛倒篇〉、〈命門真火篇〉為其主軸。《外經微言》：「任督脈通於腎，傷任督未有不傷腎者。交接時縱慾洩精，精傷，任督之脈亦傷矣。」[133]又說：「命門居於腎，通於任督，更與神室相接，存神於丹田，所以溫命門也。守氣於神室，所以養命門也。修仙之道，無非溫養命門耳。」[134]

124 鄭金生主編，《海外回歸中醫善本古籍叢書（第十二冊）》，頁六一九。施沛這段文字，抄自北宋蘇轍的《龍川略志》，內容完全一樣。蘇轍，《龍川略志》（北京：中華書局，一九九七），頁七。

125 沈曾植論內丹修煉，有云：「所謂煉精化氣者，止是守靜；所謂煉氣化神者，止是致虛。」見沈曾植，《海日樓札叢》（台北：河洛圖書出版社，一九七五），頁二六一。

126 鄭金生主編，《海外回歸中醫善本古籍叢書（第十二冊）》，頁六七七。

127 齊召南，《水道提綱》，王雲五主編四庫全書珍本十一集，卷五，頁一。

128 張志聰，《侶山堂類辨》（北京：人民衛生出版社，一九八三），頁六。

129 李中梓，《刪補頤生微論》，頁九四。

130 胡文煥，《壽養叢書全集》（北京：中國中醫藥出版社，一九九七），頁五二七。研究明代養生文化，胡文煥的作品不可忽視。《壽養叢書全集》共六十八卷，包括《靈樞心得》、《素問心得》；胡文煥按養生原則，重新選編《黃帝內經》。該叢書也收有《醫學便覽》、《應急良方》等，對考查明代中晚期醫學「養生化」、「通俗化」是重要之史料。

131 李建民，《發現古脈——中國古典醫學與數術身體觀》（北京：社會科學文獻出版社，二〇〇七）。

132 陳士鐸的《外經微言》可說是內丹術的「醫學版」，非常值得注意。見張岫峰、劉淑華，〈《黃帝外經》與內丹修煉理論〉，收入張岫峰等主編，《黃帝外經淺釋》（上海：第二軍醫大學出版社，二〇〇六），頁三〇七—三一一。

133 張岫峰等主編，《黃帝外經淺釋》，頁二〇。

134 張岫峰等主編，《黃帝外經淺釋》，頁一五〇。

因此，我們閱讀施沛《指掌圖》的二十二幅圖像，首先找到人體生殖之精的「星宿海」，由命門（子龜）沿任督，並任督中軸觀看相關的藏象。俞正燮《癸巳存稿‧積精篇》抄錄道家書，以為內丹修煉：「內灶燒丹，施化求益，道教中已有論甘忌辛、是丹非素之論。」[135]「內灶燒丹」（內丹）與存思術的修煉，對「圖」的重視、運用稍不同。存思相對來說，依賴圖像在修煉過程的重要性。如《雲笈七籤‧老君存思圖十八篇》敘圖之功用：「見妙如圖，識解超進，神氣堅明，業行無倦，兼濟可期。」[136]故圖像為存思之中介。但內丹存神與存思相似而不同，陳攖寧的個人體驗梗概：

存想者，如《大洞經》「存想百神之衣裳、冠帶、形容、動作。」又如《龍虎九仙經》「存想黃雲撞頂。」《中黃經》：「存想五方、五色之氣，出於身中」等法皆是。若夫存神，則無所想。不過將神凝聚於一點，不使散漏之謂也。[137]

存神既無所想，圖像在修煉的地位亦不佔重要地位。石田秀實曾經復原內丹修煉一系列的程序，他從《道藏》蒐集的內丹圖像，其中的五臟，都不繪出臟器的任何細節、形狀，而僅以圓圈（五臟即五個圓圈）及簡化的線條表示之。若與《存真圖》、《內照圖》的實體化五臟圖相較，所有內丹的五臟圖傾向會意、象徵。石田指出，內丹修煉的最後階段，不去看或聽「內觀幻景」。[138]從存思至內丹[139]的技術轉變交替，也是「視覺轉向」的關鍵。

《內經圖》可用來說明五臟圖變化的實例。這幅圖像被認為「內丹修煉」之作品。圖文相佐，內容出自《黃庭內景經》、《呂祖全書‧指玄詩》、《呂祖志》、《鐘呂二仙傳‧金丹詩訣》等內丹典籍。[140]畫中之詩多為不同的修煉者內證所得之抒懷，有整套暗碼術語；蔡秋白《內經圖釋解》一書已嘗試為初步的考證。[141]

《內經圖》的圖像初看會被其中的山水自然所吸引，不過最值得注意的是畫境之中的表達搬運、積存氣、液等能量的各種「器械」。例如，象徵人體最底部位於下丹田繪有一男一女（陰陽二氣）在踏車使水往上流。水車上旁有一鼎爐。畫中另外兩種器械是耕田的犁具、織布機，也各由一男一女在操作。後者，蔡秋白認為：「氣功修煉的法則是以氣按小周天運行的軌道在人體內循環運行，猶如織女織布，須在心神定舒，思想專注之下，運用重複再重復，按部就班的過程方能將棉紗織成布。」[142]再如，《內經圖》將修煉內氣在督脈運行的難度以「羊車」、「鹿車」、「牛車」等車具來比喻。[143]簡言之，在《內經圖》表述人體的臟器的功能都以當時常見的器械、

135 俞正燮，《癸巳存稿》（瀋陽：遼寧教育出版社，二〇〇三），頁五一七。俞正燮作《積精篇》言房中術，引徵文獻百餘種，包含內丹道書。從技術看，內丹技術的核心是早期房中術的改造。李零認為，宋明以來「新的房中書有各種派別，恐怕要從道教的內在思路去研究」。見李零，《放虎歸山》（沈陽：遼寧教育出版社，一九九六），頁一五〇。中國醫學的理論及技術有著「道家比例」，主要有三階段：戰國秦漢的「黃老化」、唐代「金丹化」（如孫思邈的著作《燒煉祕訣》、《太清真人煉雲母訣》等），以及宋代以降「內丹化」。

136 張君房，《雲笈七籤》，頁二四六。

137 陳攖寧，《黃庭經講義》（北京：中國醫藥科技出版社，一九八九），頁一五。

138 石田秀實，《氣・流れる身體》（東京：平河出版社，一九九二），頁二三五—二三六。

139 萬進銘，〈從外丹到內丹——兩種形上學的轉移〉，《清華學報》新三十六卷第一期（二〇〇六），頁三一—七一。

140 李穎峰，〈《內經圖》與天人相應實踐〉，《中醫藥文化》二〇〇六年五期，頁二二—二四。

141 蔡秋白，《內經圖釋解》（香港：法住出版社，二〇〇六）。

142 蔡秋白，《內經圖釋解》，頁八八。

143 蔡秋白，《內經圖釋解》，頁一一五。

工具取代之。

醫家、修煉家二者在運用圖像有畸輕畸重之別。元末明初的醫家滑壽《十四經發揮》說其著書目的之一是為了「考圖以窮其源」。[144]圖像在此有不可或缺的重要性。而清末民初席裕康《內外功圖說輯要》收有《任督二脈天河周流圖》，形式甚為簡單，只標出腦髓與命門，並以圖圈示意之。在上下這二處，繪有一前一後的任督二脈，以及主呼吸、津液的「咽」、「喉」。其他的臟器完全闕如。席裕康說：「蓋此圖與前二圖（建民按，任督二脈圖）原是一也。其內景圖另一功用，俾初得道者內視之參考也。」[145]這裡特別提到「內視」，是修煉者的想像力目光。醫家、修煉家對圖像表達形式的要求不同，後者觀看圖像的方式如果用施沛自己的術語即是「心目」——不是用肉眼。

在《指掌圖》裡，施沛專立〈內景題辭〉一篇，論述「如何」觀看。這篇是解讀《指掌圖》的鑰匙。他寫作的策略是採用「駢文」的體裁；這種文體不僅對現代人有著閱讀的隔閡，對施沛同時代的人恐怕較難通讀。一如前述《內經圖》的詩文，其所訴求的不是一般對醫書有興趣的讀者，而是同道。

施沛表達觀看圖像所具備的身心狀態：

> 絕利一源，命曰專致，使寸靈一竅，即描寫歷歷，疇像儀而徹奧；其「機」在目，命曰「神光」，使眼彩四散，即畫圖了了，疇睹表而測裡。[146]

他又說：

爰儀圖之，著在心目，目本外而內治，燭火蘊於溫犀；心本內而外符，照百脈於秦鏡。[147]

人所看到的往往是表象。只有人專心致志，才可洞見事物的真相。假使眼光（「寸靈」）蒙蔽，畫像就算描繪很仔細，一個人也無法瞭解其所表達的奧妙。而觀看的關鍵在於稱之為具備「神光」的眼睛，這種眼神能看透畫像的表象而深入內層。施沛認為這即是「心目」的功用——眼本來是看外的卻可以看到人體內部；心本來是向內體悟的，但其功用卻與人的外部表現互相呼應，就像秦宮的鏡子照見體內的臟器。

施沛總結養生之道：「人有五藏，見之者生。」[148]這個「見」字，不是肉眼眼見，而是修煉者的「心目」所看到的。陳攖寧說：「久視者，非謂眼向外看，乃神向內視。內視，又名返觀。人能常用返觀、內照之功，自然災害不侵。」[149]修煉者是內觀自己的身體、不是病人或其他人（死屍）的五臟。

施沛的「心目」之說，亦見於他的另一種著作《素問逸篇》。《素問》的成書過程頗為複

144 茹古香、薛鳳奎、李德新，《十四經發揮校注》（上海：上海科學技術出版社，一九八六），頁二，〈自序〉。
145 席裕康，《內外功圖說輯要》（台北：自由出版社影印，一九九八），頁四一二。
146 鄭金生主編，《海外回歸中醫善本古籍叢書（第十二冊）》，頁五九七。
147 鄭金生主編，《海外回歸中醫善本古籍叢書（第十二冊）》，頁五九七。
148 鄭金生主編，《海外回歸中醫善本古籍叢書（第十二冊）》，頁五九七。
149 陳攖寧，《黃庭經講義》，頁一二。

雜。[150]這本古典是否有「逸篇」流傳？趙簡王《補刊素問遺篇》一卷，內容為王冰注本補入〈刺法論〉、〈本病論〉二篇。又，宋代劉溫舒《黃帝內經素問遺篇》一卷，為劉氏個人著作。[151]而施沛的《逸篇》來源據其書〈跋〉：

> 一日獨坐靜寄軒下，有羽士顧予，而問所讀何書。答以《素問》，乃備晰疑義。因出逸篇二以授予，曰：「此長生訣，神現方也。」隨謝去。後訪之，不可蹤跡，始知異人也。[152]

這是假托古代祕密傳授「禁方」的故事，講述自己的醫理。《素問逸篇》的二篇，有〈注源篇〉、〈木征篇〉。前者談的是道家「咽津」術，後者描述「內照」，也就是《指掌圖》的「心目」之說。

《素問逸篇・木征篇》的「木」，在中醫五行關聯思維與人體的「肝」及「目」對應。全篇論說返照之道：

> 人根於臍，而發光於目。人心卷之一寸，放之六合，無目不覺。試以目返照內府，而內若可見，外觀而種種皆靈。[153]

又說：

> 鼻為人身之嵩峰，兩目如日月並行，方是望。兩目角鎖著鼻梁，提周身之神，而聚

> 天地萬物之。可以上蒸泥丸而雨露時；下潤河海而潮汐時；灌注百骸而呼吸時。154

又說：

> 看內目不見，見之分心。心為目使喚，外看心不見，見之者目。目為心奴僕，內看不可妄想，須想五臟之形體顏色，從此養定得力，目見五彩，乃金丹之花，五臟之神光。155

這裡的「內目」，其實是「心目」，即修煉者長期胎息所獲得的身心經驗。《素問逸篇》只是借《素問》之名的「長生訣」，可說是經典個人化再製。

施沛《指掌圖》的臟腑圖，其觀看的方式有別於醫家。徐春甫也說：「臟腑內景，各有區別。達以行術，養生之要。」156「內景」圖像的形成史是深層的文化模塑。我們在閱讀這些圖像時需要經過層層「轉譯」。

---

150 廖育群，《岐黃醫道》（瀋陽：遼寧教育出版社，一九九二），頁五一－七六。

151 龍伯堅，〈黃帝內經考〉，收入龍伯堅、龍式昭，《黃帝內經集解‧素問》（天津：天津科學技術出版社，二〇〇四），頁一一六三－一一六四。

152 鄭金生主編，《海外回歸中醫善本古籍叢書（第十二冊）》，頁五九〇。

153 鄭金生主編，《海外回歸中醫善本古籍叢書（第十二冊）》，頁五八七。

154 鄭金生主編，《海外回歸中醫善本古籍叢書（第十二冊）》，頁五八八。

155 鄭金生主編，《海外回歸中醫善本古籍叢書（第十二冊）》，頁五八九。

156 徐春甫，《養生餘錄》，頁一八二。

惲鐵樵在研究奇經八脈時，便提示一種心知其意、不泥形象的方法：「奇經八脈，醫者類都以為難治。若從形能上著想，求其神理不求其跡象，則心與神會，古說皆可通。若從陽路、陰路、橫行、直行，從解剖上求其起訖，則杳不可得。蓋本無其物，自難曉也。」[157]臟腑圖像所示「本無其物」，觀之以「心目」密眄，不亦宜乎？

中國醫學持續的內在轉向

施沛《藏府指掌圖書》在中土早已亡佚。傳世唯一的版本只有作者個人的「家塾本」。[158]我們有理由相信這本書流傳不廣、建樹有限。[159]

曾編輯醫書的明代士人張岱，在自著《陶庵肘後方序》提及當時好用「熟地」的醫者吳竹庭。[160]熟地一味主補腎。[161]與竹庭同時之名醫張景岳，人呼為「張熟地」，其治病亦一例溫補。李時珍《本草綱目》引古說：「韓子治用地黃苗喂五十歲老馬，生三駒。又一百三十歲乃死也。」[162]這是誇大地黃養生的功效。章次公指出南方人大量服食熟地，「其風殆起於明中葉以後。」[163]同時在成化年間、也就是十五世紀以降，皇室貴冑流行「紅鉛」（女子月經加工品）、「蟠桃酒」（人乳）、「秋石」（人尿製品）、「紫河車」（胎盤）等養生祕藥。[164]與熟地相類，這些「人部藥」是為追求長生縱慾之用。而陳繼儒的《養生膚語》論歷來「養生有內外」，也就是外丹與內丹，但明代以「內丹」為主流：而且「內丹未成，內無交之，則服外丹多死」。[165]

在明代中晚期「醫療養生化」的時尚，[166]李時珍也完成《奇經八脈考》一書；這是研究「奇經」之術的一個高峰。此書強調「八脈散在群書者，略而不悉。醫不知此，罔探病機；仙不知此，難安爐鼎。」[167]又說：「紫陽《八脈經》所載經脈，稍與醫家之說不同。然內景隧道，唯返

157 惲鐵樵，《惲鐵樵醫書四種》（福州：福建科學技術出版社，二〇〇八），頁二四〇—二四一。

158 鄭金生主編，《海外回歸中醫善本古籍叢書（第十二冊）》，頁六二八。

159 明中期以後開始建造大型藏書樓。官學藏書樓的藏書以儒家經典、法律行政禮儀、勸諭文獻、嘉靖議禮、地理、歷史文獻為主。學校藏書樓的收藏很類似，包含了少量佛、道文獻。關於明代書籍文化，參見Timothy Brook，《明代的社會與國家》（合肥：黃山書社，二〇〇九），頁一四九—二〇三。在私人藏書樓或個人收藏，醫書是非常普通的，見趙用賢，《趙定宇書目》（上海：上海古籍出版社，二〇〇五），頁三七—四一、六七—六八。駱兆平，《新編天一閣書目》（北京：中華書局，一九九六），頁一〇三—一〇七。

160 張岱，《瑯嬛文集》（長沙：岳麓書社，一九八五），頁三〇—三二。

161 陳士鐸，《本草新編》（北京：中國中醫藥出版社，二〇〇八），頁四四—四九；郭汝聰，《本草三家合注》（太原：山西科學技術出版社，二〇一〇），頁一九—二一。又，李衛民、鄧中甲，《至陰之品——地黃說》（北京：人民衛生出版社，二〇一〇），頁四四—五五。

162 朱盛山、辛年香、鍾瑞建編，《本草綱目用藥實例傳記》（北京：學苑出版社，一九九七），頁五。

163 朱世增主編，《章次公論外感病》（上海：上海中醫藥大學出版社，二〇〇九），頁一〇五。

164 鄭金生，《藥林外史》（桂林：廣西師範大學出版社，二〇〇七），頁一三八—一四六。

165 本書收進明．胡文煥《養生導引祕籍》。見周德生、陳新宇主編，《養生導引祕籍釋義》（太原：山西科學技術出版社，二〇一〇），頁三六四。

166 明末士人生活驕奢淫佚，包括各種「養生」風尚，參見吳晗，〈晚明士大夫階級的生活〉，《新動向半月刊》二卷一期（一九三九），頁四一八—四二一。又，羅宗強，《明代後期士人心態研究》（天津：南開大學出版社，二〇〇六），特別是第六章。

167 王羅珍，《奇經八脈考校注》（上海：上海科學技術出版社，一九九〇），頁一。相關研究參見高希言，〈對奇經八脈的認識〉，收入《奇經八脈考》（上海：第二軍醫大學出版社，二〇〇五），頁一一六—二七六；孫永顯，〈奇經八脈與膀胱、腎經關係考辨〉，收入孫朝宗、孫松生主編，《古今奇經驗案選編》（北京：人民衛生出版社，二〇一〇），頁四九六—四九九。

觀者能照察之，其言必不謬也。」[168]「紫陽」指的是南宋內丹家張伯端。李時珍所說「爐鼎」、「返觀」之術，與本章討論的《指掌圖》的成書氛圍是相同的。而《指掌圖》成書的前一年（一六三八年），儒者方以智著《醫學會通》，內容討論左腎右命門等最熱門的課題。[169]

有學者推測，上述時期的中國曾經歷一個短暫革命性突破：「晚明時期的科技時代也是中國科學史上的一個革命飛越。」[170]我的想法恰恰相反。至少中國醫學宋元以來持續的在內在化過程之中。《指掌圖》的時代，有關解剖活動雖有之，但整體而言有關人體的知識未見明顯長進。施沛的「考證」工作，並非經典復古主義；[171]與其說他訴諸經典的「外證」權威，倒不如說更重視個人的「內證」體驗。相較同時代西醫，解剖學與外科手術的精進，[172]的確有據，中醫手術[173]以及相關的「外治法」[174]都日趨保守。例如傅仁宇《審視瑤函》即指出針灸的式微：「今人去古已遠，一聞針灸，心懷怯懼，是以醫心懈怠，鮮工於此耳。」[175]而在治療上「湯液」治療日益全面化。

《內照法》以為觀看五臟圖像應超越表象：「以圖之於象，合物會之，刻心思維，察深理於皮骨之內，露五臟焉。」[176]臟腑圖像不追求形似；而修煉家「心目」所看到的更應該在皮骨以外？《藏府指掌圖書》反映明代中晚期養生的身體，以及觀看人體內臟圖像「視覺」的內在轉向，這無疑是中國醫學文化史非常值得注意的動向。

168 王羅珍，《奇經八脈考校注》，頁三〇。

169 劉時覺編，《宋元明清醫籍年表》（北京：人民衛生出版社，二〇〇五），頁九四。

170 張春樹、駱雪倫，《明清時代之社會經濟巨變與新文化——李漁時代的社會與文化及其「現代性」》（上海：上海古籍出版社，二〇〇八），頁二四四。

171 明代中葉的學術環境及復古運動，見林慶彰，《明代考據學研究》（台北：台灣學生書局，一九八三），頁二一—二七。

172 Christopher Lawrence, "Democratic, divine and heroic: the history and historiography of surgery", in Christopher Lawrence (ed.), *Medical Theory, Surgical Practice: Studies in the History of Surgery* (London and New York: Rouledge, 1992), pp. 1-47.

173 李經緯，〈論明代外科學理論與技術之發展〉，收入氏著，《中國醫學之輝煌——李經緯文集》（北京：中國中醫藥出版社，一九九八），頁三〇二—三〇五。李建民，《華佗隱藏的手術——外科的中國醫學史》（台北：東大圖書），第三章。

174 李競主編，《瘡瘍外治法》（北京：中國醫藥科技出版社，一九九八），頁一四—二〇。

175 傅仁宇、傅維藩，《審視瑤函》（北京：人民衛生出版社，一九八一），頁二三。

176 彭靜山點評，《內照法》（瀋陽：遼寧人民出版社，一九八一），頁二五。本書為一八九一年周學海《周氏醫學叢書》本。

明清抵抗火炮的法術身體[1]

不是「祕本」

江紹原先生在其開創性著作《髮鬚爪：關於它們的迷信》說：「死亡、疾病、生產、性交，在我國和在世界旁處許多地方一樣，是被看作污穢『殗穢』的。」[2]在本章所涉及的不祥穢物，其派生的法術用來破解火器的威脅。

破解火器的法術稱為「陰門陣」。[3]在介紹、討論此問題的各類文章中，以蔣竹山先生〈女體與戰爭〉一文最詳盡可靠。[4]蔣文除了承繼歷來討論「污穢」的學界業績外，也指出「陰門陣」的出現，或可視為是女性禁忌的範圍從私領域擴大至公領域。[5]但「私領域」如何界說？事實上，性法術的公／私領域的界定是變動不居的，例如皇室成員的性行為（私領域）會感應及公共事務。[6]在蔣文之前，日本學者早在一九八四年即有涉及男女性愛的〈紅咒術〉一文，翻譯陰

1 李孝悌先生多次用「吉爾茲的意義詮釋」來描述文化史的研究。見李孝悌，〈社會史與文化史：西方視野與中國觀點〉，《中國學術》第二十八輯（二〇一一），頁三四四—三五七。

2 江紹原，《髮鬚爪：關於它們的迷信》（上海：開明書店，一九二八），頁一六九—一七〇。關於「法術」—「穢

物」—「陣法」，也見於江紹原對於「迷信」的分類，見氏著，《中國禮俗迷信》，頁五四。

3 「陰門陣」的「陰」，不只是指的女陰；「陰」，男女生殖器都可通用。《釋名疏證補》引《說文》：「也，女陰也，象形也，陰亦一聲之轉，但許止訓女，此則兼男女言之。」見王先謙，《釋名疏證補》（北京：中華書局，二〇〇八），頁七三。詹石窗說，中國古代土地崇拜，也與女陰崇拜有關。他說：「因為『地』字從『也』，本是女陰的擴大化」。見氏著，《道教與女性》（上海：上海古籍出版社，一九九一），頁八。目前發現男、女陰的考古文物，以男性生殖器較多。李零說：「從考古資料看，女神像流行的時代，並沒有相應的男神像；而在性器模擬物中，女陰崇拜也並不突出。有學者認為，嚴格地講，後者主要屬於男根崇拜。男根崇拜應是生殖崇拜中更發達的形態。」他又說，男根崇拜的功能不外乎「破身儀式」、「求子巫術」或者「驅避邪惡」三種。見李零，《中國方術考》（北京：東方出版社，二〇〇〇），頁四三七、四四七。

4 蔣竹山，〈女體與戰爭——明清厭炮之術「陰門陣」再探〉，《新史學》十卷三期（一九九九），頁一五九—一八五。我也有一文涉及此議題，見李建民，〈「陰門陣」考〉，《大陸雜誌》八十五卷五期（一九九二），頁四—七。我分三方面解釋這一類法術的原理「與戎事不近女器，女性的性器官或排泄物有傷害力，以及女陰之間或許存有某種感應等」詳細討論（頁六）。

5 蔣竹山，〈女體與戰爭〉，頁一八四。

6 性或「房中」，在方術的脈絡不只是「私」生活。這些活動有時會感應公共事務，如影響農業生產等。漢代出土的若干圖像，如山東平陰孟莊漢墓石柱的「祕戲圖」，劉敦願認為與「孕育儀式」有關。又，《後漢書・荀爽傳》：「臣竊聞後宮采女五六千人，……百姓窮困於外，陰陽隔塞於內。故感動和氣，災異屢臻」。《抱朴子》也說各種「房中之事」，有「移災解罪，轉禍為福」的功能。我討論「媚道」一文，重點是利用新出土文獻，討論「媚道」在漢代方技知識版圖所佔的位置。筆者認為，房中術有四方面的內容，性技術、性技巧只不過其中一方面。而從性別來看，房中術又可分兩系：「養陰」與「養陽」。媚道為養陰一支。見拙作〈婦人媚道〉，收入氏著《旅行者的史學》（台北：允晨文化，二〇一一年新版）。「媚道」這個課題，清代學者沈家本《漢律摭遺》即有〈媚道〉一條及史料。法術如巫蠱等，涉及犯罪見瞿同祖，《中國法律與中國社會》（香港：龍門書店，一九六七），頁二〇八—二一三，〈巫蠱〉條下。錢鍾書曾解釋「媚道」一詞，定義其實與胡三省注《資治通鑑》雷同：「蠱詛他人，求己親媚。」換言之，媚道性質近乎「蠱」、「詛」等方術。澤田瑞穗《中國の咒法》（一九八四），有〈漢宮の巫蠱と媚道〉一節，早於林富士、李敖之文。而兩人卻都不提澤田文。比較特殊的是，澤田是在咒詛的範疇下，討論「巫蠱」與「媚道」，與林文一模一樣。史料也完全相同。而如上所言，媚道之術見於新出土之史料；大陸學者劉樂賢在反省相關「媚道」文獻說：「馬王堆〈雜禁方〉出土後，學者們利用〈雜禁方〉等媚道文獻，對媚道做了較為詳細和深入的研究，並提出了一些新的意見。尤其是李建民先生，更撰有討論婦人媚道的專文，

門陣有關筆記史料如《梵天廬叢錄》等四種，可惜只用半頁三行不到的篇幅討論。[7]

這一類怪誕不經的女性污穢法術，大約起於明末戰爭。一九三五年曹聚仁就提到：「有神祕之諱忌乃有神祕之效用。葡萄牙人所輸入的紅衣炮，明崇禎間已實際在戰事上應用。破紅衣炮的唯一妙物，就是女人的月經布；滿城高掛，炮彈不飛，炮身自裂，相傳效用如神。」[8] 這種戰術乃公開展演女性月水布，也有更直接利用女性裸體。漢學家高羅佩（R. H. van Gulik）在一九六〇年代的《中國古代房內考》的〈裸體〉一小節，論及身體的禁忌法力：「十七世紀早期，殘暴的軍閥張獻忠，作為當時四川省的主要軍事統治者，『曾將被屠殺的裸體女屍暴露於被圍攻的城外，想用它產生魔力，防止守城者的炮火。』而且在清代，男女體性交的圖畫還被廣泛地用做護身符。」[9] 換言之，男女肏行及女性裸體在戰爭亦可作為護佑之用途。[10]

女性的禁忌所產生的法力，在房中術、祕戲圖的相關脈絡，主要是隱祕的、私人的場域。但張獻忠民變及破紅衣炮的女性法術，則是公開的戰爭領域。這兩者對女性污染的運用，前後的歷

對史書中的婦人媚道案例及〈雜禁方〉、〈相愛方〉兩種文獻做了全面的分析和研究，並提出了一些新的看法。」見劉樂賢，〈敦煌寫本中的媚道文獻及相關問題〉，《敦煌吐魯番研究》六卷（二〇〇二），頁一〇一—一一三。在我之前的研究，只涉及史書上的案例，如林富士、李敖，兩人篇幅長短、案例一模一樣。李敖用了五則漢代案例，非常奇怪跳躍地補充唐代、清代各一條史料。其實，從漢到唐之間還有其他媚道史料，如高國藩，《敦煌古俗與民俗流變——中國民俗探微》（南京：河海大學出版社，一九八九），頁二一六—二二五，早於李敖文。除了新出土文獻，我討論的漢代媚道案例（案例很少，任何人讀《史記》、《漢書》，結果一樣），其實與李敖引用不完全一致，如竇皇后與宋貴人爭寵事，我引用《後漢書．皇后紀》及同書〈章帝八王傳〉；而李敖只引了後者。以上見林富士，《漢代的巫者》（台北縣：稻鄉出版社，一九九九新版），頁七七—八〇；李敖，《中國迷信新研》（台北縣：李敖出版社，二〇〇二），頁一八一—一八三。林、李兩人討論的方式，例一、例二……雷同。其實，這方面的史料極其稀少，賈麗英的博士論文《秦漢家族犯罪研究》即有所謂〈媚道〉一節（頁一七二—一七七），

案例也完全相同。她沒有引用錢鍾書、澤田瑞穗、林富士、李敖等任何一位學者「媚道」的論著。賈的博士論文已經注意到台灣學者的作品。見賈麗英，《秦漢家族犯罪研究》（北京：人民出版社，二〇一〇）。

7 澤田瑞穗《中國の咒法》最早的版本是一九八四年。我引用的是他稍晚的再版本，《中國の咒法》（東京：平河出版社，一九九二），頁四〇二—四〇四。澤田瑞穗（生於一九一二年），時代與江紹原（生於一八九八年）相當，倆人同屬於民俗（迷信）史研究的「第一代人」。與澤田氏同時，另有柳田國男的研究。周作人介紹過柳田的《遠野物語》，體例與江紹原的小品相當。澤田的專書很多，特色是使用筆記小說研究下層文化史。這在當時已為佳作，即在今日可與競爽者亦殊不多。他的另外一本書，《中國の民間信仰》（東京：工作舍，一九八二），書中引用《梵天廬叢錄》二次、《清稗類鈔》九次。一個人何妨在研究之前，翻檢澤田氏、江氏的書，就不至說那一本書是「祕本」（頁六三），而故意誤導讀者。

8 曹聚仁的書版本甚多。我只引用手邊便利所得的。曹聚仁，《曹聚仁雜文集》（北京：三聯書店，一九九四），頁五七。另外，在他一九三七年出版的雜文，提及用小兒靈魂鎮壓的法術：「捉小孩子的靈魂去捧那鐵橋的橋腳」。（上引書，頁二五七—二五八）曹聚仁的作品以引用野史稗乘為特色，不少是在香港出版的，見陳子善，〈曹聚仁港版著作舉隅〉，氏著，《邊緣識小》（上海：上海書店，二〇〇九），頁一四九—一五三。

9 高羅佩著，李零、郭曉惠譯，《中國古代房內考——中國古代的性與社會》（台北：桂冠圖書公司，一九九一），頁二四一。高羅佩很早就提到了「陰門陣」，感興趣的人不難循線索找到更多的史料，進行初步討論。高羅佩的《中國古代房內考》與《祕戲圖考》等書在一九八〇年代引起學者注意，主要是長沙馬王堆出土房中書的關係。詳見李零，〈高羅佩與馬王堆房中書〉，氏著，《放虎歸山》（瀋陽：遼寧教育出版社，一九九六），頁一三二—一四三；江曉原，〈高羅佩《祕戲圖考》與《房內考》之得失及有關問題〉，收入氏著，《性張力下的中國人》（上海：上海人民出版社，一九九五），頁三〇二—三二三。江氏在一九八〇年代末已出版幾本中國傳統「性學」的書，可參。高羅佩的漢學成就，集中在文學、性學與琴學三方面。見張萍，《高羅佩：溝通中西文化的使者》（北京：中華書局，二〇一〇）。

10 江曉原說：「古人又普遍相信春宮圖有驅邪、避禍的作用，因此常將春宮作為特殊的護符。至今民間尚有流傳的『護書』（謂保佑家宅平安）、『嫁妝畫』（寓祈子、歌頌性愛之意）、『避火圖』，皆為技法質樸簡陋的春宮圖。春宮圖可以避火是民間廣泛流傳的觀念，例如清末葉德輝藏書甚多，相傳他就在書中夾著春宮圖，謂火神係女性，見春宮圖則羞而卻步，故可防火。」另外，有所謂「壓箱底」的對象，皆作男女交媾狀，因常藏在新娘嫁妝的箱底而得名，有性教育、求子及避邪等多重功用。見江曉原、王一方，《准談風月》（上海：上海書店，二〇〇八），頁八二。春宮圖、壓箱底的流傳大都是隱祕的、不公開的。「厭炮」不只是避火炮、同時也攻擊火炮。江曉原所說的「壓箱底」，大概是「有類祕本」的；我們那個時代又稱為「小本」的。

史變化，是本章討論的核心。

中國的火器（炮）史，或可上溯至宋代（詳馮家升、有馬成甫等的研究），[11]但明清為一關鍵。明代火炮與西方技術差距猶不甚大，至清代情況則完全改觀；而以女性身體對抗火炮史料清代又尤勝於明季。明初中國本土已自己生產火器，但外來技術的輸入是為一變。鄧之誠《骨董瑣記》：「明成祖平交趾，始得火炮。」[12]其時新式火炮的操作並不成熟，因此法術有與之周旋的

11 馮家升，《火藥的發明和西傳》（上海：上海人民出版社，一九六二）；有馬成甫，《火炮の起原とその傳流》（東京：吉川弘文館，一九六二）。馮家升指出，元代末年火炮已有「將軍」的稱謂。一三三二年，有位名為克呼景兗甫的千夫長，在嗚臯山下立了「炮神廟」。馮氏稱之「火器的崇拜」（頁四三）。而且，不僅中國人曾將火炮視為「邪術」，一二四一年蒙軍攻入波蘭時，波蘭人將蒙古軍的火器認為是「妖術」（頁六三、七八）。再者，馮家升應該是第一個有系統的將煉丹術與火藥（炮）的發明聯繫起來的學者。詳見，《馮家升論著輯粹》（北京：中華書局，一九八七），頁五一三。李約瑟《從煉丹術發展起來的火藥和火器的史詩》與馮氏的題目、論點一模一樣。甚至史料也雷同，例如馮氏特別強調的「伏火」法及孫思邈的著作，李約瑟也提及，但故意舉了孫思邈另外的作品。值得注意的是，馮氏提了《真元妙道要略》一書，作為火藥最早記載的方書（詳頁一五）。而恰好李約瑟剛好也說：「我想談談一部有趣的書《真元妙道要略》……它在世界上最早提到由硫黃、硝石和炭源組成的起火或爆炸混合物，即原始火藥」（頁三九九—四〇〇），其口吻好像是李氏首次發現了這本丹書。李約瑟這篇長文沒有任何「研究回顧」，只在文後關於火藥作為娛樂用途時，提了一下馮家升（頁四一八）。但沒有摘錄其論點，並說「迄今還沒有寫出一部準確的中國煙火史」，彷彿他正是提出「從煉丹術到火器發明」的第一人。見潘吉星主編，《李約瑟集》（天津：天津人民出版社，一九九八），頁三九五—四二三。李約瑟文發表於一九八〇年代，晚於馮氏相關論著很多。李氏只是把馮氏的內文論點轉換成為論文題目，而且加入「史詩」之名。關於火炮的討論，如清．吳子光〈炮製雜考〉（《一月坡集》卷十五）、清．福格〈炮考〉（《聽雨叢談》卷五）。兩人之文都用「考」字，並沒有自稱作此題第一人之意。近人之研究如李洵，〈明代火器的發展與封建制度的關係〉，《史學集刊》一九八九年三期；李映發，〈明代對佛郎機炮的引進與發展〉，《四川大學學報》一九九〇年二期；黃一農，〈紅夷大炮與明清戰爭〉，《清華學報》新二十六卷一期（一九九六），等等。中國使用火器歷史久遠，但一直到曾國藩「還時時告誡部屬，不可專恃火器。」見高拜石，《新編古春風樓瑣記》（二十四）（台

北：正中書局，二〇〇三），頁一一一。目前發現的最早火炮是西夏時期的銅炮，見《台灣新生報》一九八九．九．一七，一五版報導。

12 鄧之誠，《骨董瑣記》（北京：中國書店，一九九一），頁二二六。鄧之誠關於火器的說法，雖有「見《野獲編》」，但只是全篇改寫、並無增益任何一條新史料與個人觀點。如鄧原文：「明成祖平交趾，始得火炮，……其炮稱大將軍、蒺藜炮。」在沈德符《野獲編》卷十七：「本朝以火器禦虜，為古今第一戰具，然其器之輕妙，實於文皇帝平交趾始得之，……亦相傳所稱大將軍、蒺藜炮之類耳。……其國，即古三佛齊」。又，鄧原文：「視昔時曹操霹靂車用石者，稱為神技。」沈德符也說：「大火炮等物，不過曹操霹靂車之屬於而已。」又，鄧原文：「宏治以後，始得佛郎機炮於粵中，轉運神捷，超舊制數倍。」沈德符也說：「粵中因獲通番海艘，沒入其貨，始並炮收入，則轉運神捷，又超舊制數倍」。又，鄧原文：「嘉靖十二年，廣東巡檢何儒，得蜈蚣船銃獻之，萬曆壬寅，紅毛入寇，又得紅夷炮。」這一段是改寫自沈德符書的前後兩段：「數年來因紅毛夷入寇，又得其所施故者，……至嘉靖十二年，廣東巡檢何儒招降佛郎機國，又得其蜈蚣船銃等法」。又，鄧原文：「戚繼光復創用火鴉、火鼠、地雷等器。」沈德符則說：「至今上初年，戚繼光帥薊門，又用火鴉火鼠地雷等物。」換言之，鄧之誠、沈德符所舉事例一模一樣；差別在於，沈氏是說「本朝」事，而鄧之誠則改寫成了「過去式」。《野獲編》並不是「祕本」圖書，如此不加引號改寫，也算是「個人著作」？（在古代史書體例，個人意見以「君子曰」、「太史公曰」來表達）謝國楨《明代社會經濟史料選編》（中），也抄了這條火炮材料，但是全文抄錄；謝氏若干個人意見，以「按」語與原始史料有所區隔。謝國楨這套史料書（共三冊），選錄的筆記野乘，包括《梵天廬叢錄》、《清稗類鈔》等，都是常見之書。與鄧之誠「引書」體例類似的，有錢穆《先秦諸子繫年》之例。據翟清福的研究，《繫年》如在〈列禦寇考〉一節，對《困學紀聞》隻字未提，而抄王應麟所引過所有文獻並掩去作者。又，錢書討論《漆雕子》篇數有二說，十二篇與十三篇，而持十二篇說的只有梁啟超，錢先生說同，這不可能只是巧合了。翟清福指出，錢穆抄襲梁啟超等的論點而不注明出處（不只是史料問題）。詳見翟清福，〈《十批判書》真的抄襲了《先秦諸子繫年》？〉，《史學集刊》一九九六年四期，頁四—一〇。余英時先生批判《十批判書》的時間點，及其寫作動機，翟清福有討論。由於鄧之誠如上所述只是改寫沈德符之書，因此「明成祖平交趾，始得火炮」的觀點，非鄧氏所發明。吳晗說：「明代最早的火器是從安南傳來的，叫作神機槍、炮。」論點與鄧之誠相同，但無引用出處。見氏著，《燈下集》（北京：三聯書店，二〇〇七），頁五四。按李斌的研究，在明征交趾前火炮技術已相當成熟，而交趾火器的輸入在技術上有所改進。永樂朝同時用安南相國黎澄及相關工匠，為明廷監造火器，後並有祭祀活動，奉黎氏為「火器之神」。詳見：李斌，〈永樂朝與安南的火器技術交流〉，收入鍾少異主編，《中國古代火藥火器史研究》（北京：中國社會科學出版社，一九九五），頁一四七—一五八；王兆春，《中國古代軍事工程技術史（宋元明清）》（太原：山西教育出版社，二〇〇七），頁二六三—二七一。

餘地。在魔女的戰爭裡，她們的身體一次又一次打敗神祕的火器。徐一士〈火器〉一文指出當時人視火器為「神祕」，然在十九世紀海禁大開之前，鮮用在戰爭：「火器之利於作戰，何嘗不久已知之。然海禁大開以前，向不輕用於戰事。……偶以不得已而用炮以制勝，則以神祕視之，封以大將軍名號。雖以迷信，實以示不敢輕用。故用畢或錮藏而任其鏽敝，或瘞埋而滅其蹤跡，蓋不祥之物，屏之唯恐不遠。」[13]火炮乃不祥之物，因此以不祥穢物破解之，女體及其相關事物即其一。

女性在明清時代的祕密宗教及民變戰爭，擔任重要角色，在鄭燦的《中國邪教禍源考》與于凌波的《中國歷史上的白蓮教》之類作品，早就介紹。[14]一九八〇年代初，王爾敏先生回顧中國近代史研究的主流之一是「革命史」，且其研究最先開闢，其中「中國祕密社會史」研究成果尤值得留意。他主張祕密社會史中，「祕密宗教」與「祕密會社」是兩個不同的範疇；以性別來說，前者參加者多有婦女，而後者分子「純為成年男性」[15]。

方以智最早提出「裙衩之厭」之說

最早論及役用女體對付火器之法術，是明末方以智的《物理小識．神鬼方術類》有〈厭法〉一條：

李霖寰大司馬征播，楊應龍敗逃囤上。李公以大炮攻之，楊裸諸婦向炮，炮竟不燃。此受厭也。崇禎乙亥，流賊圍桐，城上架炮，賊亦逼人裸陰向城，時乃潑狗血、燒羊角煙以解之，炮竟發矣。故鑄劍、鑄鐘、合至丹藥，皆忌裙釵之厭。16

13 徐一士，《亦佳廬小品》（北京：中華書局，二〇〇九），頁三二〇—三二一。徐一士與瞿兌之、黃秋岳、高伯雨等是「民國」時期的幾位文史掌故大家。他們的文章，大都在非專業的報刊發表，而且經常引用彼此的作品。這其中的核心人物則是瞿兌之。瞿輯有《中國社會史料叢鈔．甲集》（長沙商務印書館，一九三七年；台北一九六五年有影印本），我的碩士論文《中國古代遊藝史》（頁一四）即有提及。瞿兌之為徐一士等人的作品作序、出版都出過力。例如，瞿兌之為徐一士的《一士類稿》撰寫的長序，討論「掌故學」，至今還是有參考價值。鄭逸梅說：「瞿兌之，兌應作銳，讀本音者非。《漢書•天文志》：『兌作銳，謂星形尖銳也。』且兌之名宣穎，穎有銳意。」見氏著，《藝林散葉續編》（北京：中華書局，二〇〇五），頁一九七。又，徐一士的作品有不同版本，如沈雲龍主編《近代中國史料叢刊第一輯》（文海出版社影印本）等，不是祕本。另參見張明芳，〈民國筆記的壓卷之作〉，《北京大學學報》一九九九年二期，頁一五三—一五五。

14 鄭燦，《中國邪教禍源考》（台北：中國孔學會，一九八〇），如王倫造反見頁一四—一五。鄭燦作品另有《八陣圖與奇門遁甲》、《無極太極八卦圖說》。又，于凌波，《中國歷史上的白蓮教》（台北：佛教慈濟文化志業中心，一九八九），書中所述民變的婦女都善戰，見頁一一六、頁一三五等。于凌波著述極多，如《向知識分子介紹佛教》等。

15 王爾敏，〈祕密宗教與祕密會社之生態環境及社會功能〉，《近代史研究集刊》十期（一九八一），頁三三—五九。其中，《清稗類鈔》是研究中國祕密社會史的基本書籍（頁五七），同時也是研究民俗史常用之書，見王文寶，《中國民俗學史》（成都：巴蜀書社，一九九六），頁一五五—一六二。

16 方以智，《物理小識》（台北：商務印書館，一九七八），頁二九〇。這本書除了厭炮術，同書卷十二另載有多種厭勝術。如〈互厭法〉：「妖人之能循形者，厭以犬豕血不復遁。」〈厭勝〉：「南甘土司中金蠶蠱，夫婦裸體以祀之。」又，〈破木工械法〉：「梓人造屋，必為魘填。」即所謂木工厭勝法。方以智提到了煉丹及鑄劍。古代煉丹，爐上須植刀劍，陳國符說：「唐宋時由於外丹黃白朮盛行，需要刀、劍與鏡較多，故當時鑄劍、鑄鏡手工業，必有所發展。」見《陳國符道藏研究論文集》（上海：上海古籍出版社，二〇〇四），頁四九。關於《物理小識》，見蔣國保，〈物理小識著作考〉，《江淮論壇》一九八二年一期，頁四七—四九；周瀚光、賀聖迪，〈我國十七世紀的一部百科全書〉，《中國科技史料》七卷六期（一九八六），頁四一—四七。方以智書中涉及醫藥知識，多為趙學敏《本草綱目拾遺》引用。

方以智舉出二則事例，及其對事例的個人解釋。其一，崇禎乙亥（一六三五年，清太宗天聰九年）張獻忠圍桐城之戰，[17]見文前曹聚仁的雜文。另一則，是萬曆年間李化龍平定西南夷播州楊應龍之叛，事見《平播全書》。魯迅《小說舊聞鈔》：

明萬曆間，播州宣慰使楊應龍叛，郭子章巡撫貴州，與李化龍同討平之。化龍時巡撫四川，進總督四川湖廣貴州軍務；事平，化龍有《平播全書》之作。[18]

方以智將這一種厭炮法術稱為「裙釵之厭」，也就是婦人之厭勝術。這是這種不經的法術首次被命名。方以智對此法術首次命名、舉二則事例，也第一次提出個人的解釋。相對於用男女裸體性交圖像作為私人護身符，鑄劍、煉丹、御炮等操作高科技則屬於公領域的應用。其實，上述煉丹的婦人禁忌與避炮的法術原理類似，只是應用的場合不同。

民俗史家黃石（華節）早在一九三〇年代的論文提到：「最奇怪的風俗，是拿生殖器去侮蔑他人；這不消說也是由生殖器具有神能的迷信而來。我曾經見過本省（廣東）的無知婦女，尤其是蛋婦，彼此相罵時用手撩起上衣的下幅去咒罵她們的仇人，但沒有露出生殖器。但她們相信被人家的生殖器『向過』（雖然還隔著一重褲子），便是『不吉』的兆頭。」[19]這種相信女性生殖器足以傷害對手的法術，江紹原認為與歷史上的「陰戶厭敵」[20]的法術事例是一樣的。就如法術作用的咒願，同時也具備仇恨、污辱他人的功能。

黃石所提到的廣東地區性的禁忌風俗，在靄理士（Havelock Ellis）的《性心理學》說：「我們要記得暴露臀部原是古代的一個辟邪的方法，到了後世，則退化而成為表示鄙薄與不屑的一種姿態，在女人用得特別多。」[21]這一類女性禁忌兼具法術與輕視的雙重功能。

在記載陰門陣極有限的筆記史料裡，方以智《物理小識》這一條證據價值高。因為他不僅列舉事例，同時提出了「裙釵之厭」的說法，這是概括性的論點。嚴耕望先生即將證據的性質分為二類：「概括敘述性證據」與「例證性證據」。前者「價值高，但慎防誇張」；後者是一個個例子，「價值較低，但若有極多同樣例子，它的價值就增高。」[22]換言之，不同史料的價值，並不是都是

17 鄭天挺主編，《明清史資料》上冊（天津：天津人民出版社，一九八〇），頁三八五—三八六。

18 魯迅，《小說舊聞鈔》（北京：北新書局，一九二六），頁一二一。姚香勤，〈李化龍與播州之役〉，《平原大學學報》二十一卷一期（二〇〇四），頁七六—七七；陳對，《明代平播戰爭研究》（重慶：西南大學碩士學位論文，二〇〇九），頁三二—四七。又，久芳崇，〈十六世紀末、日本式鐵炮の明朝への傳播——萬曆朝鮮の役から播州楊應龍の亂へ—〉，《東洋學報》八十一卷一號（二〇〇二），頁三三—五四；Sun Laichen，〈東部アジアにおける火器の時代：一三九〇—一六八三〉，《東洋史論集》（九州島大學）三四（二〇〇六），頁一—一〇。

19 黃石，〈關於性的迷信與風俗〉，收入高洪興等編，《婦女風俗考》（上海：上海文藝出版社，一九九一），頁四〇六。黃石（華節），重要著作有《婦女風俗史話》（一九三三）、《中國古今民間百戲》（一九六七）、《端午禮俗史》（一九六三）等。黃石曾在民族學者吳文藻手下工作過。他對「性」迷信的關注，約與前述江紹原同時。

20 江紹原最初發表於《貢獻》（一九二八）。《貢獻》由孫伏園、孫福熙主辦，是國民黨改組派刊物。參見周作人，《知堂集外文・〈亦報〉隨筆》（長沙：岳麓書社，一九八八），頁八二一—八二三。讀些周作人在報刊的隨筆，看他引述的野乘、筆記，就不會輕易說那些書是「祕本」。如黃秋岳《花隨人聖庵摭憶》（周作人書，頁四二三），我們下面還會提到這本書，也介紹（但沒有討論）了「陰門陣」史料。

21 靄理士，《性心理學》（北京：三聯書店，一九八七），頁二二九。這本書由潘光旦翻譯，出版於一九四〇年代，其特色是譯者的書後批注。潘注一共五百七十餘條，多是譯者由野史、筆記等傳統文獻中摘出的，「意在與原文相互發明，或彼此印證」。《性心理學》全書三十四萬言，潘光旦的注文則佔了十萬言。他還寫了〈中國文獻中同性戀舉例〉一文，作為附錄，是為開風氣之作。一九八〇年代前後，台灣有關中國「性學」的研究，引徵史料不出潘光旦所找到的傳統史料，有些事例及解釋甚至原文照抄。另文討論。這條注文頗長，被刪了。

22 嚴耕望，《怎樣學歷史》（瀋陽：遼寧教育出版社，二〇〇六），頁二七。

同等的。再者，陰門陣的史料，皆見於近人隨筆、雜記，而他們不一定是親歷這些事件的人。嚴先生也說「轉引史料必須檢查原書」，「若原書已佚，或自己找不到」的情況才需注明出處。[23]而孤本或稀見史料仍當注明最先引用者。然有人將隨筆、筆記之類經常引用的史料視為「祕本」，無疑有犯意、誤導他人之嫌。[24]我們再一次確認陰門陣相關「理據」時，對「轉引」（「引用」的方式之一）史料的證據力必須有所反思。

這種陰門陣自明末以降成為群盜、民變習用的陣法之一。十七世紀的文人董含在他的《三岡識略》說：

> 先是，流寇圍汴梁，城中固守，力攻三次，俱不能克。賊計窮，搜婦人數百，悉露下體，倒植於地，向城謾罵，號曰「陰門陣」，城上炮皆不能發。陳將軍永福急取僧人，數略相當，令赤身立垛口對之，謂之「陽門陣」，賊炮亦退後不發。詳見李光壁《汴圍日錄》，後群盜屢用之，往往有驗。嘗考黃帝、風后以來，從無此法。[25]

火器的時代，兩軍交戰或用壕塹戰，炮彈飛過來也只能躲，而「搜婦人數百，悉露下體」，虛擲她人生命豈是良策？這裡又有仿「陰門陣」的做法，取僧人陰（下文也有取尼褲為法術用物）、裸體的「陽門陣」，我們下文將會再一次提到。

董含以為生殖器戰法「群盜」常用，到了鴉片戰爭、庚子之變，則成為正規軍的戰法之一。十八世紀，山東臨清爆發了王倫為首的清水教造反。在清代眾多民間宗教的領袖中，王倫具有代表性。王爾敏先生說：「教會領袖聲譽之隆者，當以雲南張保太，山東王倫為最著名。」[26]

關於這次起義的本末，鄧之誠《骨董瑣記》稱王倫為白蓮教徒：

> 白蓮教徒王倫，壽張人，於乾隆三十九年八月二十八日，乘歲饑突率其黨自張四孤莊，分攻壽張、堂邑、陽谷三縣，殺壽張知縣沈齊義、堂邑知縣陳枚、訓導吳璟、把總楊兆相、陽谷縣丞劉希燾、典史方光祀、莘縣把總楊兆立。九月初七日，進據臨清以窺東昌，巡撫徐績率兵與戰於小鄧家莊，幾為所擒，兗州鎮唯一、德州城守尉宗室格圖肯、皆敗績。

---

23 嚴耕望，《怎樣學歷史》，頁四七。

24 牛頓的學術研究，一生遭受多次抄襲的指控。Rob Iliffe 的《牛頓新傳》指出，胡克多次指牛頓，「從他的《顯微術》中拿走了大批的材料和理論」（頁七一）。一六九八年，有人再次指控牛頓利用別人的研究成果，「一六九八年，弗拉姆斯蒂德威脅要通過印刷物揭露：是他正在給牛頓提供觀測數據，而借助這些數據牛頓就有可能改進他的月球理論。」（頁一一六）萊布尼茨也說，牛頓的創見是利用他已有的研究而改頭換面。「萊布尼茨反過來撰寫匿名文章，評論牛頓一七〇四年的《求積術》以及《分析法》，在其中含沙射影地說牛頓的流數法其實就是他的微分學，只不過使用了一套不同的符號而已。」（頁一二六）以上，見 Rob Iliffe 著，萬兆元譯，《牛頓新傳》（南京：譯林出版社，二〇〇九）。牛頓面對指控只有學術響應；而「在其生命的最後幾個月中，牛頓顯然努力想過一種理想的生活，一種他清楚說過的好基督徒應該過的生活。」（頁一三六）

25 董含，《三岡識略》（瀋陽：遼寧教育出版社，二〇〇〇），頁一五。董含是明代畫家董其昌的後人。《識略》內容有些因果報應的怪論，是「迷信史」的好材料。參見來新夏，《結網集》（天津：南開大學出版社，一九八四），頁二四六—二五一。

26 王爾敏，前引文，頁三九。路遙說：「早在一七七四年（乾隆三十九年），即八卦教傳教家族遭到官府首次打擊的後兩年，這支教門系統內以山東陽谷縣清水教頭目王倫為首的起義勢力就迅速崛起。」王倫造反的臨清，在清代是刀會、拳會流行之地。見路遙、程嘯，《義和團運動史》（濟南：齊魯書社，一九八八），頁一八七、一九七。

（王）倫勢甚盛，聚眾數千人，乃命大學士舒赫德、額駙拉旺多爾濟、都御史阿思哈，率京兵往，斬唯一、格圖肯以徇，旋舒赫德會直隸周元理，何南河熠之兵，屢挫其鋒，進圍臨清克之。其黨總兵楊壘、和尚梵偉、元帥孟璨、朴刀元帥楊五、無生聖母、倫弟樸、王聖如、閻吉仁、王峻愛、王經隆、王四等，皆先後被執，唯倫終不獲。見《東華錄》。[27]

王倫命儔嘯侶一開始銳不可當，直到了大學士舒赫德征伐才有轉變。除了上述《東華錄》記載此事，另有俞蛟的《臨清寇略》也錄有相關事跡。

早在一九五四年，陳湛若發表〈義和團的前史〉一文，就特別以王倫造反案與義和團事件比對，指出這兩起民變的戰事裡的法術運用的相似性，[28]同時介紹了《臨清寇略》這本常用之書。[29]王倫之亂，在周作人《知堂乙酉文編》就有提到，應是常識。[30]一九八一年，美國學者韓書瑞以這次只有一個半月的變亂事件撰寫一本專書，隔一年即有中文相關介紹，其中論及這次事件最核心的文獻：

俞蛟敘述的材料的巨大價值不僅僅在於他的觀察入微的細節，而且在於他在看待叛亂的超自然的神奇力量時所具有的獨到見解。與造反者一樣（但與大部份儒家官員不同），俞蛟對這些「不可能碰到」的事件和「迷信」處之泰然。俞蛟的記載有助於使我們一個活生生的世界，在那裡咒語的威力大於炮火，而且魔法巫術成了一種被大膽妄為的人所尊敬、懼怕和使用的力量。[31]

俞蛟所親見的不可思議「超自然」力量，即是陰門陣等法術。關於俞蛟的著作，活躍於二十世紀五六十年代的歷史掌故大家高伯雨的雜文即引用過。[32] 一九六二年謝國楨《明清筆記談叢》也直接引述了俞蛟的書。[33]

俞蛟敘述的王倫之亂過程裡的法術、是否有誇大失實之嫌？特別是書中的婦人法術的情節。

---

27 鄧之誠，前引書，頁九四—九五。書中說王倫「終不獲」，其實是登樓自焚而亡。見錢基博修訂，《清鑑》（台北：啟明書局，一九五九）上冊，頁四四六。

28 陳湛若，〈義和團的前史〉，《文史哲》一九五四年三期，頁二三。作者比對了「王倫起義」與「義和團」在法術運用的相似之處。

29 陳湛若論文，引用《臨清寇略》（頁二五），比李敖早三十年。而且李敖引用這本書，連錯二次，都作《臨清「紀」略》，見李敖，《中國迷信新研》，頁一七〇、二一二。事實上，確有《臨清紀略》這本書，不過並不是私人著作，而是康熙時代的官書，見謝國楨，《明清筆記談叢》（北京：中華書局，一九六二），頁一七〇。另外，謝國楨直接引述俞蛟《臨清寇略》的相關記載（頁九七），並且也說王倫事件見於另一本清代筆記《野語》（頁九六）。這大概又會被認為是「某」第一次發現的「有類祕本」了。謝書頁八四，再次提到王倫起義。謝國楨在他的一本針對大學生、研究生撰寫的《史料學概論》，特別介紹幾部最基本的農民起義史料，《臨清寇略》為其一（頁一二七）。見謝國楨，《史料學概論》（福州：福建人民出版社，一九八五）。謝書篇幅極短，可迅速瀏覽。

30 周作人，《知堂乙酉文編》（香港：三育圖書公司，一九六二），頁四〇。王倫的農民起義，是較廣為人知的戰爭之一。見戴逸主編，《十八世紀的中國與世界．導言卷》（瀋陽：遼海出版社，一九九八），頁六五。

31 韓書瑞，〈《一七七四年山東王倫起義》導言〉，《中國史研究動態》一九八二年十二期，頁二三。韓書瑞是史語所宋光宇先生在美國讀書時的博士論文導師。

32 高伯雨的「聽雨樓」系列隨筆的版本很多，我引用手邊方便的本子。高伯雨，《聽雨樓隨筆》（瀋陽：遼寧教育出版社，一九九八），頁三四三。他介紹俞蛟這個人「字青源，浙江山陰人，生在乾隆末年，曾到廣州、潮州當過小差事……」。俞蛟到山東臨清親見王倫之亂，並記下陰門陣等法術，這一年他只有二十二歲。高伯雨的作品，都是掌故之類。他與寫《中國社會史料叢鈔》的瞿兌之是朋友。高氏的作品以清末民初的史事與人物掌故為主，也有歷史文物制度的考證，如《中國歷史文物趣談》一書。

33 謝國楨，《明清筆記談叢》，頁九七。

他的其他作品，對男、女陰的法術用途，頗感興趣。俞蛟的知識趣味，在以儒家價值為主流的社會說來是有些鶻突的。例如，用男陰做的外科藥，「相傳明季獻賊（建民案，疑指張獻忠所領之大西軍）營中，有老神仙者，恆取處子陰油（按精液也），熬煉成膏，以治斷脛，剖腹能續之合之」。又說一妖僧奸宄，喜在男女新婚之夜，以法術盜取夫妻兩人之生殖器，「僧以手探郎、婦下體，如攫物。」[34]在正統醫學外，人陰在法術上的應用想像，值得留意。

根據《臨清寇略》，王倫是兼通法術的一位外科（瘍科）醫生：

> 倫，陽谷人。貌魁岸，性狡譎，多力，有拳勇。嘗為縣役，因事責斥，無以為生，遂抄撮方書，為人治癰瘍，頗驗。擇受病男、婦之精悍者，不受值，均感其惠，願為義兒、義女以報德。[35]

所以，王倫集團的主力之一即是受其恩惠的外科疾病患者。他的義女之一烏三娘，也是因外傷得愈後，加入造反行列的。《臨清寇略》說：

> 烏三娘，兗州人，年二十許，娟媚多姿，而有膂力，工技擊。其夫某，能為角觝戲，俗所稱走馬賣械者也。嘗與三娘挾技走楚、豫間以餬口。而三娘技實過其夫。嘗患瘍，遇王倫治之而愈，不受值，且助以財。三娘感其惠，願為義女。夫卒，遂依其家。王倫破壽張諸邑，三娘皆從，而更招致其當日同賣械者十餘人。王倫皆呼為女，而實與同臥起如妻妾。王師困王倫於汪氏室，三娘率諸女巷戰，短兵相接，

諸女次第死。三娘獨揮兩刀，能捍蔽鋒鏑。忽於馬上躍升屋，而樓即汪氏之三層樓也，高十餘仞。官軍圍三匝，矢炮擬之若的，三娘揚袖作舞狀，終莫能傷。日將夕矣，一軍皇駭，蓋不慮其不死，慮其遁走而莫可致也。有老弁就賊屍，割其勢，置炮上，一發而三娘墮地。諸軍呼聲雷動，鋒刃齊下，立成肉糜。[36]

三娘武功高，自馬背躍上三層樓。官軍重重包圍，也只能看她長袖善舞之姿。官兵最後取三娘之命，用了絕技「陽門陣」。上引文中的「勢」者即指男陰。[37]烏三娘是出身跑江湖、雜耍的藝人，下階層者之流。其實，王倫集團組成分子即以這些人為主流。陳湛若說，民間宗教多「號召貧民們入教」。[38]謝國楨《史料學概論》是一本為大學生撰寫的入門書（「概論」），也指出類似觀點：「梁清遠《雕邱雜錄》十八卷，記白蓮教的事情，可參考。他提到白蓮教的教規是任

34 俞蛟，《夢廠雜著》（北京：北京古籍出版社，二〇〇一），頁八三、一七六。

35 俞蛟，《臨清寇略》（台北：廣文書局影印本，一九六八），頁三。他在書末特別強調，王倫之亂是其「躬臨壁壘，目擊情形」所記（頁一六—一七）。

36 俞蛟，《臨清寇略》，頁一四—一五。在民變中，類似烏三娘的女性領袖，有「紅燈照」的林黑兒。林黑兒也出身雜耍藝人、四處流浪。她自稱「黃蓮聖母」，在八國聯軍進入天津時，供應團民軍械糧米、為民療槍傷。見陳貴宗，《義和團的組織和宗旨》（長春：吉林大學出版社，一九八七），頁七六—七七。

37 「勢」或作「勢峰」。男陰古有八種稱法。清人梁紹壬《兩般秋雨盦隨筆》：「男子下體曰陽具，曰人道，夫人知之也。亦曰馬藏，見《三昧經》。亦曰燭營，見《淮南子．精神訓》。亦曰餘竅，見《列子．仲尼篇》。亦曰穢穴，見《列子．仲尼篇注》。亦曰勢峰，見《瑜伽師地論》。亦曰睪丸，見《素問》經。」見氏著，《兩般秋雨盦隨筆》下冊（台北：商務印書館影印，一九七六），卷五，頁九。

38 陳湛若，前引文，頁一八。

何人均可加入，只有紳衿不得入教，可見其階級界線是很清楚的，階級意識也很強烈。」[39]這是常識，參與戰事者多是善武藝兼通法術雜技如烏三娘及「當日同賣械者」流。與新文化史「缺席的在場」的攀緣無關，以下「邪術驅兵」的口供檔案史料可為佐證。

莊吉發引述這次叛變相關教犯等的口供：

王倫以邪術驅兵作戰，官兵亦以邪制邪，捐納吏目杜安邦具稟指出，「賊人常時前後混喊破不過火，及攻臨清之日，賊人跑回亂喊說此處出了能人了，遠見城上有穿紅的女人了，城牆抹了黑狗血，破了法，槍炮竟過火了。」軍機大臣將黑狗血一節訊問教犯後，據教犯李旺供稱，「這是頭一次攻臨清西門的事，這一次王貴在前，攻城時，城上施放槍炮，王貴被打瞎，跑轉回來，說是城上有女人破了法了。那時我也遠遠望見城上有兩個披著頭髮的女人，一個騎在城垛上溺尿，這一次我們的人被槍打死的很多。」孟燦亦供稱，「攻臨清時，聽見王倫說，城上有穿紅的女人，光著下身，抹著血溺尿，把我們的法破了。」槍炮不過火，就是相信槍炮不傷人，不怕刀槍。[40]

這些「穿紅的女人」[41]在戰場上令人怵心劌目。「紅」有「月經」的象徵（詳下）。她們除了散髮、赤裸下身，同時也以「血、溺尿」等穢物勇敢抗敵。李義山《義山雜纂・不祥》：「（婦人）對日、月大小便、散髮。」[42]這種不祥應帶有法術意味。請看，整個戰場亂嘮四起，由上引不缺席的「在場」人員各種口述，充滿了魔法色腥。

當時的火炮擊中目標不精確。十九世紀梁章巨〈炮說〉一文，以為火炮不準，「數百炮僅得一炮之力」；其最大的功能其實是造成驚嚇敵人的效果，「恃以攻敵則不足，用以驚敵則有餘。」[43]一般從事戰事的男性畏懼火炮，不難想像那些在戰場上因此奔逃、驚駭惶遽的婦人。雖然當時人把火炮的失誤、全部歸功給她們偉大的「法力」！事實上，這些婦人只是充當了炮灰。

如前董含所說，這一類法術「後群盜屢用之，往往有驗」。我們在比較罕見的地方性文獻，發現因這種戰術的犧牲者。清・顏壽芝主編，江西《同治雩都縣志》卷十五〈藝文志〉收有洪祖皓〈義塚行〉一詩說陰門陣攻城事：

---

39 謝國楨，《史料學概論》，頁一〇三。關於《雕邱雜錄》，又見《明清筆記談叢》，頁五一—五二。

40 莊吉發，《真空家鄉——清代民間祕密宗教史研究》（台北：文史哲出版社，二〇〇二），頁一六〇。莊先生研究祕密宗教史甚早。如他在一九八三年的論文提到：「乾隆三十九年（一七七四）八月，山東壽張縣人王倫率白蓮教徒眾起事，王倫傳授咒語，若遇對敵打仗時，口誦『千手擋萬手遮，青龍白虎來護著，求天天助，求地地靈，槍炮不過火，何人敢當』等句，就不怕槍炮刀箭。」見莊吉發，〈從院藏檔案談清代祕密宗教盛行的原因〉，《故宮學術季刊》一卷一期（一九八三），頁一〇〇。王倫之變，討論者多，都比李敖早且詳細，馬西沙等，《中國民間宗教史》（北京：中國社會科學出版社，二〇〇四），「俗言黑狗血可以破邪，又聞女人是陰人，亦可以破邪，是以用女人在垛口向他」。本書有更早的版本。將女性視為「陰人」、並有法術方面的威脅力，戴玄之論紅槍會「練習排刀時，外邊派人守衛，嚴禁婦女偷看，據說如有陰人（女性）窺視，法身即不附體。」見戴玄之，《紅槍會（一九一六—一九四九）》（台北：食貨出版社，一九七三），頁一一〇。

41 宋人袁文《甕牖閒評》：「古者戎服，上下一律，皆重赤，殆欲與殷輪、釁鼓等色相亂，戰陣之間，不遽見傷殘，以沮士氣」。也就是說戰場著紅衣，是與血色等同。見袁文，《甕牖閒評》（上海：上海古籍出版社，一九八五），頁六〇。

42 曲彥斌校注，《雜纂七種》（上海：上海古籍出版社，一九八八），頁三五。

43 梁章巨，《歸田瑣記》（北京：中華書局，二〇〇六），頁二二。

> 咸豐之間髮逆來，匝地烽煙漫朝霧；從此官民日戒嚴，百千義士齊應募。……
> 賊施陰門陣陷城，屠戮生靈以萬數；屍橫狼藉枕街衢，白日無光天昏暮。[44]

「髮逆」是太平天國軍。清朝薙髮易服，太平天國主張中國古來的蓄髮傳統。太平軍陣法很多，是其特色，[45] 包括「陰門陣」在內。

一八四一年，鴉片之戰期間，楊芳奉命防剿廣州的英國軍隊。據楊天石的敘述：

> 他進入廣州之後，卻突發奇論，說是：我在實地，夷在海上，風波搖蕩，然而夷炮卻能經常打中我，我炮卻不能打中夷，肯定夷人有邪術。於是傳令保甲大量蒐集婦女使用的馬桶，載在木筏上，派一副將率領，自己帶兵埋伏在岸上。約定當侵略軍來犯時，一聲炮響，所有木筏一字排開，馬桶口一齊指向敵人，他自己則從旁抄出夾擊。[46]

這種「馬桶陣」（女性馬桶）是陰門陣的派生產物。跟上述王倫造反事件中利用女性所排出穢物「溺尿」一樣，「馬桶口一齊指向敵人」，其下場不難想像。當時火炮操作背後，被認為有「邪術」運作；「夷人有邪術」也。楊芳出身行伍，參與鴉片之戰時年事已大；他是林則徐手下愛將，武功高強。楊芳用了女性馬桶戰是突發奇想，還是以為法術才是戰爭成敗的關鍵？楊芳的奇招，跟接下來底下另一位清廷大臣徐桐可說是難兄難弟。中國此時已是圊溷穢氣，無計可施？

婦人污穢法術的「公開化」

火炮的發展日新月異，中國人以「陰門」法術不變應萬變。一九五九年，阿英編的《庚子事變文學集》是一本材料書，收輯了有關義和團事件的各體文學作品。其中高樹《金鑾瑣記》內又有陰門陣的記載。[47]這本小書作者是清政府軍機章京的身份。書中的掌故，在劉成禺的《洪憲紀事詩本事簿注》被引用。[48]前舉徐一士的筆記《一士譚薈》也有徵引過此書，不是祕本。[49]

高樹《金鑾瑣記》有一段提及避火炮的個人法術，從未被學者仔細討論過：

> 瞎叟豫師言，樊教主以婦女猩紅染額，炮不能中，徐相信之。[50]

44 清・顏壽芝，《（同治）雩都縣志》，收入《中國地方志集成・江西府縣志輯（七六）》（南京：江蘇古籍出版社影印，一九九六），頁四六四。

45 陳邦賢，《自勉齋隨筆》（上海：上海書店出版社，一九九七），頁七，〈太平軍的陣法〉條。

46 楊天石，《晚清史事》（北京：中國人民大學出版社，二〇〇七），頁一。

47 見阿英編，《庚子事變文學集》（北京：中華書局，一九五九），頁一四一—一四二。這是一本文學史料集。阿英，原名錢德富，文學史家。見《阿英文集》（香港：三聯書店，一九七九）。

48 劉成禺等，《洪憲紀事詩三種》（上海：上海古籍出版社，一九八三），頁六六—六七，引用了《金鑾瑣記》。關於劉成禺，見高伯雨，《聽雨樓雜筆》（香港：創墾出版社，一九五六），頁七四—七七。

49 徐一士，〈一士譚薈〉，收入沈雲龍主編《近代中國史料叢刊》第一輯（文海出版社影印）。我用的是北京中華書局二〇〇七年本。徐一士這篇引用《金鑾瑣記》的掌故，其中涉及掌火器的神機營（頁一八七—二一〇）。

50 高樹，《金鑾瑣記》，收入榮孟源、章伯鋒主編，《近代稗海・第一輯》（成都：四川人民出版社，一九八五），頁四九。對於高樹這本書的介紹，還有黃秋岳《花隨人聖盦摭憶》（一九六五年香港龍門書店影印）。高樹之書，有詩，有作者自注文，「詩皆不佳，而所注今日假成史料，故甄錄之。」黃秋岳抄錄《金鑾瑣記》即有陰門陣之上述的徐氏疑是「徐桐」。在曹聚仁通俗作品《中國近百年史話》即特別介紹這位淒婉的理學家：「以漢軍翰林至大學士的理學家徐桐，聽到拳團到了京師，大喜道：『中國自此強矣』！」而對付洋人之道，「洋人的炮火是利害的，可是最怕月經帶、馬桶刷之類，這些話，並非是海外奇談，而是見之於清廷大員的奏牘，並且見之於行動的。」[51]女陰及其象徵的崇拜論述，在此化裝為一種對敵人仇恨的「中國一定強」政治議論。借婦女神力排洋，是徐桐及某些清廷官員（如前楊芳）的共識。我們合理懷疑，類似楊芳、徐桐等這一類接受儒家思想的官員，其思想底層仍是一派怪力亂神？

而用以染額的「婦女猩紅」為何物？高樹並無解說。柴小梵《梵天廬叢錄》的考證則提供了線索。《梵天廬叢錄》是研究民俗掌故常用之書。謝國楨《史料學概論》為一般學生列舉明清常用之民俗典籍六種：「記明清兩代地理社會風俗及一般政治弊端的，則有明代田藝蘅《留青日札》、明代王士性《廣志繹》、明代顧炎武《日知錄》和《肇域志》、之江抱陽生《甲申朝事小紀》、清末民初人柴萼《梵天廬叢錄》等書。」[52]《梵天廬叢錄》與《日知錄》是並列之書，不是「祕本」圖書，而是大學、研究生的入門書。

柴小梵《梵天廬叢錄・猩紅》說：

> 猩紅為詞人濫用之詞，謂紅如猩面耳，而不知腥紅乃母猩月水，荒山邃谷，群猩聚處，撥草尋覓，常有小塊紫血。手拈之，紅如胭脂，即此是也。[53]

所以，「猩紅」或作「腥紅」。「婦女猩紅」其實即是婦人之月水。以婦人月水染額頭可避炮火的個人法術，原理與陰門陣一致。清代醫家趙學敏《本草綱目拾遺》有用「猴經」入藥，「經」即「母猴月水乾血也」，可「治乾血勞」。[54]這種治癆病的藥物具有法術色彩。[55]月水染額避炮術[56]的「邏輯」，從江紹原討論中國人「血觀」的身體方術史脈絡，以為以獸

史料（頁二一），但沒有任何解釋。我引用《金鑾瑣記》是詩、注文皆引，而李敖只引了部份注文，並不相同。黃秋岳書封面有瞿兌之題籤。齊如山《梅蘭芳游美記》封面有黃秋岳的題字（一九三三年）。黃秋岳的死因成謎，見曹聚仁，《天一閣人物譚》（上海：上海人民出版社，二〇〇〇），頁六八—六九。關於《花隨人聖庵摭憶》作者及書介紹，又見鄭逸梅，《逸梅雜札》（濟南：齊魯書社，一九八五），頁一四二—一四三。

51 曹聚仁，《中國近百年史話》（新加坡：南洋商報社，一九五三），頁八二、八四。他排斥所有外來事物，以傳統儒術經常為規。見徐實曾，〈徐桐二三事〉，《南京史志》一九九七年六期，頁四八；苑書義，〈論徐桐的自強觀〉，《河北師範大學學報》三十一卷三期（二〇〇八），頁一三一—一三七。

52 謝國楨，《史料學概論》，頁二一六。

53 我最早使用《梵天廬叢錄》的版本，是台北禹甸文化公司一九七六年影印史語所的藏書，在版權頁上印有「中央研究院歷史語言研究所藏書」，封面並有屈萬里先生的題籤。也就是說，《梵天廬叢錄》的流傳，在一九七〇年代與史語所是有關的，但有人認為李敖是將此書引進台灣史學界之第一人。其實，早在許地山、楊蔭深研究宗教史、民俗史的作品中，就曾引用《梵天廬叢錄》。就我記憶所及，江紹原在《中國禮俗迷信》一書中也反覆引用《梵天廬叢錄》（見頁七一—七二、七八、一二九等）。柴小梵，《梵天廬叢錄》（太原：山西古籍出版社、山西教育出版社，一九九九），頁一四〇〇。

54 趙學敏，《本草綱目拾遺》（北京：中國中醫藥出版社，一九九八），頁三九三。有關猴經在本草書記載不多，例如清人陸以湉《冷廬雜識》云：「藥物中有猴經，乃牝猴天癸。治婦女經閉神效。李心衡《金川瑣記》云：獨松汛之正地溝，山高箐密，巖洞中猿猱充仞。土人攀懸而上，尋取所謂猴經者，赴肆貿易。多至百觔。此可補諸家本草之缺。」（卷六）

55 月經是危險的，同時也是「神聖」的。見吉田禎吾著，王子今、周蘇平譯，《宗教人類學》（西安：陝西人民出版社，一九九一），頁一九七—一九八、二一五—二一六。

56 這在兵法中，屬「兵陰陽」。《漢志》有《辟兵威勝方》七十篇。李零說：這書「講刀槍不入的方子。」威是威喜，一種琥珀類礦物。勝是胡麻，一名巨勝。見李零，《蘭台萬卷：讀漢書・藝文志》（北京：三聯書店，二〇一一），頁一六九—一七二。

血或人血塗人身或器物等「含有祓除或抵禦不祥之意」。[57]火炮乃不祥之器，與其他軍器被視為有「神」依存其間，受到血祭或釁禮的待遇。《明史・禮志》載洪武九年「祭旗頭大將、六纛大將、五方旗神、主宰戰船正神、金鼓角銃炮之神、弓弩飛槍飛石之神、陣前陣後神祇五昌等眾，凡七位，共一壇」。火炮的命中與否，在相信軍器本身有神存在的年代，認為法術（邪術）的因素左右其間。江紹原《中國禮俗迷信》也抄錄在人額上書、塗，用以避邪的相關法術：「清代趙學敏《串雅》外編卷一：避祟，小兒額上八十字，此乃旃檀王押字，鬼祟見則遠避。《通俗》：端午日以雄黃酒塗小兒額。」[58]雄黃一味可塗額避邪。這跟用月水避炮祓除災厄的意味應該是一樣的。

婦女厭勝術在庚子期間達到了一個高峰。天津人華學瀾，一八八六年進士、授編修，一九九〇年八國聯軍入北京時，他人正好在京城。他跟前述的俞蛟一樣，觀察到義和團運動的種種。根據他留下的《庚子日記》，北京及其附近四郊多壘、是謠諑與方術統治的天下。華學瀾筆下的日常瑣碎裡，佈滿了亡國的憂心如焚。華氏在日記載：「晚仍掛紅燈，並用紅布寫『義和團之神位』張之門者，皆壇上所傳，不敢不遵也。」而且不時有「壇令」下達，都是義和團各壇教導人民避禍之方法，「七月七日，家家不許動火，方能免災」。洋人為了對付拳民之法術，也在西什庫以法術對抗。《日記》一九〇〇年六月二十七日條下：

> 洋人所搶皆極富戶及各當鋪，其次皆未擾及。東街源昌當亦未動。余家陋巷，可謂極貧，約可無慮矣。唯回回則無論貧富皆不擾，以彼教人無入義和團者也。西方居

人頗有自稱「回回」以求免者。見人身有紅色者必殺（白旗不能全與，須以食物易之），（天）津中婦女向好著紅，冤死者不知幾許矣。……晚飯後，伯茀來，傅夢巖來，談及本日為拳民蕩平西什庫之期，擺金網陣，唯洋人有萬女旌一具，以女人陰毛編成，在樓上執以指麾，則義和團神皆遠避不能附體，是以不能取勝。[59]

洋人濫殺身著「紅」的女人，可能是「紅」在法術上的作用。前面也提到「掛紅燈」、以紅布張之門者，意思雷同。而洋人、拳民對陣，洋人破拳民的方法是用「萬女旌」，女人陰毛與女用馬桶一樣，具有法術的想像污染力。這也可能是拳民不敵的一種借口罷。前述撰《金鑾瑣記》的高樹之弟高枏，在他庚子年的《日記》也簡短地說：「團民實能避炮，畏見婦女。夜攻西什庫。」[60]這裡剛剛好也提到義和團攻打西什庫之事。民間傳說拳民是有「避炮」的法術能力，但洋人用婦女相關的法術就失靈了。火炮再一次與「畏見婦女」取得聯繫。

「萬女旌」的「旌」，大概是一種軍旗。洋人在樓上執以指揮，可能不是一面小旗？旗名曰「萬女」，意味聚污穢之甚，以至團民所奉之神（樊梨花、穆桂英等之類）紛紛遠避。

高枏的說法，似出自耳聞、傳說。他的私人記憶帶有社會性，並有著權謀的特質。洋人也用了法術？是否是「真」並不是重點，而是「它到底想說些什麼」——攻西什庫一役沒有成功？拳

57 王文寶、江小蕙編，《江紹原民俗學論集》（上海：上海文藝出版社，一九九八），頁一四六。
58 江紹原，《中國禮俗迷信》，頁一八四。
59 中國社會科學院近代史研究所近代史數據編輯室，《庚子記事》（北京：中華書局，一九七八），頁一〇九。
60 中國社會科學院近代史研究所近代史數據編輯室，《庚子記事》，頁一四八。

民不能附體的理由？總之，文本不一定是客觀訊息的傳達，也是散播謠言者本身情緒及主觀「故意」。[61]謗鑠也多少夾雜事實成分。

綜合上述幾則戰例，所謂陰門陣荒誕不經的相關法術，有女陰，也有男陰，但前者使用較多。而官、民雙方都擺置這一類陣法，但民變運用稍多。華人、洋人也都施用陰門陣，但中國人使用之例稍多。可見這是兩軍對抗時，以法術對付優勢火炮的一種戰術。為了要驅卒殺敵，有時必須假借法術等各種手段鼓舞軍心。前引俞蛟《臨清寇略》即提到王倫集團：

掠財物，擄婦女，四鄉要路均守之，無一人得竄逸者。遂逐戶編名，以老弱執役，少壯者每人給藥一丸，令吞之。又給黑布一幅，裹額上，刀一口，俾相隨攻殺，不從則殺之。相傳食其藥，即心迷，能殺人。[62]

這裡的「藥」不為治病之用，而是有惑人「心迷」的法術效果。我們合理懷疑，站在第一線從事「陰門陣」的婦女，有些大概即是被擄獲充軍的，她們被餵食藥丸，穿紅衣、散髮裸露下體，不避槍炮擾敵。

李敖先生認為「厭炮思想，也其來久矣」，並推測說：

為什麼女人陰部可以厭炮？《清稗類鈔・迷信》有〈炮之賞罰〉一則。說八旗各軍出征前夕，在帳前配炮成列，「陳牲酹酒，軍主親詣三揖以釁之。」第二天如果打勝仗，「則披紅鼓吹迎之歸」，並「拜折奏請」賞給各炮某某大將軍封號；如果打了敗仗，則「牽之以回營，每炮棍責一百或八十，多至八百一千」。由此可見，中國人把炮看成了有生命的戰士。

正因為它有生命，所以以裸體女人對付它，它就打炮不成了。63

61 王明珂，〈文本與情境〉，收入《茶馬古道研究集刊》一輯（二〇一〇），頁一七—三四。

62 俞蛟，《臨清寇略》，頁七。

63 李敖，《中國迷信新研》，頁一七一。李敖這本書的重點，是書的最後一篇〈上限教條、下限迷信〉，有其用世之心。關於《迷信新研》的史源，是很有意思的。如〈割股考〉，除了桑原騭藏之外，內山完造也有〈食人肉的習俗〉（《文友》一九四四年）一文。而上舉柴小梵《梵天廬叢錄》（點校本，頁一三六五—一三七一）更有〈食人〉之長文，引用中國歷史上食人傳統有幾種模式：嗜好的、仇殺的……並說他寫此文：「食人之事，予嘗親歷之」。（頁一三七一）而食人肉的形式之一「割股」，陳邦賢《自勉齋隨筆・孝女割肝》：「……割肝、割股等，都是一種愚孝。自從唐代的陳藏器《本草拾遺》裡面說是人肉可以療病，便有千餘年的人類受他的影響。有病不用科學的方法去醫治，反用一種愚蠢的方法來祈求，這是多麼的荒謬！」陳邦賢舉了他知道一件孝女事例後，「當時有邑紳陳某，是一位專提倡舊禮教的，便拿出錢來替她醫治，並且送她匾額，稱她做孝女，還請官廳褒獎她。其實這是一種愚孝……」（頁一一八—一一九）所謂「愚孝」就是不孝之孝。陳邦賢提到唐代陳藏器的書提倡人肉可以療病之說等幾個重點，包括是否表揚「愚孝」與否等，「全讓邱仲麟給師法，卻暗槓起來不對外明說。」（盧建榮主編《社會／文化史集刊（五）：抄襲的知識社會學：民國以來史學界最大的集體舞弊疑雲》頁二〇）陳邦賢撰寫現代第一本《中國醫學史》，而其學術隨筆《自勉齋隨筆》一九四七年世界書局出版。其次，李敖引用的《清稗類鈔》，是常見之書。《清稗類鈔》的作者徐珂，任職於商務印書館，也是該印書館出版《辭源》編者之一。他的著作《天足考略》、《五刑考略》等都是大家所聽聞的。見鄭逸梅，〈《清稗類鈔》作者徐珂〉，收入氏著，《近代名人叢話》（北京：中華書局，二〇〇五），頁二三八—二四九。徐珂字仲可，在周作人的雜文裡經常出現。周作人說：「徐仲可是我佩服的老新黨之一，他是蔡子民的鄉試同年，有幾分相像，而多寫筆記，雖似瑣碎，卻誠實可喜」。周的另一篇雜文，介紹了徐的著作：「徐仲可的《大受堂札記》裡只說得小孩們喜歡聽講故事」云云。這本《大受堂札記》內容涉及許多中醫藥史，楊元吉《中醫奇症彙編》（台北：五洲出版社影印，一九八四）多有鈔錄，是常見之書。參見，周作人，《知堂集外文・〈亦報〉隨筆》，頁六一八—六一九、三二〇。其實，《清稗類鈔》一書體例，也是屬於「抹殺原作出處的所謂史料彙編」。見朱維錚，《重讀近代史》（上海：上海文藝、中西書

李敖的解釋，發揮了《清稗類鈔》之說。這套叢書在謝國楨《明代社會經濟史料選編》經常出現。謝書是原始材料集，出版於三十多年前；書中所列《梵天廬叢錄》、《清稗類鈔》等，都是一般研究生應該知道的民俗史、社會史參考書。[64]

陰門陣利用的不只是「裸體女人」，也包括月水（或布）、女性馬桶等穢物。而這些「物」在中醫系統作為藥物治療外科戰傷，例如，《本草綱目》引用《千金方》：「箭鏃入腹，或肉中有聚血，以婦人月經衣（布）燒灰，酒服方寸匕。」[65]箭傷如此；火炮之害，亦可破之。《本草綱目》又說：「《博物志》云：扶南國有奇術，能令刀斫不入，唯以月水塗刀便死，此是穢液壞人神氣。」[66]因此，月水是「穢液」可以改變兵器原有之效力，同理亦足以破除火炮之「邪術」。

為什麼女性陰部及其接觸過的相關事物具有如此的污染力？我們應該細心檢查火炮操作的一些細節，其中原因是火炮技術的不確定性增加了方術想像力出入的空間。十七世紀茅元儀《武備志・軍資乘》有〈試驗〉一節，提到「恐其驟打而炸」的危險：

> 凡久不打之銃炮，恐其驟打而炸也。挖地窖丈餘，先用火燒坑，其銃使砂石打洗內外淨。入坑中，內以泥塗，覆薪燒煉，俟其冷取出，復用桃、艾湯洗，以牛或羊、豬血塗內外，仍出坑煉之。[67]

這裡對「久不打」之火炮洗淨的步驟，火煉後使用了「桃」、「艾」等具有祓除不祥的植物，而牛、羊等獸血塗在炮身內外，更無疑有儀式潔淨的意涵，目的在防止火炮意外「炸」炮。

也可見，當時火炮不可預期的爆炸，是難以控制的？而為了火藥在臨陣之際有效的發揮其威力，另有各種禁忌預防。而女性污穢的法術最為重要。前述撰《本草綱目拾遺》的醫家趙學敏，別有討論火藥的著作《火戲略》一書論及「藥變」：

局，二〇一〇），頁九一。這正符合某對「抄襲」之定義，即引用而不注明出處。我勸學生多讀尋常雜文作消遣、長些常識，心中就不會有太多「祕本」了。陳婆雖然長了麻子，也不必懷疑其所燒豆腐的滋味了。李敖在《中國迷信新研》的題目，三次用「考」字。按「考」是基礎研究的意思。劉咸炘《治史緒論》說史學的幾個層次：「一曰考證事實，是為史考。二是論斷是非，是為史論。三曰明史書之義例，是為史法。四曰觀史跡之風勢，是為史識。前二者，為他學者亦從事焉；後二者，則所謂史學專門之長也。」史考者，非歷史學者也可以從事的。李敖有〈行李考〉一文，是考證事實，非謂我是研究此題目之第一人也。宋人袁文《甕牖閒評》即有論行李一條。李敖引用《左傳》、《國語》史料與袁文相同；兩人引用李濟翁書也相同。重點是，李敖認為李濟翁說可信，判斷也與袁文相同。或曰，李敖之說，出自《能改齋漫錄》；事實上，連宋人姚寬《西溪叢話》等，都以為「行李」是負聯絡命令之小官之意。又，清人俞樾有〈評行李〉一文，也認為李濟翁說可信。行李的討論，早在宋人筆記多有討論，並沒有「信息閉塞」的情形。顧炎武《日知錄》有〈行李〉一條（不用「考」字）。見李敖，《歷史與人像》（台北：文星書局，一九六四），頁七三—七六。

64 謝國楨，《明代社會經濟史料選編》（福州：福建人民出版社，一九八〇—一九八一）。而清人筆記野乘的介紹，見張舜徽，《清人筆記條辨》（北京：中華書局，一九八六）。張氏從自己讀過三百餘種清人筆記中，挑出若干重要者。如《蠡勺編》等（頁一八二—一八八）。有人心中「祕本」圖書很多，見《社會／文化史集刊(6)：批判的歷史學：體制不公與微弱的反抗聲音》（台北：新高地文化事業有限公司，二〇一〇），頁二七七。研究民俗史，婁子匡自一九七〇年代起編輯刊出三套叢書：(1)《中山大學民俗叢書》；(2)《國立北京大學、中國民俗學會民俗叢書》；(3)《影印期刊五十種》等。稍認真的人，在指控別人前應花些時間檢書。見王文寶，《中國民俗學史》，頁四四一—四四四。

65 李時珍，《本草綱目》（北京：人民衛生出版社，一九九一），頁二九五四。

66 李時珍，《本草綱目》，頁二九五三。

67 茅元儀，《武備志》（海口：海南出版社影印本，二〇〇一），第三冊，頁四二三。

火戲本無禁忌，以其性猛烈而生光，若日之照臨，諸邪不得近也。然尼褌、經布卒可掩炮，鐵砂、慈石皆能制黃。物性有然，人為更甚。修合不得於孝服之家、凶室，殯宮尤忌，必有火佚為災。市藥之家，倘過重服，必不得已用紅袖一方懸於合藥室中，則借此可解。合藥忌油手，家中不得燒蠶沙，竹葉能損硝氣；又捻藥之時，得金鼓以助其威，則火花愈明。若修合之時，忌聞金鼓聲，聞則藥多炸裂之患。用炭須去炭上灰。若炭黏灰，入藥多性滯。蓋灰者炭之鬼也，炭固畏之。忌婦人裝藥。若婦人裝藥，炮則成花，花多變。[68]

火藥的「修合」禁忌有幾方面：(1)忌「孝服之家」、「凶室」及「殯宮」；(2)忌聞金鼓聲；(3)女性之物，「經布」即月經布，如前所述。另一特指「尼褌」（音昆，有襠的褲）即女尼之褲。[69]周作人在〈忌諱尼姑的習慣〉一文，即說起諱尼姑之風俗，「不知道為什麼，大家說路上遇見尼姑有晦氣，特別是在早晨，看見時必須吐一口唾沫。」[70]尼姑是有晦氣的；她們穿過的褲子，穢氣迴盪，法力四散。

更重要的是，趙學敏又提到「忌婦人裝藥」一項，也就是說婦女對火炮的威脅不只是她們接觸過的物品而已，而是禁止她們直接操作「裝藥」等技術。火炮被她們一接觸就失靈。換言之，這種不淨觀暗示，由生殖器（女陰）禁忌進而成為女性本身就是污染來源。[71]火炮之事，女人一體敬避，不得犯諱。我在舊作〈「陰門陣」考〉一文引用了陳槃先生「婦女不祥」之說，應該還適用[72]來解釋軍中的女性禁諱。陰門陣的法術不淨觀的演變有三階段，可能先由房中禁忌經由煉丹（煉藥），至火炮戰爭一變而應用益廣。這一點方以智所說的「裙釵之厭」，也以為製作「丹藥」（外丹）與厭炮在方術上禁忌有相通之處。

上述三階段，前二階段是隱祕、不公開的，無論是在房中或煉藥的方術操作場合，而陰門陣的女性污染則是在公開、可見的戰事。隱祕階段的性禁忌，主要參與者是迴避、消極預防。而相

68 趙學敏，《火戲略》，收入《昭代叢書別集》（世楷堂藏版本），卷五十七，頁二二。

69 周作人寫有〈論女褲〉一文，討論性禁忌。周作人的作品，發掘性的方術、風俗，不只是一種學術趣味，而是進行一種「道德革命」。見錢理群，《周作人論》（上海：上海人民出版社，一九九一），頁一一九—一四六。周作人、江紹原是這方面的同志，共同發表《女褲心理之研究》。他們討論民俗學的交往信件，見張挺、江小蕙，《周作人早年佚簡箋注》（成都：四川文藝出版社，一九九二）。女人內褲可入藥，見《傷寒論》。《傷寒論》：「婦人中裩，近隱處，取燒作灰。」李心機云：「中裩，內褲。燒裩散，當是仲景時代民間習用之方」。見李心機，《傷寒論通釋》（北京：人民衛生出版社，二〇〇三），頁四〇七—四〇八。唐代醫家陳藏器更進一步說，「童女裩益佳」。見尚志鈞，《本草拾遺輯釋》（合肥：安徽科學技術出版社，二〇〇三），頁一九二。可見，女褲是具有法力的！明人田藝蘅《留青日札》：裩，「褻衣也」。又說：「《漢・外戚傳》窮褲注：今之緄褲，有前襠，不得交通。周仁溺褲注：尿褲也，為小褲以藉尿。……今吳中婦人，尚有穿大腳開襠褲者。獨浦城婦人皆不穿褲，此尤淫風薄俗。」見氏著，《留青日札》（上海：上海古籍出版社，一九九二），頁四二一。清人黃元御《長沙藥解》：「裩襠受前陰之熏染，同類相招，善引陰邪」。見氏著，《長沙藥解》（北京：學苑出版社，二〇一一），頁二〇四。同類相招，也是法術原理。

70 周作人，《知堂集外文・〈亦報〉隨筆》，頁六八四。宋人高承說：「僧衣多黑，而出師決勝之辰，多所避忌，北齊始也。今行軍出師之日，忌見僧尼者，始自北齊之所忌黑也云爾。」見高承，《事物紀原》（北京：中華書局，一九八九），頁五一二。尼姑是傳統「三姑六婆」之一。關於「三姑六婆」的研究，見郭立誠，〈三姑六婆的由來〉，收入氏著，《中國婦女生活史話》（台北：漢光文化，一九八三）。

71 參見李貞德關於「合藥忌見婦人」有意思的研究。她說：「傳統醫方看待女體的禁忌與功效，其實是全稱式而非部份式地思考。」見李貞德，《女人的中國醫療史——漢唐之間的健康照顧與性別》（台北：三民書局，二〇〇八），頁二八三—三〇四。

72 李建民，〈「陰門陣」考〉，頁五。

關的女性禁諱經由公開化，便成為具有主動、攻擊性的一種法術。[73]陰門陣是一場展演的驅邪儀式，帶著強烈的仇外意味的：洋人是「鬼」也。

中國的生殖器法術，男陰、女陰都曾出現於「陰門陣」，但女陰法術壓倒性地取得優勢；陰盛陽衰，「裙釵之厭」的時代上場。

謝國楨先生特別留意明清筆記裡的民變史料，指出了「婦女參加軍事行動」[74]逾於前代。而于凌波的通俗之作，《中國歷史上的白蓮教》述及前面的王倫之亂，即有「黃衣老婦坐在車上上陣，那些老太婆們在車上裝腔作勢，口中唸唸有詞念著真空家鄉……」；又說戰場之上，忽然出現「馬戲班中的繩伎，打扮成仙女模樣，在陣前翻騰跳躍，說是仙女助陣。」[75]這些不同形式的婦人陣法（仙女陣等）帶有法術色彩。換言之，本章所論的「陰門陣」，只不過是眾多婦女以各種形式參戰的風景之一。女性的世界是法術的，她們使無變有；在她無所不能。周作人在一九三〇年代寫了一篇長文〈無生老母的信息〉，認為明清民間宗教的共同信仰中心是——「母神崇拜。」[76]從這個脈絡，婦女在戰爭中扮演前所未有的角色，可說是「女性」法術相關信仰崇拜進入一個新時代。

與明末出現的「陰門陣」相關的史料及題目，見於瞿兌之、黃秋岳、徐一士、高伯雨等現代歷史掌故大家的雜文、隨筆。而江紹原提出的女性身體污穢觀，是本章解釋陰門陣事例的法術「邏輯」取徑。這種陣法出現在民間婦女大量參與戰爭的新時代，今人除了以「後見之明」責備陰門陣「昏庸與愚昧」以外，應對於女性「污穢」及方術不潔觀的另外一面——其神聖的「強大神力」（非人格的力量，不只是個別犧牲的婦女）在發揮前所未有的污染力，以對抗強勢火器的想像力，及其所起的保衛家國的撼人故事，予以應有的關注。

最後，相對本章一開始所說蔣竹山的婦女禁忌「擴大說」，我則認為女性污染力的意義在陰門陣的這個個案，由煉丹等隱祕的場合，進一步「公開化」轉變為積極巫術，更與近代若干重大

73 弗雷澤在其《金枝》中將「禁忌」定義為「消極巫術」。而我以為，在「陰門陣」的個案，女性的禁忌在由「公開化」後，轉化為「積極巫術」。弗雷澤將禁忌分為行為禁忌、人的禁忌、物的禁忌、語言禁忌等四類。其中，人的禁忌裡，有「戰士的禁忌」。他發現，在許多民族的數據顯示，「在戰鬥勝利前後都把戰士們安置在人神和其他危險人物所在的同樣隔絕狀態中。」在關於作戰的禁忌中，「不得接近女人」的迷信是很重要的一項。因此，陰門陣是把戰士迴避的女人禁忌，主動地讓他們在戰場上遭遇到。弗雷澤說，作戰「要徹底同異性隔絕」。弗雷澤的著作在中國的影響，啟發了江紹原的《髮鬚爪》與鄭振鐸的《湯禱篇》。周作人在為江紹原編譯的《現代英國民俗與民俗學》寫的序文：「據英國茀來則博士說，現代文明國的民俗大都是古代蠻風之遺留」。一九八七年北京中國民間文藝出版社（上下兩冊）有比較完整的弗雷澤書中文譯本，我最早也是讀這個譯本的。我曾經引述尚秉和《歷代社會風俗事物考》之說，「軍中尤忌有婦人」，意思是一樣的。何來「有系統抄襲李敖著作」？見盧建榮主編，《社會／文化史集刊(8)：亡國之禍盡在司法》（台北：新高地文化事業有限公司，二〇一一），頁九三。

74 謝國楨，《明清筆記談叢》，頁一一二三。

75 于凌波，《中國歷史上的白蓮教》，頁一一六。

76 周作人，《知堂乙酉文編》，頁二八—四一。「無生老母」的信仰，進一步討論見宋光宇，〈試論「無生老母」宗教信仰的一些特質〉，《史語所集刊》五十二本三分（一九八一），頁五五九—五九〇。無生老母又有「瑤池王母」、「瑤池金母」等名號。但「老母」是否是女「性」？宋光宇認為「母即是祖」，強調的是生命「起源」。就此課題，我曾向宋先生當面請教，他剛好有一篇「老母」新作。他說無生老母可能「無性別」可言；但是從明末到現代全都是「放聲悲哭」下凡尋找沉淪兒女的「母」性形象。見宋光宇，〈生命起源與無生老母信仰的形成〉，《亞洲研究》五八（二〇〇九），頁九五—一二二。感謝宋先生惠賜大作。關於神明「性別」的討論，饒宗頤認為中國「初祀女神為女性」，後有東母、西母、王母之分化；至戰國為之一變，「戰國乃稱東皇、西皇，尋且以東西分別陽與陰，因而有東王公，用來配西王母。」換言之，女神可轉化為陰、陽二性，同時也有二性合而為一之例（如唐代祀「大地婆父」者）。詳見饒宗頤，〈談古代神明的性別〉，收入氏著，《中國宗教思想史研頁》（北京：北京大學出版社，二〇〇〇），頁一〇九—一一四。性別史的研究，也應該注意「神」的性別，他們不男不女，亦男亦女。

事件緊密聯繫，如羅伯特・達恩頓形容的十八世紀法國對催眠法術的熱情：

> 這一事業讓他們對超自然的癡迷、與邪惡鬥爭的本性以及對特權的憎惡統統得到了宣洩。對那些已對舊體制失去信仰的人來說，催眠術提供了一個新的信仰。[77]

這一「新的信仰」暗示，一個帝國的崩解，一個新的政治革命時代的來臨，以及對「性」的相關法術的徹底質疑及批判（如江紹原、周作人、曹聚仁所做的）。一個新女性時代的誕生。

77 羅伯特・達恩頓著，周小進譯，《催眠術與法國啟蒙運動的終結》（上海：華東師範大學出版社，二〇一〇），頁一六五。

純粹手術

三世紀華佗故事的新解釋及啟示

饒卿言，有馬醫子病癖，脊間有塊礙手，病日甚，百藥不效，死矣。其父恨之，取刀刮其脊，有物如筋狀，韌甚，取出，刀斧不能割斷。其物既出，而子之鼻間栩栩然，撫其胸前微溫，遂縫刀割處，置之於地，久之漸蘇。經一晝夜能言，索湯水，竟生矣，調理久之而愈。此事雖怪誕，然有至理，華佗之方，皆從此入想，惜其學不傳耳。聰明而能深思者，當於此別開一路。——劉獻廷《廣陽雜記》[1]

華佗不是外國人

醫學史上往往出現一些看似不太可能的奇跡案例。如上引文獸醫之子罹患癖（痞）病即結塊在身軀者，[2]經手術竟然死而復生。清代學者劉獻廷聞其說並信有其事，並以為與漢末華佗失傳之學相彷彿。但現代學者固有質疑華佗之技術者。

陳寅恪先生的名文〈三國志曹沖華佗傳與佛教故事〉以為華佗斷腸破腹的醫術比附印度神醫

耆域之故事；[3]此說深入人心，幾成中國醫學史之常識，[4]甚至視為理所當然。但該文引徵似嫌單薄；本章擬就華佗三傳的傳承、曹操的方術政策及其疾病、華佗外科手術的虛實等三方面初步地討論華佗故事的歷史文化脈絡。

醫家的傳記向來簡略，與華佗大約同時的張仲景、王叔和等正史無傳；[5]而華佗事跡見於《三國志》、《後漢書》及裴松之、李賢等引《華佗別傳》等，竟有三種之多。其中，《華佗別傳》只存佚文，[6]有云「吳普從佗學，微得其方。魏明帝呼之，使為禽戲，普以年老，手足不能

1 劉獻廷，《廣陽雜記》（北京：中華書局，一九八五），頁八七。

2 癖，或作痞，即積聚症癖之類，如腫脹、贅瘤、膿瘍等諸病之一候。詳余巖，《古代疾病名候疏義》（台北：自由出版社，一九七二），頁二二〇—二二二。

3 陳寅恪，〈三國志曹沖華佗傳與佛教故事〉，《寒柳堂集》（北京：三聯書店，二〇〇一），頁一七七—一八一。另有人以為扁鵲也是來自印度，見衛聚賢，〈扁鵲的醫術來自印度〉，《古史研究》第二集（上海：商務印書館，一九三四，下冊），頁七一三—七三二。廖育群則說：「華佗的手術專家形象，乃是源於後人各種心理需求的構建。」參廖育群，〈華岡青洲生平業績評說〉，《自然科學史研究》二十四卷二期（二〇〇五）：一八七。

4 季羨林，《季羨林文集第四卷：中印文化關係》（南昌：江西教育出版社，一九九六），頁四五六—四五八。萬繩楠，《魏晉南北朝文化史》（台北：雲龍出版社，二〇〇二），頁三二五—三二七。

5 張仲景、王叔和的生平，見劉盼遂，〈補後漢書・張仲景傳〉，收入氏著，《劉盼遂文集》（北京：北京師範大學出版社，二〇〇二），頁一五六—一五七；章太炎，〈王叔和考〉，收入氏著，《章太炎全集（八）》（上海：上海人民出版社，一九九四），頁一四七。

6 《華佗別傳》目前有兩種輯本，見高文鑄主編，《華佗遺書》（北京：華夏出版社，一九九五），頁六七八—六八〇；尚啟東，《華佗考》（合肥：安徽科學技術出版社，二〇〇五），頁一七一—一七四。關於「別傳」在魏晉時代的意義，參見逯耀東，〈魏晉別傳的時代性格〉，《魏晉史學的思想與社會基礎》（台北：東大圖書公司，二〇〇〇），頁一〇一—一三八。

相及，粗以其法語諸醫。普今年將九十，耳不聾，目不冥，牙齒完堅，飲食無損。」[7]《別傳》稱「普今年將九十」，似撰者即為吳普同時之人；此句《三國志》改為「年九十餘」，刪省「今年」，[8]可見其取捨《別傳》而成書稍晚。《別傳》又載：「人有在青龍中見山陽太守廣陵劉景宗，景宗說中平日數見華佗，其治病手脈之候，其驗若神。」[9]青龍係魏明帝年號，聯繫上文魏明帝召吳普事，撰者或為明帝時代人。《別傳》引述劉景宗親見華佗佚聞；中平為漢靈帝之年號。陳壽《三國志》華佗故事多採《別傳》文，而范曄《後漢書・華佗傳》與《三國志》大半相同，承襲鈔錄的線索甚為明顯，並刪去其中病案九例。[10]晉・干寶《搜神記》卷三有關華佗本事亦見《華佗別傳》。[11]可見《別傳》可能是華佗其他各傳的祖本。

華佗的年代

《華佗別傳》今殘不全。從佚文可知，當時關於華佗的傳說事跡極多，病案豐富，相較同時代醫家生平無疑是相當特殊的現象。唯一可以與華佗大量病案相較的是前漢倉公淳于意的「診籍」。不過，倉公醫案的出現，是因為文帝十三年淳于意不為人治病，病家多怨之而受到彈糾，被解送至長安治罪。之後免處肉刑，皇帝詔問而提出二十五個醫案。華佗的病案湧現，處境與倉公不同，主要是與曹操的方術管理政策有關。

歷來統治者對方術之士的羈縻不絕，在秦漢特別是秦皇、漢武身邊圍繞種種擁有技術的異能者。將方術規範在政治統治的秩序之內，「就意味著術數行為本身固有一種違反統治秩序或超出統治秩序界限的性質。這也暗示出通過統治機構吸取民間科學和技術的中國科學的特點。」[12] 曹操在收編黃巾勢力後，對方術之士可能導致群眾崇奉的現象深具戒懼。[13] 曹植〈辨道論〉：

> **世有方士，吾王悉所招致。甘陵有甘始，廬江有左慈，陽城有郤儉。始能行氣導引，慈曉房中之術，儉善辟穀，悉號數百歲。本所以集之於魏國者，誠恐此人之徒，接姦詭以欺眾，行妖慝以惑民，故聚而禁之也。**[14]

方術之士的行跡近乎隱者；曹操招致方士集中管理，收編方術資源，其鞏固政權的意圖不言而喻。又基於方術之士不願盡售其技能，甚至欺騙的行徑，統治者往往窮其所能測驗其技術。曹丕《典論．論方術》即說：「劉向惑於《鴻寶》之說，君游眩於子政之言，古今愚謬，豈唯

---

7 高文鑄主編，《華佗遺書》，頁六七九—六八〇。

8 陳壽，《三國志》（台北：鼎文書局，一九八〇），頁八〇四。

9 高文鑄主編，《華佗遺書》，頁六七八。

10 尚啟東，《華佗考》，頁一三〇—一四〇。

11 干寶，《搜神記》（台北：里仁書局），一九八〇，頁四一—四二。

12 阪出祥伸，〈方術傳的立傳及其性質〉，《日本學者論中國哲學史》（板橋：駱駝出版社，一九八七），頁二〇五。

13 參見呂思勉，《三國史話》（台北：台灣開明書店，一九八四），頁一八—二五。曹操收黃巾精銳，號青州兵，魏武之強自此始。相關討論，見高敏，〈漢魏之際的幾支特殊世兵〉，收入氏著，《魏晉南北朝兵制研究》（鄭州：大象出版社，二〇〇〇），頁一—一六。田餘慶，〈漢魏之際的青徐豪霸〉，收入氏著，《秦漢魏晉史探微》（北京：中華書局，二〇〇四），頁九七—一二八。

14 趙幼文，《曹植集校注》（北京：人民文學出版社，一九九八），頁一八七—一八八。

一人哉？」[15]這裡即引徵漢宣帝興神仙方術，劉向遺《枕中鴻寶苑祕書》（編按：一言書名，劉向撰，言神仙使鬼物為金之術，及鄒衍重道延命方。顏師古注《漢書．劉向傳》則曰：「《鴻寶》、《苑祕書》，並道術篇名。藏在枕中，言常存錄之不漏泄也。」）的歷史為借鑑。曹操即多方試探方術虛實，如《與皇甫隆令》云：「聞卿年出百歲，而體力不衰，耳目聰明，顏色和悅，此盛事也。所服食施行導引，可得聞乎？若有可傳，想可密示封內。」[16]葛洪《神仙傳》亦云：「魏武帝時亦善招求方術道士，皆虛心待之，但諸得道者莫肯告之以要言耳。」[17]

曹操通醫術，撰有《魏武四時食制》。《魏志．武紀》注引《傅子》曰：「（太祖）又好養性法，亦解方藥。招引方術之士，廬江左慈、譙郡華佗、甘陵甘始、陽城郤儉等，無不畢至。又習啖野葛至一尺，亦得少多飲鴆酒。」[18]晉代張華《博物志》亦述曹操引四方之術士：「魏武帝好養性法，亦解方藥，招引四方之術士如左元放、華佗之徒無不畢至。」[19]張華羅列魏武麾下方士十六人，以華佗、左慈為首。

曹操患有頭風痼疾，疑似一種長時間反覆發作性的頭痛。操在建安二十五年《遺令》：「吾夜半覺，小不佳；至明日，飲粥汗出，服當歸湯。」又云：「吾有頭病，自先著幘。吾死之後，持大服如存時，勿遺。」[20]曹操長年戴頭巾，似乎還有失眠的習慣，而服當歸湯是為了止痛。嵇康〈答向子期難養生論〉：「至當歸止痛，用之不已」；[21]《博物志》引《神農經》亦云：「下藥治病，謂大黃除實，當歸止痛。夫命之所以延，性之所以利，病之所以止，當其藥應以病也。」[22]除戴頭巾、飲當歸湯以外，曹操又常以銅枕浸頭療疾，他在《內誡令》有云：「孤有逆氣病，常儲水臥頭。以銅器盛，臭惡。」[23]足見這種病纏綿輒發。

華佗隨侍在曹操旁，《三國志・華佗傳》云：

後太祖親理，得病篤重，使（華）佗專視。佗曰：「此近難濟，恆事攻治，可延歲月。」佗久遠家思歸，因曰：「當得家書，方欲暫還耳。」到家，辭以妻病，數乞期不反。太祖累書呼，又敕郡縣發遣。佗恃能厭食事，猶不上道。太祖大怒，使人往檢。若妻信病，賜小豆四十斛，寬假限日；若其虛詐，便收送之。於是傳付許獄，考驗首服。荀彧請曰：「華術實工，人命所縣，宜含宥之。」太祖曰：「不憂，天下當無此鼠輩耶？」遂考竟佗。佗臨死，出一卷書與獄吏，曰：「此可以活人。」吏畏法不受，佗亦不強，索火燒之。佗死後，太祖頭風未除。太祖曰：「佗

15 曹丕，《魏文帝集》，收入《叢書集成三編・第三十六冊》（台北：新文豐出版公司影印），頁四五二。
16 《曹操集》（北京：中華書局，一九七四），頁五七。
17 周啟成，《新譯神仙傳》（台北：三民書局，二〇〇四），頁一九一。本譯本以《四庫全書》本與《漢魏叢書》本為參照底本。關於《神仙傳》之研究，見李劍國，《唐前志怪小說史》（天津：天津教育出版社，二〇〇六），頁三二九—三四〇。
18 《曹操集》，頁二一七。
19 范寧，《博物志校證》（北京：中華書局，一九八〇），頁六一。
20 《曹操集》，頁五七—五八。參見王仲犖，《曹操》（上海：上海人民出版社，一九五六），頁一一八；張作紅，《曹操傳》（北京：人民出版社，二〇〇〇），頁四〇一—四〇二。
21 戴明揚，《嵇康集校注》（台北：河洛圖書出版社，一九七八），頁一八一。當歸湯治頭風，見李原青，〈加味當歸補血湯治療頭風病二十四例〉，《黑龍江中醫藥》二〇〇四年三期，頁五—六。
22 范寧，《博物志校證》，頁四八。
23 《曹操集》，頁五三。

> 能愈此。小人養吾病，欲以自重，然吾不殺此子，亦終當不為我斷此根原耳。」及後愛子倉舒病困，太祖歎曰：「吾悔殺華佗，令此兒強死也。」[24]

首先，關於華佗的卒年。荀彧曾為華佗乞命，而彧死於建安十七年，則佗卒當在這之前。又，曹沖（倉舒）十三歲死，曹操因之後悔殺佗，則華佗至少在建安十二年或以前被殺。

其次，魏武殺佗，陳寅恪以為附會印度故事：「元化為魏武療疾致死，耆域亦以醫暴君病，幾為所殺，賴佛成神，僅而得免。則其遭際符合，尤不能令人無因襲之疑。」又云：「敦煌本勾道興《搜神記》記載華佗事有：『漢末開腸，洗五藏，劈腦出蟲，乃為魏武所殺』之語，與《㮈女耆域因緣經》所記尤相似。」[25] 按曹操嗜殺，荀彧、孔融、楊修、崔琰、毛玠、許攸等，皆死其虐政之下，不獨華佗一人橫罹屠戮而已。又，敦煌本《搜神記》目前寫本多為唐人所錄，作者勾道興亦為唐人。[26] 該書述華佗事附於俞附奇技之後：

> 昔皇（黃）帝時，有榆（俞）附者，善好良醫，能回喪車，起死人。榆附死後，更有良醫。至六國之時，更有扁鵲。漢末，開腸胰，洗五藏，劈腦出蟲，乃為魏武帝所殺。[27]

榆附之術亦能斷腸破腹（詳下），華佗異能固有華夏根源，不必然比附印度神醫故事。而刳剔腸胃之技，西域向來有「幻人」之傳統。漢安帝時，天竺獻伎能自斷手足、刳剖腸胃，自是歷代有之。[28]《魏書・西域傳》悅般國條下，「真君九年，遣使朝獻。並送幻人，稱能割人喉脈令斷，擊人頭令骨陷，皆血出或數升或盈斗，以草藥內其口中，令嚼咽之，須臾血止，養瘡一月復常，又無痕瘢。世祖疑其虛，乃取死罪囚試之，皆驗。云中國諸名山皆有此草，乃使人受其術而厚遇之。」[29]足證此術非詐惑人眼目的幻術而已。又，《新唐書‧西域下》拂菻國（古大秦國）條下：「多幻人，能發火於顏，手為江湖，口幡毦舉，足墮珠玉。有善醫能開腦出蟲以愈目眚。」[30]這種開腦之術，與唐人勾道興《搜神記》所載相似，而距華佗本事時代稍遠。

華佗手術的虛實

陳寅恪以為「揆以學術進化之史跡，當時恐難臻至。」他進一步推測，華佗神技抄自「後漢

24 陳壽，《三國志》，頁八〇二—八〇三。
25 陳寅恪，《三國志曹沖華佗傳與佛教故事》，頁一八〇。
26 王國良，〈敦煌本搜神記考辨〉，《漢學研究》四卷二期（一九八六），頁三七九—三八七。項楚，〈敦煌本勾道興《搜神記》本事考〉，《敦煌學輯刊》一九九〇年二期，頁四三—五九。
27 王重民、周一良等編，《敦煌變文集》下集（北京：人民文學出版社，一九五七），頁八六七。
28 李建民，《中國古代遊藝史》（台北：東大圖書公司，一九九三），頁一五四—一五六；加納喜光，《中國醫學の誕生》（東京：東京大學出版會，一九九四），頁八二—九一。
29 魏收，《魏書》（台北：鼎文書局，一九八〇），頁二二六九。
30 歐陽修、宋祁，《新唐書》（台北：鼎文書局，一九八一），頁六二六一。

安世高譯《㮈女耆域因緣經》所載神醫耆域諸奇術」。[31]以下，我們先看《三國志・華佗傳》相關原文：

> 若病結積在內，針藥所不能及，當須刳割者，便飲其麻沸散，須臾如醉死無所知，因破取。病若在腸中，便斷腸湔洗，縫腹膏摩，四五日差，不痛，人亦不自寤，一月之間，即平復矣。[32]

稍晚《後漢書》的《華佗傳》相關段落略有改動：

> 若疾發結於內，針藥所不能及者，乃令先以酒服麻沸散，既醉無所覺，因刳破腹背，抽割積聚。若在腸胃，則斷截湔洗，除去疾穢，既而縫合，傅以神膏，四五日創愈，一月之間皆平復。[33]

除了正常睡眠以外，人基於不同目的必須偶爾處於昏迷的狀態。而人進入昏迷狀態，在現代以前僅能借由藥物或催眠方能奏效。外科手術的首要條件是麻醉，如上所說，主要目的是為了止痛；而疼痛的問題同時也發生於手術後。正史提到華佗手術使用「麻沸散」與「神膏」等藥物。《後漢書》在麻沸散前加上以酒服用，則麻醉效果如「醉死無所知」、「醉無所覺」，部份藥效可能來自於酒。酒作為麻醉止痛之用，早見於《五十二病方》。[34]其中：

> 令金傷毋痛方：取鼢鼠，乾而冶；取鮧魚，燔而冶；□□，辛夷，甘草，各與鼢鼠

等，皆合撓，取三指撮一，入溫酒一杯中而飲之。不可，裁益藥，至不痛而止。[35]

酒可以抑制創痛；而按上方所說，設服藥效果不彰，可裁益藥量直到不痛為止。又，《五十二病方》云：

令金傷毋痛：取薺熟乾實，熬令焦黑，冶一；朮根去皮，冶二，凡二物并和，取三指撮到節一，醇酒盈一中杯，入藥中，撓飲。不者，酒半杯。已飲，有頃不痛。復痛，飲藥如數。不痛，毋飲藥。[36]

上方所示，治金瘡止痛取薺菜籽炭與術末合酒服用；平素不會飲酒的患者，只用半杯酒。再

31 陳寅恪，《三國志曹沖華佗傳與佛教故事》，頁一七九。陳寅恪又說：「若慧皎《高僧傳》之耆域，則於晉惠帝之末年，經扶南交廣襄陽至於洛陽，復取道流沙而返天竺（見《高僧傳》九）。然據《㮈女耆域因緣經》等佛典，則耆域為佛同時人，若其來遊中土，亦當在春秋之世，而非典午之時，斯蓋直取外國神話之人物，不經比附事實或變易名字之程序，而竟以為本國歷史之人物，則較《華佗傳》所記，更有不同矣。」（頁一八〇）但《高僧傳》之「耆域」並不是佛陀時代的神醫。詳見林伯謙，〈陳寅恪先生〈三國志曹沖華佗傳與佛教故事〉商榷〉，收入氏著，《中國佛教文史探微》（台北：秀威資訊科技公司，二〇〇五），頁二八一—三一一。耆域（或譯作耆婆）為小兒醫，其相關故事涉及外科等醫學，見陳明，《敦煌出土胡語醫典〈耆婆書〉研究》（台北：新文豐出版公司，二〇〇五），頁五七一—一七一。

32 陳壽，《三國志》，頁七九九。

33 范曄，《後漢書》（台北：鼎文書局，一九八一）頁二七三六。

34 李經緯，〈華佗〉，《中國醫學之輝煌》（北京：中國中醫藥出版社，一九九八），頁二三一。

35 馬繼興，《馬王堆古醫書考釋》（長沙：湖南科學技術出版社，一九九二），頁三四九。

36 馬繼興，《馬王堆古醫書考釋》，頁三五一。

者，《三國志》說華佗外科手術的過程「縫腹膏摩」，《葛氏方》若腸已斷者方：「以桑皮細線縫合，雞熱血塗之，乃令入。」[37]另，葛洪《肘後方》錄有「華佗虎骨膏」，治「諸瘡毒風腫及馬鞍瘡等」外科瘡傷。[38]換言之，華佗外科術在中國醫學發展似有其內在理路可尋，並非向壁虛構甚至比附印度之故事。

至於華佗麻沸散的組方不明。《傷寒論》有同名之「麻沸湯」，[39]但與外科手術無關。論者推測烏頭、附子、椒之類的藥物有麻藥的效果，但沒有直接證據顯示這些藥物曾用於外科手術。[40]又有人推測麻沸散由押不蘆製成。元・陶宗儀《南村輟耕錄》云：「漢北有名押不蘆，食其汁立死，然以它藥解之即蘇。華佗洗腸胃攻疾，疑先服此也。」[41]另，宋・周去非《嶺外代答》：「廣西曼陀羅花，遍生原野，大葉白花，結實如茄子，而遍生小刺，乃藥人草也。盜賊采乾而末之，以置人飲食，使之醉悶，則挈篋而趨，南人或用為小兒食藥，去積甚峻。」[42]有人主張麻沸散的主要成分即是曼陀羅，[43]但上述藥物距華佗時代稍遠，只能當做一種意見看待。此外，依託之書《華佗神醫祕傳》竟有「華佗麻沸散神方」：

專治病人腹中癥結或成龜蛇鳥獸之類，各藥不效，必須割破小腹，將前物取出。或

37 轉引自丹波康賴，《醫心方》（北京：華夏出版社，一九九三），頁二九五。

38 尚志鈞，《補輯肘後方》（合肥：安徽科學技術出版社，一九九六），頁四二一。另參見李遠等，〈膏摩初探〉，《按摩與導引》十五卷三期（一九九九），頁五—七。

39 郭靄春、張海玲編著，《傷寒論校注語譯》（天津：天津科學技術出版社，一九九六），頁一一〇。

40 王紀潮，〈中國古代薩滿昏迷中的藥物問題〉，《自然科學史研究》二十四卷一期（二〇〇五），頁二三。

41 陶宗儀，《南村輟耕錄》（四部叢刊本），卷九，頁三。

42 楊武泉，《嶺外代答校注》（北京：中華書局，一九九九），頁三三四—三三五。

43 繆鉞主編：《三國志選注》（北京：中華書局，一九九六），頁五六八。按，明．方以智云：「莨菪子、雲實、防葵、赤商陸、曼陀羅花皆令人狂惑見鬼。安祿山以莨菪酒醉奚契丹坑之。嘉靖中妖僧如香，至昌黎張柱家，以紅散入飯，舉家昏迷，任其姦污。蓋是橫唐方。周密言押不蘆可作百日丹，即仁寶言曼陀羅花酒，飲之醉如死。魏二韓御史治一賊，供稱威靈仙天茄花黏刺豆，人飲則迷，藍汁可解，青衣可嚼。楊循吉《吳中故語》言，許道師惑人，午日（即五月五日）取即且（蝍蛆，蜈蚣別名）蛇蠍等置甕互啖，餘者以其血和藥，令求法者洗眼，則妄見眩亂。以曼陀羅釀煮鴨，日食則癡。」見氏著，《物理小識》（台北：商務印書館，一九七八），頁二八七。關於傳統麻醉藥之討論見：王春瑜，〈關公刮骨療毒，不用麻醉藥？〉，收入氏著，《老牛堂札記》（廣州：廣東人民出版社，二〇〇〇），頁二五〇—二五二。有人以為麻沸散係麻散之誤，如李治淮等，〈麻黃的麻醉作用研究〉，《山東中醫藥大學學報》二十二卷二期（一九九八），頁一三九。龔桂婷等，〈麻蕡的麻醉作用研究〉，《時珍國藥研究》九卷三期（一九九八），頁二二二。曼陀羅花與坐拿草也是傳統麻藥的主要用藥，見葉國榮、蔣永海，〈《本草綱目》曼陀羅花與坐拿草考〉，《中藥材》十九卷四期（一九九六），頁二〇三—二〇七；孫啟明，〈試論坐拿草即曼陀茄〉，《醫古文知識》二〇〇二年一期，頁二二、二三。再者，有所謂「蒙汗藥」，明．郎瑛《七修類稿》卷四十五〈蒙汗藥〉條下：「小說家嘗言，蒙汗藥人食之昏騰麻死，後復有藥解活，予則以為妄也。昨讀周草窗《癸辛雜志》云，回回國有藥名押不盧者，土人采之，每以少許磨酒飲人，則通身麻痺而死，至三日少以別藥投之即活。御院中亦儲之，以備不虞。又《齊東野語》亦載，草烏末同一草食之即死，三日後亦活也。又《桂海虞衡志》載：曼陀羅花，盜採花為末，置人飲食中，即皆醉也。據是，則蒙汗藥非妄。」見氏著，《七修類稿》（上海：中華書局，一九六一），頁六五五—六五六。陸譫安說：「蒙汗藥，迷藥。『蒙』是『蒙昧』，即『昏迷』的意思。汗是『漢』的簡字。『蒙汗藥』就是『能使漢子昏迷的藥物。』」見氏著，《小說詞語彙釋》（台北：中華書局，一九六八），頁六九七；另，何心，《水滸研究》（上海：上海文藝出版社，一九五五），頁三六五—三六六，說同。相關研究，見村愚，〈「蒙汗藥」之謎〉，《學林漫錄》初集（北京：中華書局，一九八〇），頁二〇〇—二〇三；陳良端，〈「蒙汗藥」續談〉，《學林漫錄》九集（一九八四），頁二六二—二六七。馬幼垣，〈小說裡的蒙汗藥和英雄形象〉，收入氏著，《中國小說史集稿》（台北：時報文化出版公司，一九八七），頁二七九—二八三。郭正誼，〈中國古代的蒙汗藥〉，收入陶世龍編，《牌坊．藏醫．蒙汗藥及其他》（武昌：華中理工大學出版社，一九九三），頁一五—一九；郭松義，〈清代刑案中記錄的蒙汗藥〉，收入朱誠如主編，《清史論集——慶賀王鍾翰教授九十華誕》（北京：紫禁城出版社，二〇〇三），頁一四四—一四八；比較全面性的研究，見鄭金生，《藥林外史》（台北：東大圖書公司，二〇〇五），頁三一九—三三六。

腦內生蟲，必須劈開頭腦，將蟲取出，則頭風自去。服此能令人麻醉，忽忽不知人事，任人劈破，不知痛癢。方如下：羊躑躅三錢、茉莉花根一錢、當歸一兩、菖蒲三分，水煎服一碗。[44]

又「華佗外敷麻藥神方」：

本劑專為施割症時，外部調敷之用。能令人知覺麻木，任割不痛。川烏尖、草烏尖、生南星、生半夏各五錢、胡椒一兩、蟾酥四錢、蓽茇五錢、細辛四錢，上研成細末，用燒酒調敷。[45]

上文，麻沸散用於腦內生蟲的手術，云可治頭風病，這無疑是指曹操之類的病而言。很遺憾《華佗神醫祕傳》抄本晚出，多數學者認為是清代之偽作。[46]

重新想像華佗

華佗的刳割術或有中國醫學自身的來源，未必直接抄襲印度神醫故事。《史記・扁鵲傳》云「上古之時，醫有俞跗，治病不以湯液醴酒，鑱石撟引，案抏毒熨，一撥見病之應，因五藏之輸，乃割皮解肌，訣脈結筋，搦髓腦，揲荒爪幕，湔浣腸胃，漱滌五藏，練精易形。」[47]此真神乎其技！《韓詩外傳》、《說苑》亦載有俞跗事。[48]而《華佗別傳》記錄華佗外科多則，與耆域奇術未必直接相類：

> 有人若頭眩，頭不得舉，目不能視，積年。佗使悉解衣，倒懸，令頭去地一二寸，濡布拭身體，令周帀候視，諸脈盡出五色。佗令弟子數人以鈹刀決脈，五色血盡，視赤血乃下，以膏摩被覆，汗自出周帀，飲以亭歷犬血散。立愈。[49]

又云：

有人病腹中半切痛，十餘日中，鬢眉墮落。佗曰：「是脾半腐，可刳腹養治也。使飲藥令臥，破腹就視，脾果半腐壞，以刀斷之，刮去惡肉，以膏傳瘡，飲之以藥，百日平復。」[50]

鈹刀決脈放血，令人聯想到針灸的九針之中的鈹針主要也是用來做小型外科手術。[51]在全身

---

44 高文鑄主編，《華佗遺書》，頁三八一。

45 高文鑄主編，《華佗遺書》，頁三八二。

46 高文鑄主編，《華佗遺書》，頁一六。另，參見彭靜山點校，《華佗神醫祕傳》（瀋陽：遼寧科學技術出版社，一九八四），點校前言，頁一—九。

47 司馬遷，《史記》（台北：鼎文書局，一九八四），頁二七八八。

48 趙善詒，《說苑疏證》（台北：文史哲出版社，一九八六），頁五五二—五五五。

49 高文鑄主編，《華佗遺書》，頁六七九。

50 高文鑄主編，《華佗遺書》，頁六七九。

51 李建民，《死生之域——周秦漢脈學之源流》（台北：中央研究院歷史語言研究所，二〇〇〇），頁二三二—二三三。

麻醉技術成熟之前，[52]侵入性的外科手術偶有成功的個案，[53]但時間花費長，或講究精確的手術以當時的醫療條件不太可能進行。一般認為傳統中醫外科偏好以內治，[54]或以內科見長，[55]這應是後來的發展；魏晉南北朝的外科手術個案相較這之前的確有突然增多的趨勢。

例如，《三國志・胡暇傳》引《漢晉春秋》有云：「是時景王新割目瘤，創甚」；[56]同書〈關羽傳〉載關羽為流矢所中，醫云：箭鏃有毒，可以刮骨治療。[57]再者有補兔唇之外科技術，見《晉書・魏詠之傳》：

> （魏詠之）生而兔缺。有善相者謂之曰：「卿當富貴。」年十八，聞荊州刺史殷仲堪帳下有名醫能療之，貧無行裝，謂家人曰：「殘醜如此，用活何為！」遂齎數斗米西上，以投仲堪。既至，造門自通。仲堪與語，嘉其盛意，召醫視之。醫曰：「可割而補之，但須百日進粥，不得語笑。」[58]

兔唇的割補術尚小，這時期另有換心之奇技，《列子・湯問篇》說魯公扈與趙齊嬰都患有病，扁鵲為之進行換心手術：

> 扁鵲遂飲二人毒酒，迷死三日，剖胸探心，易而置之；投以神藥，既悟，如初。二人辭歸。於是公扈反齊嬰之室，而有其妻子，妻子弗識。齊嬰亦反公扈之室，有其妻子，妻子亦弗識。二室因相與訟，求辨於扁鵲。扁鵲辨其所由，訟乃已。[59]

《列子》係魏晉人之贋品。[60]扁鵲換心之技，未見這之前的史料。但晉‧張湛注云：「此言恢誕，乃書記少有。然魏世華佗能刳腸易胃，湔洗五藏，天下理自有不可思議者，信亦不可以臆斷，故宜存而不論也。」[61]雖說存而不論，言下之意是信有其事的。晉‧魚豢《典略》云：「有人患足腫痛，諸醫咸莫能識。之才視之曰：『蛤精疾也。得疾時當由乘船入海，垂脚入水中乎？』疾者曰：『實曾如此。』之才為剖之；得蛤子二，大如榆莢。」[62]這一類刳剖之醫術記載在漢魏以下的確有劇增的現象。

從華佗相近時代醫家的敘述，華佗的確在主流醫學別出奇技，可惜後世失傳，猶嵇叔夜之廣陵散。《甲乙經‧序》云：「漢有華佗、張仲景。華佗奇方異治，施世者多，亦不能盡記其本

52 許爾文‧努蘭，《蛇仗的傳人：西方名醫列傳》（台北：時報文化出版社，一九九七），頁三二七—三八一。
53 羅伊‧波特，《醫學簡史》（台北：商周出版社，二〇〇五），頁一七四—一七五。
54 馬光亞，《臨床辨證與經驗實錄》（台北：知音出版社，二〇〇一），頁二八五—二九八。
55 謝觀以為：明代汪石山《外科理例》指出，發明治外必本諸內之說，外科治法為之一變。見謝觀，《中國醫學源流論》（福州：福建科學技術出版社，二〇〇三），頁八六—八七。
56 陳壽，《三國志》，頁六二八。
57 陳壽，《三國志》，頁九四一。
58 房玄齡等，《晉書》（台北：鼎文書局，一九八〇），頁二二一七—二二一八。
59 楊伯峻，《列子集釋》（台北：明倫出版社，一九七〇），頁一〇八—一〇九。
60 楊伯峻，《列子集釋》，頁二二〇—二四三。
61 楊伯峻，《列子集釋》，頁一〇九。
62 相關史料及考證，見陳竺同，〈漢魏南北朝外來的醫術與藥物的考證〉，《暨南學報》一卷一號（一九三五），頁六〇—六五。

末。」[63]《本草經集注・序錄》云：「春秋以前及和、緩之書蔑聞，道經略載扁鵲數法，其用藥猶是本草家意。至漢淳于意及華佗等方，今之所存者，亦皆修藥性。張仲景一部，最為眾方之祖宗，又悉依本草。但其善診脈，明氣候，以意消息之耳。至於刳腸剖臆，刮骨續筋之法，乃別術所得，非神農家事。」[64]

而且，不僅華佗一人，連岐伯、淳于意、張仲景等名醫，中古醫家都曾經以外科醫的自造形象示人。《晉書・皇甫謐傳》：「岐伯剖腹以蠲腸」；[65]《抱朴子・至理》：「越人救虢太子於既殞，胡醫活絕氣之蘇武，淳于能解顱以理腦，元化能刳腹以滌胃，文摯愆期以瘳危困，仲景穿胸以納赤餅，此醫家之薄技」。[66]難道這些解顱、穿胸之技也是比附印度神醫之故事？一般說來，魏晉時期因為戰亂關係之故而更加重視外科，[67]但如何從中國醫學發展的內部理路，重新理解華佗刳割技術的出現則有待更進一步研究。[68]

魏晉南北朝醫學以外科、女性醫學、急症醫學等為主軸，而華佗作為開場人物無疑饒富象徵意義。[69]

63 張燦玾、徐國仟主編，《針灸甲乙經校注》（北京：人民衛生出版社，一九九六），頁一六。

64 尚志鈞、尚元勝，《本草經集注（輯校本）》（北京：人民衛生出版社，一九九四），頁二四。

65 房玄齡等，《晉書》，頁一四一四。

66 王明，《抱朴子內篇校釋》（北京：中華書局，一九九六），頁一一二。

67 山田慶兒，《古代東亞哲學與科技文化》（瀋陽：遼寧教育出版社，一九九六），頁三三五；范行準，《中國醫學史略》（北京：中醫古籍出版社，一九八六），頁三八。

68 陳士鐸（約一六二七—一七〇七）〈碎治法〉云：「論其治法，先用忘形酒，使其人飲醉，忽忽不知人事，任人劈破，絕不知痛癢，取出蟲物，然後以神膏異藥，縫其破處，後以膏藥貼敷，一晝夜即全好如初。徐以解生湯藥飲之，如夢初覺，而前症頓失矣。自青囊傳後，華君獲罪之後，失傳者數千載，今再傳術遠公，終不敢以此等術輕授，使遠公再犯也。」以上似把「麻沸散」換成「忘形酒」，而其中所記碎治法尤可注意。見陳士鐸，《石室祕錄．卷一．禮集》，收入柳長華主編，《陳士鐸醫學全書》（北京：中國中醫藥出版社，一九九九），頁二八六。

69 三國在中國史的地位，見余英時，《歷史人物與文化危機》（台北：三民書局，二〇〇四），頁二一九—二二五。漢魏之間，醫學人才最盛，相關討論另見拙作《華佗剸割術與中國中古醫學史的走向》。

十六世紀中醫「反常」手術史之謎

中國醫學之「手術」自來無史。[1]一所熟知，以手術著稱的名醫華佗[2]在南宋葉夢得的《玉澗雜書》即從三方面質疑：

華佗固神醫也，然范曄、陳壽記其治疾，皆言若發結於內，針藥所不能及者，乃先令以酒服麻沸散。既醉無所覺，因刳剖破腹背，抽割積聚。若在腸胃，則斷裂湔洗，除去疾穢。既而縫合，傅以神膏。四五日創愈，一月之間皆平復。此決無之理。人之所以為人者以形，而形之所以生者以氣也。佗之藥能使人醉無所覺，可以受其刳割，與能完養，使毀者復合，則吾所不能知。然腹背腸胃既已破裂斷壞，則氣何由捨（編按：一作「舍」）？安有如是而復生者乎？審佗能此，則凡受支解之刑者皆可使生，王者之刑亦無所復施矣。太史公〈扁鵲傳〉記虢庶子之論，以為治病不以湯液、醴酒、鑱石、撟引，而割皮解肌、扶爬結筋、湔浣腸胃、漱滌五臟者，言古俞跗有是術耳，非謂扁鵲能之也，而遂以附會於佗[3]。

1 中醫外科手術史，見李經緯，〈試論中國古代的外科手術〉，收入杜石然主編，《第三屆國際中國科學史討論會論文集》（北京：科學出版社，一九九〇），頁一六五—一六八。關於中醫「外科」，一九二〇年代張山雷《古今醫案平議・瘡瘍門》，其中論「古」瘍醫部份，以為瘍醫、內科不同，「蓋瘍醫自有一層特殊功用，誠非專於內科者所能體會。」（頁一〇一二）中醫外科分期金元時代為「上下床之界限」；（頁一一二九）「金元醫案，因多模糊，而於瘍科，更覺浮泛。」（頁一〇二二）張山雷說，中醫不懂手術，「中醫治瘍舊法，只知內服煎劑，外用摻藥，於手術上絕無研究。」（頁一〇五八）他又說：「唯今之內科，只知有一紙藥方，便謂能事已足，於普通應用之丸散輔佐諸法，一概視為分外之事，幾與內科大方脈專家毫不相涉，又奚論乎手術治療？」（頁一〇九二）張山雷也指出，外科疾病（症）往往一病多名，「俗學治瘍，最喜多立無理名稱，益形其醜。」、「瘍醫家多造病名，本無模範可言。」（頁一一一〇）外科醫據疾病的某一階段、特徵，「多立病名，總是小家伎倆。」（頁一一二七）醫、病家使用不同的病名，在互動過程決定其診斷。以上，見張山雷，《古今醫案平議》（天津：天津科學技術出版社，二〇一〇），頁一〇一二—一一三四。關於疾病的歷史性，見Andrew Cunningham, "Identifying Disease in the Past: Cutting the Gordian Knot," *Asclepio*, Vol. LIV-1 (2002), pp. 13-14。中醫的「病」，往往是由四診認識的疾病現象，及病者生理、病理動態變化的「綜合體」。見黃健平，《祖國醫學方法論》（長沙：湖南人民出版社，一九七九），頁四六。

2 華佗的手術，梁・陶弘景《本草經集注》序文：「刳腸剖臆，刮骨續筋之法，乃別術所得，非神農家事。」所謂「別術」，是相對本草家（神農家）的技術，並不是否認有「刳腸」、「刮骨」之技術。關於「刮骨」術，見趙翼，《陔餘叢考》（台北：世界書局，二〇〇九），頁四五二。華佗時代，外科手術是較為流行的。朱大渭蒐集這個時代十二例外科手術。見朱大渭，〈魏晉南北朝的中醫外科醫術〉，氏著，《六朝史論》（北京：中華書局，一九九七），頁六四—七八。華佗故事，後人有信之。明葉權《賢博編》：「雞瘟相次死。或教以割開食囊，探去宿物，洗淨，縫囊納皮內，復縫皮，塗以油，十餘雞皆如法治之，悉活。莊家所宜知，且華佗之術不誣也。」見葉權，《賢博編》（北京：中華書局，二〇〇八），頁三五。這種治法，不可思議，但間接反映「手術」的可能。

3 葉夢得，《玉澗雜書》，收入朱易安、傅璇琮等編，《全宋筆記》第二編九（鄭州：大象出版社，二〇〇六），頁三六八。《史記》醫者「俞跗」，為「上古之時」的手術高手。戰國楚人《鶡冠子・世賢》的寓言，論及幾位良醫，「俞跗」其一，謂其「已成必治，鬼神避之」，技藝極高。見黃懷信，《鶡冠子匯校集注》（北京：中華書局，二〇〇四），頁三三二。俞跗，又作「俞拊」。《淮南子・人間》：「雖有扁鵲、俞跗之巧」。《漢書・藝文志・方技略》有《泰始黃帝扁鵲俞拊方》二十三卷，也是扁鵲在前、俞跗在後。俞跗大約是戰國時之醫。其實，中醫「內科」、脈診、藥效也有一些誇大的故事，不只是「手術」。扁鵲有神技，不下於俞跗之手術。葉夢得論古人詩文，他們的句子往往只差一二字，幾乎一模一樣。他說：「讀古人詩多，意所喜處，誦憶之久，往往不覺誤用為己語。」此非故意蹈襲，「直是取舊句縱橫役使」。見逯銘昕，《石林詩話校注》（北京：人民文學出版社，二〇一一），頁一〇六。

葉夢得反駁華佗手術的最主要的根據是，中醫以「氣」為學說立論[4]。這種「氣的身體觀」不利於手術的發展——「腹背腸胃既已破裂斷壞，則氣何由舍？」氣之不存，形不復生。再者，統治者的「支解之刑」（肉刑）目的是，為造成受刑人的肉體永久的傷害，而象徵無上權威的刑罰不鼓勵與之相仿的醫學技術。然華佗手術竟有縫合愈創之本事？這也意味著，手術如支解之刑對人體的傷害是長久的。如刑罰性權力對肉體的損害，手術的合法性被質疑著。因此，葉夢得認為，華佗故事「附會」古代傳說中的醫生「俞跗」的高明手術。《史記》俞跗的手術描述，充滿神祕手術的色彩；而《三國志》華佗手術的細節則有更多「合理」的設想（麻沸散等）。陳寅恪承襲葉氏之說，只是將俞跗的手術先例改成「印度神醫」，[5]中醫手術故事乃向壁虛構。

值得注意的是，葉夢得並不從手術的麻醉、消毒等相關技術不成熟[6]否定華佗「割皮解肌」之術。整體而言，中醫「外科」（瘍醫）的主流治療方式，相對於內科偏重內服湯藥，的確更重視「外治」法。十八世紀的名醫徐靈胎《醫學源流論・瘍科論》：「瘍科之法，全在外治，其手法必有傳授。」[7]所謂「全在外治」，方法如外貼膏藥與侵入性手術；「一般是係除口服以外，經其他給藥途徑或施以非藥物措施（包括施行手術），以達到治病與防病目的的多種療法的泛稱。」[8]而且「手法」（術），如徐氏所強調的必須經由師徒傳授實作，不像內科可透過讀書自修。

中醫外科史，南宋以降、也就是葉夢得懷疑、批評華佗手術的年代，借用梁其姿教授的話，手術實踐「正逐漸邊緣化」。[9]中醫外科的「診斷」看病，本來也有獨立於內科思路的方法，[10]南宋以後日益向著內科療法傾斜，獲其沾溉。中醫外科「內科化」，不只是理論的假借，同時也是

4 葉夢得的形／氣觀，似乎表達手術如果破損形體，也會波及氣脈的循行、流動。氣論，見杜正勝，《從眉壽到長生——醫療文化與中國古代生命觀》（台北：三民書局，二〇〇五），頁二六五—二七七。「氣」在中醫學說，是解釋病理、生理的假說。余國藩先生借由希臘古典的觀點，「人工製作」（techne）是所有創造性知識的基礎。他多次在文中提及「中醫」——「我們可能會問『氣』是否存在，是一種自然的力量（physis）抑或虛構的產物（techne）？」余國藩，〈人文學科何以不是科學？——從比較的角度自亞里士多德的觀點談起？〉，《漢學研究通訊》二十七卷二期（二〇〇八），頁一一。「氣」是虛構的。

5 范家偉回顧陳寅恪、李建民討論華佗手術。他說：「華佗故事假若真的如陳寅恪所言，乃印度神話的比附，中國醫學外科的歷史及其淵源，失去其歷史淵源與脈絡。」見范家偉，《中古時期的醫者與病者》（上海：復旦大學出版社，二〇一〇），頁八。陳寅恪先生複製中國醫學史內科的正統敘事來判定外科手術。又，于賡哲，《唐代疾病、醫療史初探》（北京：中國社會科學出版社，二〇一一），頁二五一—二七五。

6 參　見 W. J. Bishop, *Knife, Fire and Boiling Oil: The Early History of Surgery* (London: Robert Hale, 2010), pp. 155-186。十九世紀美國外科發展，雖然克服麻醉的問題，但一度接受手術的死亡率比以前更高。參見 Martin Pernick, *A Calculus of Suffering: Pain, Professionalism, and Anesthesia in Nineteenth Century America* (New York: Columbia University Press, 1985)。中藥有內服全身、局部麻醉藥，也有具有「抗菌」的方藥（銀翹散、犀黄丸等），但到底多有效，難以評估。見朱顏，《中醫學術研究》（北京：人民衛生出版社，一九五五），頁二八—三一、五三—五五。

7 徐靈胎，《醫學源流論》（北京：中國中醫藥出版社，二〇〇八），頁八七。

8 《中國醫學百科全書・中醫學》，頁八九。「宋金元時代的醫學突出地表現在醫學理論以及方劑學的大發展，所以在外治法方面相對地處於停滯階段。」（頁九〇）有的學者將「外治法」，理解為 Non-herbal Therapies，見 Frank Liu，Liu Yan Mau, *Chinese Medical Terminology* (Hong Kong: The Commercial Press, 1980), pp. 138-139.

9 梁其姿，《面對疾病：傳統中國社會的醫療觀念與組織》（北京：中國人民大學出版社，二〇一二），頁一八〇；又頁三—二八。南宋做為「外科」史的分水嶺，其歷史背景見鄧廣銘（一九〇七—一九九八）〈南宋的政治、經濟和軍事上的諸問題〉，《陳龍川傳》（北京：三聯書店，二〇〇七），頁二四—二九。

10 中醫「內科」（方脈）的診斷、治療以脈診、湯藥為主；外科（瘍醫）的診斷，如何時希說：「外科家察癰疽，有一摸二看之說」，也就是醫者直接摸、察看病灶，而且不把脈。何氏又說：「往時外科家不善診脈，不長處方」；其治療更長於「外治」法。見何時希，《讀金匱札記》（上海：學林出版社，一九八八），頁二八一。和邦額（生於一七三六年）的一篇短篇小說，即以中醫外科為背景，其診斷、治療方法請參看和邦額，《夜譚隨錄》（上海：上海古籍出版社，一九八八），頁二四一—二五一。

整個診療方式的滲透內化。朱顏觀察到傳統中醫史「內科療法成為整體臨床醫學的主要內容。即在外科範圍，也是佔著極重要地位。」[11]內科是中醫之宗祧。而傳統中醫外科的「內科療法」不斷深化與普及的過程，我們仍然不難找到類似華佗奇異手術的案例。何時希、范行準兩位醫史學者，蒐集歷來非醫學史料如筆記、野乘等的外科記載。[12]范行準說，中醫史「唯偶有一二手術，亦不足引起當時人注意，故半多湮沒無聞。」[13]

葉夢得引用正史《三國志》的華佗手術有「縫合」一項。任何手術無論大小、複雜情況，都有以下幾種「基本手法」：切開、剝離、止血、結紮、縫合、引流等。縫合不良的後果常導致癒合不良、甚至手術失敗。[14]十六世紀左右中醫出現一種氣管、食管雙管斷裂的縫合術，較早載於陳實功的《外科正宗》。[15]

本事

《外科正宗・救自刎斷喉法》論及兵刃自殺、雙喉俱斷的一種縫合手術，獨出手眼，恢恢乎游刃有餘：

自刎者，乃迅速之變，須救在早，遲則額冷氣絕，必難救矣。初刎時，氣未絕，身未冷，急用絲線縫合刀口，摻上桃花散，多摻為要；急以綿紙四五層，蓋刀口藥上，以女人舊布裹腳將頭抬起，周圍纏繞五六轉扎之，患者仰臥，以高枕枕在腦後，使項鬱而不直，刀口不開，冬夏避風，衣被復暖，待患者氣從口鼻通出，以薑五片，人參二錢，川米一合煎湯，或稀粥每日隨便食之，接補元氣。

三日後，急手解去前藥，用桃花散摻刀口上，仍急纏扎；扎二日，急用濃蔥湯軟絹蘸洗傷處，挹乾用抿腳挑玉紅膏放手心上捺化，搽於傷口處，再用舊綿花薄片蓋之，外用長黑膏貼裹，周圍交扎不脫，近喉刀口兩傍，再用黑膏長四寸、闊二寸，豎貼膏上，兩頭粘貼好肉，庶不脫落；外再用絹條圍裹三轉，針線縫頭，冬月三日，夏月二日，每用蔥湯洗挹換藥，自然再不疼痛，其肉漸從兩頭長合。內服八珍

---

11 朱顏，《中醫學術研究》，頁八五。朱顏另一種重要代表著作《中國古代醫學成就》。相關論文見朱世增主編，《朱顏論醫藥》（上海：上海中醫藥大學出版社，二〇〇九）。

12 見何時希，《歷代無名醫家驗案》（上海：學林出版社，一九八三），頁一八二—二四四。范行準，《范行準醫學論文集》（北京：學苑出版社，二〇一一），頁一六六—一七六、二二九—二三四。

13 范行準，《范行準醫學論文集》，頁一六七。

14 韓萬峰，《中醫外科臨床技能》（北京：人民衛生出版社，二〇一一），頁八七—一一七。

15 《外科正宗》成書於一六一七年，萬曆四十五年。馬培之（一八二〇—一九〇五）論《外科正宗》：「今之業瘍醫者，每執《正宗》一書」。見吳中泰，《孟河馬培之醫案論精要》（北京：人民衛生出版社，二〇一〇），頁一五〇。陳實功的治療以外治及手術較突出。見顧伯華，〈略論陳實功外治十法及其在臨床的應用〉，收入《顧伯華學術經驗集》（上海：上海中醫藥大學出版社，二〇〇二），頁五九—六六。另參見，李經緯，〈外科學家陳實功〉，《中國醫學之輝煌——李經緯文集》（北京：中國中醫藥出版社，一九九八），頁三一五—三一八。不過，現代學者對傳統中醫的有效性是懷疑的。Susan Naquin、Evelyn Rawski 說：「在十九世紀以前大多數時期的社會中，醫療水平有限以至不能有效地防治主要的致命疾病。」《十八世紀中國社會》（南京：江蘇人民出版社，二〇〇八），頁一〇六。

> 湯調理月餘。如大便燥結，用豬膽套法，不可利藥利之。雙額俱斷者百日，單斷者四十日，必收功完口。此法曾治強盜郭忠，皂隸沙萬，家人顧與，俱雙額齊斷將危者，用之全活。單額傷斷者十餘人，治之俱保無虞矣。[16]

為取信於人，陳實功在上文特意列舉患者的姓名郭忠等三人，不見於《外科正宗》其他病案的體例。其他病案只有標示病人性別。斷喉將危的患者，以當時止痛、止血的方法相對貧乏，一般醫者不願救助。而陳氏曾成功縫合斷喉外傷患者，有十餘人之多。

這種縫合術的特色有：(1)快速縫合刀口，屬於「急診醫學」；(2)護理、進補藥（煎湯、稀粥）如人參湯；(3)換藥：每隔二日、三日清洗傷口，並同時服補藥調理。在陳實功的「縫合術」提及八個術語，先做解釋再進一步討論：

一、桃花散：標準「金瘡」外用藥，功能止血。與陳實功同時的醫家繆希雍說：「桃花散：治跌損，刀傷，狗咬，爛腳。」[17]本方組成為白石灰、大黃；在《丹溪心法》、《證治準繩》有同名之方，但組成藥物不同，但都用於外科疾病。[18]

二、女人舊布裹腳：以女性用品作為護理之具，應有祓除不祥的用意。

這不是孤例。明代申拱辰的《外科啟玄》（刊於一六〇四年）論及「凡箭頭有毒，……其患處必得婦人月水洗之，方解。」[19]

三、蔥湯：「蔥」為蔥白。《傷寒論》的「白通加豬膽汁湯」、「白通湯」、「通脈四逆湯」等，皆用蔥白。[20]除內服外，蔥湯亦外用。明末賈所學《藥品化義・風藥》：「蔥頭同黃柏煎湯洗瘡毒，能去腫毒。」[21]

四、膏劑：膏藥有外用、內服二種。陳實功所用膏劑為前者。這類外用軟膏，以藥物及油類等煎熬或搗勻，直接塗在傷口處；或塗在布上覆蓋於瘡面，再以絹布固定。[22]陳實功說：「用抿腳挑玉紅膏」；「抿腳」疑是一種工具，小匕杓之類。

五、川米：四川的稻米。又稱糯稻。李中立《本草原始》提及糯米「湖南李從事墮馬折傷，

---

16 陳實功，《外科正宗》（北京：中醫古籍出版社，一九九九），頁二七七。

17 繆仲淳，《增訂先醒齋醫學廣筆記》（北京：學苑出版社，二〇一一），頁二一三。晚清醫家唐容川的《血證論》有關創傷出血，用藥、思路與陳實功雷同。唐容川，《血證論》（北京：學苑出版社，二〇一二），頁六三。

18 裘沛然主編，《中醫歷代名方集成》（上海：上海辭書出版社，一九九四），頁一〇九四。

19 申拱辰，《外科啟玄》，收入胡曉峰主編，《中醫外科傷科名著集成》（北京：華夏出版社，一九九七），頁三二七。女性陰部及相關事物的法術效力，見李建民，〈「陰門陣」新論〉，《東華人文學報》二十一期（二〇一二），頁四五—七六。

20 李心機，《傷寒論通釋》（北京：人民衛生出版社，二〇〇三），第三百一十四條、三百一十五條、三百一十七條。

21 賈所學撰、李延是補訂，《藥品化義》（北京：學苑出版社，二〇一一），頁一二八。這本書最核心的概念是「藥母」。按頸喉外傷用蔥湯洗，有類似消毒作用。中醫沒有「致病菌」的觀念，但可能有「感染症」的一些觀察，如傷口化膿，或患者發燒的外觀評估。見張進祿，《臨床使用抗生素手冊》（台北：合記圖書出版社，二〇〇五），頁三八—四八。

22 關於膏藥的歷史，初步見朱南孫，〈膏方的淵源及其發展簡史〉，收入氏著，《朱南孫膏方經驗選》（上海：上海科學技術出版社，二〇一〇），頁一九五—二〇〇。中醫外科，從《五十二病方》、《鬼遺方》，一直到《千金翼方》，其用藥法以外治膏劑佔大部份。見小林清市，〈劉涓子〈鬼遺方〉について〉，收入《解說・研究》（大阪：オリエント出版社，一九九六），頁六五—七二。另，「玉紅膏」係生肌收口之藥，見趙尚華、鍾長慶，《中醫外科外治法》（北京：學苑出版社，二〇一〇），頁一一四—一一五。

糯稻柴灰，以新熟酒連糟入鹽和淋，取汁淋痛處立瘥。其效如神。」[23]這裡主要是外用，而陳實功作為傷後的營養品。

六、八珍湯：患者調理復原期間內服湯劑，為傷科藥方。薛己傷科著作《正體類要》八珍湯：「治傷損等症，失血過多，或因克伐，血氣耗損，惡寒發熱，煩躁作渴等症。」[24]八珍湯出自內科補劑，景仰山《醫學從正論》：「外科所用湯藥，皆竊取後世溫補邪說，不過八珍、十全等方，為托補之劑」。[25]早期中醫外科內服藥物則以清涼解熱為主。

七、豬膽套法：「套法」又稱導法、導便法。方法是將潤滑性的錠劑灌進患者肛門，以通下大便。陳實功用的是「豬膽汁」導便法。他注意患者縫合後復原過程會有便祕，這應是經驗之談。

八、「顙」：生理名詞。陳實功稱斷喉有「單顙」、「雙顙」兩種狀況。顙又稱為「喉」。宋代解剖圖畫三喉，後更正為二喉，也就是食管與氣管。沈括《夢溪筆談・藥議》：「人有水喉、食喉、氣喉者，亦謬說也。世傳《歐希范真五臟圖》亦畫三喉，蓋當時驗之不審耳。水與食同咽，豈能就口中遂分入二喉？人但有咽有喉二者而已，咽則納飲食，喉則通氣。」[26]所以人只有食喉、氣喉；明施沛《藏府指掌圖書》所引述喉、咽各家之說相同。[27]

然而，南宋以後司法檢驗專書如宋慈《洗冤集錄》等，以為自刎「傷著氣喉即死」。[28]也就是自刎傷深及「氣管」立即死亡。而且在評估各種自殺的狀況中，食管、氣管均斷裂時，死亡最速。（《洗冤集錄・自刑》）

凡自割喉下，只是一出刀痕。若當下身死時，痕深一寸七分，食系、氣系並斷。如傷一日以下身死，深一寸五分，食系斷，氣系微破。如傷三五日以後死者，深一寸三分，食系斷，鬚頭髻角子散漫。[29]

按自刎者割喉深淺程度不一，略分三種傷害狀況；也可知食系在前，氣系在後。若割及氣系（喉）表示自刎用力之深。《洗冤集錄・殺傷》論他人行兇，「食系、氣系並斷」，[30]是為傷及

23 李中立，《本草原始》（北京：學苑出版社，二〇一一），頁四〇二。

24 薛己，《正體類要》（北京：人民衛生出版社，二〇〇六），頁九〇。八珍湯以人參、熟地為主。張魯峰《馤塘醫話》：「參、芪、白朮，陽分藥也，而古人多以之治血，陽生則陰藉以長也。地黃、歸、芍，陰分藥也，而古人多以之治氣，陰滋則陽得所養也。」見張魯峰，《馤塘醫話》（上海：上海浦江教育出版社，二〇一一），頁一〇〇。

25 景仰山，《醫學從正論》，收入《景仰山醫學三書》（瀋陽：遼寧科學技術出版社，二〇一二），頁五五。八珍湯以熟地滋腎陰等藥物為主。「熟地」明、暗藥性的討論，見江海濤，《藥性瑣談——本草習性精研筆記》（北京：人民軍醫出版社，二〇一二），頁一三—一六。

26 胡道靜，《夢溪筆談校證》（上海：上海古籍出版社，一九八七），頁八二七。

27 施沛，《藏府指掌圖書》（日本內閣文庫藏本），頁六—七。

28 姜麗蓉譯注，《洗冤集錄》（瀋陽：遼寧教育出版社，一九九六），頁一三三。《洗冤錄》的若干記載，近乎外科手術。清儒錢大昕說：「《輟耕錄》記勘釘之事，以為創聞，然此錄已先有之矣。」見錢大昕，《十駕齋養新錄》（上海：上海書店，二〇一一），頁二七七。

29 姜麗蓉譯注，《洗冤集錄》，頁一三四。現代的評注者，以為「氣管切破，空氣可以從破口進出，並不影響呼吸，只要傷後出血不堵塞呼吸道，一般不會致死。」又說：「有的在頸前正中切割，把喉頭氣管、食道切斷，卻未傷及兩側大血管，傷口很深卻未致死。」見高隨捷、祝林森，《洗冤集錄譯注》（上海：上海古籍出版社，二〇〇八），頁一〇六—一〇七。

30 姜麗蓉譯注，《洗冤集錄》，頁一三六。

要害，人體無救。但陳實功卻認為其縫合術「用之全活」，真神乎其技。元代王與《無冤錄》關於自殺檢驗條文，與《洗冤集錄》一模一樣。《無冤錄》的〈格例〉「顙」、「喉」兩者通，如「食、氣顙」、「揣捏得食、氣顙全或塌」。[31]王與撰〈食氣顙之辨〉指出，氣顙在前、食顙在後：「夫所謂食、氣系者，《結案式》中則名曰食、氣顙。予嘗讀醫書，夫人身有咽有喉，喉在前通氣，咽在後咽物，二竅各不相麗。」[32]無論如何，頸項食顙、氣顙皆斷，從司法刑偵角度而言「當下」即死，而陳實功卻認為可以急救？

陳實功的急救縫合術過程，沒有提及「麻藥」。陳氏說患者受傷後養護時「避風」，以及蔥湯洗傷口「自然再不疼痛」，可見患者確有疼痛的問題。[33]不過，縫合「須救在早」；患者奄奄一息之際，縫合刀口時未必有用麻藥。[34]陳實功的手術，所用之藥多為內服補藥，如前述人參湯、八珍湯等。陳氏創造以溫補藥物調養的外科手術「混種物」。[35]

陳實功《外科正宗》在明清外科技術流派中，特別強調「手術」。[36]而氣管「縫合」細節、技巧是不可見的，固難描述。「手術史」為中醫史所罕知者，一九四〇年劉復撰〈古醫割治紀事敘目〉一文，「割治」即以割為治療，也就是手術治療。他說：「考古割術不傳，即傳亦非典籍所能昭示者。……降及明季清初，絕學復傳。洛陽祝巢夫，杭州姚應鳳，松江奚鳳鳴，鄭州陳鳳典，群賢崛起，載諸地志，不可謂無其事也。」在主流儒醫系譜之外出現的外科高手，間或記載於壓抑的地方志的奇人軼聞裡。「地方化」外科的用意，是要認定這個邊緣技術別有其不同的政經權力。例如，上述原籍河南的陳鳳典主要活動於雲南，人呼「老神仙」，道醫者流。劉氏又將中醫近世手術與外治針術並舉，「割術之不彰，正猶針術之散失」。[37]中醫手術史料零者不整，依託杜撰，懸斷遙擬，難取信人。

中醫史上不乏脈診、針術的神異記載，讀者多不懷疑有其術、甚至深信這些技術確有神奇之處。而中醫手術的記載，讀者每先疑其事，或否認為無，為鑿空之論，因此，劉復特別強調「不

31 王與，《無冤錄》，收入《沈家本全集》（北京：中國政法大學出版社，二〇一〇）第八卷，頁六五一、六六四；賈靜濤，《中國古代法醫學史》（北京：群眾出版社，一九八四），頁一八六—一八八。

32 王與，《無冤錄》，頁六四九。中醫食管、氣管前後位置有二說，應以王與之說近是。西醫「食道」，俗稱gullet，通至胃部，分頸部、胸部及腹部三部份；腹部食道位於橫膈膜以下。頸部一段之食管可控制食物單向流動。「氣管」，俗稱windpipe，連接口鼻至雙肺的呼吸管道。氣管在前，食管在後。見鄧樹楨，《最新天星英漢百科醫學辭典》（台北：天星出版社，二〇〇七），頁四二二、一〇二四。

33 關於「疼痛」的病理解釋，中醫有三假說。頸傷大約屬於「分裂則痛」。嚴健民以為，此說「相當於肌原性疼痛」。詳見嚴健民，《經脈學說起源・演繹三千五百年探討》（北京：中醫古籍出版社，二〇一〇），頁二三二。中醫三種疼痛說都與「風寒」聯繫起來。

34 明末姚可成《食物本草》（一六四三年）收錄「麻藥草」，有押不蘆一味「昔華佗能刳腸滌胃，豈不有此等藥耶？」（卷十九）見姚可成，《食物本草》（北京：人民衛生出版社，一九九四），頁一二〇五。「押不蘆」是宋代由阿拉伯傳入中國之西亞藥物，即曼陀羅花。參見Berthold Laufer、杜正勝譯，《中國與伊朗——古代伊朗與中國之文化交流》（台北：台灣中華書局，一九七五），頁三〇八—三〇九。

35 Bruno Latour、余曉嵐等譯，《我們從未現代過》（台北：群學出版社，二〇一二），頁四一—四三。

36 《外科正宗》涉及手術案例甚多，見頁六七、八四—八五、一七三、一八五、二二〇、二五三、二七七等。明清外科醫學流派，初步見《中國醫學百科全書・中醫學・明清外科三大學派》一條，一一二—一一三。

37 劉民叔，《劉民叔醫書合集》（天津：天津科學技術出版社，二〇一一），頁四二二。劉民叔將中國醫學分為六支，「割治家，俞跗學派是也」。其一。他又說：「中醫約分湯液、針灸、導引、房中、祝由、割治六大學派。及於今日，唯湯液一派，用藥治病，為世之顯學。」（頁三九八）劉氏的著作，最近引起了一些關注。

可謂無其事也」。他發現明末清初，[38]也就是比陳實功的時代稍晚，這一類手術記載突然又多了起來。陳邦賢《中國醫學史》即以較長的篇幅，描述清代湖南辰溪的一位骨傷科醫生張朝魁，「能以刀剖皮肉」，又說張曾為人「剖腹」開刀、患者痊癒。[39]相對內科，中醫手術高手更具有「表演自覺」，他們所留下的手術充滿了神話、戲劇性的場面。在歷史上既定的內科舞台上，這些誇張的演出有時候相當引人側目、稍稍挽回了自己在邊緣的處境。

對中醫手術的認識論，宜採用「先例」研究法。[40]歷史上先例，對所有中醫史的分支的討論都是重要的。手術史因為其不連續性、間接的特性，「先例」更是具有關鍵地位。

「先例」分析法

陳實功的「雙顙」斷裂縫合術，不見於明代任何官私醫籍。元代危亦林《世醫得效方》收錄傷科史料較全，但只有腹部腸創傷縫合術。[41]較早以桑皮縫合自刎傷口的記載，見宋人郭彖（南宋初舉進士）的《睽車志》；這是一本短篇志怪：[42]主角傅霖「淳熙庚子任臨安監，嘗建請於北關創立新倉，攘取民居八十餘家」，而受到報應，其女遂病。「又欲大營備戽水車之具，官無餘鏹。其家素富，乃從妻丐五百緡，妻拒不與。霖窘迫，以刃自裁，救之不死。醫者以桑皮縫合其創，傅藥雖愈，而頷頸攣不復伸，俯首不能仰視，神識沮喪」。[43]自殺部位應在頸部。很遺憾，我們在宋代醫書找不到斷喉縫合類似的記載。

38 明末清初，最富想像力的手術是由李漁在白話小說《肉蒲團》（一六五七年）所創造的。《肉蒲團》第七回描述生殖器移植手術：「先用快刀割斷，然後剖開雌狗之陰，取出雄狗之腎（即外腎，生殖器也），切為四條。連忙把本人的陽物用麻藥麻了，使他不知疼痛，然後將上下兩旁割開四條深縫。」（頁二五五）這個手術是必須要應用縫合術的，李漁很懂醫學。這個人獸生殖器縫合術篇幅很長。他說手術後，可以行房，不能生育：「那先天的元氣，割的時節卻未免洩漏了些，定然不足。生兒育女之事，就保不定了。」（頁二五七）故事的主角是元代的一位儒生「未央生」。他手術後，還給他的友人「賽崑崙」細看（第八回）。Patrick Hanan 教授在討論李漁的作品，注意到這種手術，做手術的不是主流儒醫，而是「術士」。一般房中術，增強性能力是經由藥物，但李漁卻用「手術」；因此，他創造了比《金瓶梅》西門慶與《繡榻野史》東門生更厲害的男主角。見 Patrick Hanan 著，楊光輝譯，《創造李漁》（上海：上海教育出版社，二〇一〇），頁一二四。未央生最後自我閹割，皈依佛門。見李漁，《肉蒲團》，收入陳慶浩、王秋桂主編，《思無邪匯寶》（台北：台灣大英百科公司，一九九四），頁四六九—五〇二。《肉蒲團》第一回即引用《本草綱目》（頁一三六）。李漁雅好醫道，他在另一本小說《十二樓》的〈萃雅樓〉有敘述細緻的閹割過程，包括上麻醉、「止血的末藥」及傷口「收口」等醫療步驟。見李漁，《十二樓》（北京：華夏出版社，二〇一二），頁一四九—一五二。關於中國古代性風俗，姚靈犀《思無邪小記》抄錄筆記、說部等，相關史料千餘種，體例類似梁廷楠《東坡事類》。不過，姚氏多一一抄書，各條史料之間沒有必然關係。少數史料加上作者按語。《思無邪小記》的史料，有些是摘抄，不是原文。如《梵天廬叢錄》（頁一六九）、《臨清寇略》（頁一八一）等「祕本」，嗜痂者可參看。此書有一九四一年天津書局本。我的影印本是《中國古艷稀品叢刊第五輯》（無出版地點、時間），一九八〇年代即可購買到。台北廣文書局《中國近代小說史料彙編》有基本的小說如《六合內外瑣言》，可參。

39 陳邦賢，《中國醫學史》（上海：商務印書館，一九五七），頁三〇五。就實際技術而言，趙學敏蒐集「走方醫」的驗方，提及他們「用刀曰放紅」、「鉗取在速而不亂」，足見走方醫會刀、鉗等手術，與儒醫不同（見《串雅內編・緒論》）。《串雅》（內、外編，一七五九撰）該書記錄大量的「外治法」，啟發了清代外治專書《急救廣生集》、《理瀹駢文》二書。又，魯照又作《串雅補》（一八二五年）。以上四書，相關研究缺乏，值得注意。

40 Arnaldo Momigliano, *The Classical Foundations of Modern Historiography* (Berkeley: University of California Press, 1990), p. 136.

41 許敬生主編，《危亦林醫學全書》（北京：中國中醫藥出版社，二〇〇六），頁四六八。

42 魯迅，《中國小說史略》（香港：新藝出版社，一九七六），頁一〇六。

43 郭象，《睽車志》（台灣商務印書館影印文淵閣四庫全書本）第一千零四十七冊，頁二二九—二三〇。宋代另一本志怪小說，徐鉉（九一六—九九一）的《稽神錄》有一則手術，「處士蒯亮言，其所知額角患瘤，醫為割之，得一黑石碁子。」見徐鉉，《稽神錄》（北京：中華書局，一九九六），頁一二五。

傳霖的自刎故事，純屬虛構；然斷喉「以桑皮縫合其創」符合外科手術的想像，有其所本。安金藏、張瓊的案例可證。安金藏是唐武后時的太常樂工，常侍東宮太子左右；東宮太子被告謀反，武則天下詔來俊臣查處，安金藏以死明太子不謀反。《新唐書・忠義・安金藏傳》：金藏「引佩刀自剚腹中，腸出被地，眩而仆。后聞大驚，輿致禁中，命高醫內腸，褫桑[illegible]紩之，閱夕而蘇。」[44]這裡的「桑[illegible]」即是桑白皮。[45]紩，即縫合、補綴。另外，《資治通鑑・後周紀四》公元九五六年條下，後周世宗出兵攻擊南唐，張瓊為趙匡胤的麾下心腹：「太祖皇帝乘皮船入壽春壕中，城上發連弩射之，矢大如屋椽；牙將館陶張瓊遽以身蔽之，矢中瓊髀，死而復甦。鏃著骨不可出，瓊飲酒一大卮，令人破骨出之，流血數升，神色自若。」[46]此類似關雲長的故事。張瓊中箭深入及骨。取箭的過程，縫合皮肉，使創口癒合。所謂「破骨」應指「死骨剔除術」（the operation of bone sequestrum excision）。[47]

成書於一三三一年，李仲南的《永類鈐方》涉及斷喉的縫合手術。在〈唇口喉齒腮傷〉一節：

> 凡割喉者，用騎腳患人頭項，以絲線先縫內喉管，卻縫外喉管，用封血藥。或喉被人打葉了，以手掐圓之。吊項見急濟方中。若喉結傷重，軟喉斷不治。結下食喉管斷，以湯與之，得入腸可治，若並出不可治。[48]

「封血藥」即為止血。所謂「吊項」，是上吊、自縊，與自刎割喉的處理方式不同；前者是自殺行為的常態。《永類鈐方》將兩者分別對待。上述文字，與緊接著下文王肯堂的說法，一模一樣。相關的手術內容，我們稍後一併討論。《永類鈐方》另記載腹腔縫合術，「卻用桑白皮為線，打曲針向皮內縫合，後用斷血、合口藥同濟，用絹袋縛定，再貼絹上再縛。」[49] 從縫合所用的「曲針」，可以推測手術按不同狀況而使用不同的針具。

與陳實功同時的醫家王肯堂《證治準繩・瘍醫》抄錄上書斷喉縫合術，食管斷即不可治：

---

44 歐陽修、宋祁，《新唐書》（北京：中華書局，一九七五）卷一百九十一，頁五五〇六。唐長孺對武則天殺李家皇室、長孫無忌集團的人，持正面評價。見唐長孺，《魏晉南北朝隋唐史》（北京：中共中央高級黨校歷史教研室，一九六四），頁二四三。安金藏事亦見《大唐新語》卷五記載。後唐玄宗追封安氏為代國公，制書詳《全唐文》卷二十三〈追封安金藏代國公制〉。此事應為實錄。見馮漢鏞，《唐宋文獻散見醫方證治集》（北京：人民衛生出版社，一九九四），頁七三。

45 桑皮線，在東漢《神農本草經》作「桑根白皮」。北宋蘇頌的《本草圖經》（一〇五八—一〇六二編成）說桑根「白皮作線，以縫金創腸出者，更以熱雞血塗之。唐・安金藏剖腹用此法，便愈。」見尚志鈞，《神農本草經校注》（北京：學苑出版社，二〇〇八），頁一二六—一二七；唐慎微，《證類本草》（北京：華夏出版社，一九九三），頁三七三。《證類本草》提及採收桑根白皮的禁忌「出土上者殺人」。意思是，桑樹根不使用露出在地面的部份。有一則關於程顥（一〇三二—一〇八五）的故事：「明道主簿上元時，謝師直為江東轉運判官。師宰來省其兄，嘗從明道假公僕掘桑白皮。明道問之曰：『漕司役卒甚多，何為不使？』曰：『《本草》說桑白皮出土見日者殺人。以伯淳所使人不欺，故假之爾。』」伯淳是程顥的字。桑白皮採收易見其「毒」，採取之人也應該具有某種稟賦（「不欺」）足以抗毒。程顥、程頤，《二程集》（北京：中華書局，二〇〇四），頁六六〇。

46 司馬光，《資治通鑑》（北京：古籍出版社，一九五六）卷二百九十三，頁九五四五。關於後周世宗三征南唐，及趙匡胤不同於世宗的「統一」決策，見鄧廣銘，《宋史十講》（北京：中華書局，二〇〇九），頁三—一三。

47 韋以宗主編，《中國骨傷科學辭典》（北京：中國中醫藥出版社，二〇〇一），頁二〇八。又，唐人劉餗的小說，記錄一則「鑿骨」手術，與戰傷有關，可參。見劉餗，《隋唐嘉話》（北京：中華書局，一九九七），頁二四。

48 李仲南，《永類鈐方》（北京：人民衛生出版社，二〇〇六），頁八二五。本書記載腹腔胰肉摘除手術，值得注意（頁八二七）。足見中醫認識胰臟。

49 李仲南，《永類鈐方》，頁八二六。

凡割喉者，用騎腳患人頭頸，以絲線先縫內喉管，卻縫外頸皮，用封口藥塗敷，外以散血膏敷貼，換藥。或喉被人打歪，以手搖正，卻以前膏敷貼。若結喉傷重，軟喉斷不可治。以湯與之，得入腸者可治，若並出者不可治。[50]

上述二條引文，很難得提到醫者正在施行手術的姿態。縫合人體部位具體指出，包括「內喉管」及「外頸皮」（李仲南作「外喉管」）。這種縫合術能縫斷裂的內喉，可說極盡精巧。其中，上文又論及「結喉」、「軟喉」的情況，按《洗冤集錄・論沿身骨脈及要害去處》：「頸之前者額喉，額喉之上者結喉」。[51]結喉，或是喉節，在頸正前突起處。而所謂「軟喉」即食管。[52]王肯堂也認為，食管斷是「不可治」的。例如餵食病人湯水，水由刀口溢出不能入腸胃即表示食管斷裂。王肯堂承襲李仲南的做法，而較陳實功的手術保守。

與王肯堂、陳實功同時代而稍晚，陳士鐸的《洞天奧旨・金刃瘡》（一六九四年）以內治、湯劑治療為主，完全不提手術。陳氏認為自殺的原因是「激忿」衝動造成的。陳士鐸說：「唯涕泣而刎頸，鬱怒而斷指，其症皆重也。」又說：「必須勸其解怒以平肝，消愁以養脾，寬懷以安心，然後用補氣、補血之藥，而佐之止痛生肌之味，始可奏效。」[53]陳士鐸的解怒消愁之法，似只能對尚未自刎的人進行道德勸說。

一七二四年，由年希堯與梁文科蒐集、編輯的《集驗良方》，旨為個人養生、自療之「急用」，其中〈救自刎斷喉方〉一段，全部改寫自上一節陳實功之書，可視為陳書的「縮寫本」：

自刎者，乃迅速之極，須救在早，遲則額冷氣絕，必難救矣。初刎時氣未絕，身未冷，急用熱雞皮貼患處，安穩枕臥；或用絲線縫合刀口，摻上桃花散，多揸為要。急以棉紙四五層蓋刀口上，以女人舊布裹腳周圍，五六轉扎之，頸項鬱而不直，刀口不開；三日後即手解去前藥。再用桃花散撒刀口，仍急纏扎過；數日再用玉紅膏敷患處，外用生肌長肉大膏藥貼之，外用絹帛圍裡，針線縫緊，後期肉長收功。[54]

斷喉縫合術，本是像陳實功這一類「專科」醫生的個人手藝。在上述《集驗良方》「手冊」式的小方書，則改成「急用熱雞皮」貼在傷口上（不知會不會引起感染？）的治療方法。年希堯、梁文科都是朝廷命官，前者之弟係年羹堯；因此熱雞皮貼自刎患處法，不宜視為一種「民間療法」。《集驗良方》對縫合術則以「或用」表達其疑慮、可代替的態度，同時不提單顙、雙顙斷裂不同情況。而且貼熱雞皮法，方是穩妥之法。[55]此創治斷喉之另一種先例。以下另一本小方書可證。

---

50 王肯堂，《六科準繩》（台北：新文豐出版公司影印明刻本，一九七九），頁四二九。

51 姜麗蓉譯注，《洗冤集錄》，頁一一九。

52 劉再朋主編，《瘍科古論選讀》（北京：人民衛生出版社，一九八七），頁五八。

53 陳士鐸，《洞天奧旨》，收入胡曉真主編，《中醫外科傷科名著集成》，頁七一九。陳士鐸由情志、內因入手，有其時代背景。參見張會卿（即張介賓，字景岳，又字會卿），〈八情考〉，收入清・沈時譽編，《醫衡》（鄭州：中原農民出版社，二〇一二），頁一四二—一四四。沈氏之書刊於一六六一年。

54 年希堯、梁文科，《集驗良方》（瀋陽：遼寧科學技術出版社，二〇一二），頁一二。本方書有清・曹寅家藏版（一七一〇年），可見係家用之醫書。

55 這種方法，可能利用雞皮的熱及血。唐・陳藏器（七一三—七四一）認為「雞」主治外傷：「主馬咬瘡及剝驢馬傷手。熱雞血及熱浸之。」見尚志鈞輯，《本草拾遺輯釋》（合肥：安徽科學技術出版社，二〇〇三），頁四一〇。

江蘇無錫的儒生華岫雲所編的《種福堂公選良方》，為一般人「以備救急」之用。這本方書在他死後在兩位徽商資助下印行。該書〈治自刎斷喉方〉全文與上書《集驗良方》一模一樣：「自刎者，乃迅速之症，須救在早，遲則額冷氣絕，必難救矣。初刎時，氣未絕，身未冷，急用熱雞皮貼患處，安穩枕臥，或用絲線縫合刀口。」[56]華岫雲的斷喉急救法，沒有注明出處來源。在陳實功原版與年希堯「修訂版本」之間，華氏選擇後者。這是處治斷喉的一個變化。不同的「修訂」版，成為以下斷喉治療法的主流。

如何理解年希堯、華岫雲等對陳實功《外科正宗》原文的「改寫」？借用劍橋大學Frank Kermode的說法，年希堯等的改寫是一種對經典「佔用」（appropriative）形式。Kermode將「經典」的研究與「變遷」聯繫起來。舊有典籍修正意味著，改寫者本身及其文化的變化。[57]因此，年氏的「改寫」，另以貼雞皮甚至稍後以內補藥物來代替，反映中醫外科「內科化」的傾向。這種種治療方法的改變，為了食管急救法有更普遍的適用性。

陳實功《外科正宗》一書，至十八世紀徐靈胎即出現「評」本。徐氏另評點葉天士的醫案。陳實功、葉天士分別為內、外科大家。中醫內科、外科對「經典」的看法不同；前者引述言必稱《內經》、《傷寒論》，後者不必然。《外科正宗》的經典地位，在外科甚至超過《內經》；由徐靈胎評陳實功書肯定的態度可見。然徐氏對陳書的針法、手術等外治法相當謹慎；[58]並對陳氏的雙頦斷裂縫合術則未贊一詞。[59]徐靈胎在評本〈敘〉論肯定《外科正宗》的重要性，但指責：「後人讀此書，信以為然，事事傚法，殺人無算，全無悔悟」。[60]殺人者，當包括手術。這是對醫者慎不可孟浪從事之勸戒。而刊於一七六〇年、乾隆時醫者顧世澄《瘍醫大全・救自刎門主論》亦全部抄錄陳書全文，但以為：「斷食顙者可治，斷氣顙者難治。」[61]程國彭《醫學心悟・自刎》（一七三三年）也只是處理喉管「未斷」的情況：「凡自刎喉管未斷者，不可見水，急用麻線縫之，外以血竭細末摻之，隨用天下第一金瘡藥厚塗之。」[62]到了十九世紀許克昌、畢法同輯《外科證治全書》（一八三一年）說法一樣，刎傷「不傷氣嗓者易治，如二嗓皆斷危險之證也。」[63]書中也不像陳實功書載有任何成功病案的紀錄。[64]事實上，後於陳氏的食管縫合的相關記

56 華岫雲，《種福堂公選良方》（北京：中國醫藥科技出版社，二〇一二），頁一三〇。華氏的貢獻，是蒐集葉桂的著作而加以改編、刊刻，如《溫熱論》、《臨證指南醫案》等。按華岫雲有關「治自刎斷喉方」直接抄自年希堯書，或另有所本，並不清楚。陸以湉（一八〇一—一八六五）的《冷廬雜識》收錄大量醫藥知識。如治療瘋狗、毒蛇咬人的「五聖丹」，並不是得自醫者；而是有一個私下授受的管道：「韓氏」↓親戚↓汪睦齋↓鄭拙言。陸以湉說此方「祕不傳人」；他大概得自鄭拙言，並公佈示人。見陸以湉，《冷廬雜識》（北京：中華書局，一九八四），頁二八八。古代醫方傳抄的模式，是值得留意的。

57 Frank Kermode, *Pleasure and Change: The Aesthetics of Canon* (Oxford、New York: Oxford University Press, 2004), p. 36.

58 戴祖銘，《徐評外科正宗校注》（北京：學苑出版社，一九九七），頁二〇九—二一〇。參見，徐慎庠，〈許楣《校正外科正宗》事考〉，收入氏著，《學醫隨筆》（北京：人民軍醫出版社，二〇一一），頁一二二—一二七。袁枚曾作《徐靈胎先生傳》，敘徐氏醫治其左臂傷。見清鄭澎若編，《虞初續志》（鄭州：中州古籍出版社，一九八九），頁一八〇—一八一。

59 戴祖銘，《徐評外科正宗校注》，頁四八五。

60 戴祖銘，《徐評外科正宗校注》，頁一。

61 顧世澄，《瘍醫大全》（北京：中國中醫藥出版社，一九九四），頁七六三。

62 程國彭，《醫學心悟》（北京：中國中醫藥出版社，一九九九），頁二二六。程氏另有《外科十法》一書，「乃治癰疽、發背之大綱」。

載，多宣示原則，沒有具體案例。

而傾向內治有申拱辰《外科啟玄・金刀自刎》以藥物療法為主、不見任何手術的建議：「夫刀刃之傷，重則斷頭刎頸，輕則割肉成瘡，此皆激忿所致，非血氣使然也。內服補中益氣加止痛乳、沒之類，外以三七湯洗之，其血自止，更上刀瘡藥則愈。」[65]這裡的乳香、沒藥、三七都是外科常用之藥。[66]另成書於乾隆年間的官書《醫宗金鑑・金瘡》，這本書的體例先有歌訣、次注釋：「金瘡須宣驗傷痕，輕傷皮肉重傷筋，外撒如聖桃花散，血多八珍湯獨參。」這首歌訣裡的桃花散、八珍湯皆見於陳實功書。注解部份，只提到腹破腸出的縫合術，沒有斷喉縫合術的記載。[67]可見氣管縫合術較之腸斷裂縫合術似更為危險。

刊於一八〇五年，程鵬程的《急救廣生集》自刎急救法，具體記錄二則案例：

> 一人因角口，用刀自刎，傷長二寸餘，食嗓半斷，傷口冒血痛甚，在地滾跌，不能敷藥。因縛其手足，令臥涼地，用枕墊其首，使傷口漸合，即敷「鐵扇散」掮之，少頃血凝，半日後湯飲如常，三日而愈。

又云：

> 一人因角口忿激，用剃刀自刎，食喉半斷，喘氣傷口俱有血泡。蓋喉間之氣已傷於傷口也。用散藥敷之，掮少頃，血即凝，兩日痊癒。[68]

以上案例都是單喉受傷、而且是「半斷」未全斷的情況。兩例俱使用外治，也就是藥散外敷傷口。所用之藥「鐵扇散」，可參清末沈雨蒼著《金瘡鐵扇散祕方》，書中列舉各式病案。[69]

晚清溫病名醫王士雄曾在其舅俞世貴處找到前輩史典的《願體醫話》，這本醫話的特色是以急救法為主。其〈救刎死〉只說「食管斷可治」：

> 自刎之人，食管斷可治，氣管斷難治。蓋人之食管居前，氣管居後，刎之太深，則二管俱斷，故必死。若止食管斷，氣管微破者猶可救全。要知覺早，乘其氣未絕，

---

63 許克昌、畢法，《外科證治全書》（北京：人民衛生出版社，一九六六），頁一三一。

64 如何理解陳實功手術的成功案例？（沒有失敗的手術？）黃宗羲有一文〈張景岳傳〉值得注意，他認為「醫案」這種文類有「自傳」的性質；而其源來自「名醫」傳記的寫作：「自太史公傳倉公，件繫其事；後之儒者，每仿是體，以作名醫之傳，戴九靈、宋景濂其著也。而名醫亦復自列其事，存為醫案，以待後人，遇有病之相同者，則仿而治之，亦盛心也。世風不古，以醫負販，其術無異於里閭俗師也。而不肯以里閭俗師自居，雖復殺人如草，亦點綴醫案以欺人。」因此，醫案作用是雙重的，可作為教學示範，也可用來「自我宣傳」（或所謂「欺人」）。見黃宗羲，《南雷文定》（台北：商務印書館，一九七〇），頁一五四。張景岳之著作如《新方八陣》，其中外科在「因陣」（卷四），多用熟地。陳修園有《景岳新方砭》可參。

65 申拱辰，《外科啟玄》，頁三二六。

66 陳桂陽、錢加華，《骨傷本草》（北京：人民軍醫出版社，二〇一一），頁二八八—二九二、三〇一—三〇五。三七，或作山漆，人參三七等，是明代以後中醫傷科要藥。見章靜、方曉陽，〈中藥三七在明代得以傳播的歷史條件〉，《中華醫史雜誌》三十四卷一期（二〇〇四），頁一六—二〇。

67 吳謙，《外科心法要訣》（北京：中國醫藥科技出版社，二〇一二），頁三八八—三八九。

68 程鵬程，《急救廣生集》（北京：人民軍醫出版社，二〇〇九），頁八二。

69 沈雨蒼，《金瘡鐵扇散祕方》，收入丁繼華主編，《傷科集成》下冊（北京：人民衛生出版社，二〇〇九），頁二二一四—二二一六。是書有道光二十九年（一八四九年）序文。

額未冷，急將其頭扶住，用熟針穿絲線，縫於刀口皮內之膜上，往回間花縫。[70]

史典判斷喉斷的幾種狀況，及其可治與否，與前述《洗冤集錄》相同；其中「二管俱斷」必死，醫者不願處理。上引文提及縫合食管「皮內之膜上」處，這裡的「膜」，謝觀《中華醫學大辭典》：「膜，在脂外肉內，形如薄皮」，保護某些器官。又如，「眼膜」、「耳膜」等，也有保護人體內部器官之意。[71] 這個食管縫合術似深入頸部「皮裡肉內」。[72]

以上，有主張單喉輕傷的情況可治，有主張全以湯藥治療，而陳實功雙喉俱斷仍可縫合救治可說是「獨門絕活」、度人金針。十九世紀錢文彥《傷科補要・咽喉傷》是極少數支持陳實功之說者，旨在「心手相應」的技術：

治者，須心手相應，不差毫髮，乃無誤也。而先看其刀彎者，其痕深。其刀直者，其痕淺。若左手持刀而刎者深，右手持刀而刎者淺。一刀勒者深，兩刀勒者淺。如喉脘破而有出入之氣，封藥吸進必嗆咳，先用雞子內軟衣蓋於破脘之上，再將藥封之，則不嗆矣。如單脘破者，月餘而痊；雙脘破者，兩月而愈。照法治之可也。[73]

錢氏所述的縫合、痊癒時程，長短與陳實功手術相若。自刎又有一刀、兩刀之分；自殺者若可連續用刀，使力稍輕。不過「傳承」這個概念似在氣管縫合手術史是很難使用的。從陳實功到錢文彥，踰數百年，中間沒有任何相關手術個案出現；兩者的聯繫有關，卻值得商榷。陳實功的氣管縫合術是獨特、不可模仿的，[74] 是對明清脈學、藥學日益通俗化、普及化及服用補劑品味一致化的一種抗議？

與《傷科補要》大約同時，胡增彬的《經驗選祕》，是一種「手冊式」的救急方書。《經驗選祕・割頸斷喉》只有提及早救的原則，外治是貼雞皮，並以內服藥方為主：「急宜早救，遲則額冷氣絕。乘初割時輕輕扶住仰睡，將頭墊起，合攏刀口，將血拭去。急用大雄雞一隻，快手輕去其毛，生剝雞皮，乘熱貼傷口。內服玉真散自愈，愈後雞皮自落。」[75] 這種傷口貼熱雞皮法，見於前述年希堯《集驗良方》、華岫雲《種福堂公選良方》。雞皮療法恐已替代縫合手術。我們綜合這個條文，及其他相關記載，不難得知中醫自刎急救沒有規範化。大部份醫書主張，食管斷

70 史典，《願體醫話》，收入王士雄撰輯，《三家醫話》（上海：上海浦江教育出版社，二〇一一），頁八〇。范行準認為史典是大約十七世紀的醫家，曾「用生鮮的雄雞皮為病家植皮」。見范行準，《中國醫學史略》（北京：中醫古籍出版社，一九八六），頁一九四。

71 謝觀，《中華醫學大辭典》（瀋陽：遼寧科學技術出版社，一九九四），頁一五三四。

72 此為王洪緒（維德）《外科症治全生集》（一七四〇年）評《外科正宗》的話。王氏說：「閱坊刻外科，妄稱正宗，……世之宗其法者，盡屬劊徒。」（〈凡例〉）見王洪緒，《外科症治全生集》（北京：中國中醫藥出版社，一九九九），頁一六。又見任旭，〈王維德的學術思想與認識論〉，收入宋春生、劉艷驕、胡曉峰主編，《古代中醫藥名家學術思想與認識論》（北京：科學出版社，二〇一一），頁三四一—三五三。

73 錢文彥，《傷科補要》，收入胡曉峰主編，《中醫外科傷科名著集成》，頁八七八。

74 「手術」的個人屬性，例如台灣的張國華醫生；他的脊椎手術，不是直接移植西醫；他自己發明最少十二種開刀手法。張國華說：「沒有讀過國外的醫學博士，能夠持續不斷創新手術方法，他歸因於中華文化」。見黃漢華，〈張國華從中華文化變手術解法〉，《遠見》二〇一〇年八月號，頁三八八—三八九。如何理解手術「技術」？如何理解醫者使用器械的「上手狀態」？以及，手術「在職」（on the jobs）的失傳？參見趙樂靜，《技術解釋學》（北京：科學出版社，二〇〇九），頁六一—一二一。

75 胡增彬，《經驗選祕》（北京：中醫古籍出版社，二〇〇四），頁一五四。玉真散出自《外科正宗》。破傷風常用之方。見趙存義，《古方方義與方名考釋》（北京：中國中醫藥出版社，二〇一二），頁八七—八八。

可救，或食管未斷情況才予以救治；氣管斷不救，更不要說二管俱斷的情況。《經驗選祕》缺乏救治成功的記載；陳實功成功救活十餘則自刎者，非常罕見。因此，我們對陳氏的雙顙縫合術應視作「特殊事件」而個別描述。

成書於一八八三年，江蘇京口醫者趙濂的《醫門補要》可做進一步補證。這本醫書是中醫手術史重要的著作。在該書〈頸斷治法〉提及處理食管：

> 人之頸項，中有二管。或自刎與刀傷，若斷前管，為食管，可治。先止其血，摻生肌藥，貼以膏藥，外用布條纏好，常令仰面，靜臥勿語。頭後墊高，要使傷口合住，不可離開。過三日上藥一次。每日用米粉做細圓子吞食，不可飲湯水及齒相呷，月餘全功。若斷後管，為氣管，立時殞命。[76]

這裡的喉管，分「前管」、「後管」；傷及氣管則不治。氣管縫合術的個案，屬於不多見的「異例」。

食管（單管）斷裂處治的認定，縫合手術等「外治」諸法漸由不同的「內服」藥方代替。李汝珍的博學小說《鏡花緣》第二十九回載錄外科藥方「七厘散」，可「治食嗓割斷，無不神效」。[77]大約同時代的趙學敏《本草綱目拾遺》將七厘散與「麻藥」鬧羊花子等藥方並列，「治金刃傷，止痛如神」。[78]除止痛的功效，七厘散可止外傷流血不止，內、外兼用。據民國名醫陸士諤編《葉天士手集祕方》，考證七厘散出自軍事醫學，後廣用於民間私門，為重傷良方：

七厘散，專治跌打損傷，骨斷筋折，血流不止；或金刃傷重，食嗓割斷，不須雞皮包紮，急用此藥乾糝，定痛止血。先以藥七厘服之……此方傳自軍營，凡打仗受傷，屢有起死回生之功。兩粵、雲、貴得此調治，鬥毆諸重傷，無不應手痊。79

上書是否出自清初名醫葉天士之「手集」親炙，存疑。目前是書僅得陸氏一九一九年親校本

76 趙濂，《醫門補要》（台北：五洲出版社，一九八四），頁五三。本書涉及手術者多矣。如手術面臨的疼痛與不同對象：「凡用刀針時，令患者口內先含桂圓肉八枚，以接補元氣，方不暈脫。若老人、幼孩及病久虛體者，皆難忍痛，不可草率動手，猝有昏脫之變。」（頁二）書中手術相當特殊，如：「大人、小孩龜頭有皮裹包，只留細孔，小便難瀝，以骨針插孔內，逐漸撐大。若皮口稍大，用剪刀，將馬口旁皮用鉗子鉗起，量意剪開，速止其血。或用細針穿藥線，在馬口旁皮上穿過，約闊數分，後將藥線打一活抽結，逐漸收緊。七日皮自豁，則馬口可大矣。」（頁四一）馬口即男性龜頭。另有女性開肛手術，使用鈹刀、藥線、薄棉等相關器具：「一女孩生下無肛門，先用藥線穿掛肛上羃皮，四日吊豁。隨以鈹刀挑破肛之正門，外用細木尖，長寸許，裹以薄棉，插入刀口。三日使皮肉不得復連，乃成完全人矣。」（頁八八）而且手術好用火針：「一童跌豁上口唇，先以細火針穿通兩邊豁唇，次以絲線針自火針孔穿出，收緊豁口。摻生肌散，貼以膏藥，三日一換，唯飲稀粥，禁止言笑，一月復原。」（頁一〇六）趙濂應是當時外科能手，另著《傷科大成》等。參見余瀛鰲，〈趙濂《醫門補要》在外科上的成就〉，收入氏著，《未病齋醫述》（北京：中醫古籍出版社，二〇一二），頁一一六—一一七的討論。中醫手術史，會出現偶爾的創見、失敗的實驗與嘗試、不合常規的治療。透過中醫手術獨特的連結（articulate）醫學、身體的途徑，可以對中醫史有獨樹一幟的洞見。

77 李汝珍，《鏡花緣》（長沙：岳麓書社，二〇〇六），頁一一九—一二〇。《鏡花緣》涉及中藥極多。見趙建斌，〈中醫藥方劑考〉，收入氏著，《鏡花緣叢考》（太原：山西人民出版社，二〇一〇），頁三四三—三七八。

78 趙學敏，《本草綱目拾遺》（北京：中國中醫藥出版社，一九九八），頁八一。趙學敏為天主教徒，其生平及著作見范行準，《明季西洋傳入之醫學》（上海：上海人民出版社，二〇一二），頁二二—二三。

79 陸士諤，《葉天士手集祕方》（北京：中國中醫藥出版社，二〇一二），頁二〇三—二〇四。本書是否即清初葉天士「手集」，可商。如托名葉天士的《醫效祕傳》。《手集祕方》可能出之陸氏假托。參見清・吳金壽校，《醫效祕傳》（上海：上海科學技術出版社，一九六三）。

一種，並無其他傳本。而且葉氏弟子亦從未提及上書。按七厘散係「軍營」用藥，之後用來取代前述年希堯等方書的熱雞皮貼法。一直至今天，七厘散成為傷科科學成藥，而以內服治療「內傷」為主。

古代以兵刃自殺者，在自殺案例應屬於少數。大部份例子是用「自縊的方法」，一來為「保存屍體的完整」，同時也與古人靈魂／身體信仰有關。[80]中醫的急救法，也以急救上吊者最主。自刎案例不多，自刎後單頦斷甚至雙頦皆斷而致獲救的實錄恐怕更少。

現代波蘭醫學史家路德維克・弗雷克指出，「醫學」這個學科迥異於其他的科學分支（如物理），前者沒有辦法系統、理論化。他說，醫學現象要「理性化理解」是不可能的。[81]弗雷克特別指出醫學中的「非典型」案例，這些異例無法充

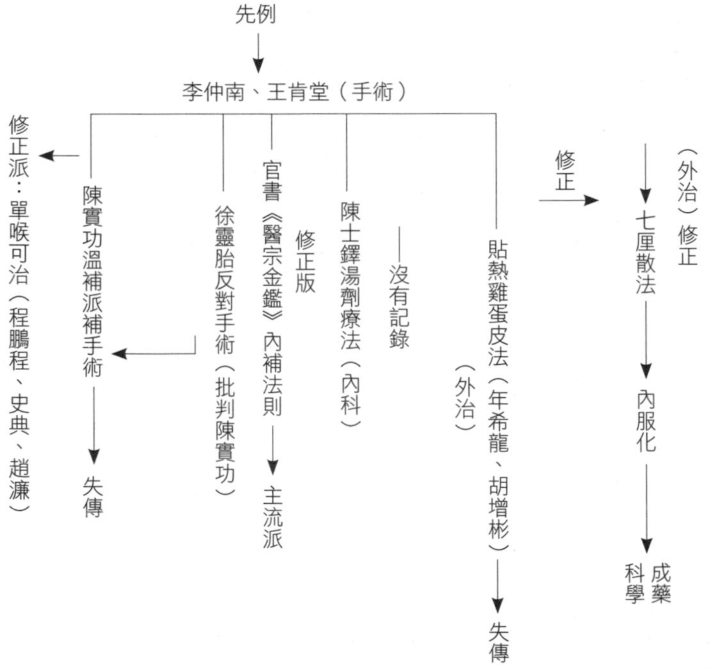

分整合到其整體之中；因此「非典型」者只能個別處理、討論。[82]我們不能從明清外科醫學偏向「內治」的背景來解釋「手術」之個別，甚至認定個別的手術出自抄襲或附會。像罕見疾病的病例，都是每一個獨特生命的不同檔案，中醫手術的個例也是裂隙式的出現。

中醫手術之「成立」，與現代醫學消毒、止痛技術有無、成熟與否，關係不大。所以，朱顏說：傳統中醫「外科手術方面，仍是極其幼稚，而且缺乏消毒知識，因此沒有什麼長處可說。」[83]這種說法，並無法解釋本章所討論十六世紀的中醫食管、氣管縫合術的成功史。「非典型」的手術也是手術。但幼稚的中醫手術在歷史上還沒有發展。中醫「例外」、「意外」的手術個案，終究無法產生「科學」外科，而停留於一門技藝，而且注定失傳的命運。

以下，是雙頦斷裂縫合術的「先例」及其失傳圖示。要言之，技術之所以「失傳」，是以一連串醫學論述及其他方法的「取代機制」而進行：

中醫之「手術」史與綿延不斷的「內科」發展同時發生，一隱一顯。中醫手術宋元以後化整

---

80 李宗侗，《中國古代社會史》（台北：華岡出版公司，一九七七），頁二六七—二六九。

81 Ludwik Fleck, "Some Specific Features of the Medical Way of Thinking", in R. S. Cohen and T. Schnelle (ed.), *Cognition and Fact-Materials on Ludwik Fleck* (Holland: D. Reidel Publishing, 1986), pp. 39-46. Fleck 的原文說："How does one find a law for irregular phenomena? —this is the fundamental problem. In what way should they be grasped and what relations should be adopted between them in order to obtain a rational understanding?" (p. 39)

82 我們不時在筆記、隨筆讀到一些據說是作者閱歷、卻難以解釋的醫學紀錄。例如，汪東即記載一則他在民國二十八九年間，中醫外科的見聞。汪氏說：「我國習傳偏方及藥物之有奇效者夥矣。惜能用者不知，可以知者，又鄙夷不屑，此醫道之所以日窳也。」見汪東，《寄庵隨筆》（上海：上海書店，一九八七），頁二五。

83 朱顏，《中醫學術研究》，頁八八。

為零，明清以下醫者或各持「一技」，衰而又衰。[84]

明清中醫外科「內科療法」不斷深化，各種「專科」醫療的歷史隱而不彰。經由這種內科思路，中醫外科尤其注重與臟腑相關的「內癰」症，及內、外病症「相似」之處的匯通。陸以湉的《冷廬醫話・外科》即論及肺、胃、大小腸之內癰，及比較「外科之症有與內科相似者」。[85]

生於江蘇蘇州的醫者張璐以自己生活親歷的時代，將醫學發展分為三期：第一期，「余生萬曆丁巳，於時風俗雖漓，古道未泯，業是道者，各擅專科，未嘗混廁而治也。」明季中葉以前醫療市場，是「其技各專一門」的狀況。[86]接著，是大量儒者進到這個市場。第二期，明、清易代交替，張璐指出「壬寅以來，儒林上達，每多降志於醫，醫林好尚之士，日漸聲氣交通，便得名噪一時，於是醫風大振，比戶皆醫」。此時的儒者為醫，不是科場失意、轉業以醫為啖飯之計，不少是大學者如傅山、呂留良、高鼓峰等。[87]第三期，張璐認為醫學風氣「聖門之教無違，炎黃之德不顯」。[88]儒林醫學全盛，「專科」技術益形式微。與上述第一期醫療市場「各擅專科」的局面不同?矧手術專科已無生氣，非唯罕見，抑且難取信於人。至一九〇三年，上海醫家毛祥麟的《對山醫話》提到的，手術「專科」一息尚存：「古之醫士能破脅取症，割股療毒，筋斷能續，骨斷能接。今雖罕見，然能通其技者，宇內猶有其人」，[89]洵非虛構。

上述三期，中醫「外科」分化為三：陳實功溫補調養的「手術」是新興型；上述毛祥麟所知

---

84 與陳實功大約同時，明代嘉靖癸丑的進士李蓑在他的隨筆《黃谷談》（卷一）對當時的醫學有一段深刻的觀察：外治法衰（針灸）、湯藥法興。他認為，用藥其實不難，在所有治療方法中乃「醫家之下著」。「余往在留都，嘗語諸醫曰：『湯藥者，醫家之下著。』諸醫咸瞪目莫喻，正以此也。噫嘻！是徒俗醫所不達耶？」見李蓑，《黃谷談》，收入《四庫全書存目叢書・子部一〇三》（台南縣：莊嚴文化公司影印，一九九五），頁二二〇。

85 朱偉常，《冷廬醫話考注》（上海：上海中醫學院出版社，一九九三），頁二二七—二二九。

86 見顧起元（一五六五—一六二八），《客座贅語》（北京：中華書局，一九八七），頁二二七。另參見李孝悌，〈顧起元的南京記憶〉，收入唐力行主編，《江南社會歷史評論》二期（二〇一〇），頁一三七—一五四。按醫學「專科」大多世業相傳。晚清平步青在《霞外攟屑》指出，越地「世醫歇絕」的情況（《越醫》）。見平步青，《霞外攟屑》（台北：世界書局，一九六三），頁二二八—二二九。梁章鉅（一七七五—一八四九）也說：「歷考古近名醫，並未聞有三世相承者」，其說與平氏世醫歇絕之說相類。見梁章鉅，《浪跡叢談．續談．三談》（北京：中華書局，一九八一），頁一四一。

87 明、清交替之際，活動於撫州、嘉興一帶的醫家高鼓峰的重要被人所忽略。鼓峰，字旦中。其著作以《醫宗己任編》為代表。高氏與黃宗羲兄弟、呂留良等儒學大家往來，本習儒業，後以醫聞。高氏〈四明醫案〉一開始：「庚子六月，同晦木過語溪訪呂用晦，適用晦病熱證。」（頁九五）黃晦木即黃宗羲弟；呂用晦即呂留良。呂氏從高鼓峰習醫學。呂氏《行略》：「自棄諸生後，或提囊行藥，以自隱晦，且以效古人自食其力之義。」明末清初，儒者行醫多是不願仕清之遺民的一種「姿態」。黃宗羲後批評高旦中及呂留良行醫，以為「方伎齷齪」（《南雷文案》卷七）、非儒本業。黃氏〈高旦中墓誌銘〉一文認為，高氏醫學源自明．趙獻可《醫貫》而改頭換面、不加引注：「旦中又從趙養葵得其指要」；「蓋旦中既有授受，又工揣測人情，於容動色理之間，巧發奇中，亦未必純以其術也。」黃氏批評高鼓峰語多微辭，且「不欲置旦中於醫人之列」。所謂「儒醫」，並非如現代學者所想像的順理成章，儒者內部亦有所分歧。黃宗羲、呂留良即因儒者是否要「因醫行而廢學」等看法不同而交誼完全破裂。見容肇祖，《呂留良及其思想》（香港：存萃學社影印，一九七四），頁三七—五七。高鼓峰、呂留良的醫學以「內因」，及溫補內服湯劑為主。參見楊小明，〈黃宗羲與醫學〉，《中華醫史雜誌》三十二卷四期（二〇〇二），頁二二三—二二六。高氏〈四明心法〉與趙獻可《醫貫》之間思想關係，有待進一步研究。見高鼓峰等，《醫宗己任編》（北京：學苑出版社，二〇一一）；清代醫家楊乘六、董廢翁、王汝謙對這一系醫學多所補苴發揮。中國醫學外科自南宋以降，有「內傾」（內科化）的發展，有三變：南宋、金元及明清交替之際三個段落。南宋以王碩《易簡方》治療癰疽方法為代表。至金元時期，以李杲等對癰疽、瘡瘍的論治為代表。見劉時覺，《永嘉醫派研究》（北京：中醫古籍出版社，二〇〇〇）；李聰甫、劉炳凡，《金元四大醫家學術思想之研究》（北京：人民衛生出版社，一九八三）。

88 張璐，《張氏醫通》（太原：山西科學技術出版社，二〇一〇），頁三。

89 毛祥麟，《對山醫話》（上海：上海浦江教育出版社，二〇一一），頁四八。一九〇九年，梁希曾《癧科全書》也指出：「今人於外科一門，多行霸道，不顧人命」，是批評手術為事。見劉時覺，《中國醫籍續考》（北京：人民衛生出版社，二〇一一），頁八一九。

見的手術及外治諸法是殘存型；而純以湯藥治療則是主導型的外科，三者同時並存。[90]陳實功的雙頦斷喉縫合術也成為殘存型，無人能做。

最後，以英國傳教士醫者合信（Benjamin Hobson, 1816~1873）的《西醫略論》救自刎縫合術為參照：

凡人自刎傷氣管，不必死。若傷食管及大脈管，一二瞖昵必死，無救法。有時傷小脈管，血塞住氣管，應將結血取出，綁紮脈管，令頭略低臥，用線縫結割皮三四處，外貼濕布……食管斷，食入，自斷處流出，不能入胃。[91]

上書反映的手術大約是十九世紀上半葉西醫之大概。西醫也只處理單喉斷裂的情況，與明清醫書所載相彷彿。因此，陳實功的雙喉斷裂縫合術不能不說類似一種「反常」的手術，但並沒有進入持續累積的階段。[92]

十九世紀下半葉後西醫外科發展，而中醫的「刳腸胃之術」、「針法」俱不振。清末陳熾的《庸書外篇・西醫》以為中醫外治法失傳、西醫盛行：「唯古人治病，湯劑特其一端，其針灸、外治諸方失傳已久。書傳所載諸治驗，或誇張失實，然湯、散之不及，必有他法以佐之，無疑義也。……泰西則加意講求，日進之勢也。」[93]中醫外科禮亡僅存餼羊了。清末民初的章納川〈中醫盛衰理由說〉以為中醫有三支，張仲景一支盛，而各種「成方」流行，以致中醫由盛轉衰：「華佗氏之道，所行未幾，人莫能知其醫之美，為曹氏所害，則刳腸胃之術，無人敢學，遂失其傳矣。唯仲景之方略，叔和氏彰明其旨，而人始勝於針法，無病不瘳，……直至今日，為泰西醫學之所深恥也。」[94]而與章氏同時代，葉德輝亦比較中、西醫，並主張中醫應復興「針灸」，但革除西醫手術：「支解之術，以暴易暴者，掃除而滌蕩之。君子猶遠庖廚，豈人命不如禽獸？」[95]只有禽獸、罪犯（如前葉夢得所言）等，才施以支解、手術之術。

本章的「先例研究法」不只溯源某一種技術的相關文獻，同時也尋找某種技術其後被引用、改寫的歷史。此為手術史研究之大綱，可因之而三反。陳實功的雙顙斷裂縫合術應個別討論，其所述的個別案例也不宜視作通例。而我們對待忽然出現的某些外科技術[96]不是直接放到當時的內

90 劉康，《對話的喧聲：巴赫金的文化轉型理論》（北京：北京大學出版社，二〇一一），頁一五三。

91 合信，《西醫略論》（咸豐七年新鐫，江蘇上海仁濟醫館藏板本），卷中《急救證治・救自刎》，頁八九。參見趙璞珊，〈合信《西醫五種》及在華影響〉，《近代史研究》一九九一年二期，頁六七—八三、一〇〇。

92 吳以義，〈庫恩直解〉，《自然科學史研究》三十卷四期（二〇一一），頁三八三—三九二。

93 陳熾，《庸書外篇》（清光緒二十二年刻本），卷下《西醫》，頁二九。

94 章納川，《湯頭錢數抉微》（太原：山西科學技術出版社，二〇一一），頁四二—四三。

95 葉德輝，《葉德輝文集》（上海：華東師範大學出版社，二〇一〇），頁二六三。葉氏在清末提倡《公羊》之學，為今文家宣傳之言。見左舜生，〈遊戲召禍的葉德輝〉，收入氏著，《中國近代史話初集》（台北：文星書店，一九六六），頁一三三—一三六。

96 例如，余聽鴻的醫案（一九一八年）就記載一則詳細的截肢手術。見余聽鴻，《診餘集》（北京：學苑出版社，二〇〇八），頁二三二。中醫還有不少小型手術，不被注意。例如，清末北京名醫楊著園說：「為之針兒手食指，謂之扎積；其最悍者，用刀割兒食指，剔出肉縷，至為酷毒，謂之割積。」見楊著園，《著園醫藥合刊》（太原：山西科學技術出版社，一九九二），頁四九。清末李守中記載「時疫核」（鼠疫）、「標蛇症」（痧症之一），其治療方法有小手術，見李守中，《時疫核標蛇症治法》（廣州：廣東科技出版社，二〇〇九），頁一一。

科主流脈絡，[97]也不是以現代中醫能不能做，或西方近現代醫學手術的標準予以判斷。中醫手術與「內科」（方脈）兩者的文化資源截然不同。後者，其技術、理論與政治體制、主流哲學有更緊密的結合，[98]互相浚發。像主流哲學自視為正統，手術則被視為脫離內科史的正統。

如何研究中醫「手術史」？前述現代研究中醫手術史研究的開創者劉復說，中醫手術「不傳，即傳亦非典籍所能昭示者」。手術史料典籍所載稀少、個人臨床經驗亦不足用以作為解釋的資源[99]——畢竟我們很難找到一個會做氣管、食管俱斷縫合手術的中醫生。[100]我們總會遇到史料不能言說之處；多元、複數中國醫學史的理解，可以就由這些地方直接切入。

97 明清中醫外科的「內科療法」，主要有二書：高秉鈞，《瘍科心得集》（北京：中國中醫藥出版社，二〇〇四）；余聽鴻，《外證醫案彙編》（上海：上海科學技術出版社，一九六一）。余書選輯陳學山、薛生白、繆宜亭、葉天士、徐靈胎等之外科醫案，共七百餘例。又，余震（一七〇九—？）蒐集外科醫案，也「與內科有關涉者」，見余震，《古今醫案按》（北京：人民衛生出版社，二〇〇七）。明清針灸等外治法衰、湯藥療法大盛。明醫者汪機（一四六三—一五三九）在《針灸問對》：「或曰：《內經》治病，湯液、醪醴為甚少，所載服餌之法才一二，而灸者四五，其他則明針法，無慮十八九；厥後方藥之說肆行，而針灸之法僅而獲存者，何也？」汪氏認為「針」只能治不足之病（所謂的虛病）。古代之人充實病中於外，針灸可用；今人得病於內，故用湯液為多。而且「七情」、情志之病，「針不可以治之也」。汪氏認為，當時的針家不重視脈診，「切脈觀色，醫之大要。今之針士，置而弗論，此製法所以不古若，而愈疾亦十無一二也。」汪機另有一書《外科理例》收有六百七十條病案，針灸治療有一百七十九例，餘全用湯藥施治。見李磊校注，《針灸問對》（太原：山西科學技術出版社，二〇一二），頁一；頁四三—四五、一〇五等及〈汪機研究〉一文（頁三一五—三五七）。王士雄也批評外科「內治」之歪風：「在昔內證尚須外治，今則瘍科專以湯液治外疾，藉言補托，遷移時日，輕淺者靡帑勞師，深久者潰敗決裂，或死無斂具，或殘體破家。」又批評：「昧者猶訾刀針為蠻法！」可見中醫外科治療手術之必要，專用湯藥不宜。見王士雄，《歸硯錄》（天津：天津科學技術出版社，二〇〇四），頁三八、六一。當時醫風問題，吳熾昌說：「當世醫無定評，忽賢忽不肖」。見吳熾昌，《客窗閒話》（北京：文化藝術出版社，一九八八），頁六九。又，干祖望（一九一二年生）將傳統中醫外科流派分為「儒醫」與「專業醫」。前者的代表以王肯堂、萬密齋為主。在手術、方脈二派之外，還有所謂「丹方」一派，丹方即「單方」，其中以《外科十三方》為代表。見干祖望，《干祖望中醫外科》（北京：人民衛生出版社，二〇〇六），頁三六五—三七四。明・黃承昊《折肱漫錄》論外科腫毒「凡患毒者，多服十三方、仙方活命飲以消毒，但老弱之人不能堪此。」十三方大約明代已有。見黃承昊，《折肱漫錄》（上海：上海浦江教育出版社，二〇一一），頁九六。今人張覺人著有《外科十三方考》（北京：學苑出版社，二〇〇九）。張氏說，十三方出自下層鈴醫之祕，且與丹道密切。

98 相對於「內科」，中醫手術史屬於「文化主觀歷史」。參見黃應貴，《「文明」之路》（台北：中央研究院民族學研究所，二〇一二）第三卷，頁二五七。

99 就算在數理的世界，邏輯規則無法證明的命題，也不能說這些命題是假的。人把握「真實」、歷史的真也有其限度。Janna Levin 的小說 *A Madman Dreams of Turing Machines* (New York: Knobb, 2006) 的主角是兩位數學家，即在說明「不完全性」的原理。

100 中醫「外科」、「骨傷科」在二十世紀後，有一些新的發展；特別是著重在若干優勢的外科疾病。如慢性骨髓炎、乳暈瘺管、燒傷等。肛門痔瘺也採用手術。李乃卿、曹建春，《中醫外科骨傷科常見病診療常識》（北京：中國中醫藥出版社，二〇〇五）。

跋　我學習醫學史的經驗淺談

每一個醫史研究者進入醫學史的途徑不同，各得輪扁之甘苦。我是持續蒐集及閱讀陳邦賢、何時希、余雲岫、范行準等幾位前輩學者的作品開始的。溫故知新，求珠惜櫝，為了答謝這些醫學史的先行者。

我閱讀的第一本中醫通史，是陳邦賢一九五四年版的《中國醫學史》。[1]這本書的特色是「疾病史」。陳邦賢也是現代系統研究麻風病、腳氣病的第一人。

陳邦賢對醫學史有許多研究構想、規劃。這通常是一門學科開創者的特權。他曾將醫學史析為五十四個小專史，例如：「自然及不自由運動、心跳、脈搏、噴嚏、肺動、勃起史」、「增進容貌秀麗史」、「外科醫學史」、「觸覺觸物史」、「智力，如自省、幻想、記憶、推理等史」、「空氣全史」、「各種遊戲史」等。這是一份極富想像力的醫學史範疇清單。陳邦賢甚至建議當時剛成立的中央研究院歷史語言研究所（一九二八年成立）[2]研究醫學史：「吾國中央研

---

1 陳邦賢，《中國醫學史》（上海：商務印書館，一九五五二刷）。陳氏有醫學三史。

2 中央研究院歷史語言研究所一九二八年四月在廣州成立。前後九次遷徙。

究院歷史語言研究所，倘能設醫學史研究科；或醫學院中如日本明治十六年，大學醫學部，設置醫史科，俾醫史成為一重要之科學，豈不懿歟！」[3]他兼容醫學與歷史學者共同分擔責任：「今之專門學者，孰肯研究其專門之歷史，而史學家又不欲研究其專門史也。」[4]斷港絕潢，今之醫學史偏就「內史」[5]者未竟功而退。

陳邦賢致力於中醫經典的重新解釋及相關醫史史料的系統整理。在《中西會通素靈摘要》，以《內經》為「萬世不祧之祖」，「後世醫者不敢出其範圍」。[6]中醫作為「古典醫學」之特質，見本書第一部份的討論。陳邦賢另一項工作是《二十六史醫學史料彙編》。[7]他前後閱讀二十六史四遍，蒐集醫史史料長十五年之久。陳氏以為正史「非醫學文獻」中，「上層建築的醫學事件」尤其值得留意。這套巨著，對醫學重要事件長時間反覆而系統出現的變化模式，提供了第一手的史料。

對我影響的第二位醫史學者是何時希。[8]最早接觸的是他的兩本書：《近代醫林軼事》與《歷代無名醫家驗案》。前者，從何時希敘述的清末民初「醫林」人物具體感受到一個蔥蔚洇潤的「上海醫派」。當日不少名醫都涉及醫學史的撰述。我曾按照何氏所說繪製一個學術傳承的譜系，[9]作為閱讀近代中醫流派的參考。例如章次公先生。章氏也有醫學史作品，我都盡力蒐集來看。他即特別表彰明末清初東南醫家盧之頤及其父之核心地位。盧之頤個性奇特，其「議論天下事無所避忌，識者為之憂危，以為必中奇禍也。」[10]烈士畸人，抗心希古。章氏解放之後意氣用事，與盧之頤相呼應。

何時希另一本書《歷代無名醫家驗案》特別標示「無名」如僧道、走方郎中、江湖賣藝者等留下的史料。委巷叢談，有一技一藥，片言居要，即以移錄。例如「痲風病」，取材自傳統筆記雜著為多。凡痲風之別名如「癩」、「癘」、「天刑病」等，唐代「福田院」之隔離傳染措施及

3 陳邦賢，〈醫學史分類之研究〉，《中西醫學報》十卷一號（一九二九），頁五三—五六。本文引用一九四九年前中醫藥期刊，見段逸山主編，《中國近代中醫藥期刊彙編》（上海：上海辭書出版社影印，二〇一一）。一共五輯，四十八種。段逸山先生為這套期刊叢編所撰寫的前言很值得細讀。我們有意為中醫寫「新史」，應吸收「民國時代」的相關研究資源。

4 陳邦賢，〈中外醫事年表自敘〉，《德華醫學雜誌》一卷十一號（一九二九），頁一。

5 關於「內史」、「外史」取向的討論，詳見 Steven Shapin, "Discipline and Bounding: The History and Sociology of Science as Seen through the Externalism-Internalism Debate," *History of Science* 30, pp. 333-369。

6 陳邦賢，〈中西會通素靈摘要序〉，《中西醫學報》十六期（一九一一），頁七—一〇。

7 陳邦賢，《二十六史醫學史料彙編》（北京：中醫研究院中國醫史文獻研究所，一九八二）。

8 何時希先生出身江蘇青浦的「世醫」。何氏醫學從南宋至今有三〇世。見陳邦賢，〈「江南何氏二十八代世醫」訪問記〉，《上海中醫藥雜誌》一九五七年十二月號，頁四七—四八。

9 我根據何時希所述，製作「民國上海中醫想像系譜圖」（詳下）。民國上海醫派主要有二系：「丁甘仁學派」與「惲鐵樵學派」；後者更傾向與西學、西醫匯通。這二派的中醫都有醫經、醫史的著作。他們多少與江蘇的「孟河醫派」有淵源。見何時希，《近代醫林軼事》（上海：上海中醫藥大學出版社，一九九七）。

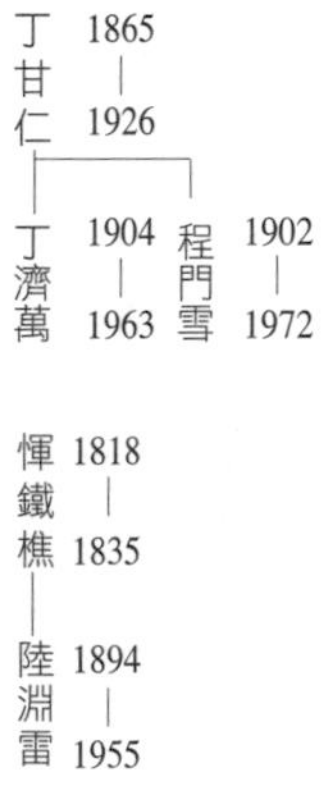
丁甘仁 1865—1926
程門雪 1902—1972
丁濟萬 1904—1963
惲鐵樵 1818—1835
陸淵雷 1894—1955

10 章次公，〈明遺民醫征略序〉，《醫史雜誌》一卷一期（一九四七），頁三五—三六；〈盧之頤生平及其著作〉，收入朱良春主編，《章次公醫術經驗集》（長沙：湖南科學技術出版社，二〇〇一），頁四五—四六。

各種治療習俗，[11]皆有論述。何書之後《引見書目》，羅列筆記、野史等。我進入史語所工作的第一個十年（一九九〇—二〇〇〇）可專心讀書，按圖索驥，受益於何時希這個《書目》甚多。十年象牙塔，索落自甘，謝絕人事，杜門避世。

何氏著《中國歷代醫家傳錄》三大冊，蒐集醫家兩萬餘人，引書三千種。相較同類工具書，只簡單介紹醫家生卒年及醫學成就，何著是一種「研究型」的工具書。何著有《歷代醫家師承傳受表》，[12]對古代醫學「師承」的不同方式，及進一步瞭解醫家的「身份感覺」提供有用的線索。李濤的〈中國戲劇中的醫生〉，這篇別開生面的論文，展現了不同類型的醫生面相，戲劇中的醫生眾相反映了「那時代的文人思想和民眾心理」。這篇文章以二十六本戲曲，時間跨越從十三至十九世紀。釋道劇曲中的醫生是正面的。但不少戲劇表現對切脈診斷病是相當懷疑的。能治病、有學問的「儒醫」則是些並不以醫為職業的人。而「戲劇作家常將賣毒藥、害人、拐賣人口等下流行為，假定為醫生所為。」[13]收錄於本書的第七章、第八章涉及醫者對藥物在不同場域的應用。這兩章的案例角色皆取自正史，但戲劇性不下於虛構的戲曲傳奇。

還有一位被忽略的醫學史家余雲岫。在台灣一九七〇年代，就有三本他的著作影印本流傳，《古代疾病名候疏義》、《醫學革命論選》與《皇漢醫學批評》。[14]余氏西醫背景，日本大阪醫科大學出身。但他的中國「古代醫史的預備工作」並不完全是現代西醫式的解釋。

舉例來說，余雲岫《古代疾病名候疏義》是解釋《說文解字》、十三經等古籍的「疾病」。實際內容包含了中醫技術史，如「寸口」等診斷術的考證、[15]砭石刺法、[16]毒藥的起源[17]等中醫主要技術。有人以為，余雲岫直接以西醫疾病「確定」古代中醫史的疾病，並不完全正確。如「勞病」在余雲岫書中出現十三次，「虛勞」出現十次，以及相關勞病的術詞的解釋，余雲岫都不是簡單的中、西醫直接「翻譯」，最多是參照。「勞病」者不是一種專病。古代將身心的過勞體驗，疲憊衰弱等，形成一類附著於歷史文化的「綜合症」。後有五勞六極七傷等名目。勞病在古疾病詞彙與「瘅」、「癉」、「露」、「疹」等[18]有關。可以說，在古代勞病相關術語群特別豐富多姿。余雲岫在多方解釋「心疾」（出現十三次）、「心病」（出現三次）、「惑疾」（出現六次）等，也多少與勞病的痛苦經驗聯繫起來。[19]這種種有因日常生活的作息而引起的勞乏、憂鬱等主觀感覺。作為疾病概念的「勞」及其派生術語的歷史，與現代西醫術語大相外馳。余氏經常在書中有不知定為何病之歎！

11 何時希，《歷代無名醫家驗案》（上海：學林出版社，一九八三），頁二〇五—二一三。何先生在這本書的《後記》，談他一九五〇年代在北京的讀書生活，心嚮往之（頁三六六—三六九）。
12 何時希，《中國歷代醫家傳錄》（北京：人民衛生出版社，一九九一），下冊，頁四七〇—六二四。
13 李濤，〈中國戲劇中的醫生〉，《醫史雜誌》一卷三、四期（一九四八），頁一—一六。
14 這三種影印本分別是：余巖，《古代疾病名候疏義》（台北：自由出版社，一九七二），此書影印一九五三年北京人民衛生出版社；《醫學革命論選》（台北縣：藝文印書館，一九七六）；余雲岫，《皇漢醫學批評》（上海：上海社會醫報館，一九三一）。
15 余雲岫，《古代疾病名候疏義》（北京：學苑出版社，二〇一二），頁七九—八一。下採張葦航、王育林的新點校本。
16 余雲岫，《古代疾病名候疏義》，頁一八七—一八八、三六六—三六七。
17 余雲岫，《古代疾病名候疏義》，頁三二八—三三二。
18 余雲岫，《古代疾病名候疏義》，頁二五—二六、三二〇、三六八—三六九、二九七—二九八等。都有「勞」之誼。
19 余雲岫，《古代疾病名候疏義》，頁三〇八—三〇九、三六二—三六三、三六八等。

余雲岫《古代疾病名候疏義》中，提到「無辜」這一類疾病四次。[20]無辜者，無解之病。民國時期蕭叔軒的一篇長文《無辜考》以為，它是與鬼神有關的「祟病」。[21]無辜病認定某種妖鳥祟害小兒。這一類病甚至與「癇病」等也有所牽連。[22]中醫有些疾病間是有交互複雜的關係，明程雲鵬《慈幼新書》論及小兒無辜病：

> 疳有名無辜者，壯熱羸瘦，頭露骨高，舌下有蟲，或腦後項邊有物如彈丸，按之轉動，軟而不疼，其內有蟲，須速針出，不爾，便傳食臟腑矣。此症因夜露兒衣時，為鵰鶚羽所污而致。[23]

以上的敘事是由隋唐時代醫書層層抄錄、演變而成。「疾病」是醫病關係共同創造出來的神祕實體。深淺虛實，損之又損，敘證瑣碎。有廣大人民悠久的信仰為基礎，並結合了醫者的經驗觀察。余雲岫充分理解古代疾病的歧義多義。他在討論與無辜相關的《中華舊醫結核病觀念變遷史》，即說：「唐人之所謂屍注，實不專指結核病，凡一切急性、慢性、傳染病及怪異罕見之證，世人以為神鬼之祟者，皆屬之」。[24]「傳染」諸疾與「神鬼之祟」往往類似一種反相形成。醫者壓抑了後者為病因，而以「氣」或「邪」的病理機制合理表達。清潘永因《宋稗類鈔》記載一則邪祟病：

> 李行簡外甥女適葛氏而寡，更嫁朱訓，忽得疾如中風狀。山人曹居白視之曰：「此邪疾也。」乃出針刺其足外踝上至一茶久。婦人醒曰：「患平矣。」每疾作時，夢

故夫引行山林中，今早夢如前，而故夫忽為棘刺脛間不可脫，惶懼宛轉，乘間乃得歸。曹（居白）笑曰：「適所刺者，入邪穴也（一作百邪穴）。」[25]

針法是經驗性的治療。上述具有戲劇性的治療效果，醫生落針之處與患者夢中「為棘刺脛間」竟一致。逃避至「山林」不得歸是患者潛在的慾望?所謂「惶懼」之情，也是「每疾作時」的症狀或生病經驗。「邪疾」似患者故夫亡魂作祟，同時也反映了患者「更嫁」的困境隱情。患者顯示的夢得到醫者的適當響應而消解。本書的第三、四、五章，也探討有關的課題。

前述患者「如中風狀」。英國科學思想史家勞埃德所說的生病與「不適」之間的曖昧。在他所舉的例子，「一種給定的臨床狀況可能歸結於一系列的病因」。或者，疾病的功能之一，是患者「以一種高度警覺來反思最近的事件，行為和社會關係中他們可能做錯了什麼。」[26]人的不適感與社會關係是密切的。

---

20 余雲岫，《古代疾病名候疏義》，頁二七、三四—三五。
21 蕭叔軒，〈無辜考〉，《中西醫藥》二卷九期（一九三六），頁五—二一；《中西醫藥》二卷十一期（一九三六），頁二八—三六；《中西醫藥》二卷十二期（一九三六），頁二三—三〇；《中西醫藥》三卷四期（一九三七），頁一〇—一五。一共四期連載。
22 蕭叔軒，〈無辜考〉，《中西醫藥》二卷十二期（一九三六），頁二五—二六。
23 明・程雲鵬，《慈幼新書》（北京：人民軍醫出版社，二〇一二），頁一五二。
24 余巖，《醫學革命論選》，頁七二。
25 清・潘永因，《宋稗類鈔》（北京：書目文獻出版社，一九八五），頁六七〇。
26 勞埃德著，池志培譯，《認知諸形式：反思人類精神的統一性和多樣性》（南京：江蘇人民出版社，二〇一三），頁八三—八四。

我心目中現代醫學史「四大家」，最後一位是范行準。范先生留下大量經典作品。如〈胡方考〉[27]、〈中國古代軍事醫學史的初步研究〉[28]等，至今無人能出其右。范行準每篇文章似有全局在胸才下筆。[29]整體而言，至今他的研究成果仍是兩岸醫史界「第一名」，短時仍無人可超越他。

范行準〈中國古代迷信的藥物〉，[30]重新定義「迷信的」，及緣於「迷信」所產生的醫藥。古代藥物的「藥效」，來自於「法術的效驗」的規範核心。因此巫者、方士注意怪異之物、污惡之物等，信仰其中蘊含的諸力。而厭勝與預防意味的藥物佔了大多數。至於用藥方法，他說：「今天人們的吃藥叫『服藥』的『服』字，古時並不是內用的方法而是外用佩帶的佩字意義。……今日通行所說的『服藥』兩字，是有深長轉變的歷史在裡邊的。」[31]古代藥物對「毒」的體驗源自「外用」，應該不下於「內服」罷。例如，法術之眼特別迷信「赤色」的藥，這些藥物的效驗可由外在觀察而得。與可見的「血」、「火」的顏色一樣。范行準說：「《山海經》中所用為治病的藥物，除了奇怪的形狀外，就是最注意這赤的顏色了。差不多有三四十種是用赤色或赭色或朱色的藥。」[32]可見得「毒」廣泛應用在避邪、逐鬼、袚除不祥法術等療效。食物、植物數量雖多且易得，但嘗之「毒」否，非初民最關心。本書第六章的「艾火」，屬於范行準所說的迷信藥物，[33]也是外用之藥。

「迷信」包含禮俗、宗教、法術、數術、醫療等各領域。[34]江紹原的「迷信研究」即兼含上述諸課題。與范行準上一文研究題旨雷同，江紹原特別關注「迷信的身體」。例如：毛髮、鬍鬚、毛足指甲、口水、血[35]等人與動物身體的部份。這些是身體的精華所在。毛髮等法術醫療可以用來治病，同時也影響該物「本主」及他人的意志心境。而身體的小部份「被用為本人的替代品」；「本人」的部份即是其整體，這種「關係」也是醫學知識的原理之一。大、小人體的「感應」宜忌是法術、醫學所共享的。奧地利科學史家Otto Neugebauer認為傳統希臘語言與「線性」數學的關係，正如「代數」與巴比倫語言關係之不同。[36]中醫的陰陽五行語言及其數術文化背景也發展出獨特的治療思維。

27 范行準，〈胡方考〉，《中華醫學雜誌》二十二卷十二期（一九三六），頁一二三五—一二六六。陳明開拓域外史料，為醫學史別開新面。見陳明，《中古醫療與外來文化》（北京：北京大學出版社，二〇一三）。

28 范行準，〈中國古代軍事醫學史的初步研究〉，《人民軍醫》一九五七年三月號至十月號分七期連載。（其中六月號缺）

29 若干重要論著，見王咪咪編纂，《范行準醫學論文集》（北京：學苑出版社，二〇一一）。

30 范行準，〈中國古代迷信的藥物〉，《國藥新聲》五期（一九三九），頁三一—三九；《國藥新聲》六期（一九三九），頁一九—二五；《國藥新聲》七期（一九三九），頁二五—三〇。關於藥物的起源，參見真柳誠，〈《神農本草經》の問題〉，《斯文》一百一十九號（二〇一〇），頁九二—一一七。

31 范行準，〈中國古代迷信的藥物〉，《國藥新聲》六期（一九三九），頁二三—二四。

32 范行準，〈中國古代迷信的藥物〉，《國藥新聲》七期（一九三九），頁二八。

33 黃龍祥，《黃龍祥看針灸》（北京：人民衛生出版社，二〇〇八），頁一九。

34 余新忠討論清代瘟疫史，注意鬼神司疫、祈神驅疫等禮俗層面。見余新忠，《清代江南的瘟疫與社會：一項醫療社會史的研究》（北京：中國人民大學出版社，二〇〇三），頁一二一—一二六、一五七、二五八—二五九等。

35 江紹原，《髮鬚爪：關於它們的迷信》（北京：中華書局，二〇〇七）；〈吐沫〉及〈血與天癸：關於它們的迷信言行〉，收入王文寶、江小蕙編，《江紹原民俗學論集》（上海：上海文藝出版社，一九九八），頁八九—一一三、一六一—一九三。另，江紹原，《中國禮俗迷信》（天津：渤海灣出版公司，一九八九）蒐集相關史料甚豐，可參。我曾影印江氏在《貢獻》發表的醫學史小品百餘篇。這些文章發表於一九二八年，題目為「國人對於西洋醫藥和醫藥學的反應」。

36 Otto Neugebauer, *The Exact Sciences in Antiquity* (Providence R. I.: Brown University Press, 1957).

本書有關身體史的主題有象徵君主及政體的「肺石」、作為血肉形體「替代品」的影子、人體月經、血液接觸過的污染之物的法術效力等，顯示其中的操作邏輯及感知真實的文化語言背景。

本書的最後一部份涉及「手術史」。前述陳邦賢曾有「外科醫學史」的構想，可惜沒有任何具體成績。中醫史廣義是「內科療法」的歷史。《傷寒論》及其後續注疏經解之作不可勝數。歷代著名方、藥的討論及「科學中藥」的研究是主流，[37]如六大類型的症候群、三百九十七種亞症候群，以及一百一十三方的加減變化。

中、西醫都有「手術」。但如醫學史家亨利・西格裡斯特所說：「外科，在各種治療方法上有特殊的地位。外科這個字的古義是『手工』的意思。再確切一些便是『手術』。」[38]手術的特色有二：一是用在緊急的危險狀態；一是主要用來除去人體的外來之物，清除膿瘍等。相對其他治療方法，西格裡斯特說：「外科總要等到旁的一切比較安全的方法已經失去其效用，或者要除去致命的危險，才用得著。」[39]在二十世紀前，無論中西，其實「手術的應用是有限的。」[40]因此，手術史的史料少且奇異，令人難以置信。

徐珂的《清稗類鈔》有幾則「手術」兼祝由、禁咒的故事，其中記載一位乾隆時代軍醫治療槍炮傷的神技：

> 舒榮，沅陵人。精醫術，治外證，不方不藥，取水一盂咒之，人指畫符，患者服之立瘳。或剖腹去毒，拭以水，創合而患者不知痛。乾隆末，福文襄、王康安、宣勇伯和琳督師征苗，榮在營中，士卒中銃炮，飲水即痊，全活數萬人，群稱為神水。[41]

「以指畫符」、「飲水即瘥」是不可靠的。剖腹去毒手術在古代又有什麼文化邏輯足取信於人？

我們與《清稗類鈔》另一例手術案參照。故事的主角名易三，從異人張老人得醫術：

> 易（三）得術，急欲醫人，人無與醫者。適其稚子患腹痛，欲割治，妻不肯，乃伺妻出戶，潛祝水割腹，滌臟積。妻突入，號踴，乃以手覆所割處，無跡，立愈。由是漸醫外人，手到輒痊，不受酬犒，如老人戒。凡所治內外證，必割，必祝水令沸，刀令豎，乃治焉。數十年中，病人就廬舁視者無虛日，四方貴官延治者，不遠數千里[42]。

可見祝由之術，信仰者不只是下層人民而包括四方貴官。英國新左派史學家拉斐爾・塞繆爾建議不要太快在「真實」與上述故事之間斷定孰是孰非。我們太喜愛「可靠的」（hard）事實。而上述二則故事過於戲劇化了。然而易三的手術，不也傳達了大部份人對「名醫」的渴望，對神祕法術的嚮往，對疾病的恐懼及對迅速醫治的需求？塞繆爾希望我們注意，不同故事重點中的相

37 瑞琪、賴榮年，〈中醫藥發展實證醫學之研究策略〉，《當代醫學》三十九卷五期（二〇一二），頁三八七—三九二。
38 Henry S. Sigerist 著，顧謙吉譯，《人與醫學》（台北：台灣商務印書館，一九七一），頁二四九。
39 Henry S. Sigerist，《人與醫學》，頁二五〇—二五一。
40 Henry S. Sigerist，《人與醫學》，頁二五六。
41 徐珂，《清稗類鈔》（北京：中華書局，一九八六），第九冊，頁四一五一。
42 徐珂，《清稗類鈔》，第九冊，頁四一四二—四一四三。

似之事、公式化及重複的部份，以及支撐這些故事的想像情結。這不就是古老的法術改頭換面與「手術」結合在新的環境下再一次出現嗎！兩種邊緣技術的結合，且「不方不藥」，是與中醫主流藥物療法競爭的一種生存策略。借用上述新左派史家的話，中國醫學史是「混雜」、有不同的版本。因此，認真對待歷史上的「虛構」，是歷史學者最重要的工作之一。[43]近代法術與手術結合的故事，似乎預告著中醫面臨新的手術時代。

最後，我想起一位外科醫生胡美（Edward H. Hume, 1876~1957）的回憶錄《道一風同》（*Doctors East, Doctors West*）。這位有約翰霍普金斯大學醫學博士學位的醫生，在中國曾被嫌棄不懂得看病。[44]他創立了湖南第一所西醫醫院雅禮醫院。胡美醫生親歷醫治的故事，揭露了在疾病與技術的表象下的宗教、禮俗的因素。他尊重中醫，同時也深刻理解長久生活習慣及既存的偏見影響醫療行為有多深：

> 當時，湖南省還沒有開辦主要的外科手術。中國朋友建議我們慢慢地、非常慢地開展大手術。「你們只要開辦簡單的外科手術」，他們警告我們，「做那些能在擠滿旁觀者的診療所裡進行的手術。不要冒險。等一兩年，直到人們足夠瞭解你。別太快！」[45]

可讓旁觀者觀看參與的簡單手術，[46]目的無非是為了宣傳新醫院。手術無疑要冒險的：

> 某日，一個病重的孩子從不遠的村子裡被送來。他的大腿有處槍傷，他的家人懇求

> 手術。「先生，請開刀吧。我們在村子裡聽說你能創造奇蹟。」但是，這位創造奇蹟的醫生在面對處於如此絕望的病人時也不得不猶豫。此外，在外科手術中冒致命危險的時機成熟了嗎？我記起劉老師兩年前告訴我的，每個中國人都認為身體是看不見的靈魂的居處。切除身體可能損害後代傳頌他的形象，可能對靈魂居處造成永久的傷口。[47]

不同見解的深層顯示了中西文化的距離——手術造成了靈魂居所永久的傷口。胡美最後動了手術。孩子死了。

本書中不同的課題，追求以「狐狸苦苦追求刺蝟的見事眼光」。[48]相對醫學專門者的醫學內史，本書追求著中國文化的通識。我們自己文化的熱需要不斷地添薪。如已故的歷史學家魏斐德所說，要對我們歷史文化有「全新的整體」的理解。[49]今日，我們重新理解中國文化，請優先研

---

43 賀五一，《新文化視野下的人民歷史——拉斐爾・塞繆爾史學思想解讀》（北京：社會科學文獻出版社，二〇一二），頁一五五—一七五。

44 胡美著，杜麗紅譯，《道一風同——一位美國醫生在華三十年》（北京：中華書局，二〇一一），頁三一。

45 胡美，《道一風同》，頁二一。

46 楊念群說：「關於空間，還有一個最關鍵的詞就是委託制，從醫療史的角度說就是把自己人委託給外人在一個封閉空間進行治療。中國人很少把自己的親人委託給外人照管，他們習慣在非常開放的、親密的關係裡面進行治療，病人和周圍的親屬是可以參與這個醫療過程的」。見楊念群，《梧桐三味》（北京：北京大學出版社，二〇〇六），頁二二三。

47 胡美，《道一風同》，頁五五—五六。

48 以賽亞・柏林著，彭淮棟譯，《俄國思想家》（台北：聯經出版事業公司，一九八七），頁一〇〇。

49 魏斐德著，梁禾譯，〈講述中國歷史〉，《史林》二〇〇一年三期，頁一〇。

究中醫文化的全史。

最後，誠摯地感謝促成這本書出版的南開大學歷史學院余新忠教授。

李建民於最熱的夏天

二〇一三年八月二十四日

國家圖書館出版品預行編目 (CIP) 資料

從中醫看中國文化 / 李建民著. -- 第一版. -- 臺北市 : 風格司藝術創作坊, 2018.11
面； 公分
ISBN 978-957-8697-37-9(平裝)

1.中國醫學史 2.中醫理論

410.92 107019617

從中醫看中國文化

作　　者：李建民
責任編輯：苗　龍
出　　版：風格司藝術創作坊
10671台北市大安區安居街 118 巷 17 號
Tel：（02）8732-0530　Fax：（02）8732-0531
http://www.clio.com.tw
總 經 銷：紅螞蟻圖書有限公司
Tel: (02) 2795-3656　Fax: (02) 2795-4100
地址：台北市內湖區舊宗路二段121巷19號
http://www.e-redant.com
出版日期／2018 年 11 月　第一版第一刷
定　　價／450 元

Knowledge House & Walnut Tree Publishing

Knowledge House & Walnut Tree Publishing